平潭
中药资源图志

Illustrated of
Chinese Materia Medica Resources in
Pingtan

刘小芬　王荣泉　林　羽
主编

 海峡出版发行集团　福建科学技术出版社
THE STRAITS PUBLISHING & DISTRIBUTING GROUP　FUJIAN SCIENCE & TECHNOLOGY PUBLISHING HOUSE

图书在版编目（CIP）数据

平潭中药资源图志 / 刘小芬 , 王荣泉 , 林羽主编 .
— 福州 : 福建科学技术出版社 , 2021.12
　ISBN 978-7-5335-6556-5

　Ⅰ . ①平… Ⅱ . ①刘… ②王… ③林… Ⅲ . ①中药资
源—中药志—平潭县 Ⅳ . ① R281.4

　中国版本图书馆 CIP 数据核字（2021）第 191987 号

书　　名　平潭中药资源图志

主　　编　刘小芬　王荣泉　林羽

出版发行　福建科学技术出版社

社　　址　福州市东水路 76 号（邮编 350001）

网　　址　www.fjstp.com

经　　销　福建新华发行（集团）有限责任公司

印　　刷　福州德安彩色印刷有限公司

开　　本　889 毫米 × 1194 毫米　1 / 16

印　　张　29

插　　页　4

图　　文　464 码

版　　次　2021 年 12 月第 1 版

印　　次　2021 年 12 月第 1 次印刷

书　　号　ISBN 978-7-5335-6556-5

定　　价　298.00 元

书中如有印装质量问题，可直接向本社调换

林　升（平潭综合实验区中医药学会）

林　平（平潭综合实验区潭城镇社区卫生服务中心）

林　羽（福建中医药大学）

林秀芳（平潭综合实验区中医院）

林青青（福建中医药大学）

林茂智（平潭综合实验区潭城镇社区卫生服务中心）

周　青（平潭综合实验区医院）

徐　伟（福建中医药大学）

翁木桂（平潭综合实验区中医药学会）

黄泽豪（福建中医药大学）

黄　菲（福建中医药大学）

温秀萍（福建中医药大学）

蔡文涛（福建南方济民医药研发中心有限公司）

蔡　明（平潭综合实验区岚城乡卫生院）

摄　影

刘小芬　刘海彬　王远望　安　昌

植物绘图

刘树明

平潭，古称海坛，俗称"海山"，别名"东岚"，简称"岚"。地处我国东南沿海，位于北纬 25°15′~25°45′，东经 119°32′~120°10′，属亚热带季风海洋性气候。主岛海坛岛为福建省第一大岛，具有多岛屿、多岩礁、多港湾，丘陵与平原相间的地貌类型，独具海岛特色。海陬岛县，人杰地灵。平潭人千百年来在与自然和疾病斗争的过程中，发掘特色的地产药材。百年前的《平潭厅乡土志略》即记载药材 170 多种；1959 年由县多位名老中医师献方编集《平潭县中草药单验方集》；草药瘦风轮单方治疗白喉病获得成功，在临床上广泛应用，疗效显著，1960 年收入《福建中草药单方》一书；二十世纪六七十年代，广泛引入中药材种植、中草药野生转家养，推广发展当地特色中医药文化与传统，其中有"平潭三子"（栀子、蔓荆子、香附子）、平潭米糊药、礁紫菜、沙参、蝴蝶干等极具当地特色或药食两用的药方或药材。合理利用与开发平潭中药资源，对平潭中医药大健康产业发展有重大意义。

2018~2019 年，在第四次全国中药资源普查的大背景下，平潭中药资源普查按计划进行。2019 年底，平潭中药资源普查经过省级验收，各项普查结果梳理在即。经由福建中医药大学药学院与平潭中医药学会多次友好协商，双方决定合作编写《平潭中药资源图志》，将中药资源普查成果具象化，符合国家中药资源普查服务当地的要求。

《平潭中药资源图志》主要依托第四次全国中药资源普查（平潭综合实验区）成果编写而成。全书分为总论和各论两部分。总论主要介绍平潭综合实验区自然地理概况及中药资源概况；各论部分在综合考虑实验区经济发展、本土资源利用、滨海特色中药材产业发展、闽台中药材合作潜力等方面内容的基础上，重点收载中药资源 400 种。附有平潭综合实验区大宗药材彩色图录、中药资源普查概况及平潭中药资源名录。全书着重呈现中药资源鉴别特征与地方用药特色，是一部可指导地方中药资源利用与发展的实用型著作，可为今后平潭中药资源的调查与合理利用、生物多样性的保护等提供数据支撑，为实现珍稀濒危药用种类的有效保护与可持续发展提供可靠的科学依据，具有实际意义。

　　本书在编写过程中，承蒙福建省中医药管理局、福建省中药资源普查办公室、福建中医药大学药学院、平潭综合实验区党工委管委会、平潭综合实验区卫健局以及各相关单位的大力协作与指导，谨在此一并表示感谢。

　　由于我们业务水平有限和经验不足，调查研究尚欠深入细致，难免存在许多缺点与错误，衷心希望广大专业人士与读者批评指正，以便今后修改补充。

《平潭中药资源图志》编写组

2021 年 7 月

第四次全国中药资源普查以调查植物类中药资源为主，本书以"四普"成果为基础，共收载平潭综合实验区中药资源来源物种400种，包含非维管植物9种，维管植物379种，动物12种。各论部分以科为一级单位，重点介绍每种中药资源的中文名、拉丁名、地方别名、凭证标本、形态特征、生境分布、传统用药、地方用药、附注等内容。各种中药资源的具体编写说明如下。

1.科名：各类物种按自然属性分类，总体排序原则为藻类、菌类、地衣、苔藓、蕨类植物、裸子植物、被子植物、软体动物、节肢动物、鱼类、两栖类、爬行类、鸟类、哺乳类。其中维管植物与第四次全国中药资源普查采用的分类系统一致，蕨类植物采用秦仁昌分类系统，裸子植物采用郑万钧分类系统，被子植物采用恩格勒1964年版系统。鸟类采用 J. L. Peter 分类系统，偶蹄目采用 Wilson and Reeder 系统。

2.中文名：藻类、菌类、地衣、苔藓等以物种2000中国节点中文名为依据；维管植物以《中国植物志》中文名为依据，部分未收录物种以 iPlant.cn 植物智——中国植物物种信息系统的中文名为依据。动物以《中华人民共和国药典》（2020年版）中文名为依据，部分未收录物种以物种2000中国节点中文名为依据。

3.拉丁名：藻类、菌类、地衣、苔藓等以物种2000中国节点拉丁名为依据；维管植物以《中国植物志》拉丁名为依据，部分未收录物种以 iPlant.cn 植物智——中国植物物种信息系统的拉丁名为依据。动物以《中华人民共和国药典》（2020年版）拉丁名为依据，部分未收录物种以物种2000中国节点拉丁名为依据。

4.地方别名：优先列出平潭地方名。

5.凭证标本：介绍每个物种的凭证标本号，同时附上凭证标本二维码，读者可通过扫码的方式查阅凭证标本的高清大图。

6.形态特征：着重介绍每个物种的主要识别特征，以便于快速识别物种。

7.生境分布：介绍每个物种的一般生境，平潭特殊生境亦一并列出。分布单位为乡镇一级。

8.传统用药：包括入药部位、药材名、采收加工、性味、功效、主治等内容，多个药用部位分别列出。以《中华人民共和国药典》（2020年版）、《中华本草》、《中药大辞典》、《中国中药资源志要》、《福建药物志》等为参考依据，并对其中部分现代医学病名进行修正，以突显中医药特色。

9.地方用药：内容参照"传统用药"项，均经过平潭当地名老中医、当地草药医等相关专业人员共同调查审定，突出平潭中药资源的地方特色。

10.附注：主要介绍其他需要说明的内容。

①物种在 APG 系统、《福建植物志》中的中文名、拉丁名及科属与正文存在不一致的内容，对其进行说明。

②如为国家级或省级等重点保护野生植物或药材，对其进行说明。

③如为中国入侵植物，标注入侵等级。

④平潭地方特色药材加工方法等。

11.图片：每个物种均附有精美的原色大图，主要囊括生境、整体植株、花（果）枝条等具有鉴别意义的特征图。

目录

CONTENTS

总

GENERAL INTRODUCTION

论

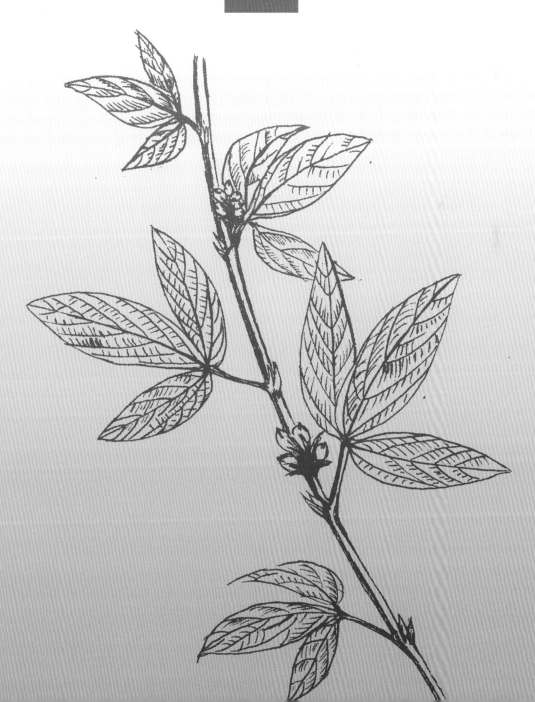

第一章
平潭综合实验区自然地理概况

平潭综合实验区，北纬 25°15′~25°45′，东经 119°32′~120°10′，位于福建省东部。由以海坛岛为主的 126 个岛屿和 706 个岩礁组成，是福建省第一大岛，中国第五大岛。区域总面积约 6436km²，其中陆域面积约 372km²。2021 年 4 月 26 日始，辖海坛街道办事处、金井镇、君山镇、苏平镇、东庠乡、屿头乡、南海乡等 4 镇 3 乡（2018~2019 年第四次全国中药资源普查期间，行政区辖潭城镇、苏澳镇、流水镇、澳前镇、北厝镇、平原镇、敖东镇、白青乡、屿头乡、大练乡、芦洋乡、中楼乡、东庠乡、岚城乡、南海乡等 7 镇 8 乡）。

一、地理概况

平潭综合实验区四面环海，东西较窄，南北较长。全区主体地貌为东南沿海丘陵。大地构造属于闽东火山断拗带的闽东南沿海变质带，区中有北北东—南南西走向的长乐—南澳深断裂带之平潭—诏安断层通过。区内岩石均为中生代侵入岩、火山岩和变质岩。第四系海相沉积广泛分布在各海湾低地和平原。在平地和许多台地、低丘上，广泛覆盖着第四纪的风成砂。海岸线类型有基岩侵蚀海岸、红土侵蚀海岸、

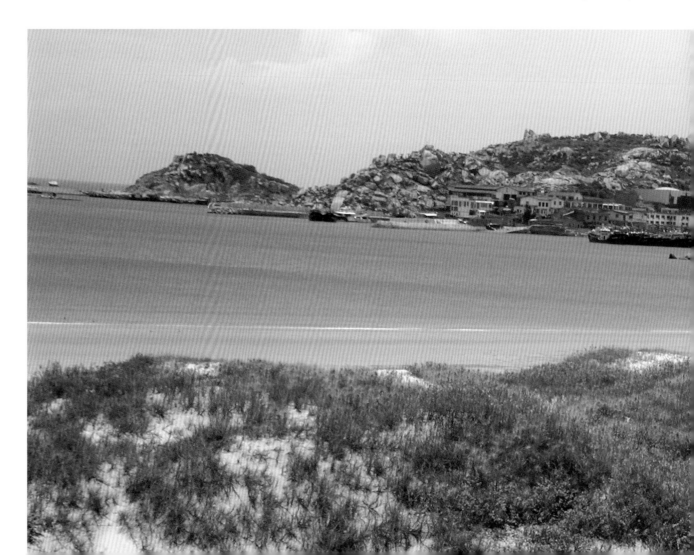

沙质塘积海岸、沙泥质和混沙质塘积海岸等。东部沿海主要为砂质海岸，包括坛南湾、龙凤头、长江澳等大型优质沙滩。境内地势低平，中部略高，地形以海积平原为主，南北有孤丘。全区最高峰君山，海拔 434.6m。中南部金井镇的三十六脚湖为福建省最大的天然淡水湖。

二、生态概况

平潭综合实验区地处亚热带，在大气环流和海洋的作用下，形成半湿润海洋性季风气候特征。冬无严寒（极端最低气温 0.9℃），夏无酷暑（极端最高气温 37℃），霜雪罕见，日照充分。年平均气温为 19~19.8℃，年降雨量为 900~1200mm。由于雨量分配不均，夏秋少雨多旱，成为"十年九旱"的重旱区，年均干旱 3 次以上。同时，平潭又是中国强风区之一。台风影响频繁，年均 3~5 次，成为平潭最大的气象灾害。东北部长江澳风口，为平潭最大的风口，也是福建省最大风口之一，在 1949 年前有着"一夜风埋十八乡"的大风灾害。区内未有完整水系，小溪流域面积有限，均独流入海。三十六脚湖面积 1.9km²，是由海湾堰塞而成的潟湖。区内原始植被多是具有旱生特征的灌丛或草地，故唐时为牧马之地。原始植被现已荡然无存，目前区内植被以沿海针阔混交林为主，如木麻黄、台湾相思、黑松、银合欢等；在防护林缘、沙丘、沙滩、基岩海岸等，则分布本土沙生植被与石生植被。区内植被生物多样性较低，具耐盐碱、抗风等滨海特点。

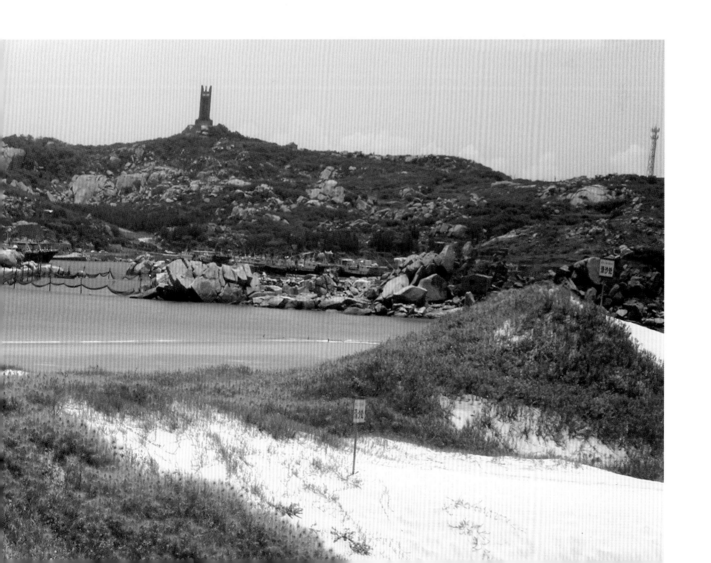

第二章
平潭综合实验区中药资源概况

一、地产药材概况与资源区划建议

1. 地产药材概况

1906年宋廷模编撰的《平潭厅乡土志略》记载了平潭地产药材170多种。主要有薏苡仁、天冬、地骨皮、金樱子、使君子、枇杷叶、金银花、仙人掌、紫菜、龟甲、鳖甲、牡蛎等。1923年《平潭县志》记载地产药材220多种，同时记载了15种海洋药材的性能和用途。1959年10月，福州市医药采购站与县医药公司联合组成药源勘测小分队，查明平潭蕴藏量较丰富的70多种地产药材，并发现新品种12种。1986年10月24日，县政府根据国务院的有关指示成立了中药资源普查领导小组。次年7月以县医药公司为主，调查发现中草药483种，采集制作植物标本462个。大宗、常见药材有牡蛎、金边地鳖虫、海藻、栀子、香附、昆布、蔓荆子、北沙参、枇杷叶等。普查结束后，经整理编成《平潭中草药资源名录》和《平潭民间单验方选编》。2018年7月，依托福建中医药大学为技术负责单位开展平潭第四次全国中药资源普查。至本书成书时，共调查发现中药资源768种，采集制作标本近2000份，收集药材样品100种，收集种质样品58种。常见、大宗药材有紫菜、昆布、灵芝、千斤拔、北沙参、枸杞子、朱砂根、栀子、蔓荆子、兰花参、大蓟、禹州漏芦、一枝黄花、菝葜、天门冬、香附等。

2. 地产药材资源区划建议

第四次全国中药资源普查在样地调查与样线调查的田野调查过程中，对区内中药资源一般品种与重点品种实行地理信息定位。依据物种在区内的自然生境，平潭全区地理、地貌特征，提出以下地产药材资源区划建议。

平潭综合实验区全岛为一个一级区——闽东南—沿海丘陵区。区内东北部为丘陵小高峰，西—南部多低丘，中部属滨海小平原，东边—东南具优良的砂质海岸。一级区下分4个二级区。

（1）东北部—低山丘陵野生药材亚区

该亚区包括流水镇、白青乡、平原镇西北部、流水镇东北部，最高峰君山位于此区范围内。多为低山、丘陵，海拔在500m以内，有次生植被。君山东—南面向长江澳，坡面较为平缓，为典型的丘陵小石山地貌。野生药材有灵芝、千斤拔、翻白草、栀子、一枝黄花、朱砂根、菝葜、禹州漏芦等。特别是栀子、千斤拔、朱砂根、菝葜等在区内蕴藏量极大，可作为果实及种子类、根与根茎类药材的重点野生繁育区。

（2）中南部—滨海小平原栽培药材亚区

该亚区包括中楼乡、平原镇、芦洋乡、苏澳镇、流水镇中南部、北厝镇、敖东镇北部等。本区主要为居民区，流水镇、苏澳镇内为优质砂质田。海拔低，阳光充足，地势较为平坦，耕作方便。流水镇种植有苦槛蓝、筋骨草、栀子等药材，苏澳镇种植有曼陀罗、豨莶、甜菊、蛇莲等药材。本区主要为农田与经济作物种植区域，在本次普查数据库野外方案中未形成代表性样地。蕴藏量大的野生药材较少，适宜发展栽培药材。

（3）南—东部沿海砂质海岸及海岛沙生药材亚区

该亚区包括敖东镇、澳前镇、流水镇、白青乡东部砂质海岸沙滩与沙丘等。海拔多在 20m 以下，自然土壤以砖红壤性红壤为主，沙滩为中沙与细沙，坛南湾、龙凤头、长江澳等沙滩以优质沙为主要天然资源。全年无霜，干旱明显，水分成为植被生长的限制因子。野生药材有北沙参、蔓荆子、香附、厚藤、卤地菊、海边月见草、铁包金等。本区适宜在沿海防护林建设的基础上，发展适应沙生环境的药材如北沙参、蔓荆子、香附、禹州漏芦等。同时可考虑开发利用海洋药物资源，药用植物类如石花菜、海藻、昆布、海带等，药用动物类如石决明、海龙、海马、牡蛎等。

（4）长江澳北沙参野生种质特别保护区

长江澳位于平潭综合实验区东北部，南自排塘兜，北至白青，隶属苏平、君山两镇，是福建省三大风口之一。其内侧木麻黄防护田经 20 世纪 50 年代至 90 年代不断更新，化风为宝，建成了平潭长江澳风力场。长江澳沙滩长约 3.5km，高潮带至防护林缘宽度约 100m，防护林缘原生植被生长区宽度约为 50m。20 世纪 30 年代，平潭北沙参产量最多，当地居民利用农闲之时挖取之，剥皮晒干，销往全国各地；20 世纪 50 年代末至 70 年代，县医药公司推进北沙参野生转家种、引进山东种质推广种植等，可惜均未获得良好的收益。普查队成员在 2014~2017 年平潭综合实验区中药资源普查尚未开展之时，已发现长江澳具一极大的珊瑚菜种群，并多次考察其生长状态。从文献推测，长江澳珊瑚菜应为平潭野生种质资源。自 1992 年起，野生北沙参已被列为福建省重点保护药材之一；1999 年，野生珊瑚菜被列为国家二级重点保护野生植物。长江澳砂质海岸生态在无人为破坏的情况下，具备优良的珊瑚菜野生种群自我繁育能力的立地条件，该区域珊瑚菜的就地保护是最优解。建议停止人工种植老鼠芳、木麻黄、巨菌草等单一物种，促进原生植被生长，增加生物多样性，保护与建设互相促进。在逐渐停止大面积木麻黄种植、进行深入珊瑚菜资源量考察的基础上，将长江澳沙滩防护林缘、高潮带上长 3.5×10^3m、宽 50m 的条带，规划建立"福建省野生珊瑚菜 / 北沙参保护区"。此区域的划出既不影响防护生态，又可保护濒危物种，且与该区风力田建设相得益彰，可望开发为实验区新的绿色生态旅游点。

二、珍稀濒危药用植物概况

平潭综合实验区内国家二级重点保护野生植物有笔筒树 *Sphaeropteris lepifera* (Hook.) R. M. Tryon、烟豆 *Glycine tabacina* Benth.、短绒野大豆 *Glycine tomentella* Hayata、珊瑚菜 *Glehnia littoralis* Fr. Schmidt ex Miq. 等。

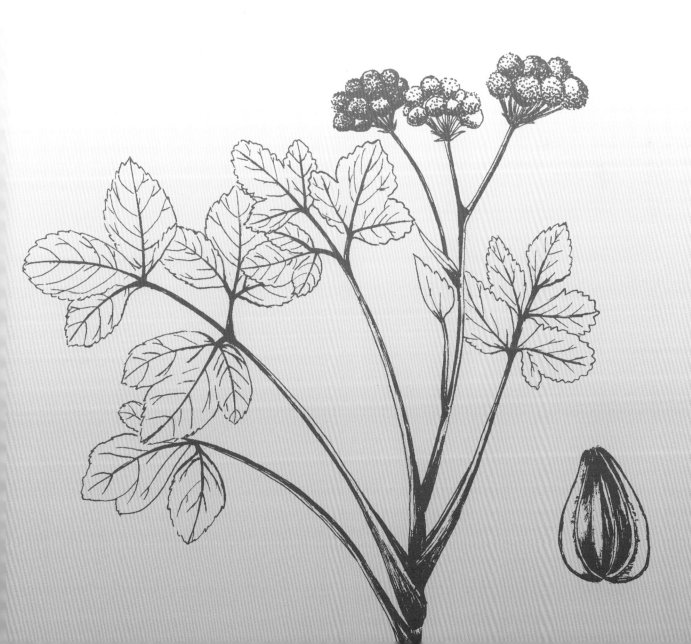

各

MONOGRAPHS

论

红毛藻科　Bangiaceae

坛紫菜　【地方别名】紫菜、礁菜、贡菜。

Prophyra haitanensis T. J.

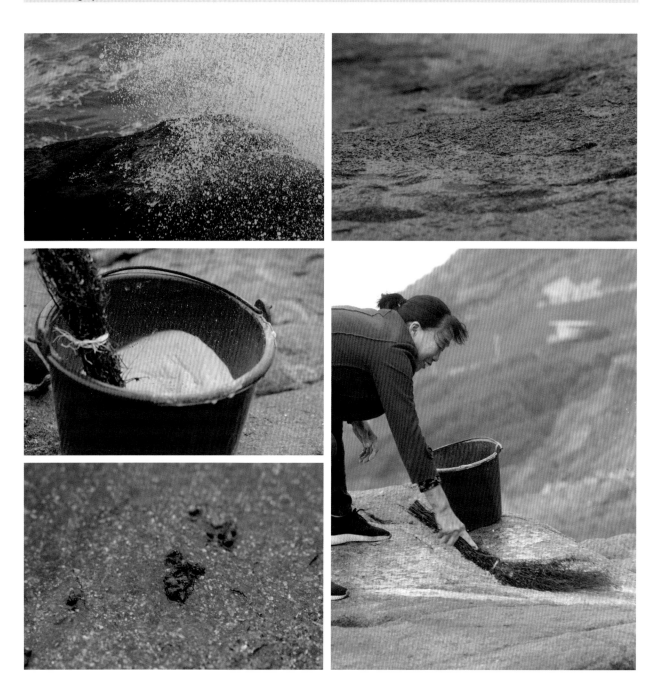

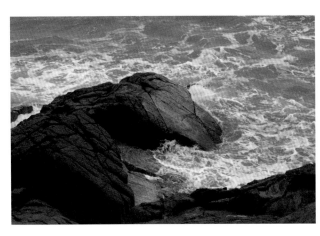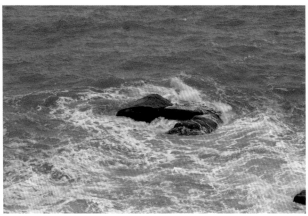

【形态特征】藻体披针形，暗紫色而带褐色，一般高 10~30cm，养殖的藻体最长可达 4m 以上，一般宽 3~5cm，有时可达 8cm 以上。基部心脏形，少数圆形或楔形，边缘稍有皱褶或无皱褶，具稀疏的锯齿。

【生境分布】生于潮间带的岩石上，或人工养殖。分布于澳前镇、流水镇等地。

【传统用药】藻体入药（紫菜）。冬、春二季采收，洗净，晒干。咸、甘，凉；软坚消痰，利水渗湿；用于气瘿，咳嗽，脚湿气，眩晕，跌打伤痛。

【附　　注】"碳菜"为平潭特产，明清间列为贡品。传统加工方法：于农历八月十五左右在紫菜碳（潮间带大礁石）上涂刷石灰水，约隔 3 天涂刷 1 次，共刷 3 次。此法使生长出的紫菜褐色且叶长、质厚而柔软，色泽鲜亮。采收时用特制的菜耙、螺壳耙将紫菜上部耙下，手搓，制作成片状、盘状，干燥。采收中禁用铁器以避免根部受伤。

马尾藻科   Sargassaceae

羊栖菜   【地方别名】胡须泡、秧菜。

Sargassum fusiforme (Harv.) Setchell

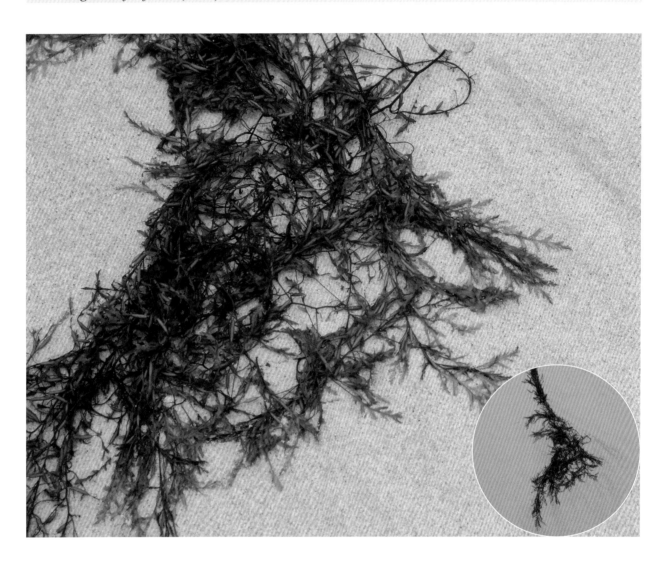

【形态特征】多年生海藻，肥厚多汁，黄褐色，高 7~40cm，或可达 2m 以上。固着器为圆柱形的假根状，长短不一；主轴圆柱形，直立，直径 2~4mm，周围长出分枝和叶状突起，分枝很短；叶状突起棍棒状，长 3.5~7cm，先端盾形，有时膨大，中空成气泡，全缘。气囊和生殖托均腋生；气囊纺锤形，长 5~10mm；生殖托圆柱形或椭圆形，长 5~15mm，成丛腋生。

【生境分布】生于低潮线海水激荡处的岩石上。分布于澳前镇、流水镇等地。

【传统用药】藻体入药（海藻，习称小叶海藻）。夏、秋二季采捞，除去杂质，洗净，晒干。苦、咸，寒；消痰软坚散结，利水消肿；用于瘿瘤，瘰疬，睾丸肿痛，痰饮水肿。

海带科 Laminariaceae

海 带 【地方别名】海菜。

Minaria japonica Aresch.

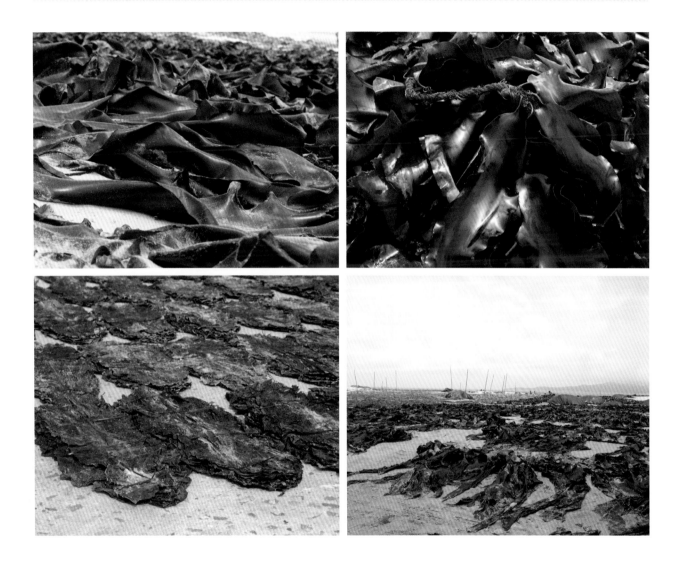

【形态特征】多年生大型褐藻，植物体成熟时呈带状，长2~6m，宽20~50cm，厚1.5~4mm，柔滑，绿棕色，干后变黑褐色，边缘深波状。带状体的基部具细短轴柄，长5~15cm；柄下端生有树枝状假根，附着于海底岩石上或养殖绳上。

【生境分布】人工养殖。分布于敖东镇、流水镇等地。

【传统用药】叶状体入药（昆布）。夏、秋二季采捞，晒干。咸，寒；消痰软坚散结，利水消肿；用于瘿瘤，瘰疬，睾丸肿痛，痰饮水肿。

【附　　注】20世纪50年代开始养殖试验，年均产量万吨以上。

灵芝科　Ganodermataceae

赤 芝　【地方别名】灵芝、木灵芝、菌灵芝。

Ganoderma lucidum (Leyss. ex Fr.) Karst.

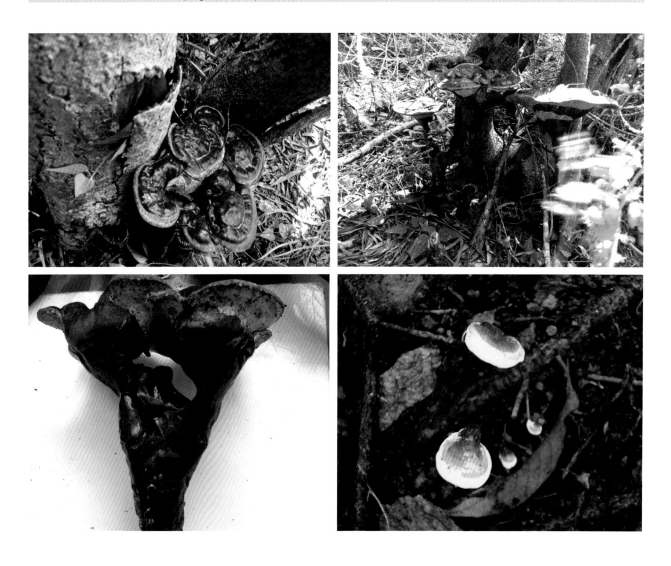

【形态特征】菌盖木栓质，肾形或半圆形，宽度可达 20cm，厚 2~3cm，黄色，渐变为红褐色。皮壳有光泽，具环状棱纹和辐射状皱纹，边缘薄或平截，往往稍内卷。菌肉近白色至淡褐色，厚达 1cm；管口初期白色，后期呈褐色，平均每毫米有 4~5 个。菌柄侧生，罕偏生，长度通常长于菌盖的长径，紫褐色或黑色，有漆色光泽。孢子褐色，卵形。

【生境分布】生于防护林下木麻黄、马尾松树桩等。分布于苏澳镇等地。

【传统用药】子实体入药（灵芝）。夏、秋二季孢子未散播前采收，鲜用或晒干研末。淡，微温；安神，益精，补气；用于虚劳，胃痛，眩晕，胸痹或心痛，咳嗽或喘症，鹅口疮。

皱盖乌芝 　【地方别名】玄芝、黑云芝、假灵芝。

Amauroderma rude (Berk.) Pat.

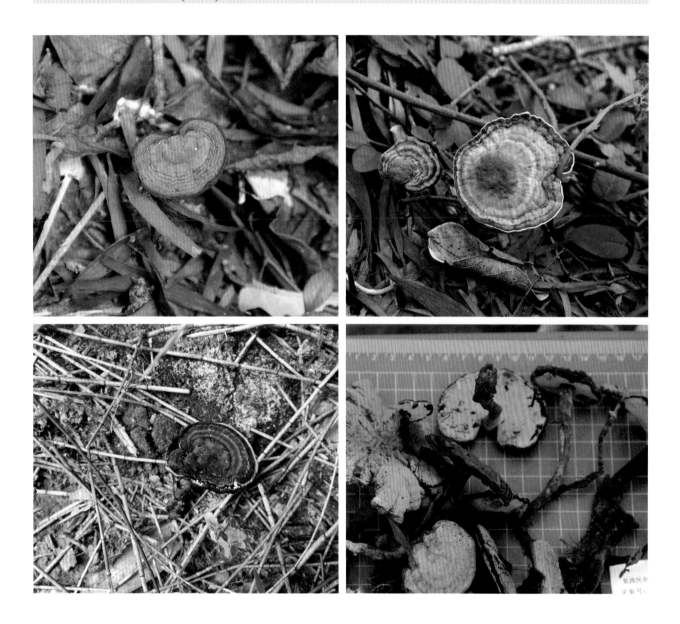

【形态特征】子实体一年生，有柄。菌盖圆形至近圆形，有时不规则形，宽3~10cm；盖面具不明显的
　　　　　皮壳，淡褐色、黑褐色至黑色，被微绒毛，具辐射状皱纹；边缘整齐或波状。菌柄中生、
　　　　　偏生至近侧生，常扭曲，灰褐色至近黑色。菌肉黄白色，伤时变为红紫色，后变为黑色。
　　　　　孢子广椭圆形至近球形，淡褐色。

【生境分布】生于防护林中地上或枯朽树桩。分布于芦洋乡、平原镇、苏澳镇等地。

【传统用药】子实体入药（黑芝）。夏、秋二季孢子未散播前采收，鲜用或晒干研末。淡，平；益肾，
　　　　　利尿，消积；用于肾炎水肿，食积或伤食。

鬼笔科 Phallaceae

红鬼笔 【地方别名】臭粘菌、红屎菌。

Phallus rubicundus (Bosc.) Fr.

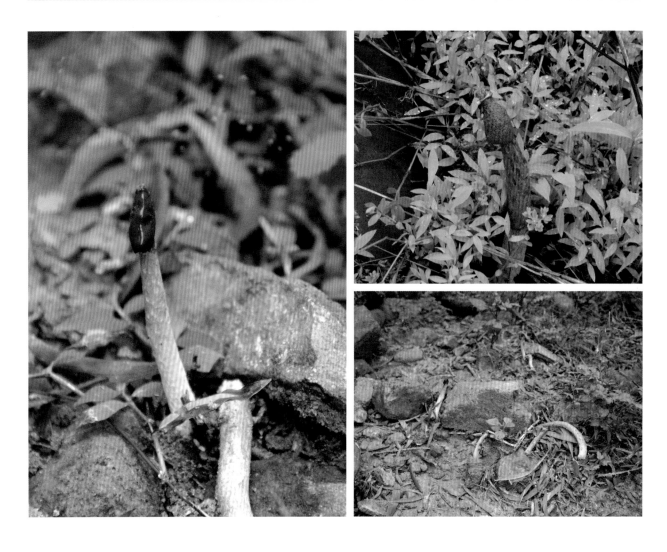

【形态特征】子实体中等大，幼时椭圆形或蛋形；外包被白色至灰白色，有弹性；成熟后菌盖与菌柄渐伸出包被，长达20cm，直径达3cm；菌盖圆锥状，成熟时顶部具一穿孔，表面被橄榄色黏性物质，后渐消失；菌柄白色至灰白色，海绵质，表面具蜂窝状脉纹。担孢子长椭圆形，近无色。

【生境分布】生于木麻黄林中、林缘、山上疏林下等。分布于北厝镇、芦洋乡、苏澳镇等地。

【传统用药】子实体入药（鬼笔）。夏、秋二季采收，洗净，晒干。苦，寒；有毒；清热解毒，消肿生肌；用于恶疮，痈疽，喉痹，刀伤，烫火伤。

灰包科　　Lycoperdaceae

头状马勃　【地方别名】马屁包、牛屎菇、灰包菌。

Bovista craniiformis Schwein.

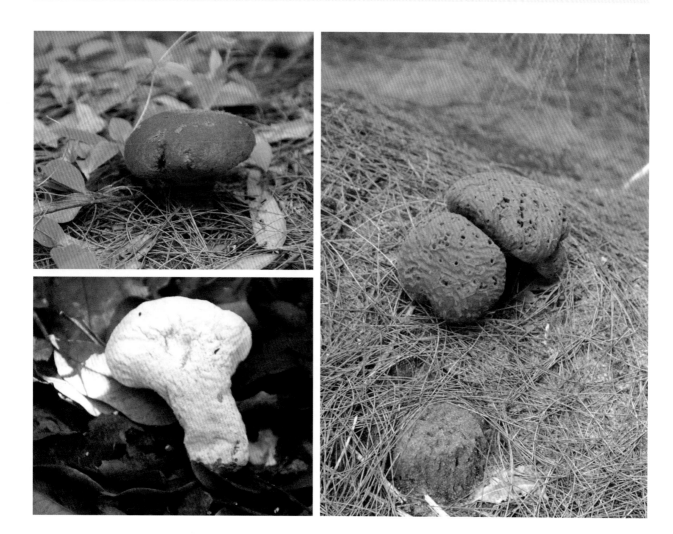

【形态特征】子实体小至中等大；高可达 14cm，宽可达 10cm，陀螺形，不育基部发达，以根状索固着
　　　　　　在地上；包被分为两层，均薄，黄褐色至酱褐色，表面初期具微细绒毛，后渐变光滑，成
　　　　　　熟后顶部开裂，呈片状脱落；产孢组织幼时白色，后变为蜜黄色。孢子球形或广椭圆形，
　　　　　　淡黄色。

【生境分布】生于防护林中地上。分布于苏澳镇等地。

【传统用药】子实体入药（马勃）。夏、秋二季孢子未散播前采收，晒干。辛，平；生肌，消肿，止痛。
　　　　　　用于痈肿疮毒，外伤出血。

【附　　注】本种现隶属于蘑菇科 Agaricaceae。

地钱科 Marchantiaceae

地 钱 【地方别名】脓痂草、地浮萍、地龙皮。

Marchantia polymorpha L.

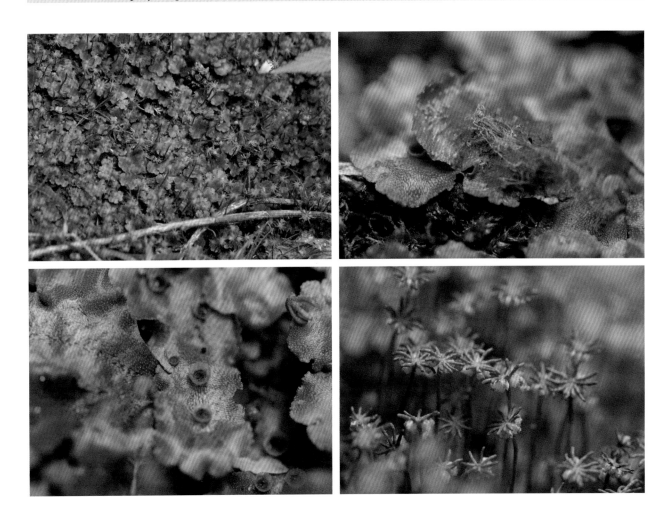

【形态特征】叶状体暗绿色，宽带状，多回二歧分叉，长 5~10cm，宽 1~2cm，边缘呈波曲状，有裂瓣。叶下面具气室分隔，呈六角形，整齐排列；每室中央具 1 个烟囱型气孔；气室内具多数直立的营养丝。基本组织由 10~20 层细胞构成。鳞片紫色，4~6 列；假根平滑或带花纹。雌雄异株；雄托盘状，波状浅裂成 7~8 瓣；精子器生于雄托的背面；雌托扁平，深裂成 9~11 个指状裂瓣；孢蒴着生于雄托的腹面，叶状体背面前端常生有杯状的无性胞芽杯。

【生境分布】生于阴湿的土坡和岩石上。分布于流水镇、苏澳镇等地。

【传统用药】叶状体入药（地钱）。夏、秋二季采收，洗净，鲜用或晒干。淡，凉；清热利湿，解毒敛疮；用于湿热黄疸，疮痈肿毒，毒蛇咬伤，水火烫伤，骨折，刀伤。

金发藓科　　Polytrichaceae

东亚小金发藓　【地方别名】红孩儿、止血药、一寸松。

Pogonatum inflexum (Lindb.) Lac.

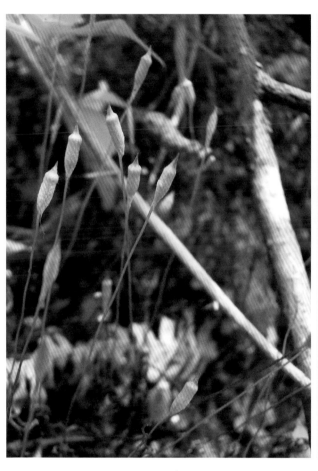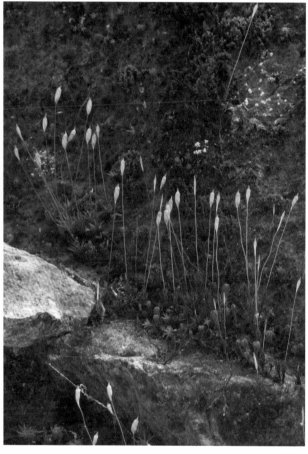

【形态特征】植物体暗绿色、绿色，老时黄褐色。茎单一直立，稀分枝，高 2~8cm，基部密生假根。植物体干时，叶紧围茎曲卷，湿时叶片倾立，如杉树苗叶状；叶片基部椭圆形，内凹，半鞘状，上部阔披针形，叶缘中上部具红色锯齿；中肋较粗，达叶尖，栉片布满腹面，约 30 条。雌雄异株，雄株较小，顶端精子器呈花蕾状；雌株蒴柄长 2~4cm，橙黄色；孢蒴圆柱形，具长喙；蒴帽兜形，被黄白色下垂长绒毛。

【生境分布】生于林下、村边石块隙等。分布于北厝镇、流水镇、苏澳镇等地。

【传统用药】植物体入药（上马鬃）。春、夏二季采收，洗净，晒干。辛，温；镇静安神，散瘀，止血；用于心悸怔忡，不寐多梦，跌打损伤，吐血。

木贼科 Equisetaceae

笔管草 【地方别名】接骨草、野木贼、驳节草、空心草、接骨筒。

Equisetum ramosissimum Desf. subsp. *debile* (Roxb. ex Vauch.) Hauke

【凭证标本】350128LY0002

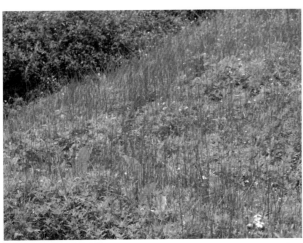

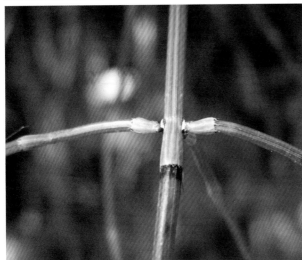

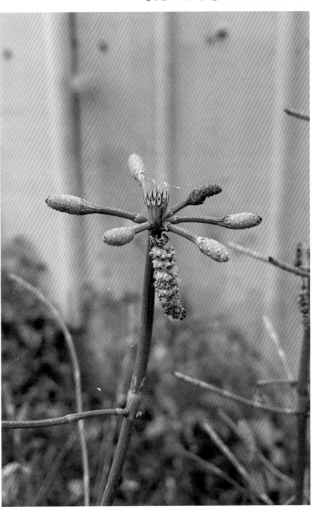

【形态特征】大中型植物，高可达60cm，绿色。成熟主枝具分枝，主枝有脊10~20条，脊的背部弧形，有1行小瘤或有浅色小横纹；鞘筒短，下部绿色，顶部略为黑棕色；鞘齿10~22枚，狭三角形，上部淡棕色，膜质，早落或有时宿存，下部黑棕色，革质，扁平。侧枝较硬，圆柱状，有脊8~12条，脊上有小瘤或横纹；鞘齿6~10个，披针形，较短，膜质，淡棕色，早落或宿存。孢子囊穗短棒状或椭圆形，顶端有小尖突，无柄。

【生境分布】生于路旁、田边、林缘等。全区各地分布。

【传统用药】全草入药（驳骨草）。秋季选择身老体大者采挖，洗净，鲜用或晒干。甘、微苦，凉；明目，清热，利湿，止血；用于目赤胀痛，翳膜遮睛，鼻渊，尿血，崩漏。体寒多尿者忌用。

里白科 Gleicheniaceae

芒 萁 【地方别名】狼机柴、芦萁、芦枝、芒仔。

Dicranopteris dichotoma (Thunb.) Bernh.

【凭证标本】350128LY0003

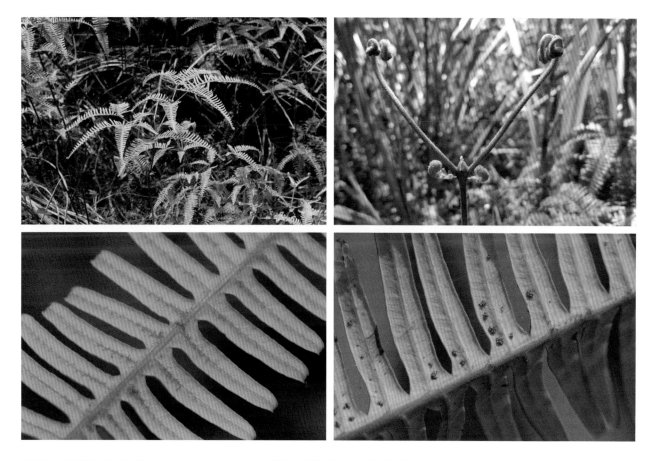

【形态特征】植株高 45~90（~120）cm。根状茎横走，密被暗锈色长毛。叶远生；叶轴一至二（三）回二叉分枝；腋芽卵形，密被锈黄色毛；各回分叉处两侧均有 1 对托叶状羽片，平展，宽披针形；侧脉两面隆起，明显，斜展；叶纸质，上面黄绿色或绿色，沿羽轴被锈色毛，后变无毛；下面灰白色，沿中脉及侧脉疏被锈色毛。孢子囊群圆形，1 列，着生于基部上侧或上下两侧小脉的弯弓处，由 5~8 个孢子囊组成。

【生境分布】生于疏林下、被火烧过的丘陵地上等。全区各地分布。

【传统用药】根茎入药（芒萁骨根）。全年均可采挖，洗净，晒干或鲜用。微苦，凉；清热利湿，化瘀止血，止咳；用于湿热臌胀，小便涩痛，阴部湿痒，湿热黄疸，跌打伤肿，外伤出血，血崩，鼻衄，肺热咳嗽。幼叶、叶柄入药（芒萁骨）。全年均可采收，洗净，晒干或鲜用。微苦、涩，凉；化痰止血，清热利尿，解毒消肿；用于血崩，跌打伤肿，外伤出血，热淋，带下病，小儿泄泻，痔瘘，目赤肿痛，烫火伤，毒虫咬伤。

【附　　注】本种现接受拉丁名为 *Dicranopteris pedata* (Houttuyn) Nakaike。

海金沙科 Lygodiaceae

海金沙 【地方别名】铁线藤、鼎擦藤、鸡脚草、虾蟆藤、藤吊丝。

Lygodium japonicum (Thunb.) Sw. 【凭证标本】350128LY0004

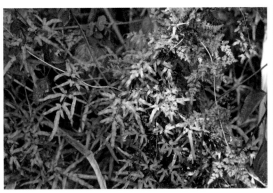
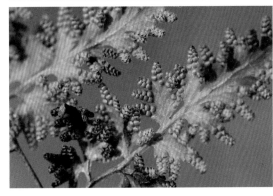
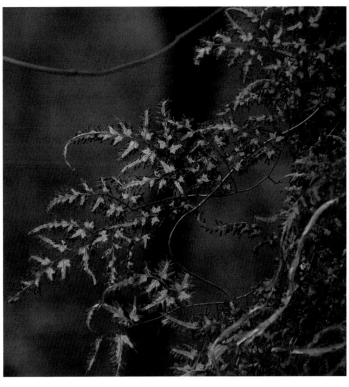

【形态特征】植株可攀高 1~4m。叶轴上面有 2 条狭边，羽片多数，对生于叶轴上的短距两侧，平展。不育羽片尖三角形，长宽几相等，两侧并有狭边，二回羽状；一回羽片 2~4 对；二回小羽片卵状三角形；叶缘有不规则的浅圆锯齿；主脉明显，侧脉纤细；叶纸质，干后绿褐色，两面沿中肋及脉上略有短毛；能育羽片卵状三角形，长宽几相等，二回羽状。孢子囊穗长 2~4mm，往往长远超过小羽片的中央不育部分，排列稀疏，暗褐色，无毛。

【生境分布】生于林中、灌丛中，缠绕于树干、他物上等。全区各地分布。

【传统用药】孢子入药（海金沙）。秋季孢子未脱落时采割藤叶，晒干，搓揉或打下孢子，除去藤叶。甘、咸，寒；清利湿热，通淋止痛；用于热淋，石淋，血淋，膏淋，尿道涩痛。根及根茎入药（海金沙根）。8~9 月采挖根及根茎，洗净，晒干。甘、淡，寒；清热解毒，利湿消肿；用于咳嗽或喘证，暑温，胃痛，腹痛，痢疾，湿热黄疸，热淋，石淋，风湿痹痛，乳痈，子痈，蛇咬伤，月经不调。地上部分入药（海金沙草）。夏、秋二季采收，除去杂质，鲜用或晒干。甘，寒；清热解毒，利水通淋，活血通络；用于热淋，石淋，血淋，小便不利，水肿，白浊，带下病，肝毒，泄泻，痢疾，咳喘，咽喉肿痛，口疮，目赤肿痛，疰腮，乳痈，丹毒，蛇串疮，水火烫伤，皮肤瘙痒，跌打伤肿，风湿痹痛，外伤出血。孕妇慎服。

陵齿蕨科 Lindsaeaceae

团叶陵齿蕨
Lindsaea orbiculata (Lam.) Mett. ex Kuhn

【凭证标本】350128LY0006

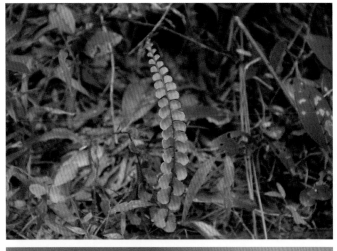

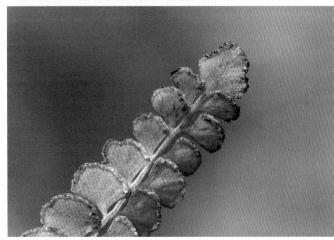

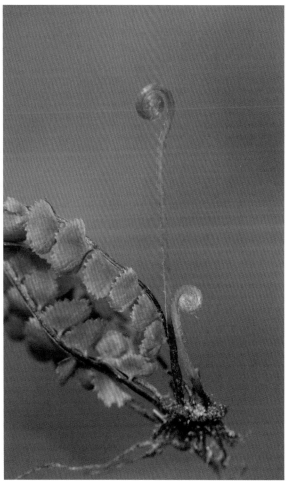

【形态特征】植株高达30cm。叶近生；叶片线状披针形，一回羽状，下部往往二回羽状；羽片20~28对，下部各对羽片对生，远离，中上部的互生而接近，开展；在二回羽状植株上，其基部1对或数对羽片伸出而呈线形，一回羽状，其小羽片与上部各羽片相似而较小；叶脉二叉分枝；叶草质，干后灰绿色，叶轴禾秆色至棕栗色，有4棱。孢子囊群连续不断，呈长线形，或偶为缺刻所中断；囊群盖线形，狭，棕色，膜质，有细齿牙，几达叶缘。

【生境分布】生于林下等。全区各地分布。

【传统用药】全草入药（团叶鳞始蕨）。夏、秋二季采收全草，洗净，鲜用或晒干。苦，凉；清热解毒，止血；用于痢疾，疮疥，枪弹伤。

【附　　注】陵齿蕨科现接受中文科名为鳞始蕨科。

乌　蕨　【地方别名】凤尾草、土黄连、大凤尾草、孔雀尾、乌骨金花草。

Stenoloma chusanum Ching　　　　　　　　　【凭证标本】350128LY0346

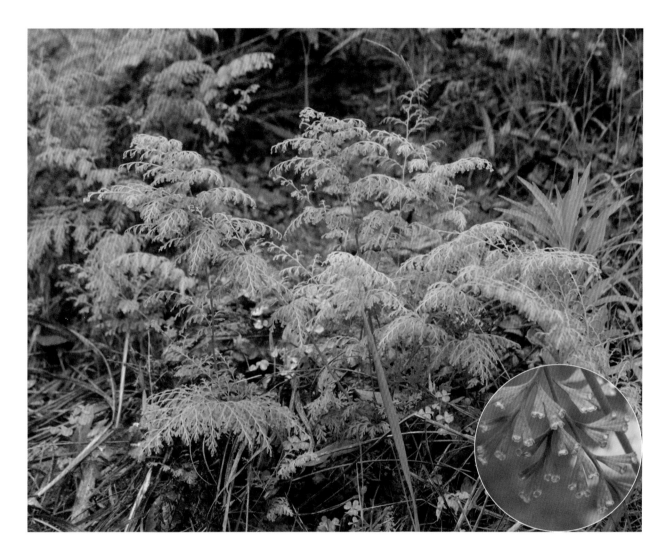

【形态特征】植株高达 65cm。叶近生，叶柄禾秆色至褐禾秆色，有光泽；叶片披针形，先端渐尖，基部不变狭，四回羽状；羽片 15~20 对，互生，先端渐尖，基部楔形，下部三回羽状；一回小羽片在一回羽状的顶部下有 10~15 对；二回（或末回）小羽片小，倒披针形；叶脉上面不显，下面明显，在小裂片上为二叉分枝；叶坚草质，干后棕褐色，通体光滑。孢子囊群边缘着生，囊群盖灰棕色，半杯形，近全缘或多少啮蚀，宿存。

【生境分布】生于林下、灌丛中阴湿地等。全区各地分布。

【传统用药】全草或根茎入药（乌韭）。夏、秋二季挖取带根茎的全草，除去杂质，洗净，鲜用或晒干。苦，寒；清热解毒，利湿，止血；用于感冒，咳嗽，咽喉肿痛，泄泻，黄疸，胁痛，湿热带下，疮痈肿毒，疟腮，口疮，烫火伤，毒蛇、狂犬咬伤，蛇串疮，吐血，尿血，便血，外伤出血。

【附　　注】本种现接受拉丁名为 *Odontosoria chinensis* J. Sm.。

姬蕨科 Dennstaedtiaceae

边缘鳞盖蕨

Microlepia marginata (Houtt.) C. Chr.

【凭证标本】350128LY0005

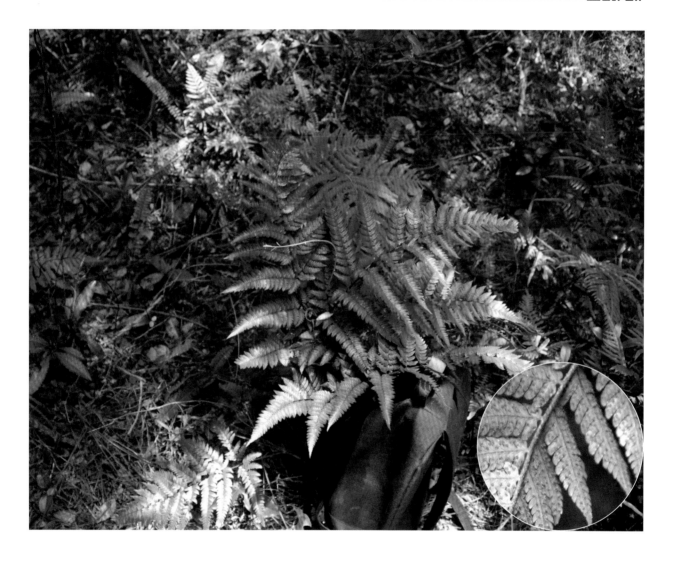

【形态特征】植株高约60cm。叶远生；叶柄深禾秆色；叶片长圆三角形，一回羽状；羽片20~25对，基部对生，上部互生；先端渐尖，基部不等，上侧钝耳状，下侧楔形，边缘缺裂至浅裂，小裂片三角形，圆头或急尖，偏斜，全缘，或有少数齿牙，上部各羽片渐短，无柄；叶纸质，干后绿色，叶下面灰绿色；叶轴密被锈色开展的硬毛。孢子囊群圆形，向边缘着生；囊群盖杯形，上边截形，棕色，坚实，多少被短硬毛，距叶缘较远。

【生境分布】生于林下、溪边等。全区各地分布。

【传统用药】嫩叶入药（边缘鳞盖蕨）。夏、秋二季采收，洗净，鲜用或晒干。微苦，寒；清热解毒，祛风活络；用于痈疮疔肿，风湿痹痛，跌打损伤。

凤尾蕨科　Pteridaceae

傅氏凤尾蕨　【地方别名】金钗凤尾蕨。

Pteris fauriei Hieron.　【凭证标本】350128LY0410

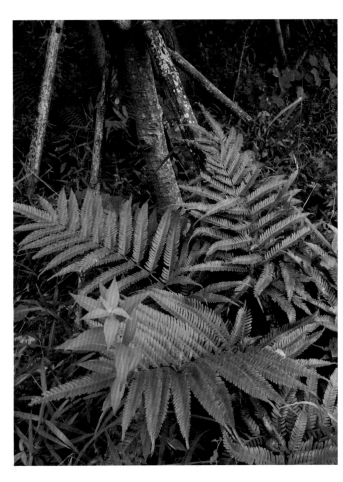

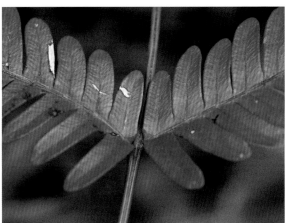

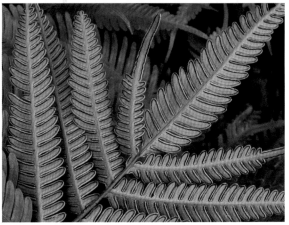

【形态特征】植株高 50~90cm。根状茎短，斜升，鳞片线状披针形。叶簇生；柄光滑；叶片长
　　　　　25~45cm，宽 17~24（~30）cm，二回深羽裂（或基部三回深羽裂）；羽片裂片 20~30 对，
　　　　　互生或对生，斜展，镰刀状阔披针形，全缘；叶干后纸质，浅绿色至暗绿色，无毛。孢子
　　　　　囊群线形，沿裂片边缘延伸，仅裂片先端不育；囊群盖线形，灰棕色，膜质，全缘，宿存。

【生境分布】生于林下、林缘等。分布于北厝镇、芦洋乡等地。

【传统用药】叶入药（金钗凤尾蕨）。全年均可采收，洗净，鲜用或晒干。苦，凉；清热利湿，祛风定
　　　　　惊，敛疮止血；用于痢疾，泄泻，黄疸，小儿惊风，外伤出血，烫火伤。

井栏边草 　【地方别名】凤尾草、井口边草、井阑草。

Pteris multifida Poir.　　　　　　　【凭证标本】350128LY0411

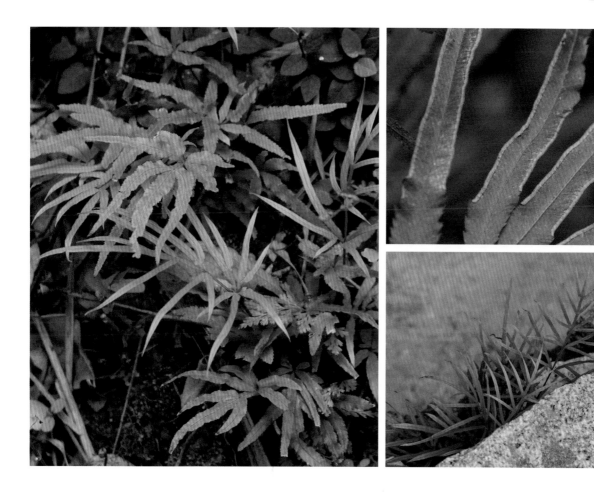

【形态特征】植株高 30~45cm。根状茎短而直立，先端被黑褐色鳞片。叶多数，密而簇生，明显二型；不育叶长 20~40cm，宽 15~20cm，一回羽状，羽片通常 3 对，对生，无柄，线状披针形，下部 1~2 对通常分叉，顶生三叉羽片及上部羽片的基部显著下延，在叶轴两侧形成宽 3~5mm 的狭翅；能育叶羽片 4~6 对，狭线形，下部 2~3 对通常 2~3 叉，上部几对的基部长下延，在叶轴两侧形成宽 3~4mm 的翅；叶干后草质，暗绿色，遍体无毛；叶轴禾秆色，稍有光泽。

【生境分布】生于路边石隙、林下、林缘等。全区各地分布。

【传统用药】全草或根茎入药（凤尾草）。全年或夏、秋二季采收，洗净，晒干。淡、微苦，寒；清热利湿，凉血止血，消肿解毒；用于痢疾，泄泻，淋浊，带下病，黄疸，疔疮肿毒，喉痹乳蛾，浸淫疮，瘰疬，疟腮，乳痈，蛇虫咬伤，吐血，衄血，尿血，便血，外伤出血。

半边旗

【地方别名】半边蕨、凤尾草、侧面虎、乌路基、老虎尾。

Pteris semipinnata L.

【凭证标本】350128LY0009

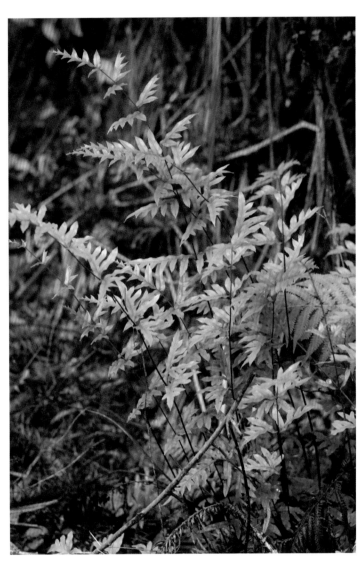
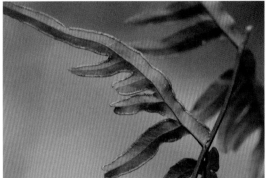
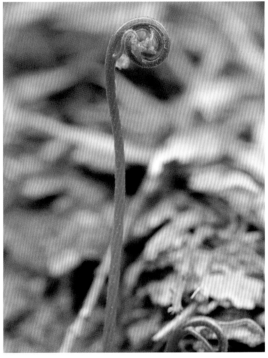

【形态特征】植株高35~80cm。根状茎长而横走，被黑褐色鳞片。叶簇生，近一型；连同叶轴均为栗红色，有光泽，光滑；叶片长圆状披针形，二回半边深裂；顶生羽片阔披针形至长三角形，深羽裂几达叶轴；侧生羽片4~7对，半三角形，裂片3~6片或较多，镰刀状披针形；不育裂片的叶有尖锯齿，能育裂片仅顶端有1尖刺或具2~3个尖锯齿；叶干后草质，灰绿色，无毛。

【生境分布】生于疏林下阴处、溪边、岩石旁的酸性土壤上等。全区各地分布。

【传统用药】全草或根茎入药（半边旗）。全年均可采收，全草洗净，鲜用或晒干；根茎采挖后，除去叶须、根和鳞叶，洗净，趁鲜切片，干燥。苦、辛，凉；清热利湿，凉血止血，解毒消肿；用于泄泻，痢疾，黄疸，目赤肿痛，牙痛，吐血，痔疮出血，外伤出血，跌打损伤，皮肤瘙痒，毒蛇咬伤。

中国蕨科　Sinopteridaceae

野雉尾金粉蕨　【地方别名】野鸡尾。

Onychium japonicum (Thunb.) Kuntze

【凭证标本】350128LY0010

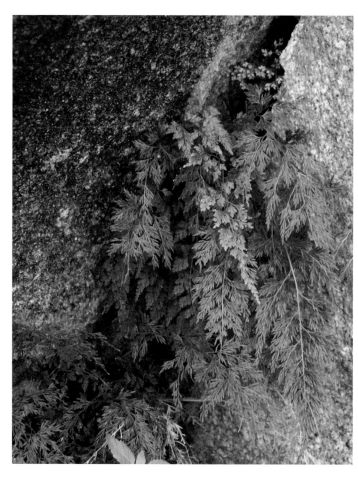

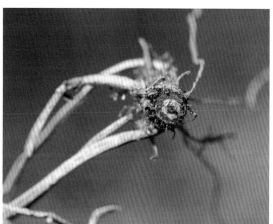

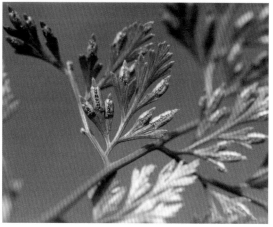

【形态特征】植株高约60cm。叶散生，基部褐棕色，略有鳞片，向上禾秆色；叶片几和叶柄等长，卵状三角形或卵状披针形，四回羽状细裂；羽片12~15对，互生，基部1对最大，具羽裂尾头，三回羽裂；各回小羽片彼此接近；末回能育小羽片或裂片线状披针形，有不育的急尖头；末回不育裂片短而狭，线形或短披针形，短尖头；叶轴上有浅沟，下面凸起。孢子囊群长3~6mm；囊群盖线形或短长圆形，膜质，灰白色，全缘。

【生境分布】生于林缘路边、丘陵石隙等。全区各地分布。

【传统用药】全草或叶入药（小野鸡尾）。夏、秋二季采收全草或割取叶片，鲜用或晒干。苦，寒；清热解毒，利湿，止血；用于风热感冒，咳嗽，咽痛，泄泻，痢疾，小便淋痛，湿热黄疸，吐血，咳血，便血，痔血，尿血，疮毒，跌打损伤，毒蛇咬伤，烫火伤。虚寒证者慎服。

【附　　注】本种现隶属于凤尾蕨科 Pteridaceae。

铁线蕨科 Adiantaceae

扇叶铁线蕨 【地方别名】圆叶芒草、鱼鳞草、铁骨草、乌骨西仔草、蜈蚣红。
Adiantum flabellulatum L. 　　　　　　　　　　【凭证标本】350128LY0011

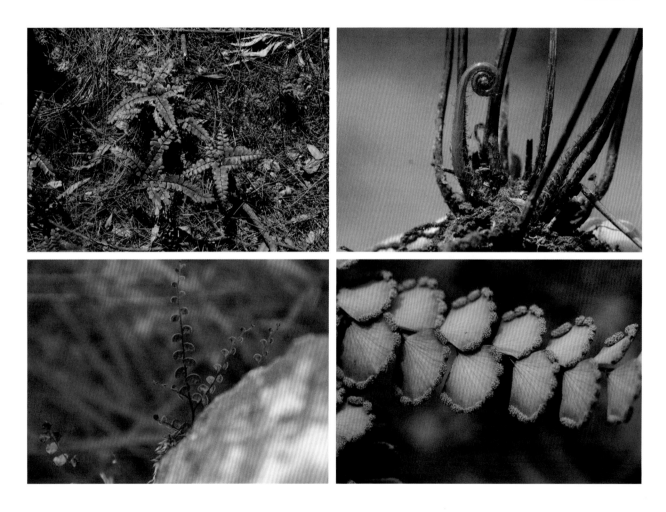

【形态特征】植株高 20~45cm。叶簇生，叶片扇形，二至三回不对称的二叉分枝，小羽片 8~15 对，中部以下的小羽片大小几相等，对开式的半圆形（能育的），或为斜方形（不育的）；叶脉多回二歧分叉，直达边缘，两面均明显；各回羽轴及小羽柄均为紫黑色，上面均密被红棕色短刚毛，下面光滑。孢子囊群每羽片 2~5 枚，横生于裂片上缘和外缘，以缺刻分开；囊群盖半圆形或长圆形，上缘平直，革质，褐黑色，全缘，宿存。孢子具不明显的颗粒状纹饰。

【生境分布】生于阳光充足的酸性红、黄壤土等。全区各地分布。

【传统用药】全草或根入药（过坛龙）。全年均可采收，洗净，鲜用或晒干。苦、辛，凉；清热利湿，解毒散结；用于流行性感冒发热，泄泻痢疾，黄疸，石淋，痈肿，瘰疬，蛇虫咬伤，跌打肿痛。

【附　　注】本种现隶属于凤尾蕨科 Pteridaceae。

金星蕨科　Thelypteridaceae

渐尖毛蕨

Cyclosorus acuminatus (Houtt.) Nakai　　【凭证标本】350128LY0347

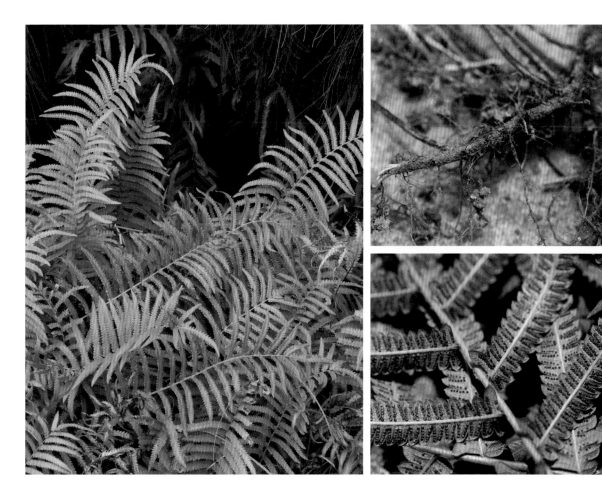

【形态特征】植株高 70~80cm。叶 2 列远生，褐色，无鳞片，向上渐变为深禾秆色；叶片长圆状披针形，先端尾状渐尖并羽裂，基部不变狭，二回羽裂；叶脉下面隆起，清晰，侧脉斜上；叶坚纸质，干后灰绿色，除羽轴下面疏被针状毛外，羽片上面被极短的糙毛。孢子囊群圆形，生于侧脉中部以上，每裂片 5~8 对；囊群盖大，深棕色或棕色，密生短柔毛，宿存。

【生境分布】生于灌丛、草地、田边、路边、沟旁湿地、山谷乱石中等。全区各地分布。

【传统用药】根茎或全草入药（渐尖毛蕨）。夏、秋二季采收，晒干。微苦，平；清热解毒，祛风除湿，健脾；用于泄泻，痢疾，热淋，咽喉肿痛，风湿痹痛，小儿疳积，狂犬咬伤，烧烫伤。

华南毛蕨

Cyclosorus parasiticus (L.) Farwell.

【凭证标本】350128LY0412

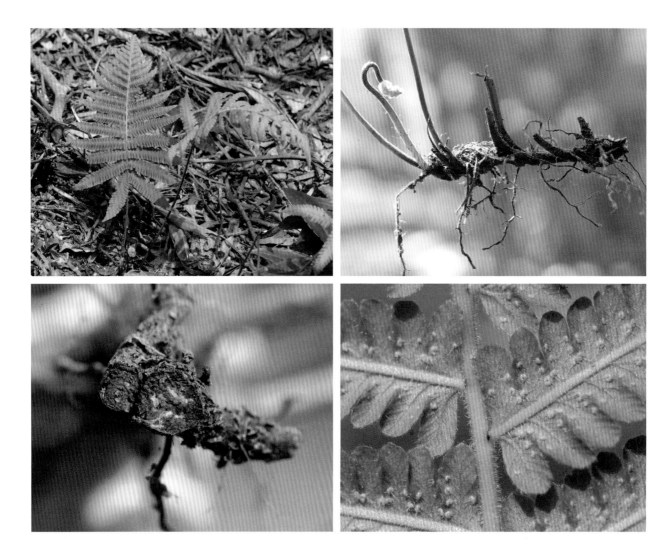

【形态特征】植株高达 70cm。根状茎横走，连同叶柄基部有深棕色披针形鳞片。叶近生；叶柄长达 40cm，深禾秆色；叶片长 35cm，长圆状披针形；二回羽裂，羽片 12~16 对，无柄，羽裂达 1/2 或稍深；裂片 20~25 对，全缘；叶草质，干后褐绿色，上面脉间疏生短糙毛，下面沿叶轴、羽轴及叶脉密生针状毛，脉上具橙红色腺体。孢子囊群圆形，生于侧脉中部以上，每裂片（1~2）4~6 对；囊群盖小，膜质，棕色，上面密生柔毛，宿存。

【生境分布】生于林下、路边等。全区各地分布。

【传统用药】全草入药（华南毛蕨）。夏、秋二季采收，晒干。辛、微苦，平；祛风，除湿；用于感冒，风湿痹痛，痢疾。

鳞毛蕨科　Dryopteridaceae

全缘贯众

Cyrtomium falcatum (L. f.) Presl　　　【凭证标本】350128LY0012

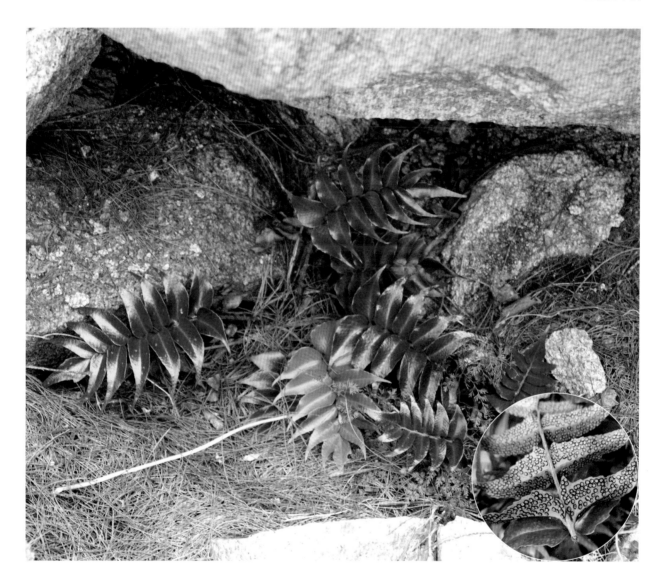

【形态特征】草本，高 30~40cm。根状茎直立，密被披针形棕色鳞片。叶簇生，奇数一回羽状，革质，两面光滑。孢子囊群着生于内藏小脉，密布羽片下面；囊群盖圆盾形，边缘具细齿。

【生境分布】生于海边岩石上等。全区各地分布。

【传统用药】根茎入药（全缘贯众）。全年均可采收，洗净，晒干。苦、涩，寒；清热解毒，驱虫，止血；用于外伤出血，肠道寄生虫。

变异鳞毛蕨

Dryopteris varia (L.) O. Kuntze

【凭证标本】350128LY0348

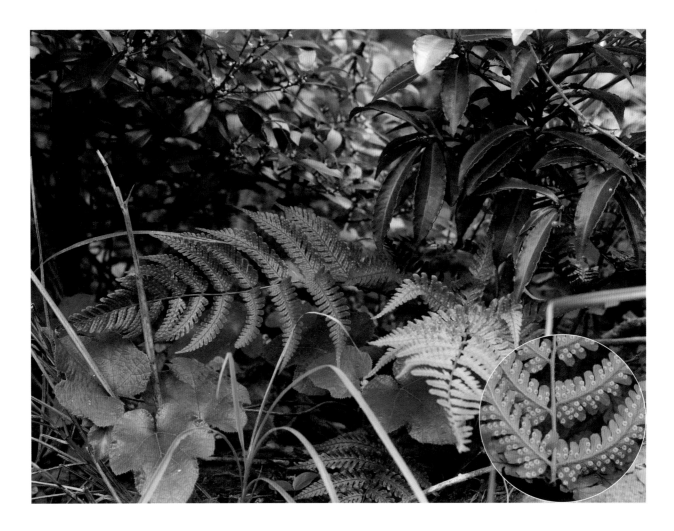

【形态特征】植株高 50~70cm。叶簇生；叶柄禾秆色，向上密被棕色小鳞片或鳞片脱落后近光滑；叶片五角状卵形，三回羽状或二回羽状基部小羽片羽状深裂；羽片 10~12 对，披针形；基部小羽片的末回裂片或末回小羽片披针形，顶端短渐尖，边缘羽状浅裂或有齿；叶脉下面明显，裂片的叶脉羽状；叶近革质，叶轴和羽轴疏被黑色毛状小鳞片，小羽轴和裂片中脉背面疏被棕色泡状鳞片。孢子囊群较大，靠近小羽片或裂片边缘着生；囊群盖圆肾形，棕色，全缘。

【生境分布】生于疏林下、林缘等。分布于流水镇等地。

【传统用药】根茎入药（变异鳞毛蕨）。全年均可采收，挖出后除去叶柄及须根，洗净，鲜用或晒干。微涩，凉；清热，止痛；用于内热腹痛，肺结核。

肾蕨科　Nephrolepidaceae

肾　蕨

Nephrolepis auriculata (L.) Trimen

【凭证标本】350128LY0013

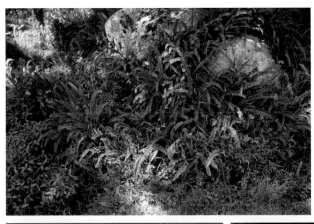
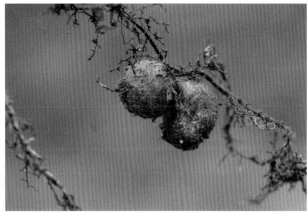
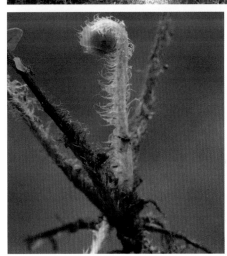
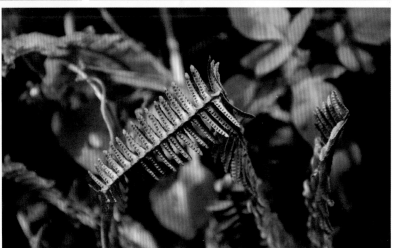

【形态特征】附生或土生。根状茎直立；匍匐茎铁丝状向四方横展，上生有近球形块茎。叶簇生，叶片线状披针形或狭披针形，一回羽状，多数，互生，常密集而呈覆瓦状排列；叶坚草质或草质，干后棕绿色或褐棕色，光滑。孢子囊群成 1 行位于主脉两侧，肾形；囊群盖肾形，褐棕色，边缘色较淡，无毛。

【生境分布】生于路边草丛、沟边石隙，或栽培于公园绿地等。全区各地分布。

【传统用药】块茎、叶或全草入药（肾蕨）。全年均可挖取块茎，刮去鳞片，洗净，鲜用或晒干；或夏、秋二季采取叶或全草，洗净，鲜用或晒干。甘、淡、微涩，凉；清热利湿，通淋止咳，消肿解毒；用于肺痨，肺热咳嗽，黄疸，淋浊，小便涩痛，泄泻，痢疾，带下病，疝气，乳痈，瘰疬，烫伤，刀伤，风热感冒，金钱癣。

【附　　注】本种现接受拉丁名为 *Nephrolepis cordifolia* (L.) C. Presl。

水龙骨科 Polypodiaceae

伏石蕨 【地方别名】豆爿草、白石索藤、玉如意、玉龙鳞。

Lemmaphyllum microphyllum C. Presl 【凭证标本】350128LY0349

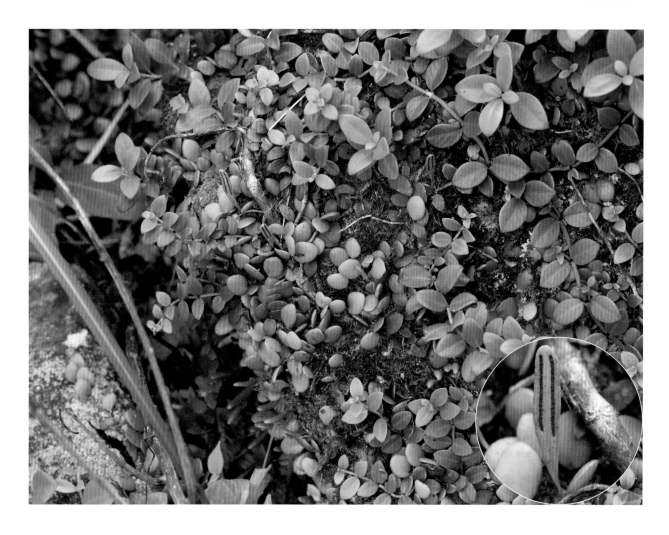

【形态特征】小型附生蕨类。根状茎细长横走，淡绿色，疏生鳞片；鳞片粗筛孔，顶端钻状，下部略近圆形，两侧不规则分叉。叶远生，二型；不育叶近无柄，或仅有2~4mm的短柄，近圆形或卵圆形，基部圆形或阔楔形，长1.6~2.5cm，宽1.2~1.5cm，全缘；能育叶柄长3~8mm，狭缩成舌状或狭披针形，长3.5~6cm，宽约4mm，干后边缘反卷；叶脉网状，内藏小脉单一。孢子囊群线形，位于主脉与叶边之间，幼时被隔丝覆盖。

【生境分布】附生于林中树干上、岩石上等。分布于流水镇等地。

【传统用药】全草入药（螺厣草）。全年均可采收，洗净，晒干或鲜用。辛、微苦，凉；清肺止咳，凉血止血，清热解毒；用于肺热咳嗽，肺痈，咯血，吐血，衄血，尿血，便血，崩漏，咽喉肿痛，子痈，痢疾，瘰疬，疮痈肿毒，皮肤湿痒，风火牙痛，风湿痹痛。

槲蕨科　Drynariaceae

槲　蕨　【地方别名】骨碎补、猴姜、飞天扬、山年糕。

Drynaria roosii Nakaike 　　　　　【凭证标本】350128LY0413

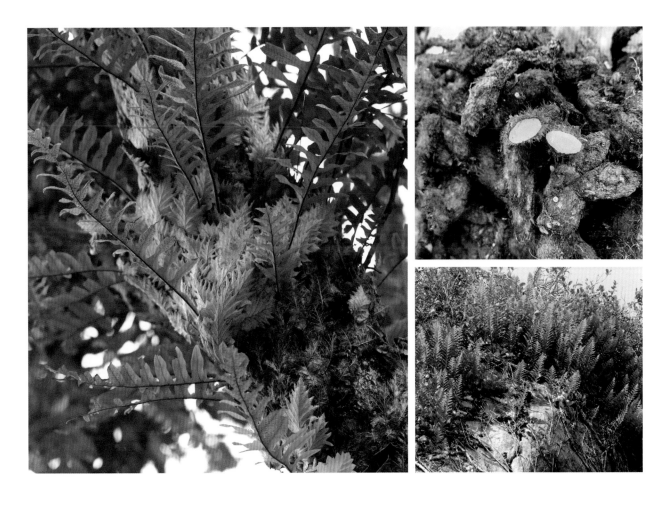

【形态特征】通常附生岩石上，匍匐生长，或附生树干上，螺旋状攀缘。根状茎直径 1~2cm，密被鳞片。叶二型，基生不育叶圆形，基部心形，浅裂。正常能育叶叶片深羽裂，裂片 7~13 对，互生，边缘有不明显的疏钝齿，顶端急尖或钝；叶脉两面均明显。孢子囊群圆形、椭圆形，叶片下面全部分布，沿裂片中肋两侧各排列成 2~4 行，成熟时相邻 2 侧脉间有圆形孢子囊群 1 行，或幼时排成 1 行长形的孢子囊群，混生有大量腺毛。

【生境分布】附生于树干或石上，偶生于墙缝。全区各地分布。

【传统用药】根茎入药（骨碎补）。全年均可采挖，除去泥沙，干燥，或再燎去茸毛（鳞片）。苦，温；疗伤止痛，补肾强骨，外用消风祛斑；用于跌扑闪挫，筋骨折伤，肾虚腰痛，筋骨痿软，耳鸣耳聋，牙齿松动，外用于斑秃，白驳风。

【附　　注】本种现隶属于水龙骨科 Polypodiaceae。

松 科 Pinaceae

黑 松

Pinus thunbergii Parl.

【凭证标本】350128LY0014

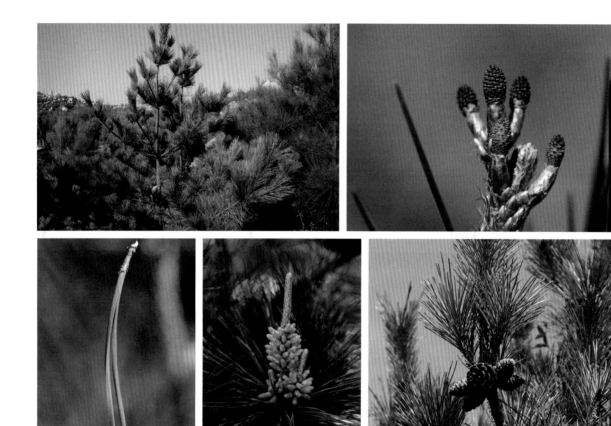

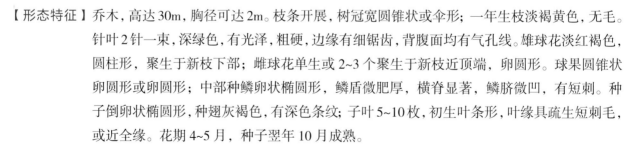

【形态特征】乔木，高达 30m，胸径可达 2m。枝条开展，树冠宽圆锥状或伞形；一年生枝淡褐黄色，无毛。针叶 2 针一束，深绿色，有光泽，粗硬，边缘有细锯齿，背腹面均有气孔线。雄球花淡红褐色，圆柱形，聚生于新枝下部；雌球花单生或 2~3 个聚生于新枝近顶端，卵圆形。球果圆锥状卵圆形或卵圆形；中部种鳞卵状椭圆形，鳞盾微肥厚，横脊显著，鳞脐微凹，有短刺。种子倒卵状椭圆形，种翅灰褐色，有深色条纹；子叶 5~10 枚，初生叶条形，叶缘具疏生短刺毛，或近全缘。花期 4~5 月，种子翌年 10 月成熟。

【生境分布】栽种于沿海丘陵山上、沙岸等。分布于敖东镇、流水镇、南海乡等地。

【传统用药】针叶入药（松叶）。全年可采收，以腊月采者最好，采后晒干，放置干燥处。苦，温；祛风燥湿，杀虫止痒，活血安神；用于风湿痿痹，湿疮，癣，风疹瘙痒，跌打损伤，虚劳，肾著，眩晕，暑温，时行感冒。

罗汉松科　Podocarpaceae

短叶罗汉松

Podocarpus macrophyllus (Thunb.) D. Don var. *maki* Endl.　【凭证标本】350128LY0350

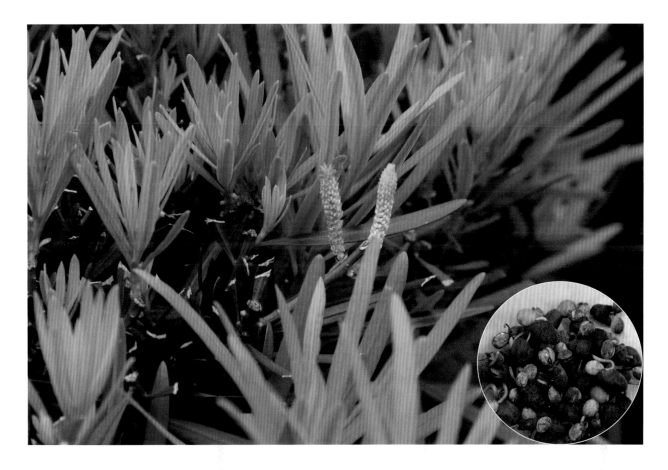

【形态特征】小乔木或灌木状。枝向上斜展。叶螺旋状着生，长 2.7~7cm，宽 3~7mm，先端钝或圆，基部楔形，上面深绿色，有光泽，中脉显著隆起，下面带白色、灰绿色或淡绿色，中脉微隆起。雄球花穗状，腋生，常 3~5 个簇生于极短的总梗上，基部有数枚三角状苞片；雌球花单生于叶腋，有梗，基部有少数苞片。种子卵圆形，直径约 1cm，先端圆，熟时肉质假种皮紫黑色，有白粉，种托肉质圆柱形，红色或紫红色。花期 4~5 月，种子 8~9 月成熟。

【生境分布】栽种于庭园、行道等。分布于敖东镇、流水镇、苏澳镇、潭城镇等地。

【传统用药】根皮入药（罗汉松根皮）。全年或秋季采挖，洗净，鲜用或晒干。甘、微苦，微温；活血祛瘀，祛风除湿，杀虫止痒；用于跌打损伤，风湿痹痛，癣疾。枝叶入药（罗汉松叶）。全年或夏、秋二季采收，洗净，鲜用或晒干。淡，平；止血；用于吐血，咳血。种子及花托入药（罗汉松实）。秋季种子成熟后连同花托一起摘下，晒干。甘，微温；行气止痛，温中补血；用于胃脘痛，血虚面色萎黄。

【附　注】本种现接受拉丁名为 *Podocarpus macrophyllus* (Thunb.) Sweet var. *maki* Siebold & Zuccarini。

木麻黄科 Casuarinaceae

木麻黄 【地方别名】马尾树。

Casuarina equisetifolia Forst. 【凭证标本】350128LY0015

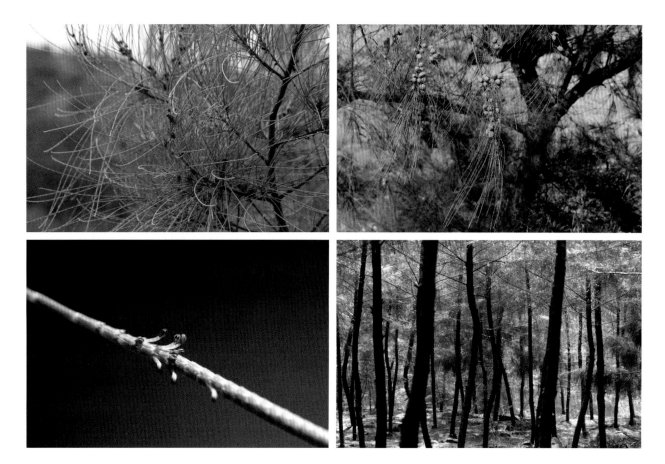

【形态特征】乔木，高可达 30m。树干通直，直径达 70cm。鳞片状叶每轮通常 7 枚，少为 6 或 8 枚，披针形或三角形。花雌雄同株或异株；雄花序几无总花梗，棒状圆柱形，有覆瓦状排列、被白色柔毛的苞片；小苞片具缘毛；花被片 2；花丝长 2~2.5mm，花药两端深凹入；雌花序通常顶生于近枝顶的侧生短枝上。球果状果序椭圆形，两端近截平或钝；小苞片变木质，阔卵形，顶端略钝或急尖，背无隆起的棱脊。花期 4~5 月，果期 7~10 月。

【生境分布】栽种于沿海沙岸等。全区各地分布。

【传统用药】幼嫩枝叶或树皮入药（木麻黄）。全年可采摘嫩枝，或剥取树皮，均鲜用或晒干。苦，微温；祛风除湿，散瘀行血，化痰止咳；用于风湿痹痛，腰痛，鹤膝风，跌打损伤，吐血或便血，咳嗽。种子入药（木麻黄种子）。秋季采收成熟果实，晒至近干，脱下种子，充分干燥。微涩，温；涩肠止泻；用于慢性久泄。

【附　注】①本种现接受拉丁名为 *Casuarina equisetifolia* L.。②中国外来入侵植物，入侵等级 5 级。

榆 科 　Ulmaceae

紫弹树

Celtis biondii Pamp.　　　【凭证标本】350128LY0016

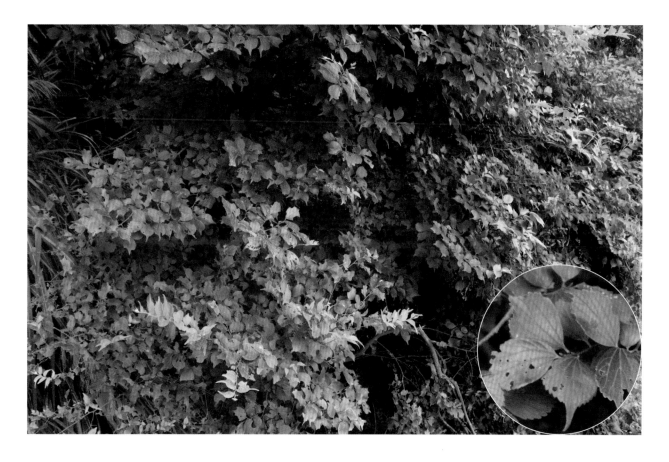

【形态特征】落叶小乔木至乔木，高达 18m。叶宽卵形、卵形至卵状椭圆形，基部钝至近圆形，稍偏斜，先端渐尖至尾状渐尖，在中部以上疏具浅齿；叶柄幼时有毛，老后几脱净。果序单生于叶腋，通常具 2 果实，果实幼时被疏或密的柔毛，后毛逐渐脱净，黄色至橘红色，近球形，核两侧稍压扁，侧面观近圆形，具 4 肋，表面具明显的网孔状。花期 4~5 月，果期 9~10 月。

【生境分布】生于山地灌丛、杂木林中，可生于石灰岩上等。分布于北厝镇、流水镇、南海乡、苏澳镇等地。

【传统用药】根皮入药（紫弹树根皮）。春初、秋末挖取根部，除去须根、泥土，剥皮，晒干。甘，寒；解毒消肿，祛痰止咳；用于乳痈，痰多咳喘。茎枝入药（紫弹树枝）。全年均可采收，切片，晒干。甘，寒；通络止痛；用于腰背酸痛。叶入药（紫弹树叶）。全年均可采收，晒至七八成干时，扎成小把，再晒干。苦，微寒；清肺止咳，降逆止呕；用于肺热咳嗽，气逆喘急，胃热呕逆，烦热口渴。

【附　　注】本种现隶属于大麻科 Cannabaceae。

朴 树 【地方别名】黄果朴、小叶朴。

Celtis sinensis Pers. 【凭证标本】350128LY0414

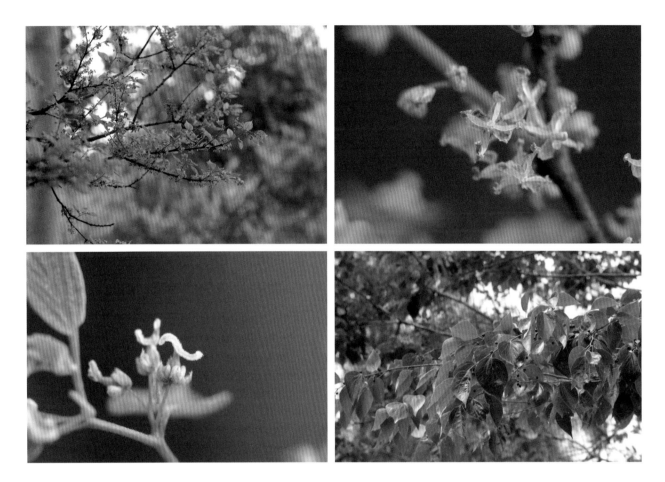

【形态特征】落叶乔木，高达30m。树皮灰白色；当年生小枝幼时密被黄褐色短柔毛，老后毛常脱落，去年生小枝褐色至深褐色，有时还可残留柔毛；冬芽棕色，鳞片无毛。叶纸质或厚纸质，卵形或卵状椭圆形，基部几不偏斜或仅稍偏斜，先端尖至渐尖，幼时叶下面、幼枝、叶柄密生黄褐色短柔毛，老时或脱净或残存。果梗常2~3枚生于叶腋；果实成熟时黄色至橙黄色，近球形，直径5~7mm；核近球形，直径约5mm，具4条肋，表面有网孔状凹陷。花期3~4月，果期9~10月。

【生境分布】生于路旁、山坡或林缘等。分布于北厝镇、苏澳镇等地。

【传统用药】根皮入药（朴树根皮）。全年均可采收，刮去粗皮，洗净，鲜用或晒干。苦、辛，平；祛风透疹，消食止泻；用于麻疹透发不畅，伤食，食积泻痢，跌打损伤。树皮入药（朴树皮）。全年均可采收，洗净，切片，晒干。辛、苦，平；祛风透疹，消食化滞；用于麻疹透发不畅，伤食。叶入药（朴树叶）。夏季采收，鲜用或晒干。微苦，凉；清热，凉血，解毒；用于漆疮，瘾疹。果实入药（朴树果）。冬季果实成熟时采收，晒干。苦、涩，平；清热利咽；用于风热感冒。

【附　　注】本种现隶属于大麻科 Cannabaceae。

山黄麻

Trema tomentosa (Roxb.) Hara 　　　　　【凭证标本】350128LY0352

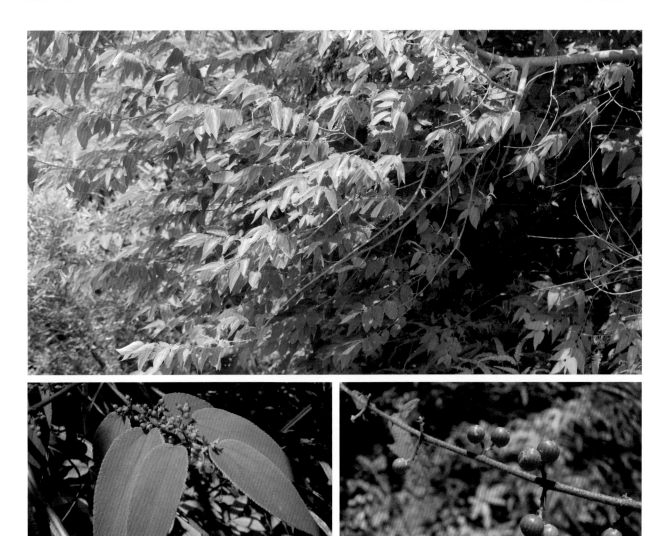

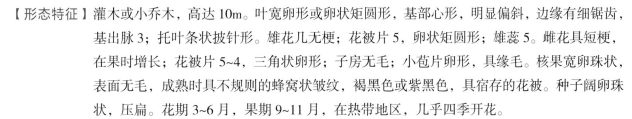

【形态特征】灌木或小乔木，高达 10m。叶宽卵形或卵状矩圆形，基部心形，明显偏斜，边缘有细锯齿，基出脉 3；托叶条状披针形。雄花几无梗；花被片 5，卵状矩圆形；雄蕊 5。雌花具短梗，在果时增长；花被片 5~4，三角状卵形；子房无毛；小苞片卵形，具缘毛。核果宽卵珠状，表面无毛，成熟时具不规则的蜂窝状皱纹，褐黑色或紫黑色，具宿存的花被。种子阔卵珠状，压扁。花期 3~6 月，果期 9~11 月，在热带地区，几乎四季开花。

【生境分布】生于湿润的河谷、山坡混交林中、空旷的山坡等。分布于敖东镇、流水镇、平原镇等地。

【传统用药】根或根皮入药（山黄麻根）。全年均可采收，鲜用或晒干。辛，平；散瘀消肿，止痛；用于跌打损伤，瘀肿疼痛，腹痛。叶入药（山黄麻叶）。全年均可采收，鲜用或晒干。涩，平；止血；用于外伤出血。

【附　　注】本种现隶属于大麻科 Cannabaceae。

桑 科　Moraceae

构 树　【地方别名】纹板草、山花麻、棉藤。

Broussonetia papyifera (L.) L'Hert. ex Vent.　【凭证标本】350128LY0415

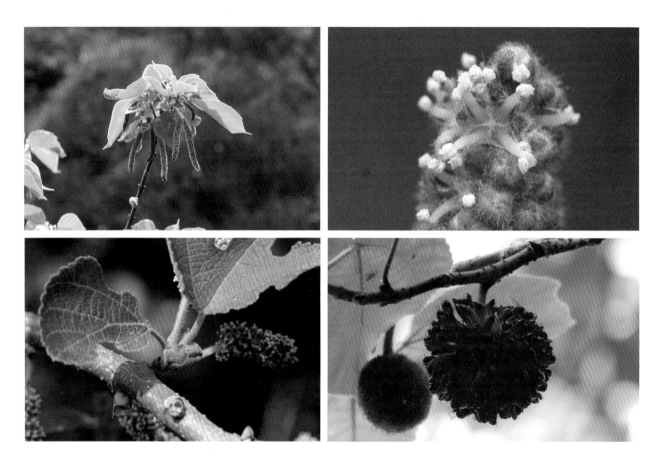

【形态特征】乔木，高 10~20m。树皮暗灰色；小枝密生柔毛。叶螺旋状排列，广卵形至长椭圆状卵形，长 6~18cm，宽 5~9cm，具粗锯齿，不分裂或 3~5 裂，小树之叶常有明显分裂，上面疏生糙毛，下面密被绒毛；托叶大，卵形。花雌雄异株；雄花序为柔荑花序，长 3~8cm，花被 4 裂，被毛，雄蕊 4；雌花序球形头状，花被管状，子房卵圆形，柱头线形，被毛。聚花果直径 1.5~3cm，成熟时橙红色，肉质；瘦果表面有小瘤。花期 4~5 月，果期 6~7 月。

【生境分布】生于道路边、村边、林缘等。分布于流水镇、苏澳镇等地。

【传统用药】果实入药（楮实子）。移栽 4~5 年后，9 月果实变红时采摘，除去灰白色膜状宿存萼及杂质，晒干。甘，寒；滋肾益阴，清肝明目，健脾利水；用于肾虚腰膝酸软，阳痿，目昏，目翳，水肿，癃闭。茎皮部的乳汁入药（楮皮间白汁）。春、秋二季割开树皮，流出乳汁，干后取下。甘，平；利尿，杀虫解毒；用于水肿，疮癣，虫咬。叶入药（楮叶）。全年均可采收，鲜用或晒干。甘，凉；凉血止血，利尿，解毒；用于吐血，衄血，崩漏，金疮出血，水肿，疝气，痢疾，毒疮。

构 棘 【地方别名】千层皮、山荔枝。

Cudrania cochinchinensis (Lour.) Kudo et Masam.　【凭证标本】350128LY0017

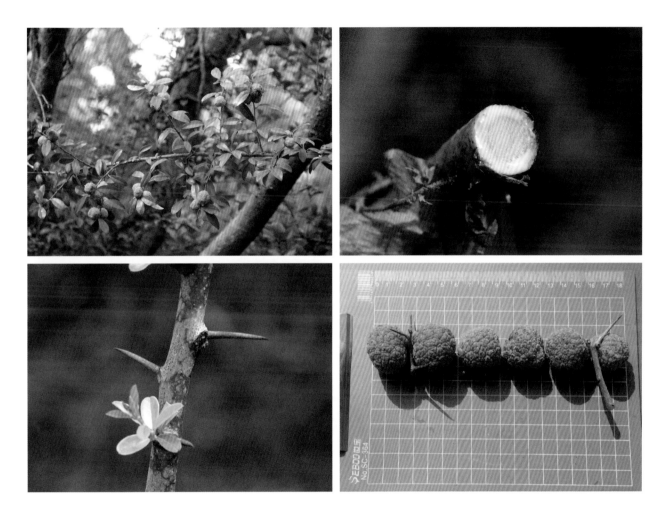

【形态特征】直立或攀缘状灌木。枝具粗壮弯曲无叶的腋生刺。叶革质，椭圆状披针形或长圆形，全
　　　　　缘或叶上部具微波状，基部楔形。花雌雄异株，雌雄花序均为具苞片的球形头状花序，
　　　　　每花具 2~4 个苞片，苞片内面具 2 个黄色腺体，常附着于花被片上；雄花花被片 4，不相
　　　　　等，雄蕊 4；雌花花被片顶部厚，分离或基部合生，有 2 枚黄色腺体。聚花果肉质，直径
　　　　　2~5cm，成熟时橙红色；核果卵圆形，光滑。花、果期 4~7 月。

【生境分布】生于旷野、山地路旁、灌丛、疏林中等。分布于敖东镇、北厝镇、流水镇等地。

【传统用药】根入药（穿破石）。全年均可采收，挖出根部，除去泥土、须根，晒干；或洗净，趁鲜切
　　　　　片，晒干；亦可鲜用。淡、微苦，凉；祛风通络，清热除湿，解毒消肿；用于风湿痹痛，
　　　　　跌打损伤，疟腮，肺痨，胃疡，淋浊，蛊胀，闭经，劳伤咳血，疔疮痈肿。孕妇慎服。棘
　　　　　刺入药（奴柘刺）。全年均可采收，鲜用或晒干。苦，微温；化瘀消积；用于腹中积聚，
　　　　　痞块。果实入药（山荔枝果）。夏、秋二季果实近成熟时采收，鲜用或晒干。微甘，温；
　　　　　理气，消食，利尿；用于疝气，食积，小便不利。

【附　　注】本种现接受拉丁名为 *Maclura cochinchinensis* (Lour.) Corner。

无花果 【地方别名】奶浆果、映日果、文光果。

Ficus carica L.

【凭证标本】350128LY0018

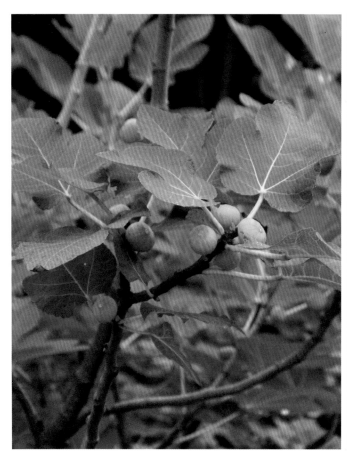
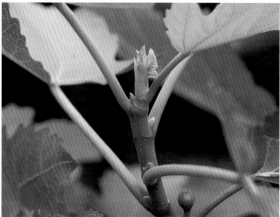
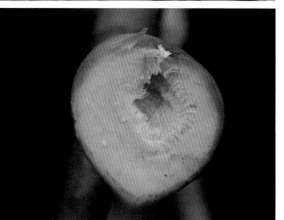

【形态特征】落叶灌木，高 3~10m。叶互生，厚纸质，广卵圆形，基部浅心形；叶柄粗壮，托叶卵状披针形。雌雄异株，雄花和瘿花同生于一榕果内壁，雄花生于内壁口部，花被片 4~5，雄蕊3，有时 1 或 5，瘿花花柱侧生，短；雌花花被与雄花同，子房卵圆形，光滑，花柱侧生，柱头 2 裂，线形。榕果单生于叶腋，梨形，顶部下陷，成熟时紫红色或黄色，基生苞片 3，卵形；瘦果透镜状。花、果期 5~7 月。

【生境分布】栽种于房前屋后等。全区各地分布。

【传统用药】根入药（无花果根）。全年均可采收，鲜用或晒干。甘，平；清热解毒，散瘀消肿；用于肺热咳嗽，咽喉肿痛，痔疮，痈疽，瘰疬，筋骨疼痛。叶入药（无花果叶）。夏、秋二季采收，鲜用或晒干。甘、微辛，平；有小毒；清湿热，解疮毒，消肿止痛；用于湿热泄泻，带下病，痔疮，痈肿疼痛，瘰疬。果实入药（无花果）。7~10 月果实呈绿色时，分批采摘；或拾取落地的未成熟果实，鲜果用开水烫后，晒干或烘干。甘，凉；清热生津，健脾开胃，解毒消肿；用于咽喉肿痛，燥咳声嘶，乳汁稀少，肠热便秘，伤食，泄泻，痢疾，痈肿，癣疾。脾胃虚寒者慎服。

天仙果 【地方别名】大号铁牛入石、山无花果、大号牛奶仔。

Ficus erecta Thunb. var. *beecheyana* (Hook. et Arn.) King　　【凭证标本】350128LY0019

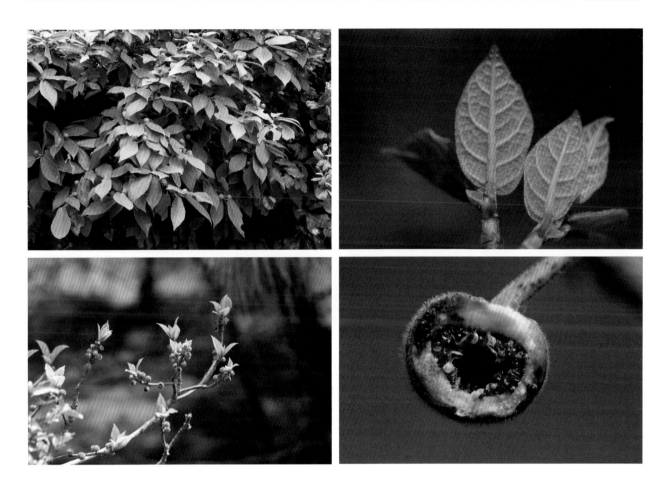

【形态特征】落叶小乔木或灌木，高 2~7m。叶厚纸质，倒卵状椭圆形，先端短渐尖，基部圆形至浅心形；叶柄纤细，密被灰白色短硬毛。榕果单生于叶腋，具总梗，球形或梨形；雄花和瘿花生于同一榕果内壁，雌花生于另一植株的榕果中；雄花有柄或近无柄，花被片 3 或 2~4，椭圆形至卵状披针形，雄蕊 2~3 枚；瘿花近无柄或有短柄，花被片 3~5，子房椭圆状球形，花柱侧生，柱头 2 裂；雌花花被片 4~6，子房光滑有短柄，花柱侧生，柱头 2 裂。花、果期 5~6 月。

【生境分布】生于丘陵林中、林缘等。全区各地分布。

【传统用药】根入药（牛奶浆根）。全年均可采收，鲜用或晒干。甘、辛，温；益气健脾，活血通络，祛风除湿；用于劳倦乏力，食少，乳汁不下，脾虚带下，脱肛，月经不调，头风疼痛，跌打损伤，风湿痹痛。茎、叶入药（牛奶柴）。夏、秋二季采收，洗净，晒干。甘、淡，温；补气健脾，祛风湿，活血通络；用于气虚乏力，四肢酸软，风湿痹痛，筋骨不利，跌打损伤，闭经。有风热外邪者禁服。果实入药（天仙果）。夏季结果时，拾取被风吹落或自行脱落的幼果及未成熟的果实，鲜用或晒干。润肠通便，解毒消肿；用于便秘，痔疮肿痛。

榕 树 【地方别名】榕、赤松。

Ficus microcarpa L. f.

【凭证标本】350128LY0416

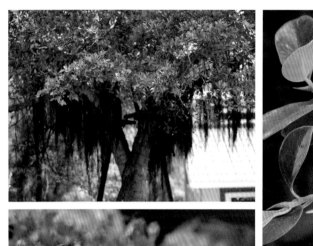

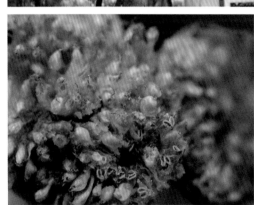

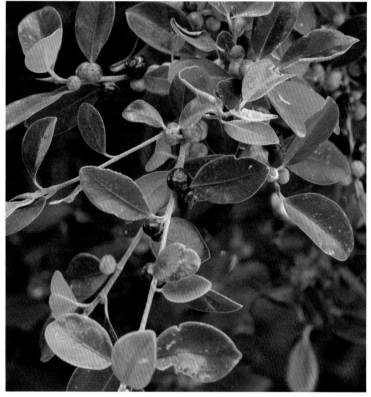

【形态特征】大乔木，高达 15~25m，冠幅广展。老树常有锈褐色气生根。树皮深灰色。叶薄革质，狭椭圆形，长 4~8cm，宽 3~4cm，有光泽，全缘；托叶小，披针形，长约 8mm。榕果成对腋生或生于已落叶枝叶腋，成熟时黄色或微红色，扁球形，直径 6~8mm，无总梗；雄花、雌花、瘿花同生于一榕果内。瘦果卵圆形。花期 5~6 月。

【生境分布】生于路旁、屋边，或栽种于公园等。全区各地分布。

【传统用药】气生根入药（榕须）。全年均可采收，割下气生根，扎成小把，鲜用或晒干。苦，平；散风热，祛风湿，活血止痛；用于时行感冒，百日咳，麻疹不透，乳蛾，白涩症，风湿痹痛，疝气腹痛，久痢，胃痛，带下病，湿疮，阴痒，跌打损伤。树皮入药（榕树皮）。全年均可采收，剥取树皮，洗净，晒干。微苦，微寒；止泻，消肿，止痒；用于泄泻，痔疮，疥癣。树脂入药（榕树胶汁）。全年均可采，割伤树皮，收集流出的乳汁。微甘，平；明目去翳，解毒消肿；用于赤眼，目翳，瘰疬，唇疔，牛皮癣，赘疣。叶入药（榕树叶）。全年均可采收，鲜用或晒干。淡，凉；清热发表，解毒消肿，祛湿止痛；用于时行感冒，久咳，百日咳，乳蛾，目赤，牙痛，痢疾，泄泻，乳痈，烫伤，跌打损伤。果实入药（榕树果）。夏、秋二季采收，鲜用或晒干。微甘，平；清热解毒；用于疮疖，臁疮。

全缘琴叶榕

【地方别名】牛乳子、小叶牛奶子、铁牛入石、奶汁草、水风藤。

Ficus pandurata Hance var. *holophylla* Migo

【凭证标本】350128LY0021

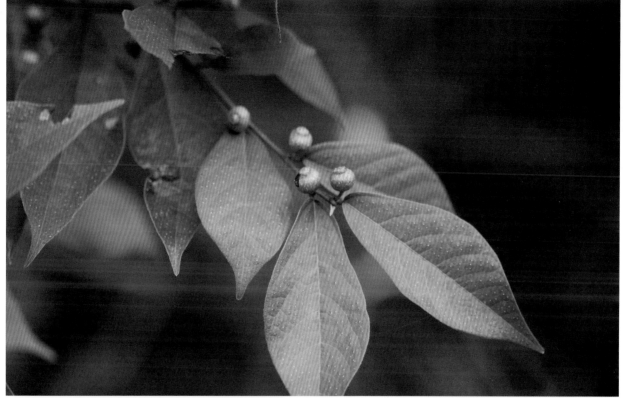

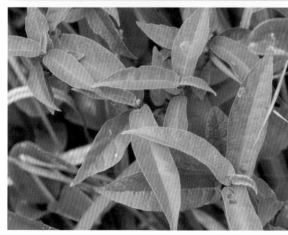
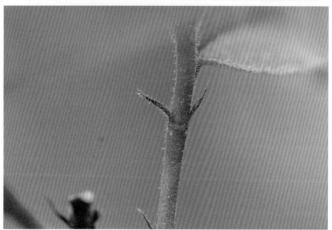

【形态特征】小灌木，高1~2m。小枝、嫩叶幼时被白色柔毛。叶纸质，倒卵状披针形或披针形，先端渐尖，中部不收缢；上面无毛，下面叶脉有疏毛和小瘤点。榕果单生于叶腋，鲜红色，椭圆形，直径4~6mm，顶部微脐状。花、果期6~8月。

【生境分布】生于阔叶林缘等。分布于白青乡、北厝镇等地。

【传统用药】根或叶入药（全叶榕）。全年可采收根，夏季采收叶，均可鲜用或晒干。甘、微辛，温；舒筋通络，活血调经，解毒消肿；用于劳倦乏力，带下病，风湿痹痛。

薜 荔 【地方别名】攀蜂、大夹壁藤。

Ficus pumila L.

【凭证标本】350128LY0022

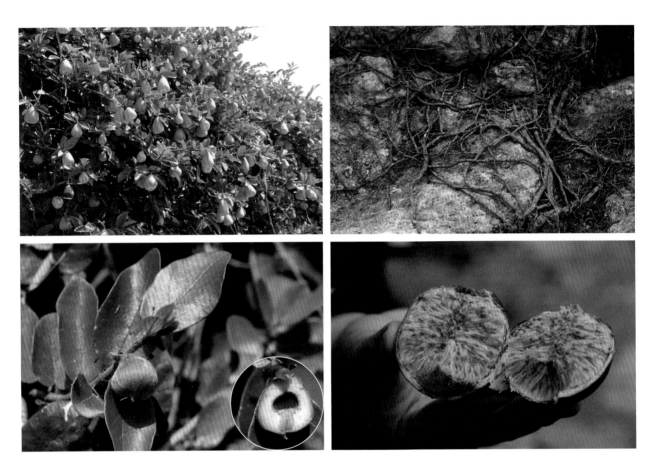

【形态特征】攀缘或匍匐灌木。叶二型，不结果枝节上生不定根，叶卵状心形，基部稍不对称，先端渐尖。榕果单生于叶腋，瘿花果梨形，雌花果近球形，顶部截平，略具短钝头或为脐状突起，基部收窄成一短柄；总梗粗短；雄花生于榕果内壁口部，多数，排为几行，有柄，花被片2~3，线形，雄蕊2枚，花丝短；瘿花具柄，花被片3~4，线形，花柱侧生，短；雌花生于另一植株榕果内壁，花柄长，花被片4~5。瘦果近球形，有黏液。花、果期5~8月。

【生境分布】附生于林缘树干上、岩石上等。全区各地分布。

【传统用药】根入药（薜荔根）。全年均可采收，鲜用或晒干。苦，寒；祛风除湿，舒筋通络；用于风湿痹痛，偏瘫，腰痹，水肿，疟疾，闭经，产后瘀血腹痛，肾著，久泄，跌打损伤。茎、叶入药（薜荔）。全年均可采收，取其带叶的茎枝，鲜用或晒干。酸，凉；祛风除湿，活血通络，解毒消肿；用于风湿痹痛，偏瘫，泻痢，淋证，水肿，疟疾，闭经，产后瘀血腹痛，咽喉肿痛，子痈，漆疮，痈疮肿毒，跌打损伤。果实入药（木馒头）。秋季采收将熟的果实，剪去果柄，投入沸水中浸1min，晒干或鲜用。甘，平；补肾固精，清热利湿，活血通经，催乳，解毒消肿；用于肾虚遗精，阳痿，小便淋浊，久痢，痔血，肠风下血，久痢脱肛，闭经，疝气，乳汁不下，咽喉痛，疟腮，痈肿，疥癣。

【地方用药】根、茎、果实入药（攀蜂）。四季采收，鲜用或晒干，炖猪肉。通乳。

葎 草 【地方别名】有刺五爪龙、五爪龙、锯叶藤子、刮皮藤、蜈蚣藤。

Humulus scandens (Lour.) Merr.

【凭证标本】350128LY0023

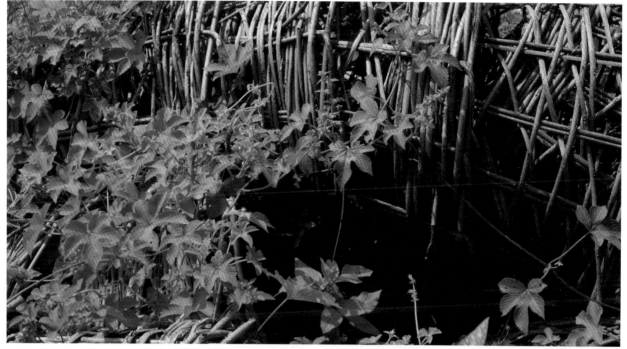

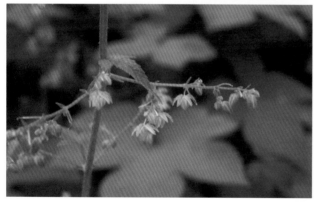
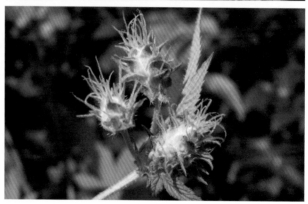

【形态特征】缠绕草本。茎、枝、叶柄均具倒钩刺。叶纸质，肾状五角形，掌状5~7深裂，稀为3裂，长、宽7~10cm，基部心脏形，上面粗糙，疏生糙伏毛，下面有柔毛和黄色腺体，裂片卵状三角形，边缘具锯齿；叶柄长5~10cm。雄花小，黄绿色，圆锥花序，长15~25cm；雌花序球果状，直径约5mm，苞片纸质，三角形，顶端渐尖，具白色绒毛，子房为苞片包围，柱头2，伸出苞片外。瘦果成熟时露出苞片外。花期春、夏二季，果期秋季。

【生境分布】生于沟边、荒地、废墟、林缘边等。全区各地分布。

【传统用药】全草入药（葎草）。9~10月收获，选晴天，收割地上部分，除去杂质，晒干。甘、苦、寒；清热解毒，利水通淋；用于肺热咳嗽，肺痈，虚热烦渴，热淋，水肿，小便不利，湿热泻痢，热毒疮疡，皮肤瘙痒。

【附 注】本种现隶属于大麻科 Cannabaceae。

桑 【地方别名】桑仔叶、蚕叶。

Morus alba L.   【凭证标本】350128LY0024

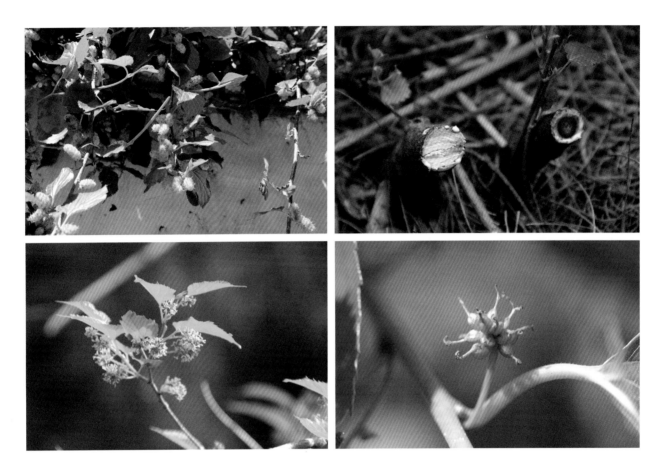

【形态特征】乔木或为灌木，高 3~10m 或更高。叶卵形或广卵形，先端急尖、渐尖或圆钝，基部圆形
　　　　　至浅心形，边缘锯齿粗钝，有时叶为各种分裂。花单性，腋生或生于芽鳞腋内，与叶同时
　　　　　生出；雄花序下垂，密被白色柔毛，雄花花被片宽椭圆形，淡绿色，花丝在芽时内折，花
　　　　　药 2 室，纵裂；雌花序被毛，雌花无梗，花被片倒卵形，顶端圆钝，外面和边缘被毛，柱
　　　　　头 2 裂。聚花果卵状椭圆形，成熟时红色或暗紫色。花期 4~5 月，果期 5~8 月。

【生境分布】栽种于屋旁、路边等。全区各地分布。

【传统用药】根皮入药（桑白皮）。秋末叶落时至次春发芽前采挖根部，刮去黄棕色粗皮，纵向剖开，
　　　　　剥取根皮，晒干。甘，寒；泻肺平喘，利水消肿；用于肺热喘咳，水肿胀满尿少，面目肌
　　　　　肤浮肿。嫩枝入药（桑枝）。春末夏初采收，去叶，晒干，或趁鲜切片，晒干。微苦，平；
　　　　　祛风湿，利关节；用于风湿痹病，肩臂、关节酸痛麻木。叶入药（桑叶）。初霜后采收，
　　　　　除去杂质，晒干。甘、苦，寒；疏散风热，清肺润燥，清肝明目；用于风热感冒，肺热燥
　　　　　咳，头晕头痛，目赤昏花。果穗入药（桑椹）。4~6 月果实变红时采收，晒干，或略蒸后
　　　　　晒干。甘、酸，寒；滋阴补血，生津润燥；用于肝肾阴虚，眩晕耳鸣，心悸不寐，须发早
　　　　　白，津伤口渴，内热消渴，肠燥便秘。

【地方用药】叶入药（桑仔叶）。春至秋季采收，鲜用。清热解毒，止痒；用于皮肤瘙痒，痤疮等。

荨麻科　Urticaceae

密球苎麻　【地方别名】土麻仁、野紫珠。

Boehmeria densiglomerata W. T. Wang　　【凭证标本】350128LY0391

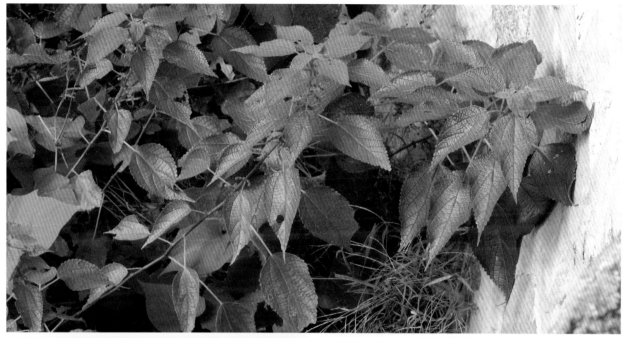

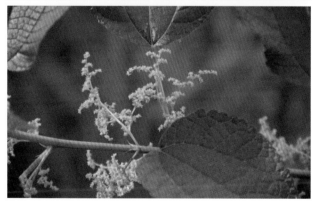
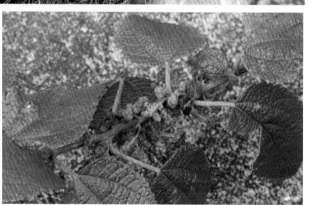

【形态特征】多年生草本。茎高 32~46cm。叶对生；叶片草质，心形或圆卵形，顶端渐尖，基部近心形或心形，边缘具牙齿。两性花序下部或近基部有少数分枝，稀不分枝，雄性花序分枝，雌性花序不分枝，穗状；雄团伞花序直径约 2mm，雌团伞花序直径 2~2.5mm，互相邻接；雄花：花被片 4，椭圆形，基部合生，雄蕊 4，退化雌蕊倒卵球形；雌花：花被纺锤形、狭倒卵形或倒卵形，顶端有 2 小齿，外面被短糙伏毛。瘦果卵球形或狭倒卵球形，光滑。花期 6~8 月。

【生境分布】生于山谷沟边、林中等。全区各地分布。

【传统用药】全草入药（密球苎麻）。夏、秋二季采收，洗净，晒干。祛风除湿；用于水肿。

糯米团

【地方别名】石薯、猪仔草、康莱藤、硬骨石薯、蚯蚓藤草。

Gonostegia hirta (Bl.) Miq.

【凭证标本】350128LY0025

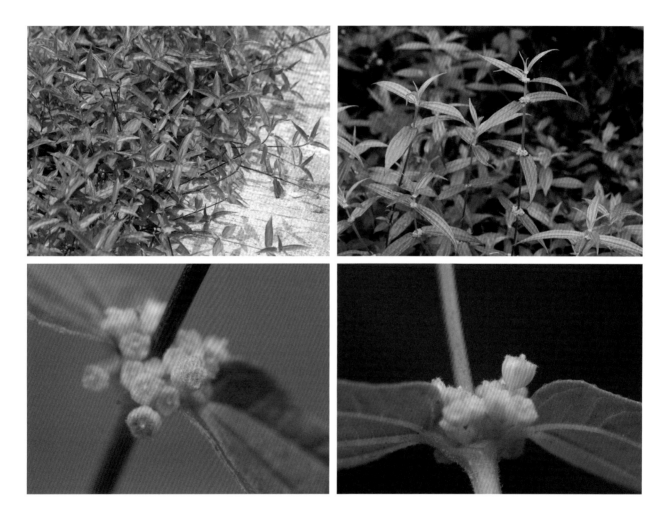

【形态特征】多年生草本。茎蔓生、铺地或渐升，长50~100（~160）cm。叶对生；叶片草质或纸质，宽披针形至狭披针形、狭卵形，稀卵形或椭圆形，顶端长渐尖至短渐尖，基部浅心形或圆形。团伞花序腋生，通常两性，有时单性，雌雄异株；雄花：花被片5，分生，倒披针形，顶端短骤尖，雄蕊5，花丝条形，退化雌蕊极小，圆锥状；雌花：花被菱状狭卵形，顶端有2小齿，有疏毛，果期呈卵形，柱头被密毛。瘦果卵球形，白色或黑色，有光泽。花期5~9月。

【生境分布】生于丘陵、低山林中、灌丛中、沟边草地等。全区各地分布。

【传统用药】带根全草入药（糯米藤）。全年均可采收，鲜用或晒干。甘、微苦，凉；清热解毒，健脾消积，利湿消肿，散瘀止血；用于乳痈，肿毒，痢疾，伤食，食积腹痛，疳积，带下病，水肿，小便不利，痛经，跌打损伤，咳血，吐血，外伤出血。

雾水葛 【地方别名】田薯。

Pouzolzia zeylanica (L.) Benn.

【凭证标本】350128LY0026

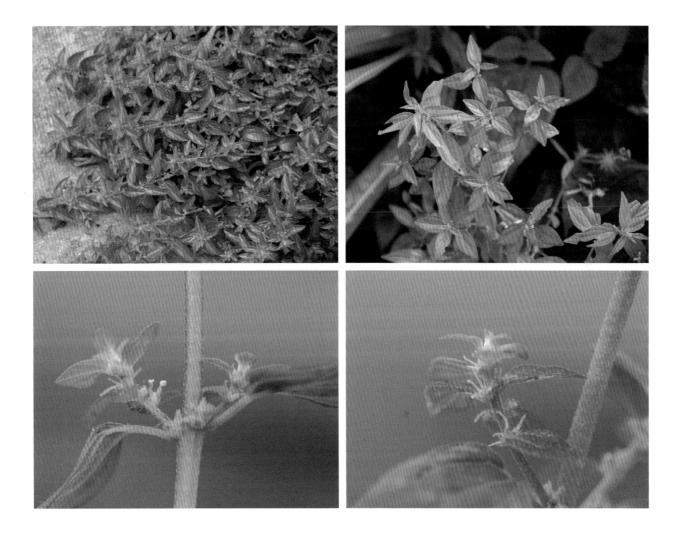

【形态特征】多年生草本。茎直立或渐升，高12~40cm。叶全部对生，或茎顶部的对生；叶片草质，卵形或宽卵形。团伞花序通常两性，苞片三角形，顶端骤尖，背面有毛；雄花有短梗，花被片4，狭长圆形或长圆状倒披针形，基部稍合生，外面有疏毛，雄蕊4，退化雌蕊狭倒卵形；雌花花被椭圆形或近菱形，顶端有2小齿，外面密被柔毛，果期呈菱状卵形。瘦果卵球形，有光泽。花期秋季。

【生境分布】生于平地的草地上、田边，丘陵、低山的灌丛中、疏林中、沟边等。全区各地分布。

【传统用药】带根全草入药（雾水葛）。全年均可采收，洗净，鲜用或晒干。甘、淡，寒；清热解毒，消肿排脓，利水通淋；用于疮疡痈疽，乳痈，风火牙痛，痢疾，泄泻，热淋，白浊。疮疡无脓者勿用之，以免增痛。

蓼 科 Polygonaceae

火炭母

【地方别名】白乌饭斋、信饭斋、鸪鹚饭、赤地利。

Polygonum chinense L.

【凭证标本】350128LY0027

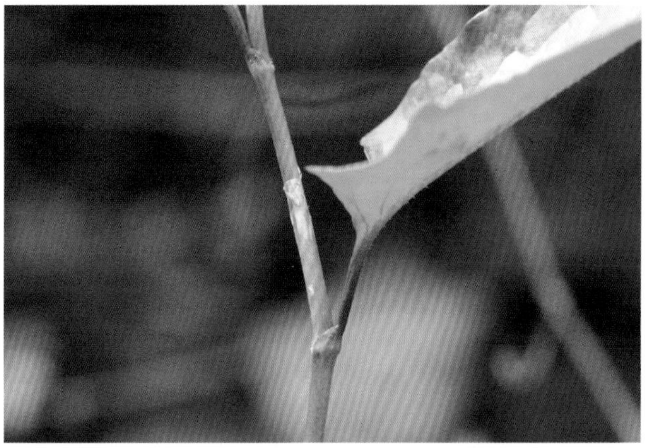

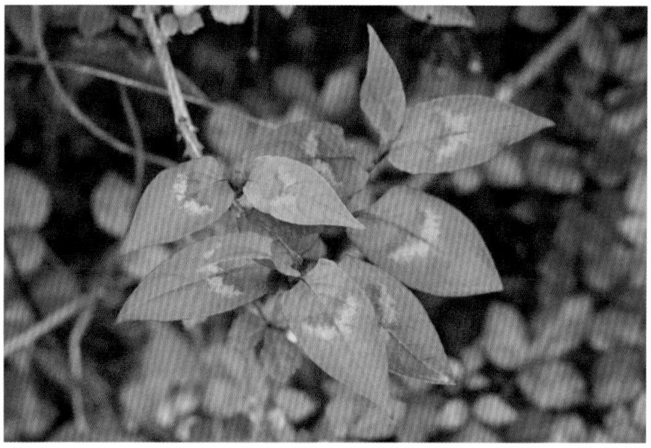

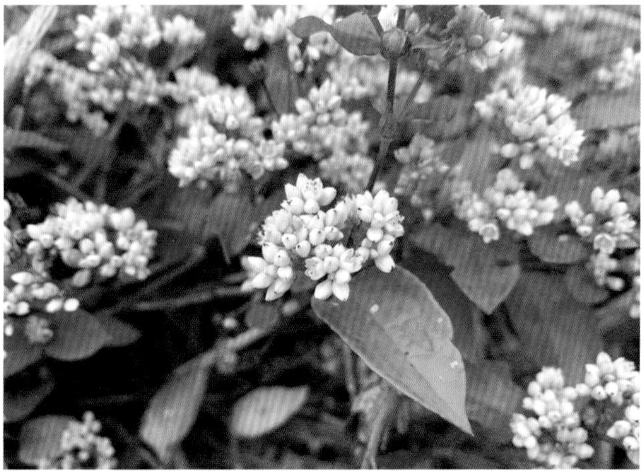

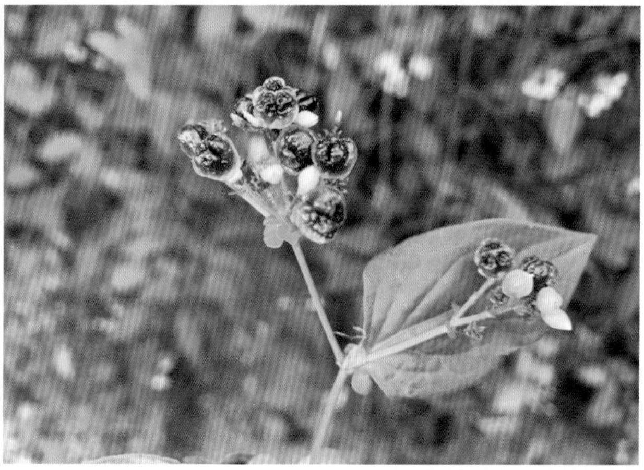

【形态特征】多年生草本。茎直立，高 70~100cm。叶卵形或长卵形，顶端短渐尖，基部截形或宽心形，边缘全缘；托叶鞘膜质，具脉纹，顶端偏斜。花序头状，通常数个排成圆锥状，顶生或腋生，花序梗被腺毛；苞片宽卵形，每苞内具 1~3 花；花被 5 深裂，白色或淡红色，裂片卵形，果时增大，呈肉质，蓝黑色；雄蕊 8，比花被短；花柱 3，中下部合生。瘦果宽卵形，具 3 棱，黑色，无光泽，包于宿存的花被。花期 7~9 月，果期 8~10 月。

【生境分布】生于田间、路旁等。全区各地分布。

【传统用药】根入药（火炭母草根）。夏、秋二季采挖，鲜用或晒干。辛、甘，平；补益脾肾，平降肝阳，清热解毒，活血消肿；用于体虚乏力，耳鸣耳聋，头目眩晕，带下病，乳痈，肺痈，跌打损伤。地上部分入药（火炭母草）。夏秋间采收，鲜用或晒干。辛、苦，凉；有毒；清热利湿，凉血解毒，平肝明目，活血舒筋；用于痢疾，泄泻，咽喉肿痛，白喉，肺热咳嗽，百日咳，肝著，带下病，痈肿，耳闭，湿疮，眩晕耳鸣，角膜云翳，跌打损伤。

水 蓼 【地方别名】辣蓼、苦蓼、马蓼。

Polygonum hydropiper L.

【凭证标本】350128LY0028

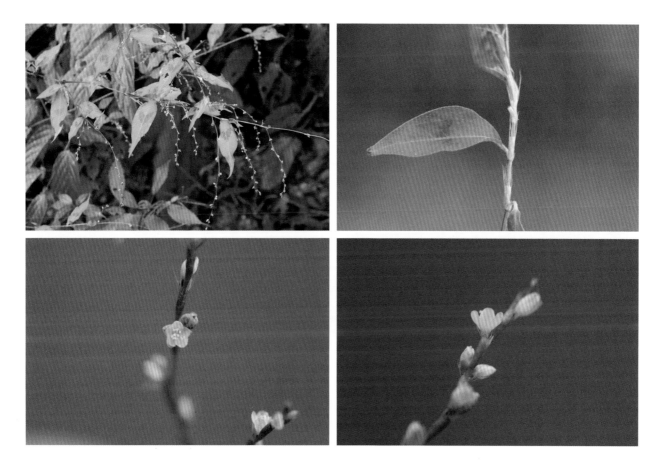

【形态特征】一年生草本,高40~70cm。茎直立,多分枝,节部膨大。叶披针形或椭圆状披针形,顶端渐尖,基部楔形,边缘全缘;托叶鞘筒状,膜质,顶端截形,具短缘毛。总状花序呈穗状,顶生或腋生,通常下垂,花稀疏;苞片漏斗状,每苞内具3~5花;花梗比苞片长;花被5深裂,被黄褐色透明腺点,花被片椭圆形;雄蕊6,比花被短;花柱2~3,柱头头状。瘦果卵形,双凸镜状或具3棱,密被小点,黑褐色,无光泽,包于宿存花被内。花、果期5~10月。

【生境分布】生于河滩、水沟边、山谷湿地等。全区各地分布。

【传统用药】根入药(水蓼根)。秋季开花时采挖,洗净,鲜用或晒干。辛,温;活血调经,健脾利湿,解毒消肿;用于月经不调,小儿疳积,痢疾,泄泻,疟疾,跌打肿痛,毒虫咬伤。辛,温;活血调经,健脾利湿,解毒消肿;用于月经不调,小儿疳积,痢疾,泄泻,疟疾,跌打肿痛,蛇虫咬伤。地上部分入药(水蓼)。在播种当年7~8月花期,割取地上部分,铺地晒干或鲜用。辛、苦,平;行滞化湿,散瘀止血,祛风止痒,解毒;用于湿滞内阻,脘闷腹痛,泄泻,痢疾,小儿疳积,崩漏,闭经,痛经,跌打损伤,风湿痹痛,便血,外伤出血,皮肤瘙痒,湿疮,风疹,脚湿气,痈肿,毒蛇咬伤。果实入药(蓼实)。秋季果实成熟时采收,除去杂质,阴干。辛,温;化湿利水,破瘀散结,解毒;用于吐泻腹痛,水肿,小便不利,癥积痞胀,痈肿疮疡,瘰疬。

蚕茧草

Polygonum japonicum Meisn.

【凭证标本】350128I.Y0029

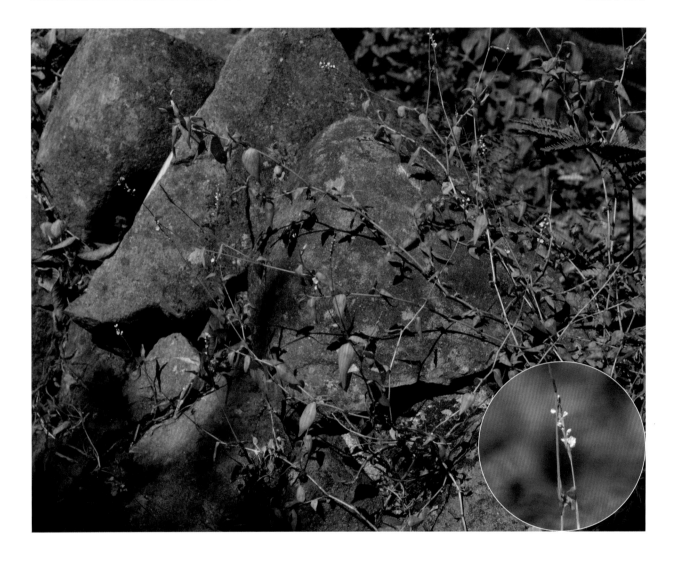

【形态特征】多年生草本。茎高 50~100cm。叶披针形，近薄革质，顶端渐尖，基部楔形，全缘，两面疏生短硬伏毛；叶柄短或近无柄；托叶鞘筒状，膜质，具硬伏毛，顶端截形。总状花序呈穗状，顶生；苞片漏斗状，绿色，上部淡红色，具缘毛；雌雄异株，花被 5 深裂，白色或淡红色，花被片长椭圆形；雄花：雄蕊 8，雄蕊比花被长；雌花：花柱 2~3，中下部合生，花柱比花被长。瘦果卵形，包于宿存花被内。花期 8~10 月，果期 9~11 月。

【生境分布】生于路边湿地、水边及山谷草地等。分布于白青乡等地。

【传统用药】全草入药（蚕茧草）。花期采收，鲜用或晾干。辛，温；解毒，止痛，透疹；用于疮疡肿痛，诸虫咬伤，泄泻，痢疾，腰膝寒痛，麻疹透发不畅。

杠板归 【地方别名】蛇退草、有刺犁头草。

Polygonum perfoliatum L.

【凭证标本】350128LY0030

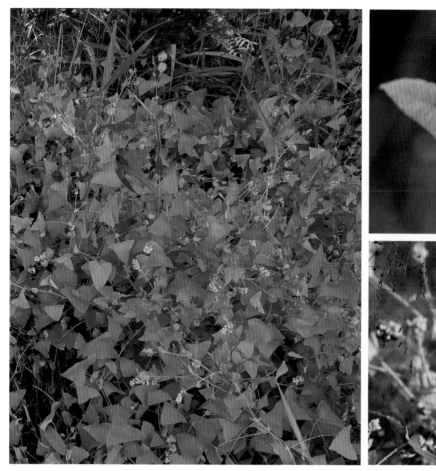

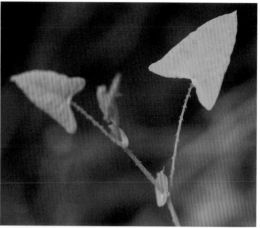

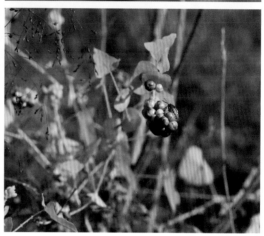

【形态特征】一年生草本。茎攀缘，多分枝，长 1~2m，具纵棱，沿棱具稀疏的倒生皮刺。叶三角形，顶端钝或微尖，基部截形或微心形，下面沿叶脉疏生皮刺；叶柄盾状着生于叶片的近基部；托叶鞘叶状，草质。总状花序呈短穗状，不分枝，顶生或腋生；苞片卵圆形，每苞片内具花 2~4 朵；花被 5 深裂，白色或淡红色，花被片椭圆形，果时增大；雄蕊 8，略短于花被；花柱 3，中上部合生，柱头头状。瘦果球形，包于宿存花被内。花期 6~8 月，果期 7~10 月。

【生境分布】生于田边、路旁、山谷湿地等。全区各地分布。

【传统用药】地上部分入药（杠板归）。夏季开花时采割，晒干。酸，微寒；清热解毒，利水消肿，止咳；用于咽喉肿痛，肺热咳嗽，小儿顿咳，水肿尿少，湿热泻痢，湿疮，疔肿，毒虫咬伤。根入药（杠板归根）。夏季采挖根部，除净泥土，鲜用或晒干。酸、苦，平；解毒消肿；用于对口疮，痔疮，肛瘘。

【地方用药】全草入药（蛇退草）。春、夏二季采收，鲜用。有小毒；用于蛇串疮，内痔。

习见蓼 【地方别名】小扁蓄、腋花蓼。

Polygonum plebeium R. Br. 【凭证标本】350128LY0031

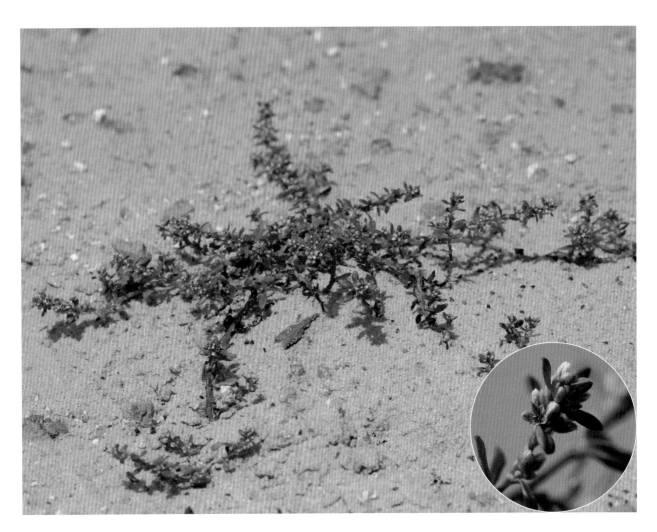

【形态特征】一年生草本。茎平卧，自基部分枝，长 10~40cm，具纵棱，沿棱具小突起，通常小枝的节间比叶片短。叶狭椭圆形或倒披针形；托叶鞘膜质，白色，透明，顶端撕裂。花 3~6 朵，簇生于叶腋，遍布植株；苞片膜质；花梗中部具关节，比苞片短；花被 5 深裂，花被片长椭圆形，绿色，背部稍隆起，边缘白色或淡红色；雄蕊 5，花丝基部稍扩展，比花被短；花柱 3，稀 2，极短，柱头头状。瘦果宽卵形，黑褐色，有光泽。花期 5~8 月，果期 6~9 月。

【生境分布】生于田边、路旁、水边湿地等。分布于流水镇等地。

【传统用药】全草入药（小扁蓄）。开花时采收，晒干。苦，凉；利水通淋，清热解毒，化湿杀虫；用于热淋，石淋，黄疸，痢疾，恶疮疥癣，阴痒，蛔虫病。

酸 模 【地方别名】山菠菱。

Rumex acetosa L.

【凭证标本】350128LY0033

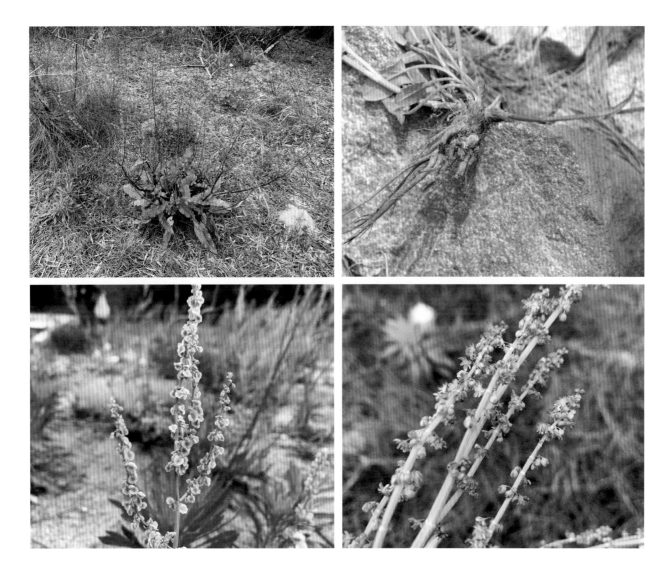

【形态特征】多年生草本，高达80cm。须根。基生叶及茎下部叶箭形，茎上部叶较小，具短柄或近无柄。花单性，雌雄异株；窄圆锥状花序顶生，雌花外花被片果时反折，内花被片果时增大。瘦果椭圆形，具3锐棱。花期5~7月，果期6~8月。

【生境分布】生于田野、路旁、沟边等。分布于流水镇、芦洋乡等地。

【传统用药】根入药（酸模）。夏季采收，洗净，晒干或鲜用。酸、微苦，寒；凉血止血，泄热通便，通利小便，杀虫；用于吐血，便血，月经过多，热痢，目赤，便秘，癃闭，淋浊，恶疮，疥癣，湿疮。茎叶入药（酸模叶）。夏季采收，洗净，晒干或鲜用。酸、微苦，寒；凉血止血，泄热通便，利尿，解毒；用于便秘，小便不利，内痔出血，疮疡，丹毒，烫伤，湿疮，疥癣。

羊 蹄 【地方别名】土大黄、野芥菜、地大黄。

Rumex japonicus Houtt.

【凭证标本】350128LY0034

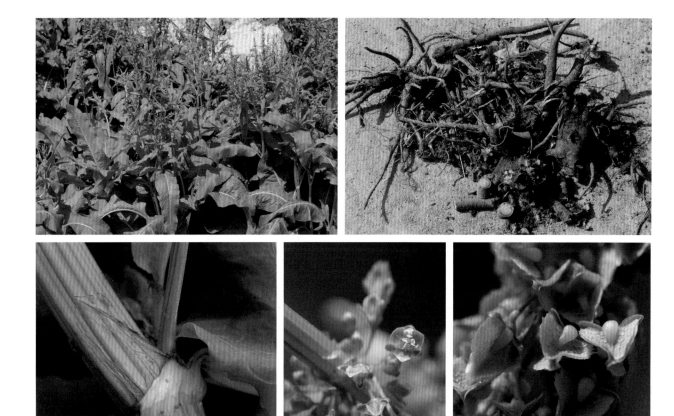

【形态特征】多年生草本，高达 1m。基生叶长圆形或披针状长圆形，长 8~25cm，基部圆形或心形，边缘微波状；茎上部叶窄长圆形；托叶鞘膜质，易开裂，早落。花两性；多花轮生，花序圆锥状；花梗细，中下部具关节；内花被片果时增大，宽心形，长 4~5mm，具不整齐小齿，齿长 0.3~0.5mm，具长卵形小瘤。瘦果宽卵形，具 3 锐棱。花期 5~6 月，果期 6~7 月。

【生境分布】生于山野、路旁沟边、田边湿地等。全区各地分布。

【传统用药】根入药（羊蹄）。栽种 2 年后，秋季地上叶变黄时挖出根部，洗净，鲜用或切片晒干。苦，寒；清热通便，凉血止血，杀虫止痒；用于大便秘结，吐血衄血，肠风便血，痔血，崩漏，疥癣，白秃，疮痈肿毒，跌打损伤。脾胃虚寒者禁服。叶入药（羊蹄叶）。夏、秋二季采收，洗净，鲜用或晒干。甘，寒；凉血止血，通便，解毒消肿，杀虫止痒；用于肠风便血，便秘，小儿疳积，疮痈肿毒，疥癣。脾虚泄泻者慎服。果实入药（羊蹄实）。春季果实成熟时采摘，晒干。苦，平；凉血止血，通便；用于赤白痢疾，漏下，便秘。

【地方用药】根入药（土大黄）。春、夏二季采收，新鲜根擦铁锈后，捣烂涂痛处；或晒干水煎。用于足癣，脚湿气。

商陆科 Phytolaccaceae

垂序商陆 【地方别名】商陆、假人参。

Phytolacca americana L.

【凭证标本】350128LY0035

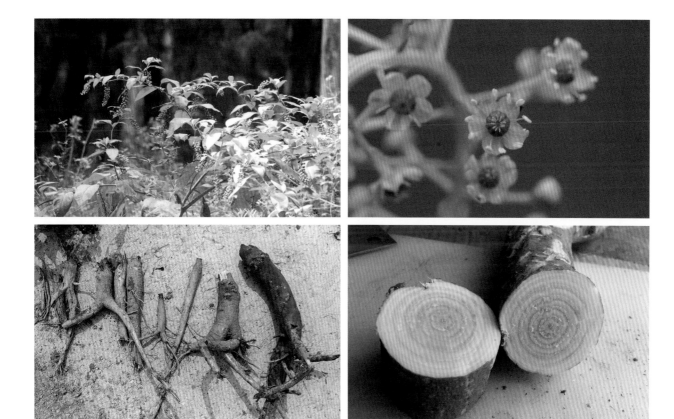

【形态特征】多年生草本，高 1~2m。根粗壮，肥大，倒圆锥形。茎直立，圆柱形，有时带紫红色。叶片椭圆状卵形或卵状披针形，长 9~18cm，宽 5~10cm，顶端急尖，基部楔形；叶柄长 1~4cm。总状花序顶生或侧生，长 5~20cm；花梗长 6~8mm；花白色，微带红晕，直径约 6mm；花被片 5；雄蕊、心皮及花柱通常均为 10，心皮合生。果序下垂；浆果扁球形，熟时紫黑色。种子肾圆形，直径约 3mm。花期 6~8 月，果期 8~10 月。

【生境分布】生于路边、荒坡、草地等。全区各地分布。

【传统用药】根入药（商陆）。秋季至次春采挖，除去须根和泥沙，切成块或片，晒干或阴干。苦，寒；有毒；逐水消肿，通利二便，外用解毒散结；用于水肿胀满，二便不通，外用于痈肿疮毒。孕妇禁用。叶入药（商陆叶）。春、夏二季采叶，鲜用或晒干。清热解毒；用于痈肿疮毒。花入药（商陆花）。7~8 月花期采集，去杂质，晒干或阴干。化痰开窍；用于痰湿上蒙，健忘，嗜睡，耳目不聪。孕妇禁服。种子入药（美商陆子）。9~10 月采收，晒干。苦，寒；有毒；利水消肿；用于水肿，小便不利。

【附　　注】中国外来入侵植物，入侵等级 2 级。

紫茉莉科 Nyctaginaceae

光叶子花 【地方别名】三角梅。

Bougainvillea glabra Choisy 　　　　　【凭证标本】350128LY0036

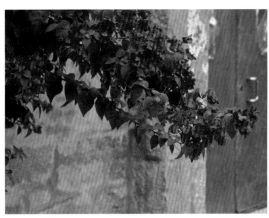

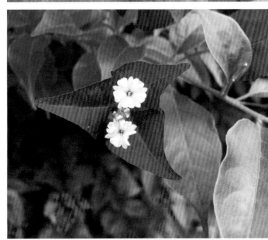

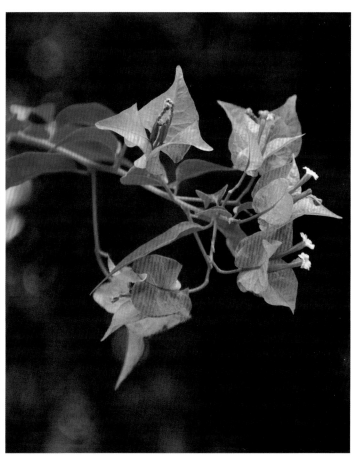

【形态特征】藤状灌木。叶片纸质，卵形或卵状披针形，顶端急尖或渐尖，基部圆形或宽楔形。花顶生于枝端的 3 个苞片内，花梗与苞片中脉贴生，每个苞片上生 1 朵花；苞片叶状，紫色或洋红色，长圆形或椭圆形；花被管淡绿色，疏生柔毛，顶端 5 浅裂；雄蕊 6~8；花柱侧生，线形，边缘扩展成薄片状，柱头尖；花盘基部合生成环状，上部撕裂状。花期冬春间，北方温室栽培 3~7 月开花。

【生境分布】栽种于庭园等。全区各地分布。

【传统用药】花入药（叶子花）。冬、春二季开花时采收，晒干。苦、涩，温；活血调经，化湿止带；用于血瘀闭经，月经不调，赤白带下。

【附　　注】中国外来入侵植物，入侵等级 5 级。

紫茉莉 　【地方别名】胭脂花、白胭脂花、粉孩儿。

Mirabilis jalapa L. 　　　　　【凭证标本】350128LY0037

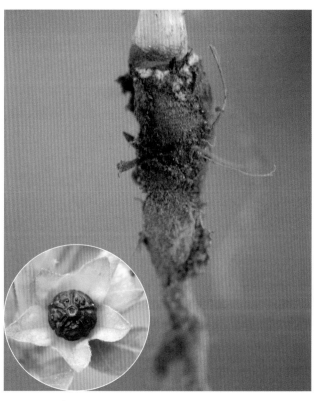

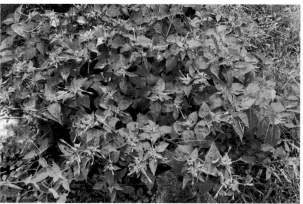

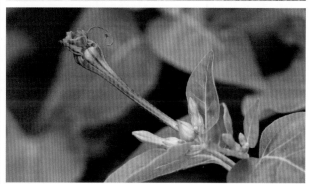

【形态特征】一年生草本，高可达 1m。叶片卵形或卵状三角形，顶端渐尖，基部截形或心形，全缘，两面均无毛，脉隆起。花常数朵簇生于枝端；总苞钟形，长约 1cm，5 裂，裂片三角状卵形，顶端渐尖，无毛，具脉纹，果时宿存；花被紫红色、黄色、白色或杂色，高脚碟状，5 浅裂；雄蕊 5，花丝细长，常伸出花外，花药球形；花柱单生，线形，伸出花外，柱头头状。瘦果球形，表面具皱纹。种子胚乳白粉质。花期 6~10 月，果期 8~11 月。

【生境分布】栽种于庭园，逸生于房前屋后等。全区各地分布。

【传统用药】根入药（紫茉莉根）。在播种当年 10~11 月收获，挖起全根，洗净泥沙，鲜用；或去尽芦头及须根，刮去粗皮，去尽黑色斑点，切片，立即晒干或炕干，以免变黑，影响品质。甘、淡，微寒；清热利湿，解毒活血；用于热淋，白浊，水肿，赤白带下，关节肿痛，疮痈肿毒，乳痈，跌打损伤。脾胃虚寒者慎用，孕妇忌服。叶入药（紫茉莉叶）。叶生长茂盛花未开时采摘，洗净，鲜用。甘、淡，微寒；清热解毒，祛风渗湿，活血；用于痈肿疮毒，疥癣，跌打损伤。花入药（紫茉莉花）。7~9 月花盛开时采收，鲜用或晒干。微甘，凉；润肺，凉血；用于咯血。果实入药（紫茉莉子）。9~10 月果实成熟时采收，除去杂质，晒干。甘、微寒；清热化斑，利湿解毒；用于面生斑痣，脓疱疮。

【地方用药】根入药（胭脂花）。四季采收，晒干。与榕须、白绒草、狗牙根适量水煎，代茶饮，可清肝，调经止带；用于湿热黄疸，痛经。

【附　　注】中国外来入侵植物，入侵等级 2 级。

番杏科 Aizoaceae

番 杏

Tetragonia tetragonioides (Pall.) Kuntze

【凭证标本】350128LY0392

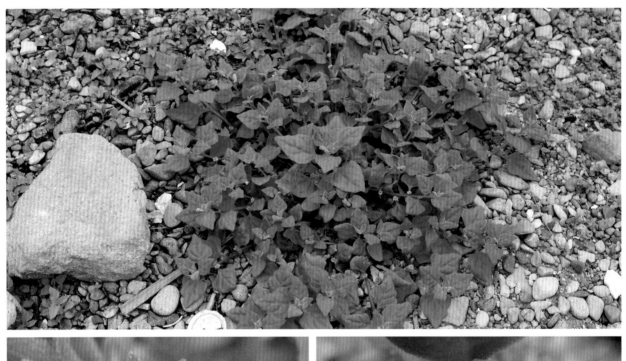

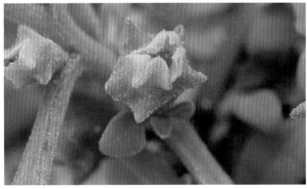
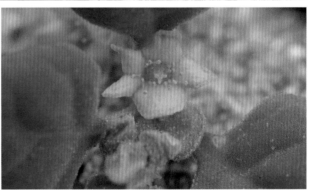

【形态特征】一年生肉质草本，高达 60cm，无毛，表皮细胞内有针晶体，呈颗粒状突起。茎初直立，后平卧上升。叶卵状菱形或卵状三角形，边缘波状。花单生或 2~3 朵簇生于叶腋。花梗长 2mm；花被筒长 2~3mm，裂片（3）4（5），内面黄绿色；雄蕊 4~13。果实陀螺形，长约 5mm，具钝棱，4~5 角，花被宿存。

【生境分布】生于海滩沙地等。分布于敖东镇、白青乡、流水镇、南海乡等地。

【传统用药】全草入药（番杏）。夏秋间开花时采收，洗净，晒干或鲜用。甘、微辛，平；疏风清热，解毒消肿；用于风热目赤，疔疮肿痛，泄泻，痈毒内陷，痄腮。

【附　　注】中国外来入侵植物，入侵等级 5 级。

马齿苋科 Portulacaceae

大花马齿苋 【地方别名】半枝莲、松叶牡丹、太阳花。

Portulaca grandiflora Hook.　　　　　　　　【凭证标本】350128LY0039

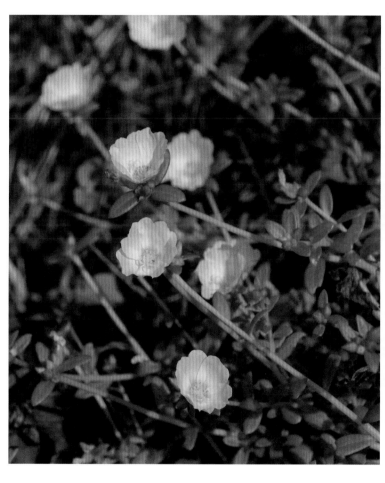

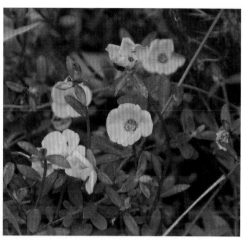

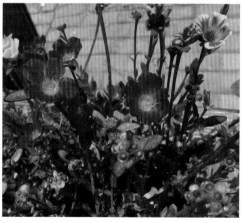

【形态特征】一年生草本，高 10~30cm。茎平卧或斜升，多分枝，节上丛生毛。叶片细圆柱形，有时微弯，顶端圆钝，无毛。花单生或数朵簇生于枝端；总苞 8~9 片，叶状，轮生，具白色长柔毛；萼片 2，淡黄绿色，卵状三角形；花瓣 5，倒卵形，顶端微凹，红色、紫色或黄白色；雄蕊多数，花丝紫色，基部合生；花柱与雄蕊近等长，柱头 5~9 裂，线形。蒴果近椭圆形，盖裂。种子细小，多数，圆肾形，表面有小瘤状突起。花期 6~9 月，果期 8~11 月。

【生境分布】栽种于庭园等。分布于芦洋乡、潭城镇等地。

【传统用药】全草入药（午时花）。夏、秋二季采收，除去残根及杂质，洗净，鲜用，或略蒸烫后晒干。淡、微苦，寒；清热解毒，散瘀止血；用于咽喉肿痛，疮疖，湿疮，跌打肿痛，烫火伤，外伤出血。孕妇禁服。

【附　　注】中国外来入侵植物，入侵等级 5 级。

马齿苋 【地方别名】沙籽扑、妈咪菜。

Portulaca oleracea L.

【凭证标本】350128LY0040

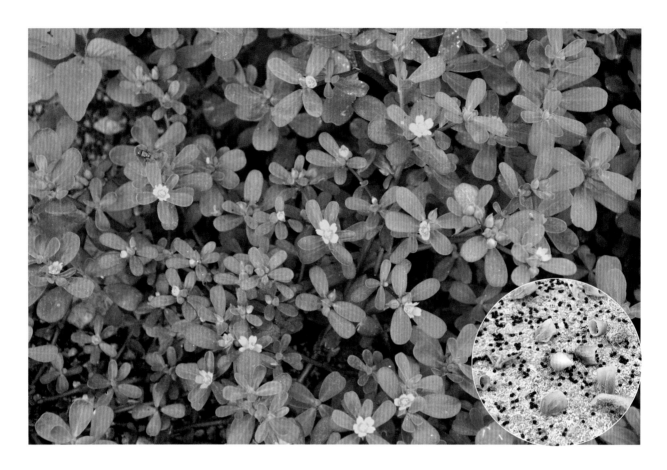

【形态特征】一年生草本，全株无毛。叶互生，有时近对生，叶片扁平，倒卵形，顶端圆钝或平截，基部楔形，全缘。花无梗，常3~5朵簇生于枝端，午时盛开；苞片2~6，叶状，近轮生；萼片2，对生，绿色，盔形，基部合生；花瓣5，稀4，黄色，倒卵形，顶端微凹，基部合生；雄蕊通常8，花药黄色；子房无毛，花柱比雄蕊稍长，柱头4~6裂，线形。蒴果卵球形，盖裂。种子细小，偏斜球形，黑褐色，具小疣状突起。花期5~8月，果期6~9月。

【生境分布】生于菜园、农田、路旁，为田间常见杂草等。全区各地分布。

【传统用药】地上部分入药（马齿苋）。夏、秋二季采收，除去残根和杂质，洗净，略蒸或烫后晒干。酸，寒；清热解毒，凉血止血，止痢；用于热毒血痢，痈肿疔疮，湿疹，丹毒，毒虫咬伤，便血，痔血，崩漏下血。种子入药（马齿苋子）。夏、秋二季果实成熟时，割取地上部分，收集种子，除去泥沙、杂质，干燥。甘，寒；清肝，化湿，明目；用于青盲白翳，漏睛。

【地方用药】全草入药（沙籽扑）。四季采收，鲜用。①焯水，食用。②加冰片或明矾，捣烂，外敷，用于蛇串疮。③煮豆面，地瓜粉勾芡，食用后捂被睡，用于瘾疹。④加米糠、米醋煮汤，代茶饮，用于白驳风。

毛马齿苋 【地方别名】多毛马齿苋。

Portulaca pilosa L.

【凭证标本】350128LY0041

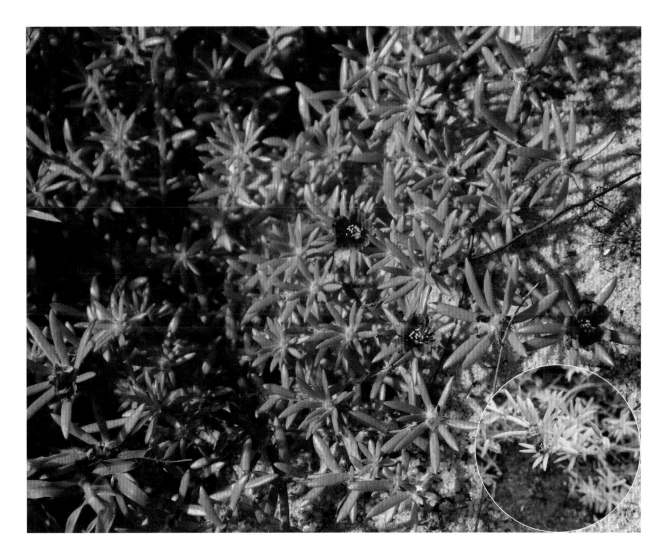

【形态特征】一年生或多年生草本，高5~20cm。茎密丛生，铺散，多分枝。叶近圆柱状线形或钻状狭
披针形，腋内有长疏柔毛，茎上部较密。花无梗，围以6~9片轮生叶，密生长柔毛；花瓣
5，膜质，红紫色，宽倒卵形，顶端钝或微凹，基部合生；雄蕊20~30，花丝洋红色。蒴
果卵球形，蜡黄色，有光泽，盖裂。

【生境分布】生于山坡岩缝中、海边沙滩上等。分布于敖东镇、澳前镇、白青乡、北厝镇、流水镇、南
海乡等地。

【传统用药】全草入药（日中花）。夏、秋二季采收，除去残根及杂质，洗净，略蒸或烫后晒干。甘，
微寒；清热利湿，解毒；用于湿热痢疾，疮疥。

土人参 【地方别名】紫人参、煮饭花。

Talinum paniculatum (Jacq.) Gaertn.　　　　　【凭证标本】350128LY0042

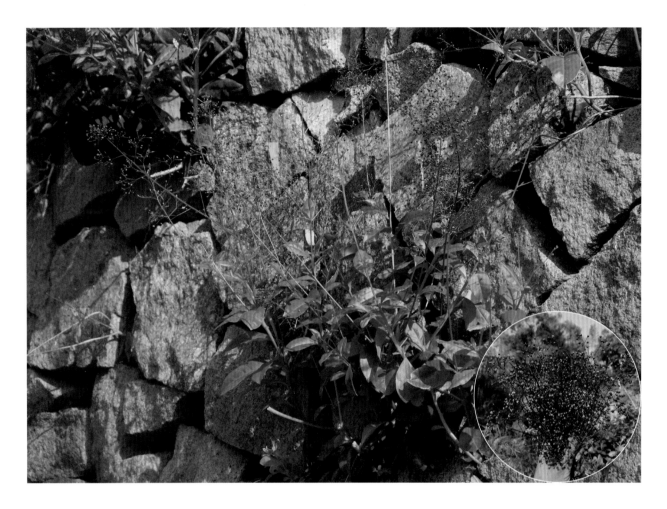

【形态特征】一年生或多年生草本, 高 30~100cm。茎直立, 肉质, 多少分枝。叶互生或近对生, 叶片稍肉质, 倒卵形或倒卵状长椭圆形, 顶端急尖, 基部狭楔形, 全缘。圆锥花序顶生或腋生; 总苞片绿色或近红色, 圆形, 顶端圆钝; 苞片 2, 膜质, 披针形, 顶端急尖; 萼片卵形, 紫红色, 早落; 花瓣粉红色或淡紫红色, 长椭圆形; 雄蕊 10~20; 花柱线形, 基部具关节, 柱头 3 裂, 稍开展, 子房卵球形。蒴果近球形, 3 瓣裂。种子多数, 扁圆形, 黑褐色。花期 6~8 月, 果期 9~11 月。

【生境分布】生于阴湿地、屋边石缝等。全区各地分布。

【传统用药】根入药（土人参）。8~9 月采收, 挖出后, 洗净, 除去细根, 晒干; 或刮去表皮, 蒸熟, 晒干。甘、淡, 平; 补气润肺, 止咳, 调经; 用于气虚劳倦, 食少, 泄泻, 肺痨咳血, 眩晕, 潮热, 盗汗, 自汗, 月经不调, 带下病, 产妇乳汁不足。中阳衰微, 寒湿困脾者慎服。叶入药（土人参叶）。夏、秋二季采收, 洗净, 鲜用或晒干。甘, 平; 通乳汁, 消肿毒; 用于乳汁不足, 痈肿疔毒。

【附　　注】①本种现隶属于土人参科 Talinaceae。②中国外来入侵植物, 入侵等级 4 级。

落葵科　Basellaceae

落葵薯　【地方别名】土三七。

Anredera cordifolia (Tenore) Steenis　　【凭证标本】350128LY0043

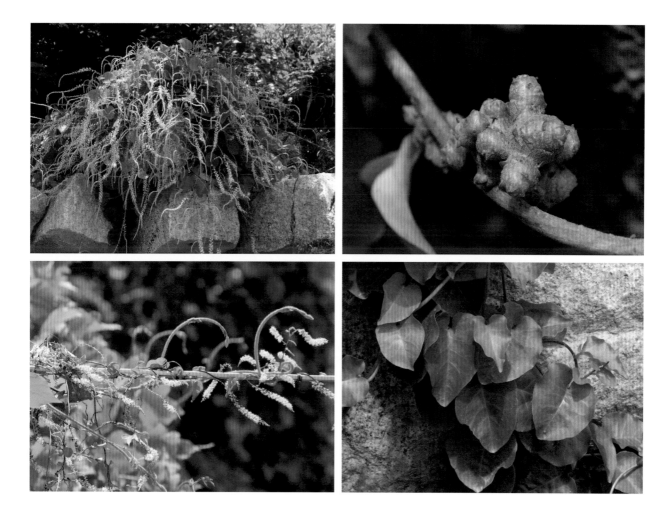

【形态特征】缠绕藤本，长可达数米。根状茎粗壮。叶具短柄，叶片卵形至近圆形，顶端急尖，基部圆形或心形，稍肉质，腋生小块茎。总状花序具多花，花序轴纤细，下垂；苞片宿存；花被片白色，渐变黑，开花时张开，卵形、长圆形至椭圆形，顶端钝圆；雄蕊白色，花丝顶端在芽中反折，开花时伸出花外；花柱白色，分裂成 3 个柱头臂，每臂具 1 个棍棒状或宽椭圆形柱头。花期 6~10 月。

【生境分布】生于林缘、房前屋后，缠绕于树干、其他物上等。全区各地分布。

【传统用药】瘤块状珠芽入药（藤三七）。在珠芽形成后采摘，除去杂质，鲜用或晒干。微苦，温；补肾强腰，散瘀消肿；用于腰膝痹痛，病后体弱，跌打损伤，骨折。

【附　　注】中国外来入侵植物，入侵等级 1 级。

石竹科 Caryophyllaceae

无心菜 【地方别名】蚤缀、鹅不食草。

Arenaria serpyllifolia L. 【凭证标本】350128LY0044

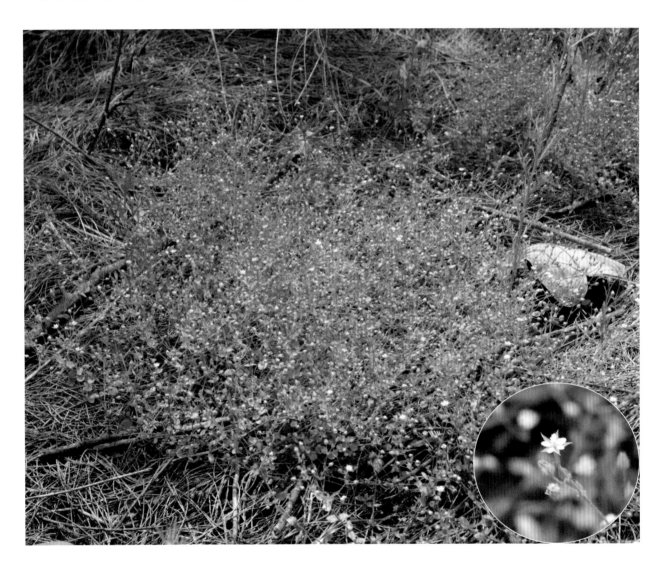

【形态特征】一、二年生草本。茎丛生，直立或铺散。叶片卵形，基部狭，顶端急尖。聚伞花序；萼片5，披针形；花瓣5，倒卵形，白色；雄蕊10。蒴果卵圆形，与宿存萼等长，顶端6裂。花期6~8月，果期8~9月。

【生境分布】生于沙质、石质荒地、田野、园圃、山坡草地等。分布于澳前镇、流水镇等地。

【传统用药】全草入药（蚤缀）。初夏采收，鲜用或晒干。辛，平；清热明目，解毒；用于目赤，咳嗽，牙龈肿痛。

簇生卷耳

Cerastium fontanum Baumg. subsp. *triviale* (Link) Jalas 　　【凭证标本】350128LY0353

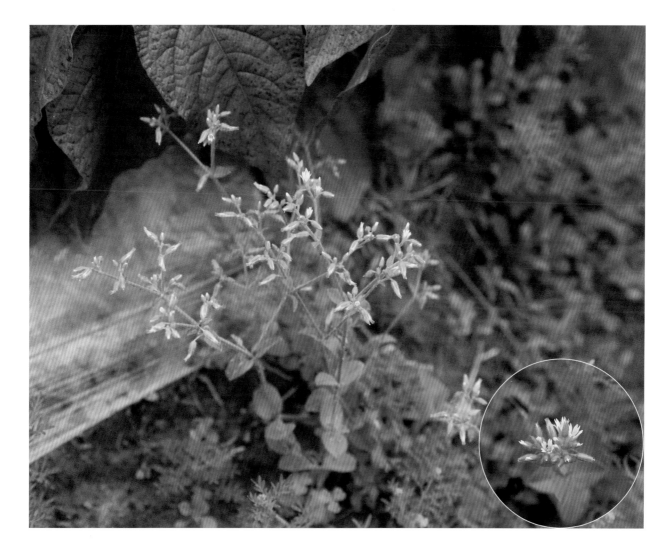

【形态特征】多年生或一、二年生草本，高 15~30cm。茎单生或丛生，被白色短柔毛和腺毛。叶片卵形、
　　　　　　狭卵状长圆形或披针形，顶端急尖或钝尖。聚伞花序顶生；花梗细，密被长腺毛，花后弯垂；
　　　　　　萼片 5，长圆状披针形，外面密被长腺毛，边缘中部以上膜质；花瓣 5，白色，倒卵状长圆形；
　　　　　　雄蕊短于花瓣，花丝扁线形，无毛；花柱 5，短线形。蒴果圆柱形，长为宿存萼的 2 倍，
　　　　　　顶端 10 齿裂。种子褐色，具瘤状突起。花、果期 5~7 月。

【生境分布】生于山地林缘、杂草间、疏松沙质土壤等。全区各地分布。

【传统用药】全草入药（小白绵参）。夏季采集，鲜用或晒干。苦，微寒；清热，解毒，消肿；用于风
　　　　　　热感冒，急惊风，痢疾，乳痈初起，疔疮肿毒。

【附　　注】本种现接受名为簇生泉卷耳 *Cerastium fontanum* Baumg. subsp. *vulgare* (Hartman) Greuter &
　　　　　　Burdet。

瞿 麦 　【地方别名】白石竹、竹节草。

Dianthus superbus L. 　　　　　　　　　　【凭证标本】350128LY0045

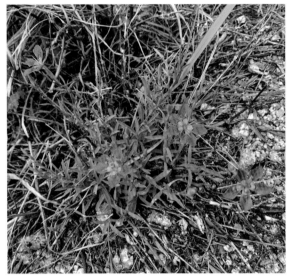
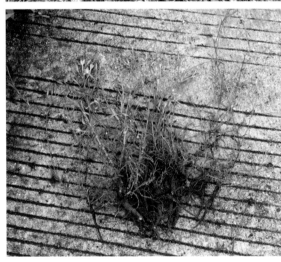
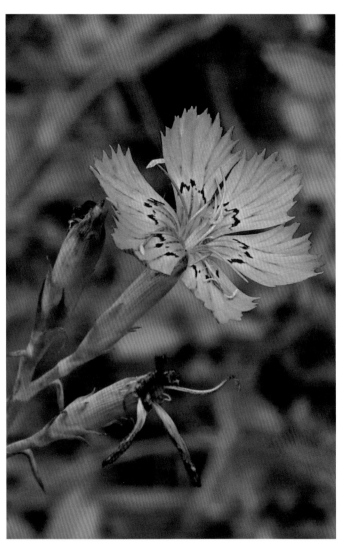

【形态特征】多年生草本，高 50~60cm。茎丛生，直立。叶片线状披针形，顶端锐尖，基部合生成鞘状。花 1 或 2 朵生于枝端，有时顶下腋生；苞片 2~3 对，倒卵形，顶端长尖；花萼圆筒形，萼齿披针形；花瓣包于萼筒内，瓣片宽倒卵形，边缘繸裂至中部或中部以上，通常淡红色或带紫色，稀白色；雄蕊和花柱微外露。蒴果圆筒形，顶端 4 裂。种子扁卵圆形，黑色，有光泽。花期 6~9 月，果期 8~10 月。

【生境分布】生于丘陵山地疏林下、林缘、草甸、沟谷溪边等。分布于敖东镇等地。

【传统用药】地上部分入药（瞿麦）。夏、秋二季花、果期采割，除去杂质，干燥。苦，寒；利水通淋，活血通经；用于热淋，血淋，石淋，小便不通，淋沥涩痛，闭经瘀阻。孕妇慎用。

漆姑草

Sagina japonica (Sw.) Ohwi

【凭证标本】350128LY0417

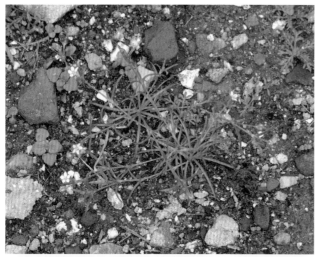

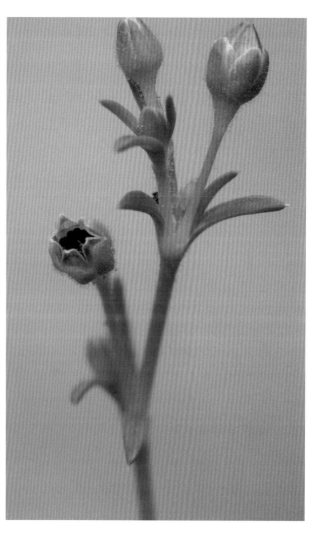

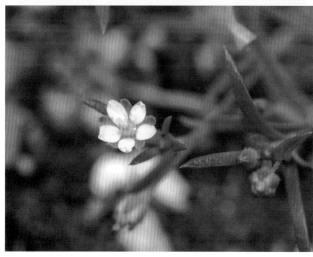

【形态特征】一年生小草本，高 5~20cm，上部被稀疏腺柔毛。茎丛生，稍铺散。叶片线形，长 5~20mm，宽 0.8~1.5mm，顶端急尖，无毛。花小型，单生于枝端；花梗细，被稀疏短柔毛；萼片 5，卵状椭圆形，顶端尖或钝，外面疏生短腺柔毛，边缘膜质；花瓣 5，狭卵形，稍短于萼片，白色，顶端圆钝，全缘；雄蕊 5，短于花瓣；子房卵圆形，花柱 5，线形。蒴果卵圆形，微长于宿存萼，5 瓣裂。种子细，圆肾形，微扁，褐色，表面具尖瘤状突起。花期 3~5 月，果期 5~6 月。

【生境分布】生于路边、田边、草地等。全区各地分布。

【传统用药】全草入药（漆姑草）。4~5 月采集，洗净，晒干或鲜用。苦、辛，凉；凉血解毒，杀虫止痒；用于漆疮，秃疮，湿疮，丹毒，瘰疬，无名肿毒，毒蛇咬伤，鼻渊，龋齿痛，跌打内伤。

蝇子草 【地方别名】鹤草、白花蝇子草。

Silene gallica L.

【凭证标本】350128LY0046

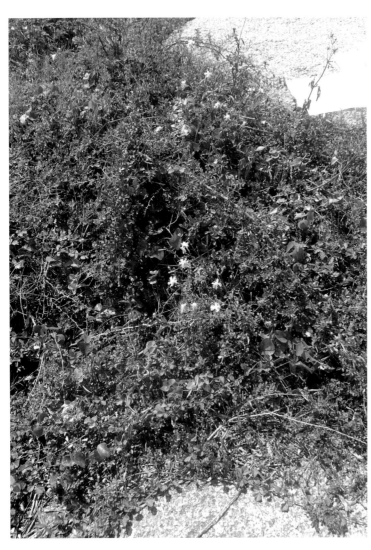

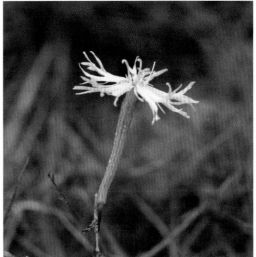

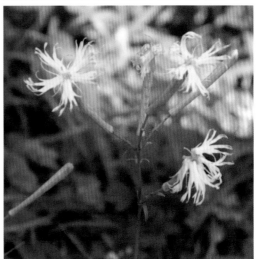

【形态特征】一年生草本，高 15~45cm。茎直立或上升，被短柔毛和腺毛。叶片长圆状匙形或披针形，顶端圆或钝，有时急尖。单歧式总状花序；苞片披针形，草质；花萼卵形，被稀疏长柔毛和腺毛，萼齿线状披针形；雌雄蕊柄几无；花瓣淡红色至白色，瓣片露出花萼，卵形或倒卵形，全缘，有时微凹缺；副花冠片小，线状披针形；雄蕊不外露或微外露。蒴果卵形，比宿存萼微短或近等长。种子肾形，暗褐色。花期 5~6 月，果期 6~7 月。

【生境分布】生于山路边、丘陵地阳坡等。分布于敖东镇等地。

【传统用药】全草入药（蝇子草）。夏、秋二季采集，洗净，鲜用或晒干。辛、涩，凉；清热利湿，活血解毒；用于痢疾，泄泻，热淋，带下病，咽喉肿痛，劳伤发热，跌打损伤，毒蛇咬伤。

【附　　注】《福建植物志》记载本种中文名为鹤草。

雀舌草 【地方别名】雪里花、兰衣参、黄瓜草。

Stellaria uliginosa Murr.

【凭证标本】350128LY0418

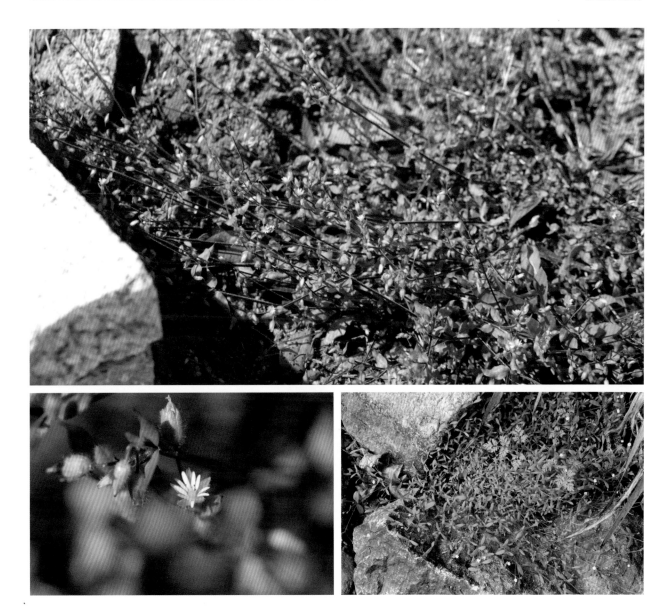

【形态特征】二年生草本，高 15~25（35）cm，全株无毛。须根细。茎丛生，稍铺散，上升，多分枝。叶无柄，披针形至长圆状披针形，长 5~20mm，宽 2~4mm，半抱茎，边缘软骨质，两面微显粉绿色。聚伞花序常具 3~5 花，顶生或花单生于叶腋；萼片 5；花瓣 5，白色，短于萼片或近等长，2 深裂几达基部，裂片条形，钝头；雄蕊 5，有时 6~7，微短于花瓣；子房卵形。蒴果卵圆形，与宿存萼等长或稍长，6 齿裂。花期 5~6 月，果期 7~8 月。

【生境分布】生于田间、山边或路旁草地等。全区各地分布。

【传统用药】全草入药（天蓬草）。春至秋初采收，洗净，鲜用或晒干。辛，平；祛风除湿，活血消肿，解毒止血；用于伤风感冒，泄泻，痢疾，风湿痹痛，跌打损伤，骨折，疮痈肿毒，痔漏，毒蛇咬伤，吐血，衄血，外伤出血。

藜 科 Chenopodiaceae

匍匐滨藜 【地方别名】海芙蓉、海归母、沙马藤。

Atriplex repens Roth 【凭证标本】350128LY0394

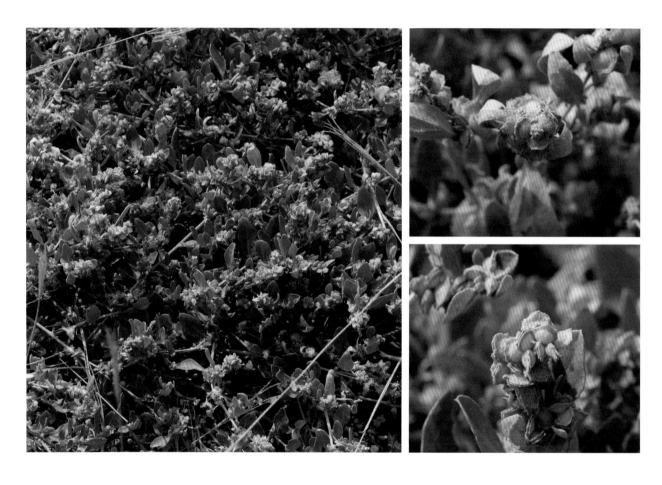

【形态特征】多小灌木，高 20~50cm。茎外倾或平卧，下部常生有不定根；枝互生，有时常带紫红色，具微条棱。叶互生，叶片宽卵形至卵形，肥厚，全缘，两面均为灰绿色，有密粉。花于枝的上部集成有叶的短穗状花序；雄花花被锥形，4~5 深裂；雌花苞片果时三角形至卵状菱形，边缘具不整齐锯齿，仅近基部的边缘合生，靠基部的中心部木栓质膔胀，黄白色，中线两侧常常各有 1 个向上的突出物。胞果扁，卵形，果皮膜质。种子红褐色至黑色。果期 12 月至翌年 1 月。

【生境分布】生于海滩沙地等。分布于澳前镇、流水镇等地。

【传统用药】全草入药（海芙蓉）。夏、秋二季采收，鲜用或晒干。微苦，凉；祛风除湿，活血通经，解毒消肿；用于风湿痹痛，带下病，月经不调，疮疡痈疽。

【附　注】本种现隶属于苋科 Amaranthaceae。

尖头叶藜　【地方别名】绿珠藜。

Chenopodium acuminatum Willd.　　　【凭证标本】350128LY0047

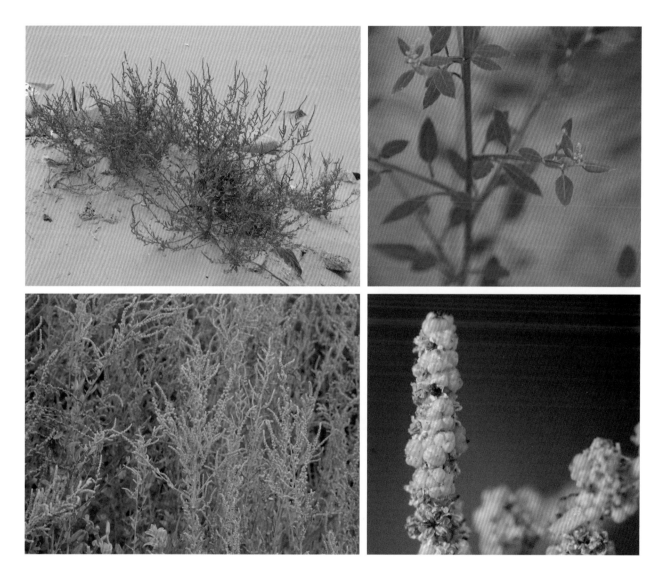

【形态特征】一年生草本，高达 80cm，多分枝，具条棱及色条。叶宽卵形或卵形，长 2~4cm，宽
　　　　　　1~3cm，先端尖或短渐尖，具短尖头，基部宽楔形、圆形或近平截，上面无粉粒，淡绿色，
　　　　　　下面稍被粉粒，呈灰白色，全缘，具半透明环边。团伞花序组成穗状或穗状圆锥状花序。
　　　　　　花两性；花被扁球形，5 深裂，具膜质边缘并有紫红色或黄色粉粒，果时背面常增厚连成
　　　　　　五角形。胞果。花期 6~7 月，果期 8~9 月。

【生境分布】生于荒地、河岸、田边等处。分布于敖东镇、流水镇等地。

【传统用药】全草入药（尖头叶藜）。用于风寒头痛，四肢胀痛。

【附　　注】本种现隶属于苋科 Amaranthaceae。

土荆芥 【地方别名】臭草、鹅脚草、杀虫草、狗咬癀、痱子草。

Chenopodium ambrosioides L.　　　　　　　【凭证标本】350128LY0048

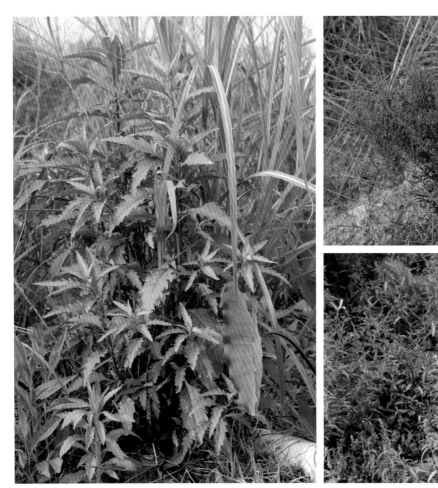
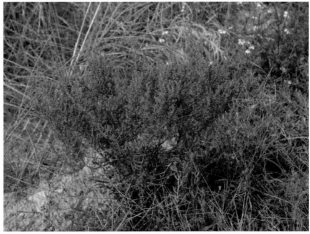
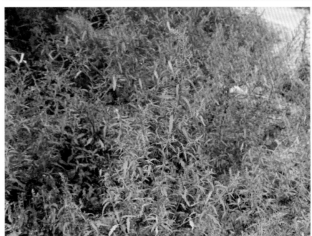

【形态特征】一年生或多年生草本，高50~80cm，有强烈香味。茎直立，多分枝。叶片矩圆状披针形至披针形，先端急尖或渐尖，边缘具稀疏不整齐的大锯齿，基部渐狭，具短柄。花两性及雌性，通常3~5个团集，生于上部叶腋；花被裂片5，较少为3，绿色，果时通常闭合；雄蕊5；花柱不明显，柱头通常3，较少为4，丝形，伸出花被外。胞果扁球形，完全包于花被内。种子横生或斜生，黑色或暗红色，平滑，有光泽，边缘钝。花、果期几全年。

【生境分布】生于村旁、路边、河岸等处。全区各地分布。

【传统用药】带果穗全草入药（土荆芥）。8月下旬至9月下旬收割全草，摊放在通风处，或捆束悬挂阴干，避免日晒及雨淋。辛、苦，微温；有大毒；祛风除湿，杀虫止痒，活血消肿；用于钩虫病、蛔虫病、蛲虫病，头虱，皮肤湿疮，疥癣，风湿痹痛，闭经，痛经，口舌生疮，咽喉肿痛，跌打损伤，毒虫咬伤。不宜多服、久服、空腹服，服前不宜用泻药；孕妇及有肾、心、肝功能不良或消化道溃疡者禁服。

【附　　注】①本种现隶属于苋科 Amaranthaceae，现接受拉丁名为 *Dysphania ambrosioides* (L.) Mosyakin & Clemants。②中国外来入侵植物，入侵等级1级。

小　藜

Chenopodium serotinum L.

【凭证标本】350128LY0393

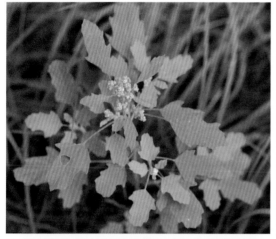

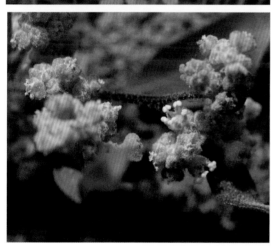

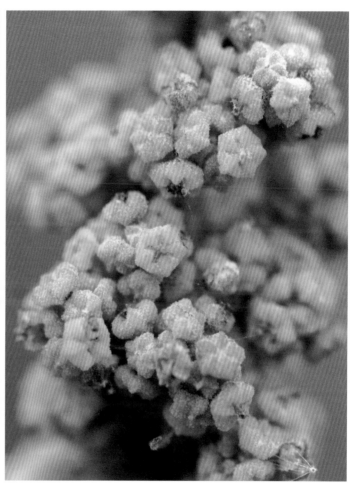

【形态特征】一年生草本，高 20~50cm。茎直立，具条棱。叶片卵状矩圆形，通常 3 浅裂。花两性，数个团集，排列于上部的枝上形成较开展的顶生圆锥状花序；花被近球形，5 深裂，裂片宽卵形，不开展，背面具微纵隆脊并有密粉；雄蕊 5，开花时外伸；柱头 2，丝形。胞果包在花被内，果皮与种子贴生。种子双凸镜状，黑色，有光泽，直径约 1mm，边缘微钝，表面具六角形细注；胚环形。4~5 月开始开花。

【生境分布】生于田间、荒地、道旁、垃圾堆等处。全区各地分布。

【传统用药】全草入药（灰藋）。3~4 月采收，洗净，去杂质，鲜用或晒干。苦、甘、平；疏风清热，解毒去湿，杀虫；用于风热感冒，泄泻，痢疾，瘾疹，疮疡肿毒，疥癣，湿疮，白驳风，虫咬伤。有胃病者慎服。种子入药（灰藋子）。6~7 月间果实成熟时割取全草，打下果实和种子，除去杂质，晒干。甘、平；杀虫；用于蛔虫病，蛲虫病，绦虫病。

【附　注】①本种现隶属于苋科 Amaranthaceae，现接受拉丁名为 *Chenopodium ficifolium* Smith。②中国外来入侵植物，入侵等级 4 级。

苋 科 Amaranthaceae

土牛膝 【地方别名】鸡骨癀、鸡骨草、粘身草、倒钩草、鸭脚节。

Achyranthes aspera L. 【凭证标本】350128LY0049

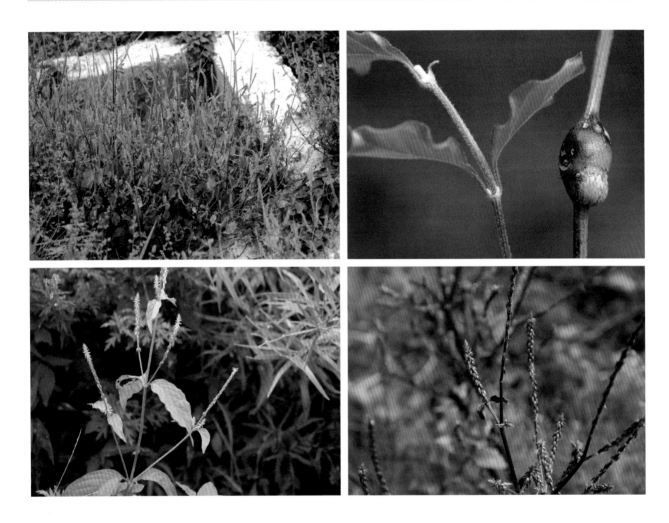

【形态特征】多年生草本，高 20~120cm。茎四棱形，节部稍膨大。叶片纸质，宽卵状倒卵形或椭圆状矩圆形，顶端尖，基部楔形或圆形，全缘或波状缘。穗状花序顶生，花期后反折；花疏生；苞片披针形，顶端长渐尖，小苞片刺状，坚硬，光亮；花被片披针形，花后变硬且锐尖；退化雄蕊顶端截状或细圆齿状，有具分枝流苏状长缘毛。胞果卵形。种子卵形，不扁压，棕色。花期 6~8 月，果期 10 月。

【生境分布】生于山坡疏林、村庄附近空旷地等。全区各地分布。

【传统用药】根及根茎入药（土牛膝）。全年均可采收，除去茎叶，洗净，鲜用或晒干。甘、微苦、微酸，寒；活血祛瘀，泻火解毒，利水通淋；用于闭经，跌打损伤，风湿痹痛，痢疾，白喉，咽喉肿痛，疮痈，淋证，水肿。孕妇禁服。

钝叶土牛膝

Achyranthes aspera L. var. *indica* L.

【凭证标本】350128LY0050

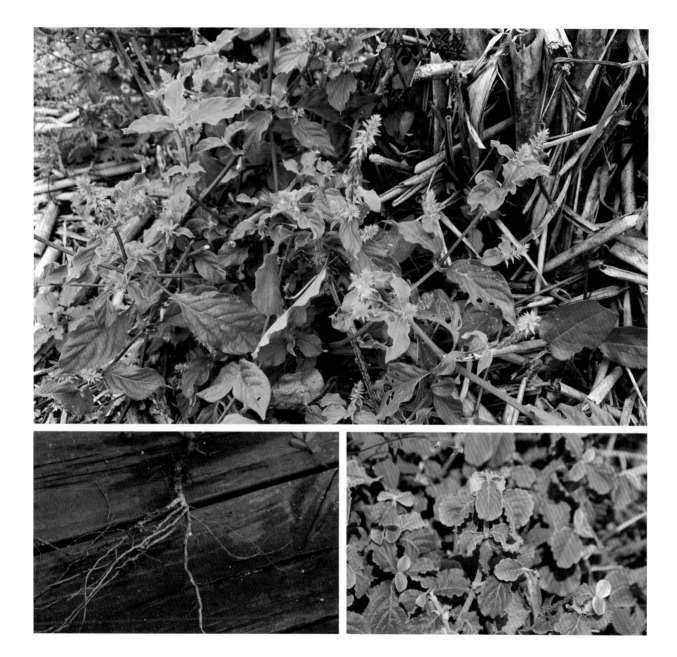

【形态特征】多年生草本。茎四棱形，密生白色或黄色长柔毛。叶片倒卵形，顶端圆钝，常有凸尖，基部宽楔形，边缘波状，两面密生柔毛。穗状花序顶生，花期后反折，花序梗密被白色柔毛；花被片披针形，花后硬化锐尖。胞果卵形。种子卵形，褐色。

【生境分布】生于田埂、路边、河旁等。全区各地分布。

【传统用药】根及根茎入药（土牛膝）。全年均可采收，除去茎叶，洗净，鲜用或晒干。甘、微苦、微酸，寒；活血祛瘀，泻火解毒，利水通淋；用于闭经，跌打损伤，风湿痹痛，痢疾，白喉，咽喉肿痛，疮痈，淋证，水肿。孕妇禁服。

喜旱莲子草 【地方别名】猪蕹菜、猪温草。

Alternanthera philoxeroides (Mart.) Griseb.　　【凭证标本】350128I.Y0051

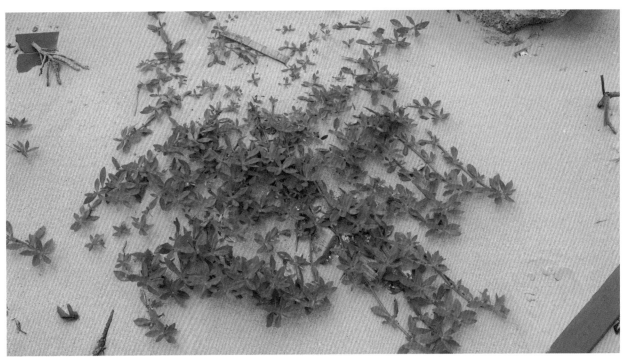

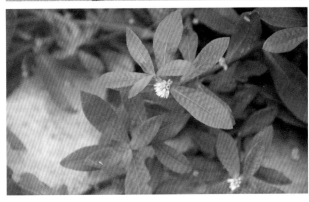
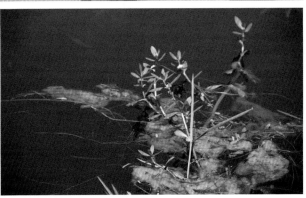

【形态特征】多年生草本。茎基部匍匐，上部上升，长55~120cm。叶片矩圆形、矩圆状倒卵形或倒卵状披针形，顶端急尖或圆钝，基部渐狭，全缘。花密生，排成具总花梗的头状花序，单生于叶腋，球形；苞片及小苞片白色，顶端渐尖，具1脉；苞片卵形，小苞片披针形；花被片矩圆形，白色，光亮，无毛，顶端急尖，背部侧扁；雄蕊花丝基部联合成杯状；子房倒卵形，具短柄，背面侧扁，顶端圆形。果实未见。花期5~10月。

【生境分布】生于池沼、水沟内、田边等。全区各地分布。

【传统用药】根入药（空心莲子草）。微甘，寒；清热凉血，利尿，解毒；用于麻疹，暑温，肺痨咳血，淋浊，缠腰火丹，疔疖，毒蛇咬伤。

【地方用药】全草入药（猪蕹菜）。四季采收，鲜用或晒干。清热，解毒；用于咽痹，肝著。

【附　　注】中国外来入侵植物，入侵等级1级。

莲子草　【地方别名】白花节节草、曲节草、猪屎草。

Alternanthera sessilis (L.) DC.　　　　【凭证标本】350128LY0419

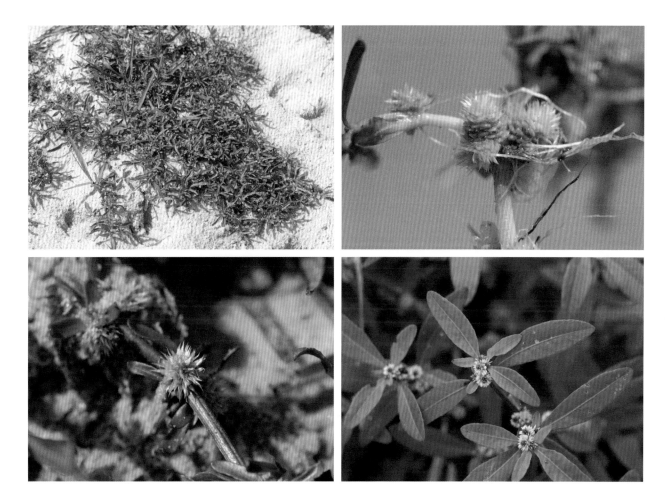

【形态特征】多年生草本，高 10~45cm。圆锥根粗。茎上升或匍匐，绿色或稍带紫色，在节处有 1 行横生柔毛。叶片形状及大小多变化，条状披针形至卵状矩圆形，长 1~8cm，宽 2~20mm，顶端急尖、圆形或圆钝，基部渐狭，全缘或有不显明锯齿，两面无毛或疏生柔毛。头状花序 1~4 个，腋生，无总花梗，初为球形，后渐呈圆柱形；花密生，花轴密生白色柔毛；苞片、小苞片、花被片白色；雄蕊 3。胞果倒心形，侧扁，翅状，深棕色，包在宿存花被片内。花期 5~7 月，果期 7~9 月。

【生境分布】生于草坡、田边、湖边、海边潮湿处等。全区各地零星分布。

【传统用药】全草入药（节节花）。夏、秋二季采收，洗净，鲜用或晒干。甘，寒；凉血散瘀，清热解毒，除湿通淋；用于咳血，吐血，便血，湿热黄疸，痢疾，泄泻，牙龈肿痛，咽喉肿痛，肠痈，乳痈，疟腮，痈疽肿毒，湿疮，淋证，跌打损伤，毒蛇咬伤。

凹头苋 　【地方别名】白苋、猪母草、野苋菜。

Amaranthus lividus L.　　　　　　　　　【凭证标本】350128LY0052

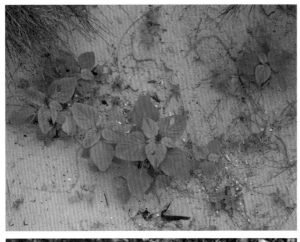

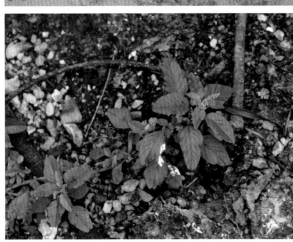

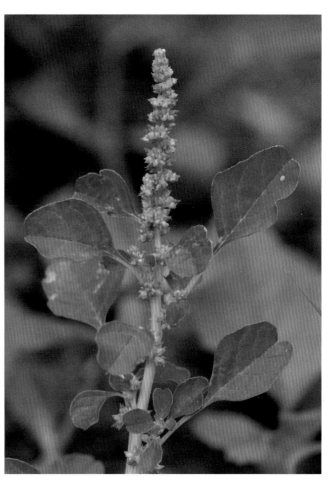

【形态特征】一年生草本。茎伏卧而上升，从基部分枝，淡绿色或紫红色。叶片卵形或菱状卵形，顶端
　　　　　　凹缺，有 1 芒尖，或微小不显，全缘或稍呈波状。腋生花簇，或顶端穗状花序、圆锥花序；
　　　　　　花被片 3，淡绿色；雄蕊 3，比花被片稍短；柱头 3 或 2。胞果扁卵形，近平滑，不裂。

【生境分布】生于田野、路旁和屋边等。全区各地分布。

【传统用药】全草或根入药（野苋菜）。春、夏、秋三季采收，洗净，鲜用。甘，微寒；清热解毒，利
　　　　　　尿；用于痢疾，泄泻，疔疮肿毒，毒蛇咬伤，蜂蜇伤，小便不利，水肿。种子入药（野苋
　　　　　　子）。秋季采收果实，日晒，搓揉取种子，干燥。甘，凉；清肝明目，利尿；用于肝热目
　　　　　　赤，翳障，小便不利。

【附　　注】①本种现接受拉丁名为 *Amaranthus blitum* Linnaeus。②中国外来入侵植物，入侵等级 2 级。

刺 苋 【地方别名】刺苋菜、刺刺草、猪姆刺、野苋菜。

Amaranthus spinosus L.　　　　　　　　【凭证标本】350128LY0053

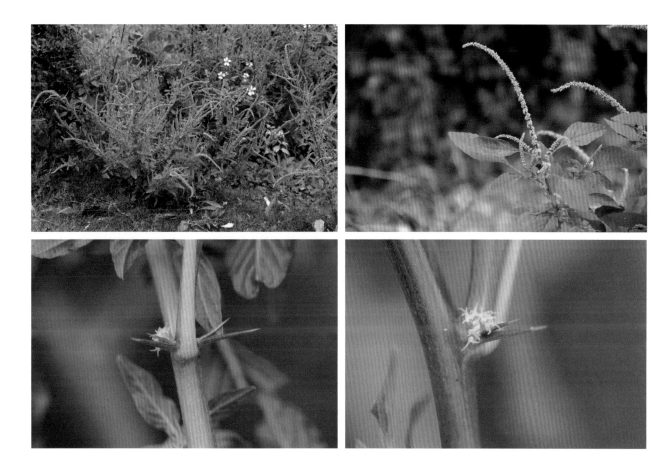

【形态特征】一年生草本，高30~100cm。茎直立，圆柱形或钝棱形，多分枝，有纵条纹，绿色或带紫色。叶片菱状卵形或卵状披针形，顶端圆钝，具微凸头，基部楔形，全缘；在叶柄旁有2刺，刺长5~10mm。圆锥花序腋生及顶生，下部顶生花穗常全部为雄花；苞片在腋生花簇及顶生花穗的基部者变成尖锐直刺；花被片5，绿色；雄蕊5。胞果矩圆形，在中部以下不规则横裂。花、果期7~11月。

【生境分布】生于田野、荒地、屋旁和路边等。全区各地分布。

【传统用药】全草或根入药（簕苋菜）。春、夏二季采收，洗净，鲜用或晒干。甘，微寒；凉血止血，清利湿热，解毒消痈；用于吐血，便血，痔血，胆胀，胁痛，痢疾，湿热泄泻，带下病，小便涩痛，咽喉肿痛，湿疮，痈肿，牙龈糜烂，毒蛇咬伤。服用剂量不宜过多，孕妇忌服。

【附　　注】中国外来入侵植物，入侵等级1级。

皱果苋　【地方别名】绿苋、野苋。

Amaranthus viridis L.　　　　　　　　　　【凭证标本】350128LY0054

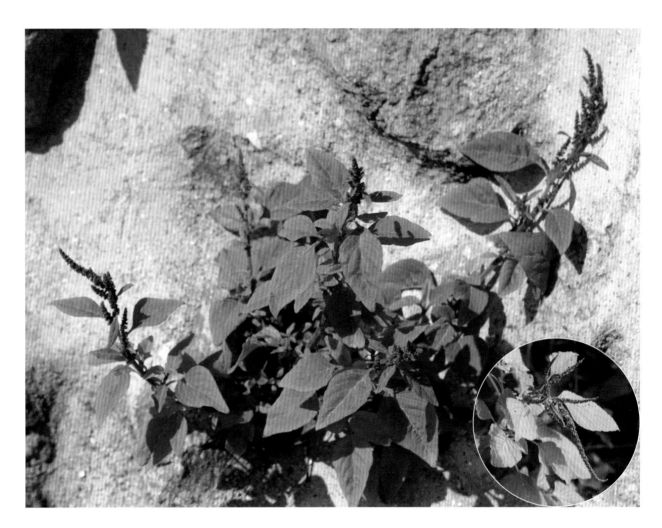

【形态特征】一年生草本，高 40~80cm。茎直立，稍有分枝。叶片卵形、卵状矩圆形或卵状椭圆形，顶端尖凹或凹缺，有一芒尖，基部宽楔形或近截形，全缘。圆锥花序顶生，有分枝，由穗状花序形成，圆柱形，细长，直立，顶生花穗比侧生者长；苞片及小苞片披针形，顶端具凸尖；花被片矩圆形或宽倒披针形，顶端急尖；雄蕊比花被片短；柱头 3 或 2。胞果扁球形，绿色。种子近球形，黑色或黑褐色。花期 6~8 月，果期 8~10 月。

【生境分布】生于村落旁杂草地上、田野间等。全区各地分布。

【传统用药】全草或根入药（白苋）。春、夏、秋三季均可采收全草或根，去茎叶，洗净，鲜用或晒干。甘、淡，寒；清热，利湿，解毒；用于痢疾，泄泻，小便赤涩，疮肿，毒虫蜇伤，牙疳。

【附　　注】中国外来入侵植物，入侵等级 2 级。

青 葙 【地方别名】青葙子、牛母巷。

Celosia argentea L.

【凭证标本】350128LY0055

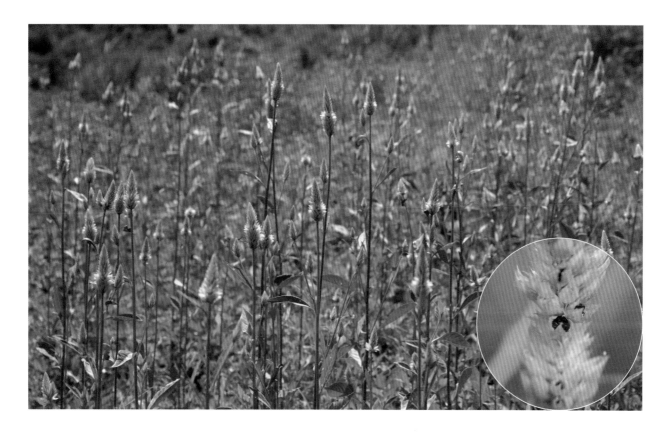

【形态特征】一年生草本，高 0.3~1m。茎直立，有分枝。叶片矩圆披针形，少数卵状矩圆形，顶端急尖或渐尖，基部渐狭。花多数，密生，在茎端或枝端排成单一、无分枝的塔状或圆柱状穗状花序；苞片及小苞片披针形，白色；花被片矩圆状披针形，初为白色顶端带红色，或全部粉红色，后成白色；花丝基部联合，花药紫色；子房有短柄，花柱紫色。胞果卵形，包裹在宿存花被片内。种子凸透镜状肾形。花期 5~8 月，果期 6~10 月。

【生境分布】生于平原、田边、丘陵、山坡等。全区各地分布。

【传统用药】种子入药（青葙子）。秋季果实成熟时采割植株或摘取果穗，晒干，收集种子，除去杂质。苦，微寒；清肝泻火，明目退翳；用于肝热目赤，目生翳膜，视物昏花，肝火眩晕。茎叶或根入药（青葙）。夏季采收，鲜用或晒干。苦，寒；燥湿清热，杀虫止痒，凉血止血；用于湿热带下，小便不利，尿浊，泄泻，阴痒，疮疥，风疹身痒，痔疮，衄血，创伤出血。花序入药（青葙花）。花期采收，晒干。苦，凉；凉血止血，清肝除湿，明目；用于吐血，衄血，崩漏，赤痢，血淋，热淋，带下病，目赤肿痛，目生翳障。

【地方用药】种子入药（青葙子）。夏季采收，除去杂质。加鬼针草适量，用于肠痢。全草入药（青葙）。夏季采收，晒干，熬汤。用于痛经。

【附　　注】中国外来入侵植物，入侵等级 2 级。

千日红 【地方别名】百日红、球形鸡冠花、园子花、粗糠花、蜻蜓红。

Gomphrena globosa L. 【凭证标本】350128LY0056

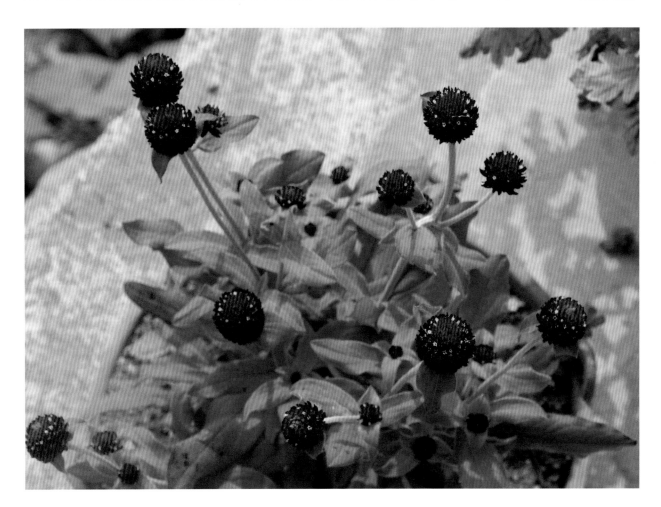

【形态特征】一年生直立草本，高 20~60cm。茎粗壮，有分枝。叶片纸质，长椭圆形或矩圆状倒卵形，顶端急尖或圆钝，基部渐狭，边缘波状。花多数，密生，呈顶生球形或矩圆形头状花序，常紫红色；总苞为 2 枚绿色对生叶状苞片而成，卵形或心形；小苞片三角状披针形，紫红色；花被片披针形，顶端渐尖，外面密生白色绵毛；雄蕊花丝联合成管状，顶端 5 浅裂；花柱条形，比雄蕊管短，柱头 2，叉状分枝。胞果近球形。种子肾形，棕色，光亮。花、果期 6~9 月。

【生境分布】栽种于庭院等。分布于白青乡、潭城镇等地。

【传统用药】花序或全草入药（千日红）。夏、秋二季采摘花序或拔取全株，鲜用或晒干。甘、微咸，平；止咳平喘，清肝明目，解毒；用于咳嗽，哮喘，百日咳，小儿夜啼，目赤肿痛，肝热头晕，头痛，痢疾，疮疖。

【附　　注】中国外来入侵植物，入侵等级 5 级。

樟 科　Lauraceae

无根藤　【地方别名】无头藤、罗网藤、无根草。

Cassytha filiformis L.　　　　【凭证标本】350128LY0354

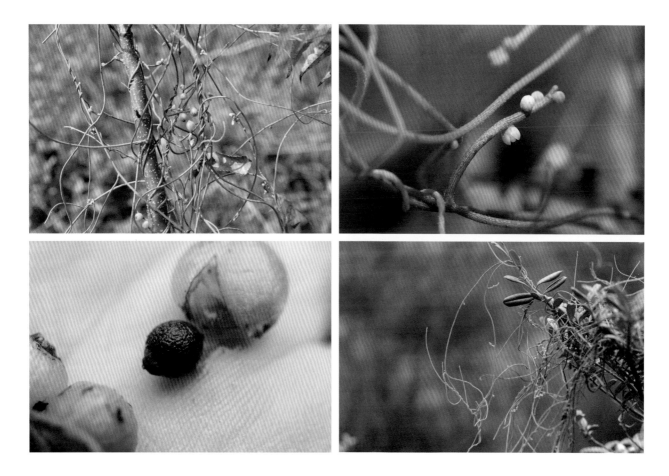

【形态特征】寄生缠绕草本。茎线形，稍木质。叶退化为微小的鳞片。穗状花序密被锈色短柔毛；苞片和小苞片微小，宽卵圆形；花小，白色，无梗；花被裂片 6，排成 2 轮，外轮 3 枚小，圆形，有缘毛，内轮 3 枚较大，卵形，外面有短柔毛，内面几无毛；能育雄蕊 9，第一轮雄蕊花丝近花瓣状，其余的为线状；退化雄蕊 3，位于最内轮，三角形，具柄；子房卵珠形，几无毛，花柱短，略具棱，柱头小，头状。果实小，卵球形。花、果期 5~12 月。

【生境分布】生于山坡灌木丛、疏林中等。全区各地分布。

【传统用药】全草入药（无爷藤）。全年均可采收，洗净，切段，晒干或阴干，亦可鲜用。微苦、甘，凉；有小毒；清热利湿，凉血解毒；用于感冒，热淋，石淋，湿热黄疸，泄泻，痢疾，咯血，衄血，风火赤眼，跌打损伤，外伤出血，疮疡溃烂，水火烫伤，疥疮癣癞。孕妇慎服。

樟 【地方别名】香樟、樟木。

Cinnamomum camphora (L.) Presl

【凭证标本】350128LY0057

【形态特征】常绿大乔木，高可达30m。叶互生，卵状椭圆形，先端急尖，基部宽楔形至近圆形，边缘全缘，具离基三出脉。圆锥花序腋生，具梗；花绿白色或带黄色，无毛；花被外面无毛或被微柔毛，内面密被短柔毛，花被筒倒锥形，花被裂片椭圆形；能育雄蕊9，花丝被短柔毛；退化雄蕊3，位于最内轮，箭头形，被短柔毛；子房球形，无毛。果实卵球形或近球形，紫黑色；果托杯状，顶端截平。花期4~5月，果期8~11月。

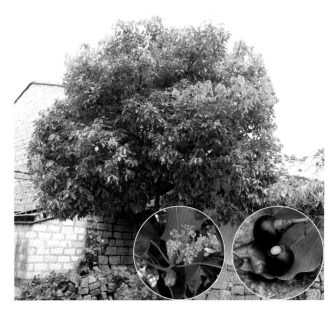

【生境分布】生于山坡、沟谷中等。全区各地分布。

【传统用药】枝、叶入药［天然冰片（右旋龙脑）］。辛、苦，凉；开窍醒神，清热止痛；用于热病神昏、惊厥冲风痰厥，气郁暴厥，恶中昏迷，胸痹心痛，目赤，口疮，咽喉肿痛，耳道流脓。孕妇慎用。根入药（香樟根）。春、秋二季采挖，洗净，切片，晒干，不宜火烘，以免香气挥发。辛，温；温中止痛，辟秽和中，祛风除湿；用于胃脘疼痛，霍乱吐泻，风湿痹痛，皮肤瘙痒等。凡气虚有内热者禁服。树皮入药（樟树皮）。全年可采收，剥取树皮，切段，鲜用或晒干。辛、苦，温；祛风除湿，暖胃和中，杀虫疗疮；用于风湿痹痛，胃脘疼痛，呕吐泄泻，脚气病肿痛，跌打损伤，疥癣疮毒，毒虫蜇伤。木材入药（樟木）。定植5~6年成材后，通常于冬季砍收树干，锯段，劈成小块，晒干。辛，温；祛风散寒，温中理气，活血通络；用于风寒感冒，胃寒胀痛，寒湿吐泻，风湿痹痛，脚气病，跌打伤痛，疥癣风痒。孕妇禁服。根、干、枝叶经蒸馏精制而成的颗粒状物入药（樟脑）。一般在9~12月砍伐老树，取其树根、树干、树枝，锯劈成碎片（树叶亦可用），置蒸馏器中进行蒸馏，樟木中含有的樟脑及挥发油随水蒸气馏出，冷却后，即得粗制樟脑；粗制樟脑再经升华精制，即得精制樟脑粉。将此樟脑粉入模型中压榨，则成透明的樟脑块。宜密闭瓷器中，放干燥处。本品以生长50年以上的老树，产量最丰；幼嫩枝叶，含脑少，产量低。辛，热；有小毒；通关窍，利滞气，辟秽浊，杀虫止痒，消肿止痛；用于热病神昏，恶中猝倒，痧胀吐泻腹痛，寒湿脚气病，疥疮顽癣，秃疮，冻疮。病态果实入药（樟梨子）。秋、冬二季摘取或拾取自落果，除去果梗，晒干。辛，温；健胃温中，理气止痛；用于胃寒脘腹疼痛，食滞腹胀，呕吐泄泻，外用于疮肿。成熟果实入药（樟木子）。11~12月间采摘成熟果实，晒干。辛，温；祛风散寒，温胃和中，理气止痛；用于脘腹冷痛，寒湿吐泻，气滞腹胀，脚气病。

豹皮樟　【地方别名】过山香、山桂、山内桂、脆脆香、白叶仔。

Litsea rotundifolia Hemsl. var. *oblongifolia* (Nees) Allen　　【凭证标本】350128LY0058

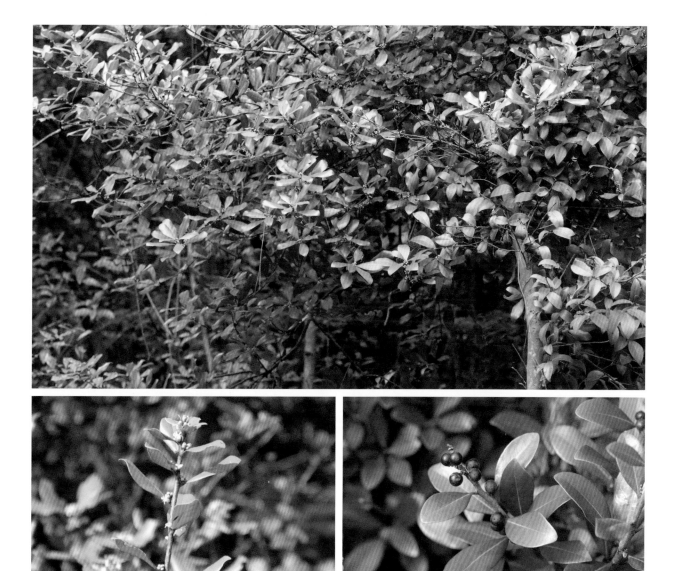

【形态特征】常绿灌木或小乔木，高可达 3m。树皮灰色或灰褐色，常有褐色斑块；小枝灰褐色，纤细。叶薄革质，上面绿色，光亮，下面粉绿色，卵状长圆形，长 2.5~5.5cm，宽 1~2.2cm，先端钝或短渐尖，基部楔形或钝。伞形花序常 3 个簇生于叶腋，几无总梗；每一花序有花 3~4 朵，花小，近于无梗；花被筒杯状，被柔毛；花被裂片 6，大小不等；能育雄蕊 9；退化雌蕊细小，无毛。果实球形，直径约 6mm，几无果梗，成熟时灰蓝黑色。花期 8~9 月，果期 9~11 月。

【生境分布】生于丘陵地下部的灌木林中、疏林中、山地路旁等。全区各地分布。

【传统用药】根入药（豹皮樟根）。辛，温；祛风除湿，行气止痛，活血通经；用于风湿痹痛，跌打损伤，痛经，胃痛，泄泻，水肿。

毛茛科 Ranunculaceae

石龙芮 【地方别名】胡椒草、水芹菜。

Ranunculus sceleratus L. 　　　　　　　　　　【凭证标本】350128LY0420

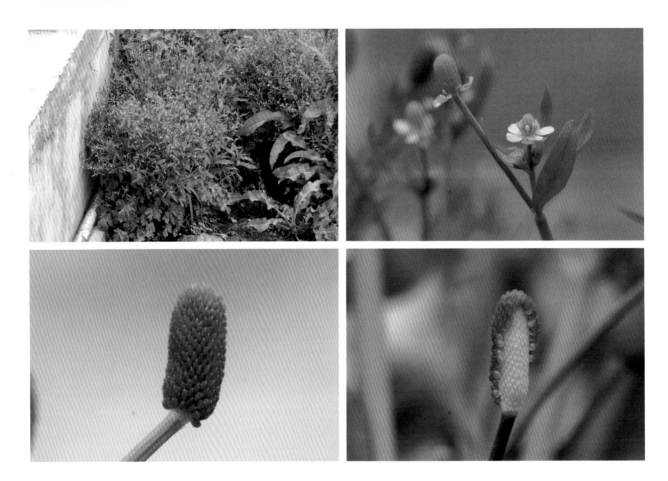

【形态特征】一年生草本，全株无毛。须根簇生。茎直立，高 10~50cm，上部多分枝。基生叶多数，叶片肾状圆形，3 深裂不达基部，裂片不等 2~3 裂；茎生叶多数，下部叶与基生叶相似；上部叶较小，3 全裂，裂片披针形至线形，全缘，基部扩大成膜质宽鞘抱茎。聚伞花序多数花；花小，直径 4~8mm；花瓣 5，黄色；雄蕊 10 多枚；花托在果期伸长增大，呈圆柱形。聚合果长圆形，长 8~12mm，为宽的 2~3 倍；瘦果极多数，近百枚，紧密排列，倒卵球形，稍扁。花、果期 5~8 月。

【生境分布】生于水湿地、池塘边、田边等。全区各地零星分布。

【传统用药】全草入药（石龙芮）。在 5 月份左右开花末期采收全草，洗净，鲜用或阴干。苦、辛，寒；有毒；清热解毒，消肿散结，止痛，截疟；用于痈疖肿毒，毒蛇咬伤，痰核瘰疬，风湿热痹，牙痛，疟疾。果实入药（石龙芮子）。夏季采收，除去杂质，晒干。苦，平；和胃，益肾，明目，祛风湿；用于心腹烦满，肾虚遗精，阳痿阴冷，不育无子，风寒湿痹。

防己科 Menispermaceae

木防己 【地方别名】土防己、青藤仔、千斤坠。

Cocculus orbiculatus (L.) DC. 　　　　　【凭证标本】350128LY0059

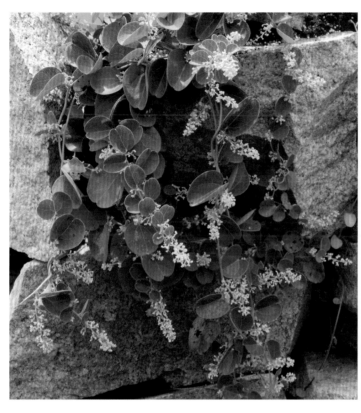
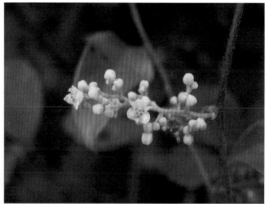
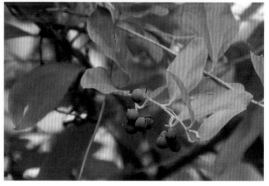

【形态特征】木质藤本。叶片纸质至近革质，形状变异极大，自线状披针形至阔卵状近圆形、狭椭圆形至近圆形、倒披针形至倒心形，两面被密柔毛至疏柔毛。聚伞花序少花，腋生，或排成多花，狭窄聚伞圆锥花序，顶生或腋生；雄花：萼片6，外轮卵形或椭圆状卵形，内轮阔椭圆形至近圆形，有时阔倒卵形，花瓣6，雄蕊6；雌花：萼片和花瓣与雄花相同，退化雄蕊6，心皮6，无毛。核果近球形，红色至紫红色；果核骨质，背部有小横肋状雕纹。花、果期4~10月。

【生境分布】生于灌丛、村边、林缘等处。全区各地分布。

【传统用药】根入药（木防己）。春、秋二季采挖，以秋季采收质量为好，挖取根部，除去茎、叶、芦头，洗净，晒干。苦、辛，寒；祛风除湿，通经活络，解毒消肿；用于风湿痹痛，水肿，小便淋痛，闭经，跌打损伤，咽喉肿痛，疮疡肿毒，湿疮，毒蛇咬伤。阴虚无湿热者及孕妇慎服。茎入药（小青藤）。秋、冬二季采收，除去杂质，刮去粗皮，洗净，切段，晒干。苦，平；祛风除湿，调气止痛，利水消肿；用于风湿痹痛，跌打损伤，胃痛，腹痛，水肿，淋证。花入药（木防己花）。5~6月采摘，鲜用或阴干、晒干。解毒化痰；用于附骨疽。

轮环藤

Cyclea racemosa Oliv.

【凭证标本】350128LY0060

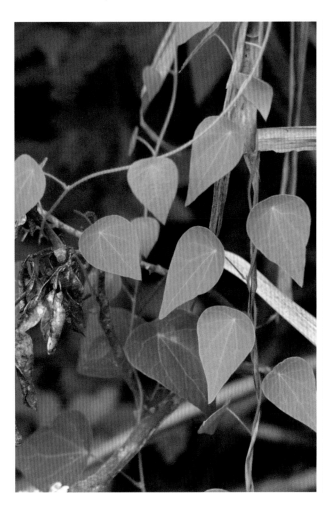

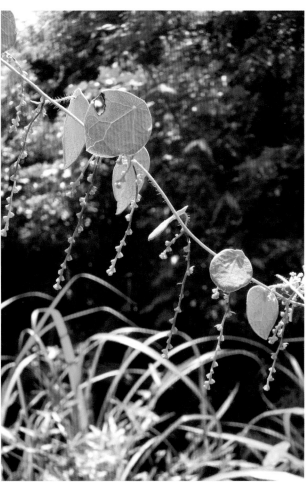

【形态特征】藤本。老茎木质化，枝稍纤细。叶盾状或近盾状，卵状三角形或三角状近圆形，顶端短尖至尾状渐尖，基部近平截至心形，全缘。聚伞圆锥花序狭窄，总状花序状；苞片卵状披针形，顶端尾状渐尖，背面被柔毛；雄花：花萼钟形，4 深裂几达基部，均顶部反折，花冠碟状或浅杯状，全缘或 2~6 深裂几达基部，聚药雄蕊，花药 4；雌花：萼片 2 或 1，花瓣 2 或 1，微小，常近圆形，子房密被刚毛，柱头 3 裂。核果扁球形，疏被刚毛。花期 4~5 月，果期 8 月。

【生境分布】生于林中、灌丛中等。分布于敖东镇、苏澳镇等地。

【传统用药】根入药（小青藤香）。秋季采挖，除去须根，洗净，切段，鲜用或晒干。辛、苦，微温；有小毒；理气止痛，除湿解毒；用于胸脘胀痛，腹痛吐泻，风湿痹痛，咽喉肿痛，毒蛇咬伤，狗咬伤，痈疽肿毒，外伤出血。

千金藤 【地方别名】空渣叶。

Stephania japonica (Thunb.) Miers 【凭证标本】350128LY0061

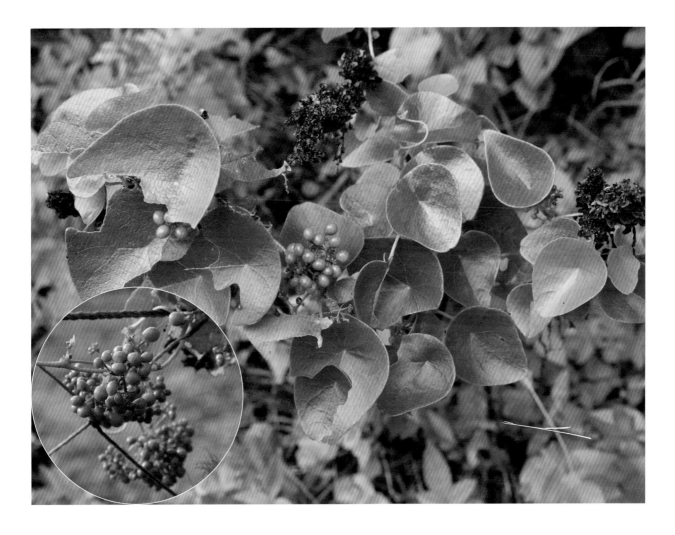

【形态特征】稍木质藤本，全株无毛。叶纸质或坚纸质，通常三角状近圆形或三角状阔卵形，顶端有小凸尖，基部通常微圆；叶柄明显盾状着生。复伞形聚伞花序腋生，通常有伞梗4~8条，小聚伞花序近无柄，密集呈头状；花近无梗；雄花：萼片6或8，倒卵状椭圆形至匙形，花瓣3或4，黄色，稍肉质，阔倒卵形，聚药雄蕊伸出或不伸出；雌花：萼片和花瓣各3~4片，形状和大小与雄花的近似或较小。果实倒卵形至近圆形，成熟时红色。花、果期6~9月。

【生境分布】生于村边、旷野灌丛中等。全区各地分布。

【传统用药】根或茎叶入药（千金藤）。9~10月挖根，洗净，晒干；7~8月采收茎叶，晒干。苦、辛，寒；清热解毒，祛风止痛，利水消肿；用于咽喉肿痛，痈肿疮疖，毒蛇咬伤，风湿痹痛，胃痛，脚气病水肿。服用过量可致呕吐。

三白草科 Saururaceae

蕺 菜 【地方别名】鱼鳞真珠草、臭积草、狗贴耳、猪姆耳、吉兆。

Houttuynia cordata Thunb. 【凭证标本】350128LY0421

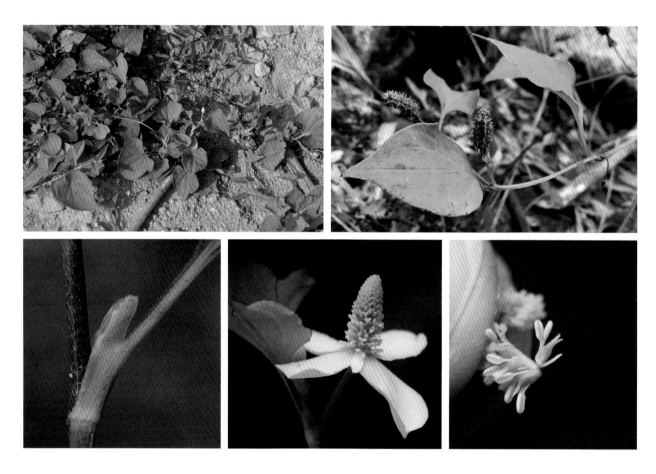

【形态特征】腥臭草本，高 30~60cm。茎下部伏地，节上轮生小根。叶薄纸质，卵形或阔卵形，顶端短渐尖，基部心形，叶脉 5~7 条；托叶膜质，顶端钝，下部与叶柄合生而成鞘，且常有缘毛，基部扩大，略抱茎。花序无毛；总苞片长圆形或倒卵形，顶端钝圆；雄蕊长于子房，花丝长为花药的 3 倍。蒴果顶端有宿存的花柱。花期 4~7 月。

【生境分布】生于沟边、田边或林下湿地上。全区各地分布。

【传统用药】全草或地上部分入药（鱼腥草）。鲜品全年均可采割；干品夏季茎叶茂盛花穗多时采割，除去杂质，晒干。辛，微寒；清热解毒，消痈排脓，利水通淋；用于肺痈吐脓，痰热喘咳，热痢，热淋，痈肿疮毒。

藤黄科　Clusiaceae

地耳草　【地方别名】七寸金、一枝答、黄花草、七层塔。

Hypericum japonicum Thunb. ex Murray　【凭证标本】350128LY0063

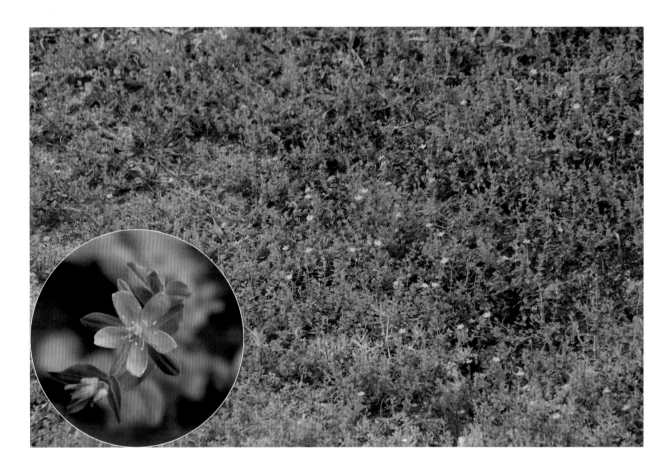

【形态特征】一年生或多年生草本，高 2~45cm。茎单一或多少簇生。叶无柄，叶片通常卵形或卵状三角形至长圆形或椭圆形，先端近锐尖至圆形，基部心形抱茎至截形，边缘全缘。花序具 1~30 花，二歧状或多少呈单歧状，有或无侧生的小花枝；萼片狭长圆形或披针形至椭圆形，先端锐尖至钝形，全缘；花瓣淡黄色至橙黄色，椭圆形或长圆形；雄蕊 5~30 枚，宿存，花药黄色；子房 1 室，花柱自基部离生。蒴果短圆柱形至圆球形。种子淡黄色，圆柱形。花、果期 3~10 月。

【生境分布】生于田边、沟边、草地、撂荒地上等。分布于芦洋乡、平原镇等地。

【传统用药】全草入药（田基黄）。春、夏二季开花时采收全草，晒干或鲜用。甘、微苦，凉；清热利湿，解毒，散瘀消肿，止痛；用于湿热黄疸，泄泻，痢疾，肠痈，肺痈，痈疖肿毒，乳蛾，口疮，目赤肿痛，毒蛇咬伤，跌打损伤。

【附　　注】本种现隶属于金丝桃科 Hypericaceae。

茅膏菜科 Droseraceae

长叶茅膏菜 【地方别名】捕蝇草、满露草。

Drosera indica L.

【凭证标本】350128LY0064

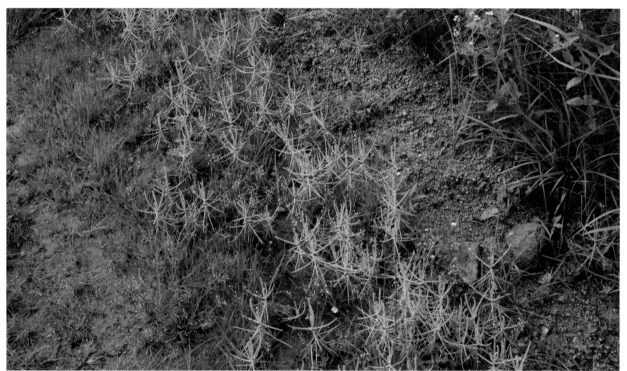

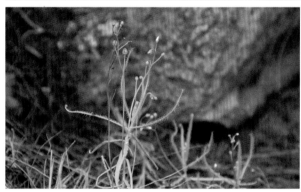
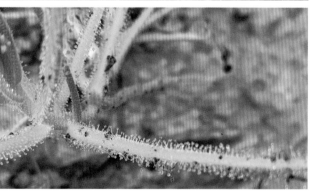

【形态特征】一年生直立或匍匐状草本，高达38cm。茎被腺毛。叶互生，线形，扁平，长2~12cm，被长腺毛。花序腋生或与叶近对生；花瓣5，白色、淡红色或紫红色；雄蕊5。蒴果倒卵圆形，3瓣裂。花、果期全年。

【生境分布】生于海滩地、旷野、水田边、路旁草丛中。分布于敖东镇等地。

【传统用药】全草入药（长叶茅膏菜）。夏季花、果期采收，鲜用。活瘀，清热，解毒；外用于跌打损伤，耳胀，瘰疬。

罂粟科　Papaveraceae

北越紫堇　【地方别名】黄堇。

Corydalis balansae Prain　【凭证标本】350128LY0065

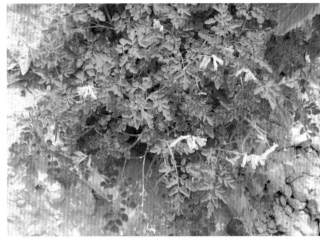

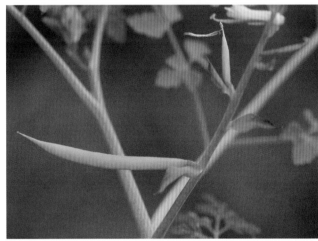

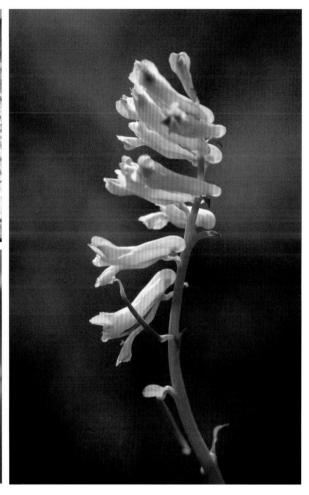

【形态特征】草本，疏散分枝，高 30~50cm。下部茎生叶具长柄，二回羽状全裂。总状花序多花而疏离；花黄色至黄白色；萼片卵圆形，边缘具小齿；外花瓣勺状，具龙骨状突起，上花瓣距短囊状，约占花瓣全长的 1/4，蜜腺体短，约占距长的 1/3，下花瓣瓣片与爪的过渡部分较狭，内花瓣爪长于瓣片；雄蕊束披针形，具 3 条纵脉，上部渐尖成丝状；柱头横向伸出 2 臂，各枝顶端具 3 乳突。蒴果线状长圆形，斜伸或多少下垂。种子扁圆形。花、果期 4~5 月。

【生境分布】生于路旁、田边、沟边湿地等。分布于芦洋乡、平原镇等地。

【传统用药】全草入药（黄花地锦苗）。春、夏二季采挖，洗净，鲜用。苦，凉；清热解毒，消肿止痛；用于疮痈肿毒，顽癣，跌打损伤。

【附　　注】《福建植物志》记载本种中文名为台湾紫堇。

十字花科 Brassicaceae

荠

Capsella bursa-pastoris (L.) Medic.

【凭证标本】350128LY0422

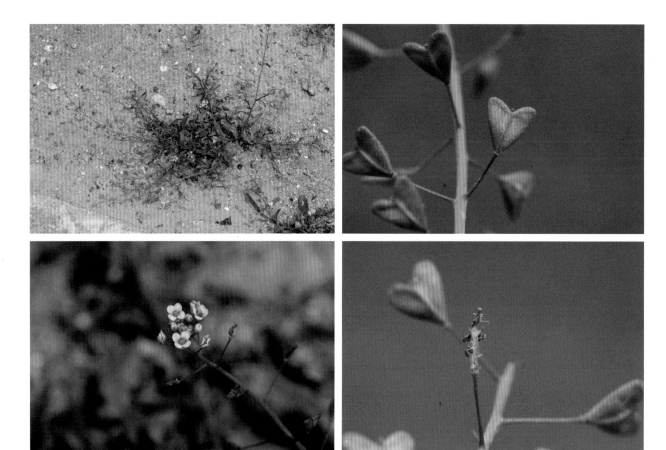

【形态特征】一、二年生草本，高（7~）10~50cm，无毛、有单毛或分叉毛。茎直立，单一或从下部分枝。基生叶丛生，呈莲座状，大头羽状分裂；茎生叶窄披针形或披针形，抱茎，边缘有缺刻或锯齿。总状花序顶生及腋生，果期延长达20cm；花瓣白色，卵形，长2~3mm，有短爪。短角果倒三角形或倒心状三角形，长5~8mm，宽4~7mm，扁平，无毛，顶端微凹，裂瓣具网脉；花柱长约0.5mm；果梗长5~15mm。种子2行，长椭圆形，浅褐色。花、果期4~6月。

【生境分布】生于路边、草地、田边等。全区各地分布。

【传统用药】全草入药（荠菜）。3~5月采收，除去枯叶杂质，洗净，晒干。甘、淡，凉；凉肝止血，平肝明目，清热利湿；用于吐血，衄血，咯血，尿血，崩漏，目赤疼痛，眼底出血，眩晕，赤白痢疾，肾炎水肿，白浊。

【附　　注】中国外来入侵植物，入侵等级4级。

碎米荠 【地方别名】萝目草。

Cardamine hirsuta L. 【凭证标本】350128LY0067

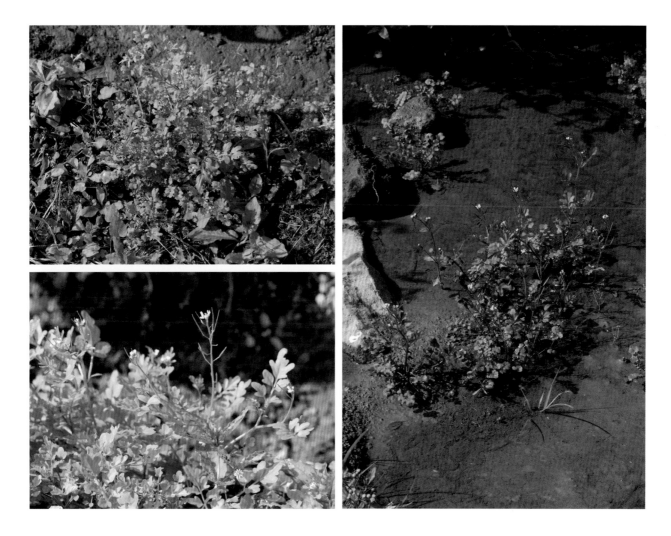

【形态特征】一年生小草本，高 15~35cm。茎直立或斜升。基生叶具叶柄，有小叶 2~5 对，顶生小叶肾形或肾圆形，侧生小叶卵形或圆形，较小；茎生叶具短柄，有小叶 3~6 对，侧生小叶长卵形至线形。总状花序生于枝顶；萼片绿色或淡紫色，长椭圆形，边缘膜质，外面有疏毛；花瓣白色，倒卵形；花丝稍扩大；雌蕊柱状，花柱极短，柱头扁球形。长角果线形，无毛；果梗纤细，直立开展。种子椭圆形，顶端有的具明显的翅。花期 2~4 月，果期 4~6 月。

【生境分布】生于山坡、路旁、荒地、耕地的草丛中等。分布于芦洋乡、平原镇、苏澳镇等地。

【传统用药】全草入药（白带草）。2~5 月采集，晒干或鲜用。甘、淡、凉；清热利湿，安神，止血；用于湿热泻痢，热淋，带下病，心悸，不寐，虚火牙痛，小儿疳积，吐血，便血，疔疮。

北美独行菜 【地方别名】土荆芥穗。

Lepidium virginicum L.

【凭证标本】350128LY0069

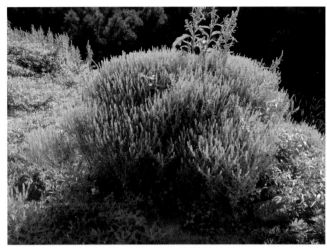

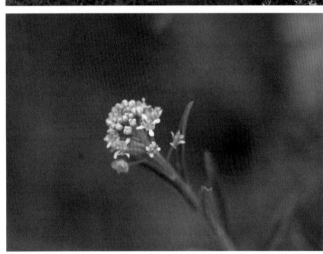

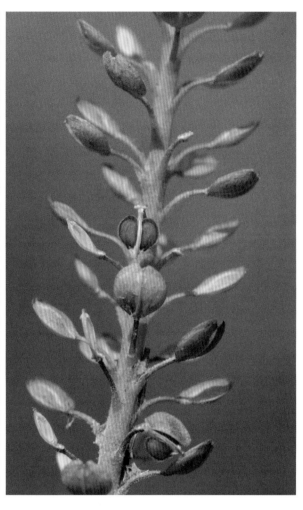

【形态特征】一、二年生草本，高达50cm。茎单一，分枝，被柱状腺毛。基生叶倒披针形，长
1~5cm，羽状分裂或大头羽裂，边缘有锯齿；茎生叶倒披针形或线形，长1.5~5cm，先端尖，
基部渐窄。总状花序顶生；花瓣白色，倒卵形，与萼片等长或稍长；雄蕊2或4。短角果
近圆形，长2~3mm，顶端微缺，有窄翅。花期4~5月，果期6~7月。

【生境分布】生于田边、荒地等。全区各地分布。

【传统用药】全草入药（辣辣菜）。春季采挖，洗净，晒干。辛，平；清热解毒，利尿，通淋；用于痢
疾，腹泻，小便不利，淋证，浮肿。种子入药（葶苈子）。果实呈黄绿色时及时收割，以
免过熟种子脱落；晒干，除去茎、叶及杂质，放入麻袋或其他包装物，贮于干燥处，防潮
湿、黏结和发霉。辛、苦，寒；泻肺降气，祛痰平喘，利水消肿，泻热逐邪；用于痰涎壅
肺之喘咳痰多，肺痈，水肿，胸腹积水，小便不利。

【附   注】中国外来入侵植物，入侵等级2级。

蓝花子 【地方别名】滨莱菔、茹菜、冬子菜。

Raphanus sativus L. var. *raphanistroides* (Makino) Makino 【凭证标本】350128LY0001

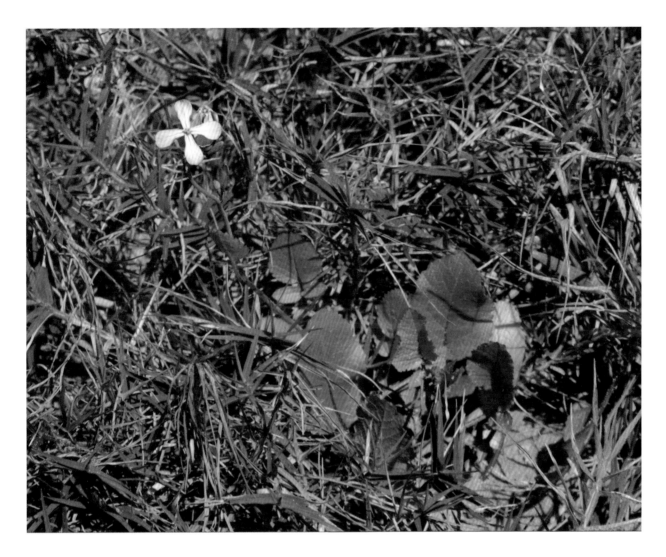

【形态特征】一年生草本。茎高 30~50cm，有分枝。单叶，基部叶和下部叶大头羽状分裂，上部叶长圆形。总状花序顶生或腋生，花淡红紫色；花瓣倒卵形，长约 2cm。长角果长 1~2cm，直立，稍革质，果梗斜上。花、果期 4~6 月。

【生境分布】生于沙岸沙土中。分布于流水镇等地。

【传统用药】种子入药（蓝花子）。5~6 月果实成熟时采收，晒干，打下种子，除净杂质，贮干燥处。辛、甘，平；消食宽中，化痰降气；用于食积胸脘痞胀，伤食，咳嗽痰多。

蔊 菜 【地方别名】山芥菜、野油菜、蝲蜞菜、假挂菜子。

Rorippa indica (L.) Hiern 【凭证标本】350128LY0070

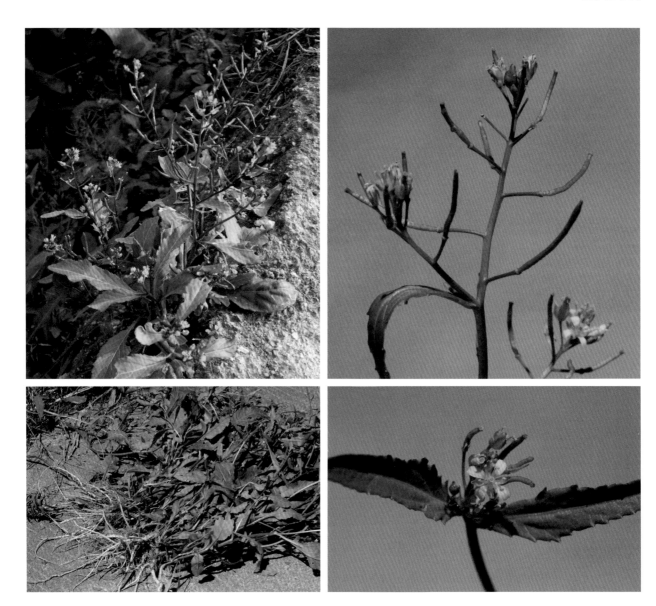

【形态特征】一、二年生直立草本，高20~40cm。茎单一或分枝。叶互生，基生叶及茎下部叶具长柄，叶形多变化，通常大头羽状分裂；茎上部叶片宽披针形或匙形，边缘具疏齿。总状花序顶生或侧生；花小，多数，具细花梗；萼片4，卵状长圆形；花瓣4，黄色，与萼片近等长；雄蕊6，2枚稍短。长角果线状圆柱形，短而粗，直立或稍内弯，成熟时果瓣隆起；果梗纤细，斜升或近水平开展。种子多数，细小，卵圆形而扁，表面褐色。花期4~6月，果期6~8月。

【生境分布】生于路旁、田边、园圃、河边、屋边墙脚、山坡路旁等。全区各地分布。

【传统用药】全草入药（蔊菜）。5~7月采收全草，鲜用或晒干。辛、苦，微温；祛痰止咳，解表散寒，活血解毒，利湿退黄；用于咳嗽痰喘，感冒，麻疹透发不畅，风湿痹痛，咽喉肿痛，疔疮痈肿，漆疮，闭经，跌打损伤，黄疸，水肿。

景天科 Crassulaceae

落地生根 【地方别名】枪刀叶、新娘灯、大疔癀、大还魂、刀没痕。

Bryophyllum pinnatum (L. f.) Oken 【凭证标本】350128LY0071

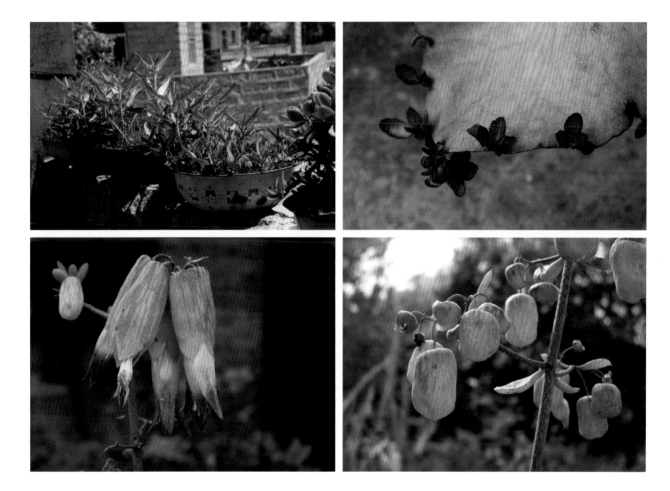

【形态特征】多年生草本，高 40~150cm。茎有分枝。羽状复叶，长 10~30cm，小叶长圆形至椭圆形，长 6~8cm，宽 3~5cm，先端钝，边缘有圆齿，圆齿底部容易生芽，芽长大后落地即成一新植物；小叶柄长 2~4cm。圆锥花序顶生，长 10~40cm；花下垂；花萼圆柱形，长 2~4cm；花冠高脚碟形，长达 5cm，基部稍膨大，向上呈管状，裂片 4，卵状披针形，淡红色或紫红色；雄蕊 8，着生于花冠基部，花丝长；鳞片近长方形；心皮 4。菁葵果包在花萼及花冠内。种子小，有条纹。花期 1~3 月。

【生境分布】栽种于庭院。全区各地分布。

【传统用药】根及全草入药（落地生根）。全年均可采收，多鲜用。苦、酸、寒；凉血止血，清热解毒；用于吐血，外伤出血，跌打损伤，疔疮痈肿，乳痈，丹毒，溃疡，烫伤，胃痛，痹痛，咽喉肿痛，肺热咳嗽。脾胃虚寒者慎服。

匙叶伽蓝菜 【地方别名】倒吊莲。

Kalanchoe spathulata DC.

【凭证标本】350128LY0072

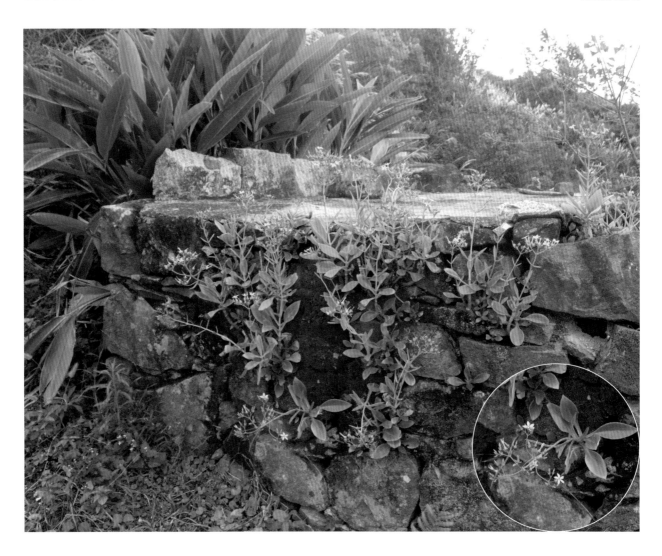

【形态特征】多年生草本。茎高 40~120cm，无毛。叶匙状长圆形，长 5~7cm，宽 1.5~3.5cm，先端钝圆，基部渐狭，几无柄，抱茎，边缘有不整齐的浅裂，少有几全缘的。聚伞花序长 10cm，果时伸长；苞片线形；萼片 4，线状卵形或狭三角形，渐尖；花冠黄色，高脚碟形，长 1.5~2cm，裂片 4，渐尖；雄蕊 8，2 轮，着生于花冠管喉部，花丝短；鳞片 4，线形，长约 3mm。花期 5~8 月。

【生境分布】生于村边道旁，或栽种于庭院。分布于芦洋乡等地。

【传统用药】全草入药（匙叶伽蓝菜）。春、夏、秋三季均可采收，晒干或鲜用。苦、甘，寒；清热解毒，活血消肿；用于疮疡肿毒，目赤肿痛，耳胀，创伤。

【附　　注】①本种现接受拉丁名为 *Kalanchoe integra* (Medikus) Kuntze。②中国外来入侵植物，入侵等级 5 级。

东南景天 【地方别名】石板菜。

Sedum alfredii Hance 【凭证标本】350128LY0073

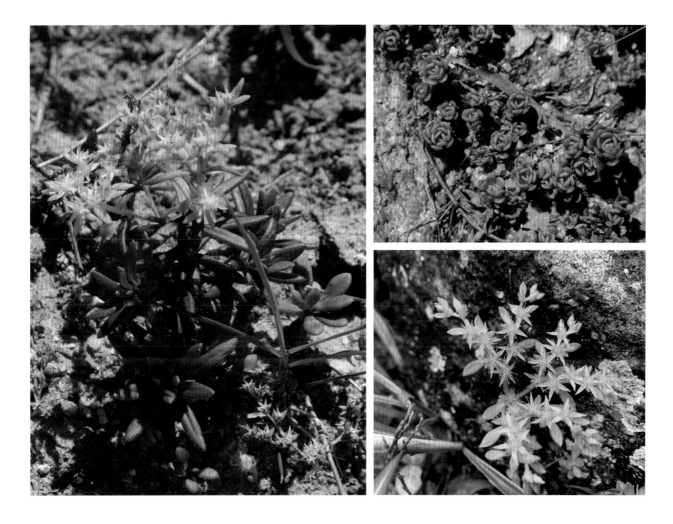

【形态特征】多年生草本，高 10~20cm。叶互生，下部叶常脱落，上部叶常聚生，线状楔形、匙形至匙状倒卵形，先端钝，有时有微缺，基部狭楔形，有距，全缘。聚伞花序多花；花无梗；萼片 5，线状匙形，基部有距；花瓣 5，黄色，披针形至披针状长圆形，有短尖，基部稍合生；雄蕊 10；心皮 5，卵状披针形。蓇葖果斜叉开。种子多数，褐色。花期 4~5 月，果期 6~8 月。

【生境分布】生于山坡林下、阴湿石上等。全区各地分布。

【传统用药】全草入药（石上瓜子菜）。全年均可采收，鲜用，或用沸水潦过，晒干。甘，寒；清热凉血，消肿解毒；用于血热吐血，衄血，热毒痈肿。

虎耳草科 Saxifragaceae

绣球 【地方别名】绣球花、雪球花、七变球。

Hydrangea macrophylla (Thunb.) Ser. 　　　【凭证标本】350128LY0074

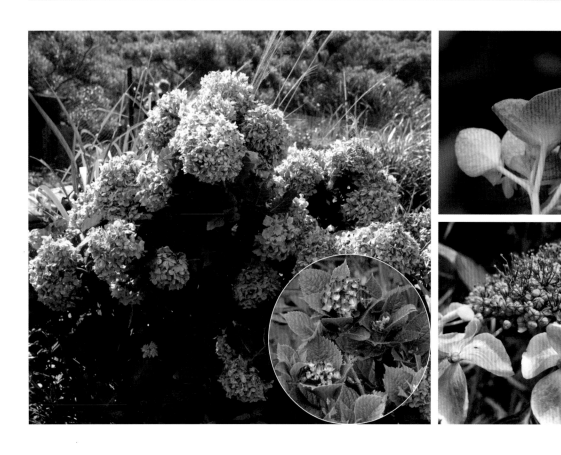

【形态特征】灌木，高 1~4m。枝圆柱形，粗壮。叶纸质或近革质，倒卵形或阔椭圆形，先端骤尖，基部钝圆或阔楔形，边缘于基部以上具粗齿。伞房状聚伞花序近球形，具短的总花梗；花密集，多数不育；极少数为孕性花。不育花：萼片 4，近圆形或阔卵形，粉红色、淡蓝色或白色。孕性花：萼筒倒圆锥状，与花梗疏被卷曲短柔毛，萼齿卵状三角形；花瓣长圆形；雄蕊 10 枚，近等长，不突出或稍突出，花药长圆形；子房大半下位，花柱 3，柱头稍扩大，半环状。花期 6~8 月。

【生境分布】生于庭院、路旁等，栽培。全区各地分布。

【传统用药】根、叶或花入药（绣球）。秋季挖根，切片，晒干；夏季采叶，晒干；初夏至深秋采花，晒干。苦、微辛，寒；有小毒；抗疟，清热，解毒，杀虫；用于疟疾，心热惊悸，烦躁，喉痹，肾囊风，疥癣。

【附　　注】本种现隶属于绣球花科 Hydrangeaceae。

海桐花科 Pittosporaceae

光叶海桐 【地方别名】一朵云。

Pittosporum glabratum Lindl.

【凭证标本】350128LY0075

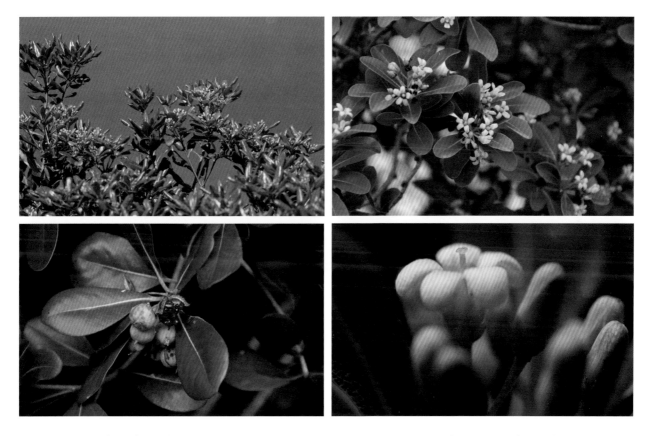

【形态特征】常绿灌木,高2~3m。嫩枝无毛,老枝有皮孔。叶聚生于枝顶,倒披针形,先端尖锐,基部楔形。花序伞形,1~4枝簇生于枝顶叶腋,多花;苞片披针形;萼片卵形;花瓣分离,倒披针形;雄蕊较花瓣稍短;子房长卵形,柱头略增大,侧膜胎座3个,每个胎座约有胚珠6个。蒴果椭圆形,有时为长筒形,3片裂,果片革质,每片有种子6个;果梗短而粗壮,有宿存花柱。种子近圆形,红色。

【生境分布】生于疏林中,或栽种于庭园。分布于澳前镇、苏澳镇等地。

【传统用药】根或根皮入药(光叶海桐根)。全年或秋季采集,挖取根部或剥取根皮,除去泥土,切段,晒干。甘、苦、辛,微温;祛风除湿,活血通络,止咳涩精;用于风湿痹痛,腰腿疼痛,跌打骨折,头晕不寐,虚劳咳喘,遗精。孕妇禁服。叶入药(光叶海桐叶)。全年均可采收,鲜用或晒干研粉用。苦、辛,微温;消肿解毒,止血;用于毒蛇咬伤,痈肿疮疖,水火烫伤,外伤出血。种子入药(广枝仁)。秋季采摘果实,晒干,击破果壳,取出种仁,再晒干。苦、涩,平;清热利咽,止泻;用于虚热心烦,口渴,咽痛,泄泻,痢疾。孕妇及大便秘结者忌用;忌食酸冷食物和发物。

蔷薇科　Rosaceae

龙芽草　【地方别名】仙鹤草、金顶龙芽草、石打穿、黄花子草、毒碧状草。

Agrimonia pilosa Ldb.　【凭证标本】350128LY0076

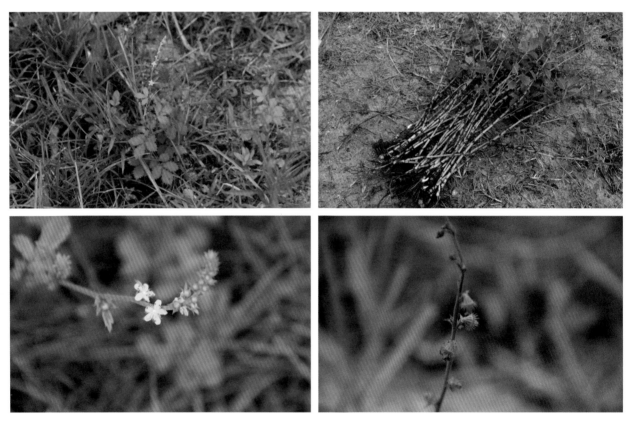

【形态特征】多年生草本。茎高 30~120cm。叶为间断奇数羽状复叶，通常有小叶 3~4 对，小叶片倒卵形、倒卵状椭圆形或倒卵状披针形，顶端急尖至圆钝，稀渐尖，基部楔形至宽楔形，边缘有急尖到圆钝锯齿；托叶草质，镰形。花序穗状总状顶生，花序轴被柔毛；苞片通常深 3 裂，裂片带形，小苞片对生，卵形，全缘或边缘分裂；萼片 5，三角卵形；花瓣黄色，长圆形；雄蕊 5~15 枚；花柱 2，丝状，柱头头状。果实倒卵圆锥形，顶端有数层钩刺。花、果期 5~12 月。

【生境分布】生于溪边、路旁、草地、灌丛、林缘及疏林下等。全区各地分布。

【传统用药】地上部分入药（仙鹤草）。夏、秋二季茎叶茂盛时采割，除去杂质，干燥。苦、涩，平；收敛止血，截疟，止痢，解毒，补虚；用于咯血，吐血，崩漏下血，疟疾，热毒痢疾，痈肿疮毒，带下病，脱力劳伤。根入药（龙芽草根）。秋后采收，除去地上部分，洗净，晒干。辛、涩，温；解毒，驱虫；用于赤白痢疾，疮疡肿毒，疟疾，绦虫病，闭经。内服时，如有恶心、呕吐、头昏等副反应，停药后即可恢复。冬芽入药（鹤草芽）。冬、春二季新株萌发前挖取根茎，除去老根，留幼芽（带小根茎），洗净，晒干或低温烘干。苦、涩，凉；驱虫，解毒消肿；用于绦虫病，疮疡疥癣，疔肿，湿热痢疾。

野山楂 【地方别名】毛楂子、南楂、土山查。

Crataegus cuneata Sieb. et Zucc.

【凭证标本】350128LY0356

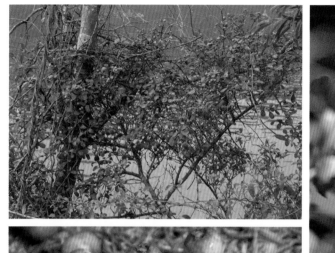

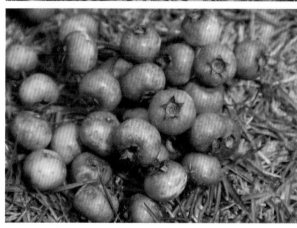

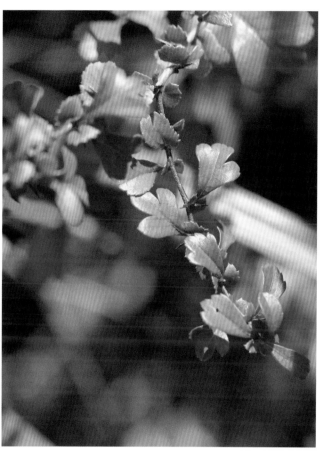

【形态特征】落叶灌木，高 1~5m，分枝密，通常具细刺。叶片宽倒卵形至倒卵状长圆形，先端急尖，基部楔形，边缘有不规则重锯齿，顶端常有 3 或稀 5~7 浅裂片；托叶大型，镰刀状。伞房花序具花 5~7 朵；苞片草质，披针形，条裂或有锯齿，脱落很迟；萼筒钟状，外被长柔毛，萼片三角卵形，约与萼筒等长；花瓣近圆形或倒卵形，白色；雄蕊 20，花药红色；花柱 4~5。果实近球形或扁球形，红色或黄色；小核果 4~5，内面两侧平滑。花期 5~6 月，果期 9~11 月。

【生境分布】生于山谷、多石湿地、山地灌木丛中等。分布于平原镇等地。

【传统用药】果实入药（野山楂）。秋后果实变成红色或黄色，果点明显时采收，用剪刀剪断果柄，或摘下，横切成两半，或切片后晒干。酸、甘，微温；健脾消食，活血化瘀；用于食积，脘腹胀痛，产后瘀痛，漆疮，冻疮。

皱果蛇莓　【地方别名】蛇波、地杨梅、蛇蓉草、野莓草、三叶莓。

Duchesnea chrysantha (Zoll. et Mor.) Miq. 　【凭证标本】350128LY0079

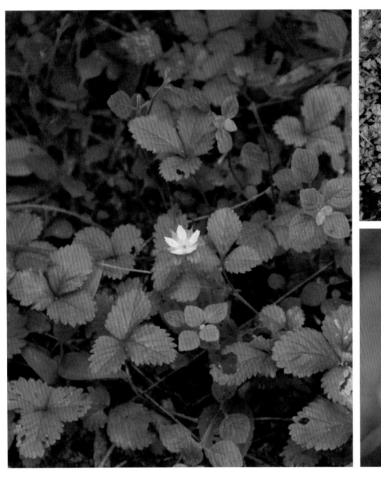

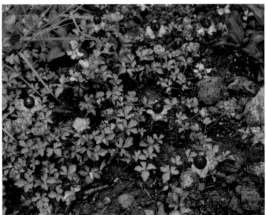

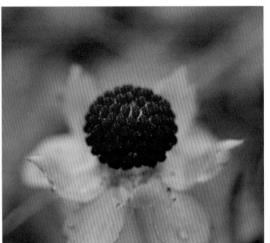

【形态特征】多年生草本。匍匐茎多数，长30~100cm，具柔毛。小叶片菱形、倒卵形或卵形，长
　　　　　　1.5~2.5cm，宽1~2cm，边缘有锯齿，下面疏生长柔毛；托叶披针形。花单生于叶腋；花瓣倒
　　　　　　卵形，黄色，先端微凹或圆钝；雄蕊20~30；心皮多数，离生；花托在果期膨大，海绵质，
　　　　　　白色至粉色，无光泽。瘦果卵形，具多数显明皱纹，无光泽。花期5~7月，果期6~9月。

【生境分布】生于山坡、河岸、草地、潮湿地等。全区各地分布。

【传统用药】全草入药（蛇莓）。6~11月采收全草，洗净，晒干或鲜用。甘、苦，寒，清热解毒，凉血止血，
　　　　　　散瘀消肿；用于热病，惊痫，感冒，痢疾，黄疸，目赤，口疮，咽痛，痄腮，疔肿，毒蛇
　　　　　　咬伤，吐血，崩漏，月经不调，烫火伤，跌打肿痛。根入药（蛇莓根）。夏、秋二季采挖
　　　　　　其根，除去茎叶，洗净，晒干或鲜用。苦、微甘，寒；有小毒；清热泻火，解毒消肿；用
　　　　　　于热病，小儿惊风，目赤红肿，痄腮，牙龈肿痛，咽喉肿痛，热毒疮疡。

枇 杷 【地方别名】卢桔。

Eriobotrya japonica (Thunb.) Lindl.

【凭证标本】350128LY0080

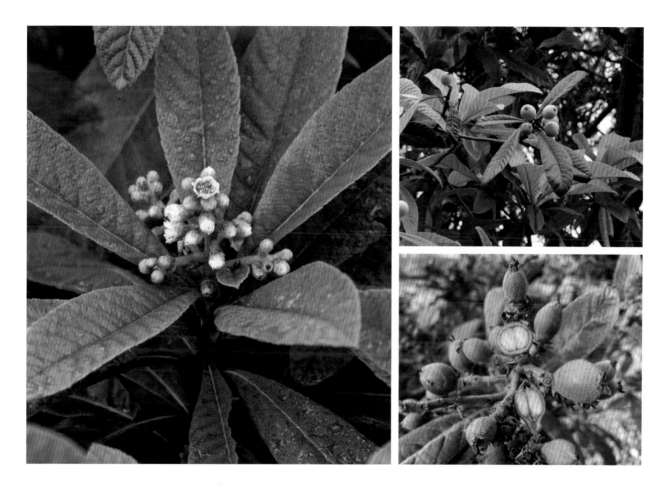

【形态特征】常绿小乔木，高可达10m。叶片革质，倒披针形、倒卵形或椭圆状长圆形，先端急尖或渐尖，基部楔形或渐狭成叶柄，上面光亮，下面密生灰棕色绒毛。圆锥花序顶生，具多花；萼筒浅杯状，萼片三角状卵形；花瓣白色，长圆形或卵形；雄蕊20，远短于花瓣，花丝基部扩展；花柱5，离生，柱头头状，子房5室，每室2胚珠。果实球形或长圆形，黄色或橘黄色。种子1~5，球形或扁球形，褐色，光亮，种皮纸质。花期10~12月，果期5~6月。

【生境分布】栽种于房前屋后或庭院。全区各地分布。

【传统用药】叶入药（枇杷叶）。全年均可采收，晒至七八成干时，扎成小把，再晒干。苦，微寒；清肺止咳，降逆止呕；用于肺热咳嗽，气逆喘急，胃热呕逆，烦热口渴。叶蒸馏液入药（枇杷叶露）。全年均可采收新鲜叶，用水蒸气蒸馏，收蒸馏液，灭菌。淡，平；清肺止咳，和胃下气；用于肺热咳嗽，呕逆，口渴。果实入药（枇杷）。枇杷果实因成熟期不一致，宜分次采收，采黄留青，采熟留生。甘、酸，凉；润肺下气，止渴；用于肺热咳喘，吐逆，烦渴。不宜多食。种子入药（枇杷核）。春、夏二季果实成熟时，鲜用，捡拾果核，晒干。苦，平；有小毒；化痰止咳，疏肝行气，利水消肿；用于咳嗽痰多，疝气，瘰疬，水肿。内服不宜过量，过量内服易中毒，甚则死亡。

翻白草 【地方别名】郁苏参、白头翁、天青地白。

Potentilla discolor Bge.

【凭证标本】350128LY0081

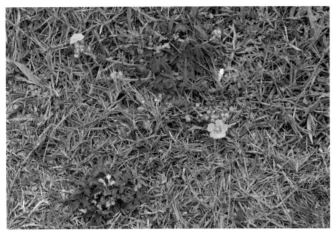
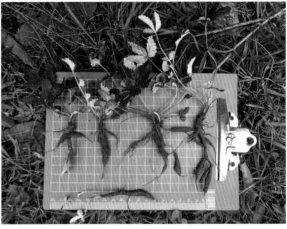

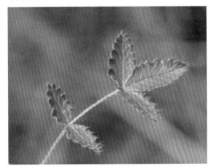
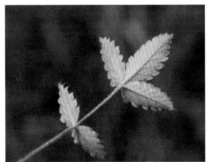
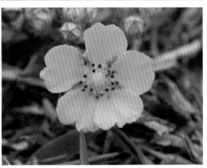

【形态特征】多年生草本。根粗壮，下部常肥厚，呈纺锤形。花茎直立，上升或微铺散，高10~45cm，密被白色绵毛。基生叶有小叶2~4对；小叶对生或互生，小叶片长圆形或长圆状披针形，上面暗绿色，下面密被白色或灰白色绵毛，茎生叶1~2，有掌状3~5小叶。聚伞花序有花数朵以上，疏散；萼片三角状卵形，副萼片披针形，比萼片短；花瓣黄色，倒卵形，比萼片长；花柱近顶生，柱头稍微扩大。瘦果近肾形，光滑。花、果期5~9月。

【生境分布】生于荒地、山谷、沟边、山坡草地、草甸及疏林下等。分布于敖东镇、流水镇、苏澳镇等地。

【传统用药】全草入药（翻白草）。夏、秋二季开花前采挖，除去泥沙和杂质，干燥。甘、微苦，平；清热解毒，止痢，止血；用于湿热泻痢，痈肿疮毒，血热吐衄，便血，崩漏。

【地方用药】全草入药（天青地白）。春、夏二季采收，鲜用或晒干。①鲜品加蓖麻种仁、桐油适量，捣烂，外敷。②鲜品或干品适量，煎汤至微沸，草纸卷成漏斗状，导蒸汽熏眼。用于眼干，视物模糊，晕眼，泪多。

郁 李

Cerasus japonica (Thunb.) Lois.

【凭证标本】350128LY0078

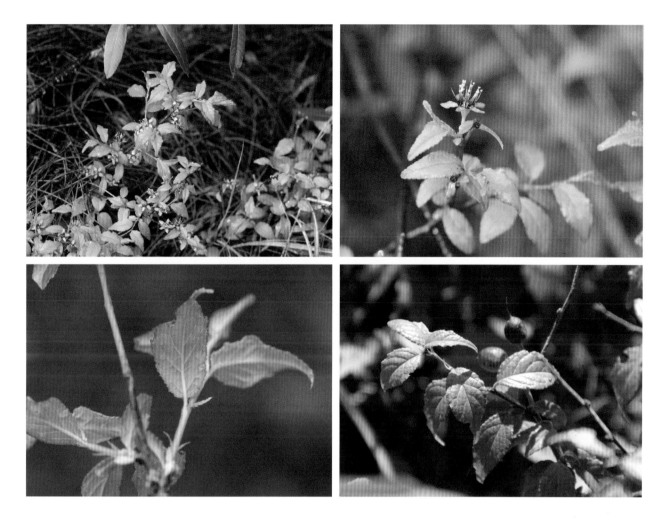

【形态特征】灌木，高1~1.5m。小枝灰褐色，嫩枝绿色或绿褐色，无毛；冬芽卵形，无毛。叶片卵形或卵状披针形，先端渐尖，基部圆形，边有缺刻状尖锐重锯齿。花1~3朵，簇生，花与叶同开或先叶开放；萼筒陀螺形，长宽近相等，无毛，萼片椭圆形，比萼筒略长，先端圆钝，边有细齿；花瓣白色或粉红色，倒卵状椭圆形；雄蕊约32；花柱与雄蕊近等长。核果近球形，深红色；核表面光滑。花期5月，果期7~8月。

【生境分布】生于丘陵矮灌丛中，或栽种于庭院。分布于北厝镇、中楼乡等地。

【传统用药】种子入药（郁李仁）。夏、秋二季采收成熟果实，除去果肉和核壳，取出种子，干燥。辛、苦、甘，平；润肠通便，下气利水；用于津枯肠燥，食积气滞，腹胀便秘，水肿，脚气病，小便不利。孕妇慎用。根入药（郁李根）。秋、冬二季采挖，洗净，切段，晒干。苦、酸，凉；清热，杀虫，行气破积；用于龋齿疼痛，小儿发热，气滞积聚。

桃 【地方别名】苦桃。

Amygdalus persica L.　　　　　　　　　　　【凭证标本】350128LY0077

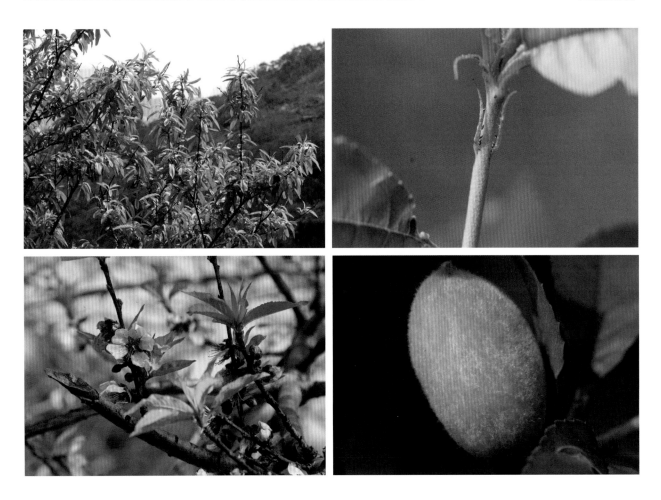

【形态特征】乔木，高 3~8m。叶片长圆状披针形或倒卵状披针形，先端渐尖，基部宽楔形，边缘具细
　　　　　　锯齿或粗锯齿。花单生，先于叶开放；萼筒钟形，绿色而具红色斑点，萼片卵形至长圆形，
　　　　　　外被短柔毛；花瓣粉红色；雄蕊 20~30，花药绯红色；花柱几与雄蕊等长或稍短，子房被
　　　　　　短柔毛。果实形状和大小均有变异，卵形、宽椭圆形或扁圆形。种子椭圆形或近圆形，两
　　　　　　侧扁平；种仁味苦，稀味甜。花期 3~4 月，果实成熟期因品种而异，通常为 8~9 月。

【生境分布】生于疏林中，或栽种于庭园。全区各地分布。

【传统用药】枝条入药（桃枝）。夏季采收，切段，晒干。苦，平；活血通络，解毒杀虫；用于心腹刺
　　　　　　痛，风湿痹痛，跌打损伤，疮癣。种子入药（桃仁）。果实成熟后采收，除去果肉和核壳，
　　　　　　取出种子，晒干。苦、甘，平；活血祛瘀，润肠通便，止咳平喘；用于闭经痛经，癥瘕痞
　　　　　　块，肺痈肠痈，跌扑损伤，肠燥便秘，咳嗽气喘。

豆 梨 【地方别名】野梨、狗尿梨、山梨、扣梨、山乌梨。

Pyrus calleryana Dcne.

【凭证标本】350128LY0082

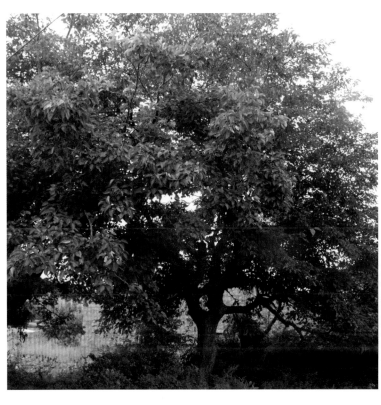

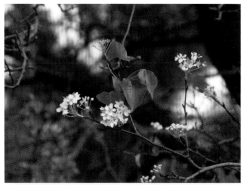

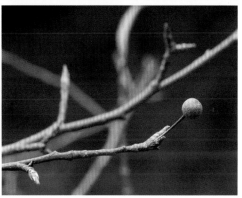

【形态特征】乔木，高 5~8m。叶片宽卵形至卵形，先端渐尖，基部圆形至宽楔形，边缘有钝锯齿。伞形总状花序，具花 6~12 朵；苞片膜质，线状披针形；萼片披针形，先端渐尖，全缘，外面无毛，内面具绒毛；花瓣卵形，基部具短爪，白色；雄蕊 20，稍短于花瓣；花柱 2，稀 3，基部无毛。梨果球形，黑褐色，有斑点，萼片脱落。花期 4 月，果期 8~9 月。

【生境分布】生于山坡、平原、杂木林等。分布于中楼乡等地。

【传统用药】根入药（鹿梨根）。全年均可采收，挖取侧根，洗净，切段，晒干。涩、甘，凉；润肺止咳，清热解毒；用于肺燥咳嗽，疮疡肿痛。根皮入药（鹿梨根皮）。全年均可采收，挖出侧根，洗净，剥取根皮，鲜用。酸、涩，寒；清热解毒，敛疮；用于疮疡，疥癣。枝条入药（鹿梨枝）。全年可采收，剪取枝条，切段，晒干。微苦，凉；行气和胃，止泻；用于霍乱吐泻，反胃吐食。叶入药（鹿梨叶）。夏、秋二季采收，晒干或鲜用。甘、涩，凉；清热解毒，润肺止咳；用于毒菇中毒，毒蛇咬伤，胃痛，腹痛，肺热咳嗽。果实入药（鹿梨）。8~9 月果实成熟时采摘，晒干。酸、甘、涩，凉；健脾消食，涩肠止痢；用于饮食积滞，泻痢。果皮入药（鹿梨果皮）。果实成熟时，削取果皮，晒干。甘、涩，凉；清热生津，涩肠止痢；用于热病伤津，久痢，疮癣。

沙 梨 【地方别名】梨。

Pyrus pyrifolia (Burm. f.) Nakai 　　　　【凭证标本】350128LY0090

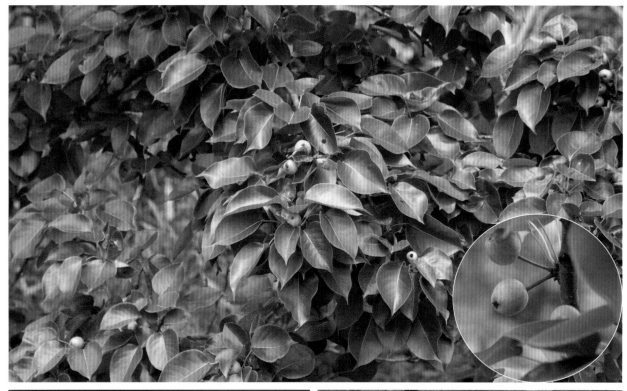

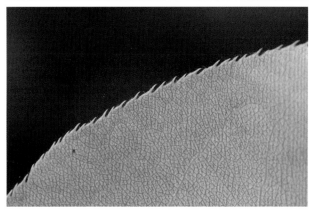
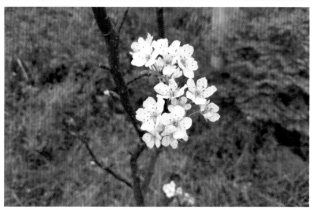

【形态特征】乔木，高达7~15m。叶片卵状椭圆形或卵形，先端长尖，基部圆形或近心形。伞形总状花序，具花6~9朵；总花梗和花梗幼时微具柔毛；苞片膜质，线形，边缘有长柔毛；萼片三角状卵形，先端渐尖，边缘有腺齿，外面无毛，内面密被褐色绒毛；花瓣卵形，先端啮齿状，白色；雄蕊20，长约等于花瓣之半；花柱5，稀4，光滑无毛，约与雄蕊等长。果实近球形，浅褐色，有浅色斑点。种子卵形，微扁，深褐色。花期4月，果期8月。

【生境分布】栽种于房前屋后或庭院。分布于敖东镇等地。

【传统用药】果实入药（沙梨）。果实成熟、果柄易脱落时适时采收。甘、涩、凉；清暑解渴，生津润燥；用于热病津伤，烦渴，痰热惊狂，噎嗝，便秘。

硕苞蔷薇 　【地方别名】猴耳刺、苞蔷薇。

Rosa bracteata Wendl.　　　　　　　　　　【凭证标本】350128LY0083

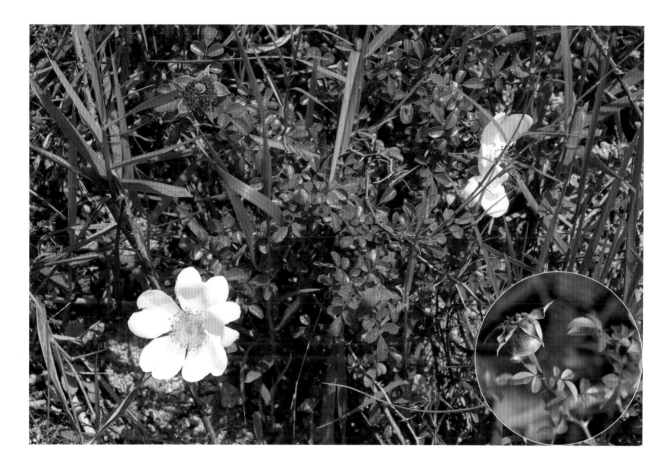

【形态特征】铺散常绿灌木，高达5m，有长匍匐枝。小枝密被黄褐色柔毛，混生针刺和腺毛；皮刺扁而弯，常成对着生于托叶下方。小叶5~9，革质，椭圆形或倒卵形；托叶大部离生，呈篦齿状深裂，密被柔毛，边缘有腺毛。花单生或2~3朵集生，花梗、苞片、萼筒外面均密被柔毛；花瓣白色，倒卵形，先端微凹。蔷薇果球形，密被黄褐色柔毛。

【生境分布】生于沿海丘陵山上、路边等。全区各地分布。

【传统用药】根入药（苞蔷薇根）。全年均可采收，挖出根部，除去泥土、须根，晒干；或洗净，趁鲜切片，晒干。甘、苦、涩，温；益脾补肾，敛肺涩肠，止汗，活血调经，祛风湿，散结解毒；用于腰膝酸软，水肿，脚气病，遗精，盗汗，阴挺，久泄，脱肛，咳嗽气喘，胃脘痛，疝气，风湿痹痛，月经不调，闭经，带下病，瘰疬，肠痈，烫伤。叶入药（苞蔷薇叶）。全年均可采收，鲜用或晒干。微苦，凉；清热解毒，消肿敛疮；用于疔疮肿毒，烧烫伤。花入药（苞蔷薇花）。5~7月采花，晾干。甘、平；润肺止咳；用于肺痨咳嗽。果实入药（苞蔷薇果）。秋季果实成熟时采摘，鲜用或晒干。甘、酸，平；补脾益肾，涩肠止泻，祛风湿，活血调经；用于泄泻，痢疾，风湿痹痛，月经不调。

【地方用药】根入药（猴耳刺）。四季采收，晒干。补肾，化积食，祛胃寒；用于伤食，肾炎，疳积。果皮入药（银实）。秋、冬二季果熟时采收，掏净瘦果，去毛，晒干。用于小儿无名肿毒。

密刺硕苞蔷薇 　【地方别名】猴耳刺、苞蔷薇。

Rosa bracteata Wendl. var. *scabriacaulis* Lindl. ex Koidz. 　【凭证标本】350128LY0084

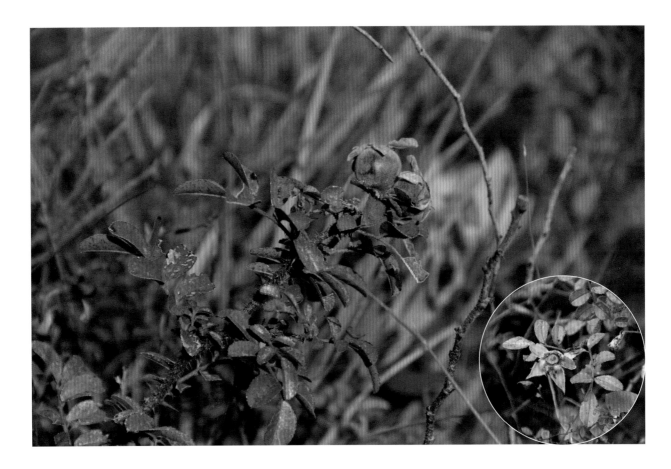

【形态特征】铺散常绿灌木，具长的匍匐枝。小枝密被黄褐色柔毛、针刺和腺毛，有皮刺；皮刺扁而弯，常成对着生于托叶下方。小叶 5~9，革质，椭圆形或倒卵形；托叶大部离生，呈篦齿状深裂，密被柔毛，边缘有腺毛。花单生或 2~3 朵集生，花梗、苞片、萼筒外面均密被柔毛；花瓣白色，倒卵形，先端微凹。蔷薇果球形，密被黄褐色柔毛。

【生境分布】生于沿海丘陵山上、路边等。全区各地分布。

【传统用药】根入药（苞蔷薇根）。全年均可采收，挖出根部，除去泥土、须根，晒干；或洗净，趁鲜切片，晒干。甘、苦、涩，温；益脾补肾，敛肺涩肠，止汗，活血调经，祛风湿，散结解毒；用于腰膝酸软，水肿，脚气病，遗精，盗汗，阴挺，久泄，脱肛，咳嗽气喘，胃脘痛，疝气，风湿痹痛，月经不调，闭经，带下病，瘰疬，肠痈，烫伤。叶入药（苞蔷薇叶）。全年均可采收，鲜用或晒干。微苦，凉；清热解毒，消肿敛疮；用于疔疮肿毒，烧烫伤。花入药（苞蔷薇花）。5~7 月采花，晾干。甘，平；润肺止咳；用于肺痨咳嗽。果实入药（苞蔷薇果）。秋季果实成熟时采摘，鲜用或晒干。甘、酸，平；补脾益肾，涩肠止泻，祛风湿，活血调经；用于泄泻，痢疾，风湿痹痛，月经不调。

【地方用药】根入药（猴耳刺）。四季采收，晒干。补肾，化积食，祛胃寒；用于伤食，肾炎，疳积。果皮入药（银实）。秋、冬二季果熟时采收，掏净瘦果，去毛，晒干。用于小儿无名肿毒。

月季花 【地方别名】月月红、长春花。

Rosa chinensis Jacq. 【凭证标本】350128LY0085

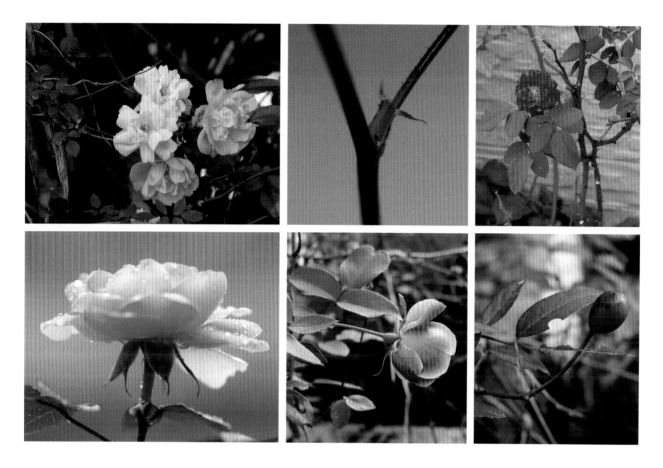

【形态特征】直立灌木，高 1~2m。小枝圆柱形，有短粗的钩状皮刺。小叶 3~5，稀 7，小叶片宽卵形至卵状长圆形，先端长渐尖或渐尖，基部近圆形或宽楔形，边缘有锐锯齿。花几朵集生，稀单生；萼片卵形，边缘常有羽状裂片，稀全缘；花瓣重瓣至半重瓣，红色、粉红色至白色，倒卵形，先端有凹缺，基部楔形；花柱离生，约与雄蕊等长。果实卵球形或梨形，红色，萼片脱落。花期 4~9 月，果期 6~11 月。

【生境分布】栽种于庭院。全区各地分布。

【传统用药】花入药（月季花）。全年均可采收，花微开时采摘，阴干或低温干燥。甘，温；活血调经，疏肝解郁；用于气滞血瘀，月经不调，痛经，闭经，胸胁胀痛。根入药（月季花根）。全年均可采收，挖根，洗净，切段，晒干。甘、苦、微涩，温；活血调经，消肿散结，涩精止带；用于月经不调，痛经，闭经，血崩，跌打损伤，瘰疬，遗精，带下病。叶入药（月季花叶）。春至秋季，枝叶茂盛时均可采叶，鲜用或晒干。微苦，平；活血消肿，解毒，止血；用于疮疡肿毒，瘰疬，跌打损伤，腰膝肿痛，外伤出血。

蓬蘽 【地方别名】三月泡、割田藨。

Rubus hirsutus Thunb. 【凭证标本】350128LY0423

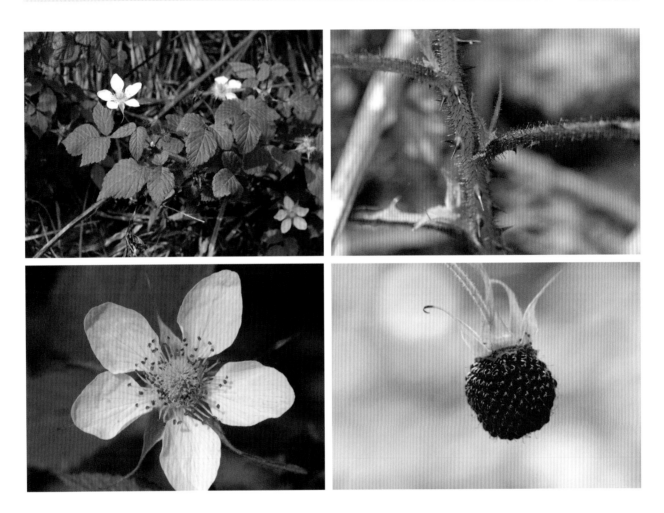

【形态特征】灌木，高 1~2m。枝红褐色或褐色，被柔毛和腺毛，疏生皮刺。小叶 3~5 枚，卵形或宽卵形，长 3~7cm，宽 2~3.5cm；托叶披针形或卵状披针形，两面具柔毛。花常单生于侧枝顶端；花梗具柔毛和腺毛，或有极少小皮刺；花大，直径 3~4cm；花萼外密被柔毛和腺毛，萼片顶端长尾尖，外面边缘被灰白色绒毛，花后反折；花瓣倒卵形或近圆形，白色，基部具爪。聚合果红色，近球形，直径 1~2cm，无毛。花期 4 月，果期 5~6 月。

【生境分布】生于山坡、路旁、灌丛中等。全区各地分布。

【传统用药】根入药（托盘）。夏秋间采挖，洗净，鲜用或晒干。酸、微苦，平；清热解毒，消肿止痛，止血；用于感冒，小儿高热惊厥，咽喉肿痛，牙痛，头痛，风湿痹痛，瘰疬，疔肿。叶或嫩枝梢入药（托盘叶）。夏、秋二季采收，鲜用或晒干。微苦、酸，平；清热解毒，收敛止血；用于牙龈肿痛，暴赤火眼，疮疡疔肿，外伤出血。

茅 莓 【地方别名】苦弄。

Rubus parvifolius L.

【凭证标本】350128LY0086

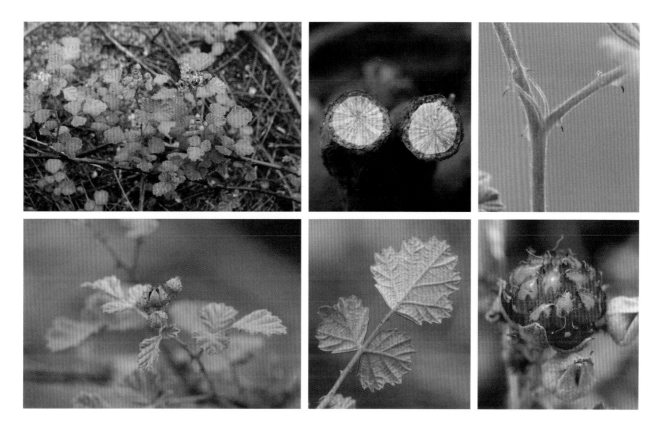

【形态特征】灌木。枝呈弓形弯曲，被柔毛和稀疏钩状皮刺。小叶3~5，菱状圆形或倒卵形，具齿及浅裂片。伞房花序顶生或腋生，具花数朵以上，萼片卵状披针形或披针形，花、果期均直立开展；花瓣粉红色或紫红色。聚合果卵圆形，成熟时红色，核有浅皱纹。花期3~6月，果期5~8月。

【生境分布】生于路边、灌木丛等。全区各地分布。

【传统用药】根入药（藕田藨根）。秋、冬二季挖根，洗净，鲜用或切片晒干。甘、苦，凉；清热解毒，祛风利湿，凉血活血；用于感冒发热，咽喉肿痛，风湿痹痛，黄疸，泄泻，痢疾，水肿，热淋，石淋，跌打损伤，咳血，吐血，崩漏，疔疮肿毒，腮腺炎。地上部分入药（藕田藨）。7~8月采收，割取全草，捆成小把，晒干。苦、涩，凉；清热解毒，散瘀止痛，杀虫疗疮；用于风热感冒，咳嗽痰血，痢疾，跌打损伤，产后腹痛，疥疮，疖肿，外伤出血。

【地方用药】根入药（苦弄刺）。四季采收，晒干，切片。用于泄泻。嫩枝叶、芽入药（苦弄叶）。取15cm长，6~7根，加盐，锅炒熬汤。用于泄泻，小儿秋泄。

粗叶悬钩子   【地方别名】粗叶莓。

Rubus alceaefolius Poir.   【凭证标本】350128LY0087

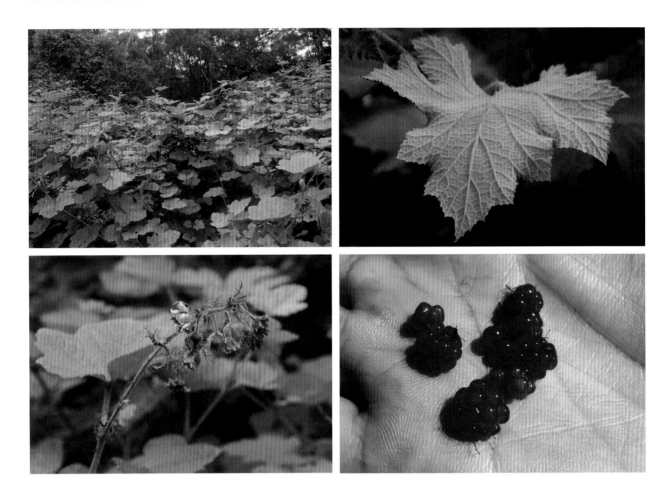

【形态特征】攀缘灌木，高达 5m。枝被黄灰色至锈色绒毛状长柔毛，有稀疏皮刺。单叶，近圆形或宽卵形，长 6~16cm，宽 5~14cm，边缘不规则 3~7 浅裂；托叶大，羽状深裂或不规则的撕裂。花成顶生狭圆锥花序或近总状，也成腋生头状花束，稀为单生；花梗短；苞片大，羽状至掌状或梳齿状深裂；花直径 1~1.6cm；花瓣宽倒卵形或近圆形，白色，与萼片近等长；雄蕊多数，花丝宽扁；雌蕊多数。果实近球形，肉质，红色。花期 7~9 月，果期 10~11 月。

【生境分布】生于山坡、灌丛、疏林等。全区各地分布。

【传统用药】根和叶入药（粗叶悬钩子）。全年均可采收，洗净，晒干。甘、淡、平；清热利湿，止血，散瘀；用于黄疸，痢疾，泄泻，乳痈，口疮，尿血，痞块，跌打损伤，风湿痹痛。

【附   注】本种现接受拉丁名为 *Rubus alceifolius* Poiret。

地 榆 【地方别名】野红枣。

Sanguisorba officinalis L.

【凭证标本】350128LY0089

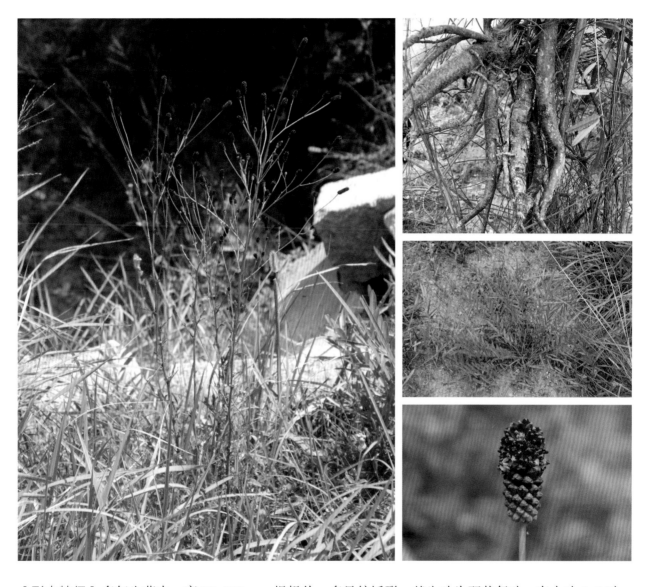

【形态特征】多年生草本，高 30~120cm。根粗壮，多呈纺锤形。基生叶为羽状复叶，有小叶 4~6 对，小叶片卵形或长圆状卵形，顶端圆钝，稀急尖，基部心形至浅心形，边缘具锯齿；茎生叶较少，小叶片长圆形至长圆状披针形。穗状花序椭圆形、圆柱形或卵球形；萼片 4 枚，紫红色，椭圆形至宽卵形；雄蕊 4 枚，花丝丝状，与萼片近等长或稍短；子房外面无毛或基部微被毛，柱头顶端扩大，边缘具流苏状乳头。果实包藏于宿存萼筒内。花、果期 7~10 月。

【生境分布】生于草地、灌丛、疏林等。分布于敖东镇等地。

【传统用药】根入药（地榆）。春季将发芽时或秋季植株枯萎后采挖，除去须根，洗净，干燥，或趁鲜切片，干燥。苦、酸、涩，微寒；凉血止血，解毒敛疮；用于便血，痔血，血痢，崩漏，水火烫伤，痈肿疮毒。叶入药（地榆叶）。夏季采收，鲜用或晒干。苦，微寒；清热解毒；用于热病，疮疡肿痛。

豆　科　Fabaceae

台湾相思

Acacia confusa Merr.

【凭证标本】350128LY0091

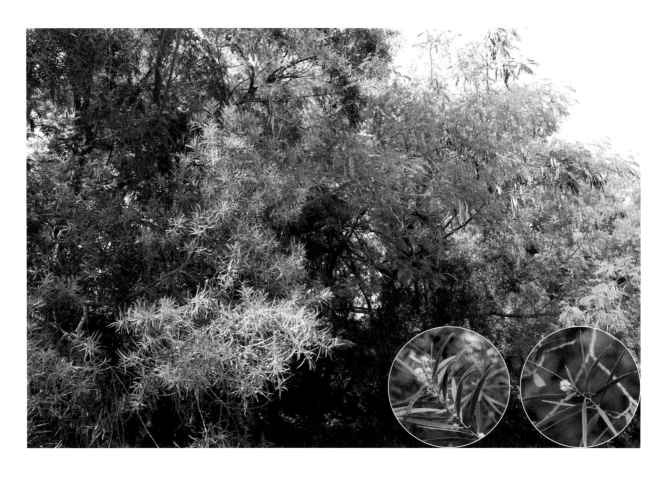

【形态特征】常绿乔木，高 6~15m，无毛。枝灰色或褐色，无刺，小枝纤细。叶状柄革质；叶披针形，直或微呈弯镰状，两端渐狭，先端略钝，两面无毛。头状花序球形，单生或 2~3 个簇生于叶腋；花金黄色，有微香；花瓣淡绿色；雄蕊多数；子房被黄褐色柔毛。荚果扁平，干时深褐色，有光泽，于种子间微缢缩，顶端钝而有凸头，基部楔形。种子 2~8 颗，椭圆形，压扁。花期 3~10 月，果期 8~12 月。

【生境分布】栽种于沿海丘陵山上。全区各地分布。

【传统用药】枝、叶或芽入药（台湾相思）。夏、秋二季采枝、叶或嫩芽，鲜用。去腐生肌，疗伤；用于疮疡溃烂，跌打损伤。

【附　　注】中国外来入侵植物，入侵等级 3 级。

龙须藤

【地方别名】梅花入骨丹、羊蹄藤、穿木龙、蝴蝶藤、白蛇藤。

Bauhinia championii (Benth.) Benth.

【凭证标本】350128LY0093

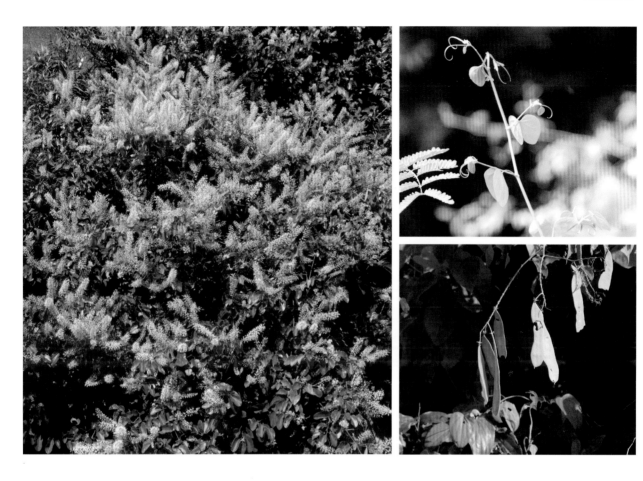

【形态特征】藤本，有卷须。嫩枝和花序薄被紧贴的小柔毛。叶纸质，卵形或心形，先端锐渐尖、圆钝、微凹或2裂，基部截形、微凹或心形。总状花序狭长；花蕾椭圆形，与花萼及花梗同被灰褐色短柔毛；花瓣白色，具瓣柄，瓣片匙形，外面中部疏被丝毛；能育雄蕊3，花丝无毛，退化雄蕊2；子房具短柄，仅沿两缝线被毛，花柱短，柱头小。荚果倒卵状长圆形或带状，扁平，无毛，果瓣革质。种子2~5颗，圆形，扁平。花期6~10月，果期7~12月。

【生境分布】生于丘陵灌丛、山地疏林、密林等。分布于流水镇等地。

【传统用药】根或茎入药（九龙藤）。全年均可采收，砍取茎干或挖出根部，除去杂质、泥土，切片，鲜用或晒干。甘、微苦，温；祛风除湿，行气活血；用于风湿痹痛，跌打损伤，中风，胃脘痛，疳积，痢疾。叶入药（九龙藤叶）。全年均可采收，鲜用或晒干。甘、苦，温；利尿，化瘀，理气止痛；用于小便不利，腰痛，跌打损伤，眼翳。种子入药（过江龙子）。秋季果实成熟时采收，晒干，打出种子。苦、辛，温；行气止痛，活血化瘀；用于胁肋胀痛，胃脘痛，跌打损伤。

含羞草决明 【地方别名】野通草、山扁豆。

Cassia mimosoides L.

【凭证标本】350128LY0094

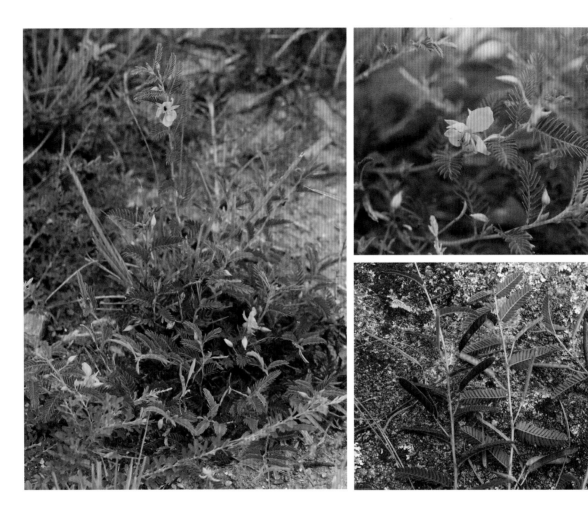

【形态特征】一年生或多年生亚灌木状草本，高 30~60cm，多分枝。枝条纤细，被微柔毛。小叶 20~50 对，
线状镰形，顶端短急尖，两侧不对称，中脉靠近叶的上缘，干时呈红褐色；托叶线状锥形，
有明显肋条，宿存。花序腋生，1 或数朵聚生不等，总花梗顶端有小苞片 2 枚；花萼顶端
急尖，外被疏柔毛；花瓣黄色，不等大，具短柄，略长于萼片；雄蕊 10 枚。荚果镰形，
扁平。种子 10~16 颗。花、果期通常 8~10 月。

【生境分布】生于坡地、空旷地的灌木丛、草丛等。分布于敖东镇、中楼乡等地。

【传统用药】全草入药（山扁豆）。夏、秋二季采收全草，扎成把，晒干。甘、微苦，平；清热解毒，
健脾利湿，通便；用于黄疸，暑热吐泻，小儿疳积，水肿，小便不利，习惯性便秘，疔疮
痈肿，毒蛇咬伤。

【附　　注】本种现接受名为山扁豆 *Chamaecrista mimosoides* Standl.。

决 明 【地方别名】野花生。

Cassia tora L.

【凭证标本】350128LY0096

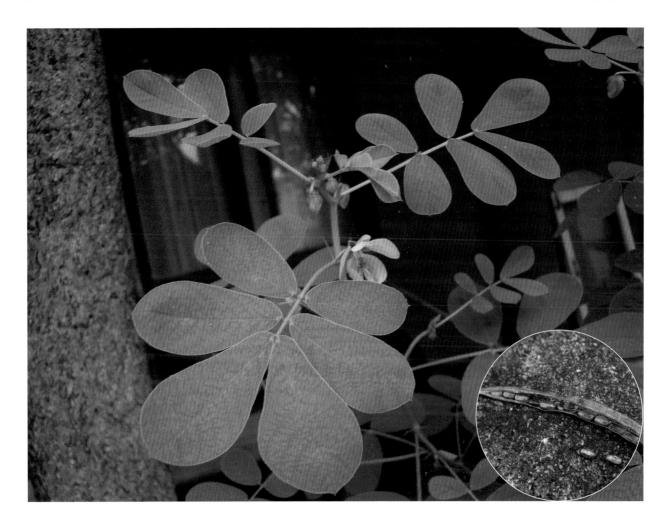

【形态特征】一年生亚灌木状草本,高1~2m。小叶3对,倒卵形或倒卵状长椭圆形,顶端圆钝而有小尖头,基部渐狭;托叶线状,早落。花腋生,通常2朵聚生;萼片稍不等大,卵形或卵状长圆形,膜质,外面被柔毛;花瓣黄色,下面2片略长;能育雄蕊7枚,花药四方形,顶孔开裂,花丝短于花药;子房无柄,被白色柔毛。荚果纤细,近四棱形,两端渐尖,膜质。种子约25颗,菱形,光亮。花、果期8~11月。

【生境分布】生于山坡、旷野、河滩沙地等。分布于东庠乡、中楼乡等地。

【传统用药】种子入药(决明子)。秋季采收成熟果实,晒干,打下种子,除去杂质。甘、苦、咸、微寒;清热明目,润肠通便;用于目赤涩痛,羞明多泪,头痛眩晕,目暗不明,大便秘结。全草或叶入药(野花生)。夏秋间采收全草和叶,晒干。咸、微苦,平;祛风清热,解毒利湿;用于风热感冒,时行感冒,白涩病,湿热黄疸,水肿,带下病,瘰疬,疮痈疔肿,乳痈。

【地方用药】全草入药(野花生)。夏季采收,晒干。用于便秘。

【附 注】本种现接受拉丁名为 *Senna tora* (L.) Roxb.。

望江南 【地方别名】羊角豆。

Cassia occidentalis L.

【凭证标本】350128LY0095

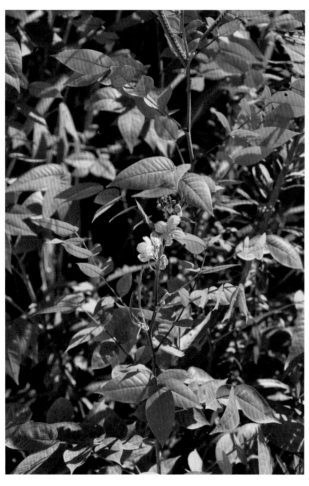

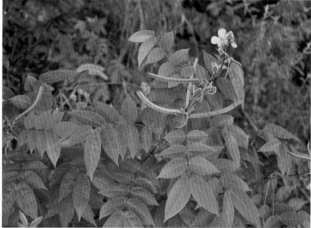

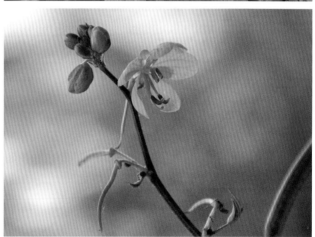

【形态特征】亚灌木或灌木，高0.8~1.5m。小叶4~5对，膜质，卵形至卵状披针形，顶端渐尖；托叶早落。花数朵组成伞房状总状花序，腋生和顶生；苞片早脱；花萼片不等大，外生的近圆形，内生的卵形；花瓣黄色，外生的卵形，顶端圆形，均有短狭的瓣柄；雄蕊7枚发育，3枚不育，无花药。荚果带状镰形，褐色，压扁，稍弯曲，边较淡色，加厚，有尖头。种子30~40颗，种子间有薄隔膜。花期4~8月，果期6~10月。

【生境分布】生于河边滩地、旷野、丘陵的灌木林、疏林等。全区各地零星分布。

【传统用药】茎叶入药（望江南）。夏季植株生长旺盛时采收，阴干；鲜用者可随采新鲜茎叶供药用。苦，寒；有小毒；肃肺，清肝，利尿，通便，解毒消肿；用于咳嗽气喘，头痛目赤，小便血淋，大便秘结，痈肿疮毒，毒虫咬伤。种子入药（望江南子）。10月果实成熟变黄时，割取全株，晒干后脱粒，取种子再晒干。甘、苦，凉；有毒；清肝，健胃，通便，解毒；用于目赤肿痛，头晕头胀，伤食，胃脘痛，痢疾，便秘，痈肿疔毒。

【附　注】①本种现接受拉丁名为 *Senna occidentalis* (Linnaeus) Link。②中国外来入侵植物，入侵等级3级。

铺地蝙蝠草

【地方别名】马蹄香、马蹄金、大扁草、螺丕掩、纱帽草。

Christia obcordata (Poir.) Bahn. f.

【凭证标本】350128LY0097

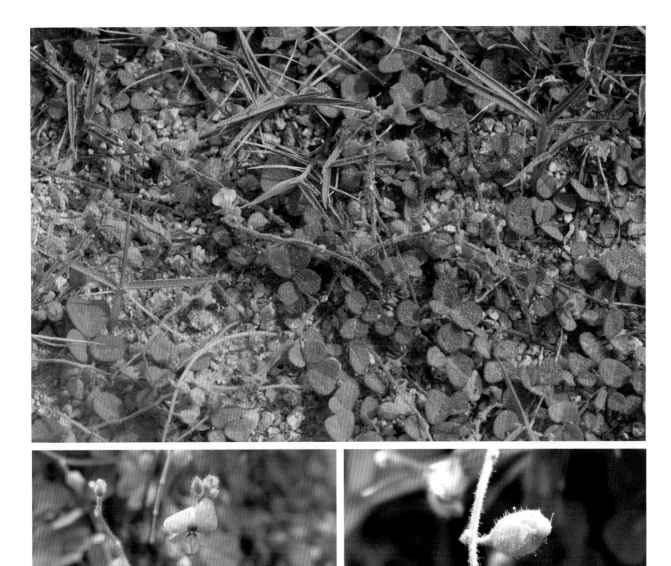

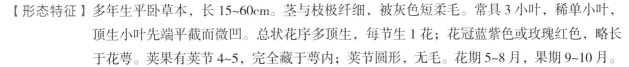

【形态特征】多年生平卧草本，长 15~60cm。茎与枝极纤细，被灰色短柔毛。常具 3 小叶，稀单小叶，顶生小叶先端平截而微凹。总状花序多顶生，每节生 1 花；花冠蓝紫色或玫瑰红色，略长于花萼。荚果有荚节 4~5，完全藏于萼内；荚节圆形，无毛。花期 5~8 月，果期 9~10 月。

【生境分布】生于草地、砂质地等。全区各地分布。

【传统用药】全草入药（半边钱）。夏、秋二季采收，洗净，鲜用或晒干。苦、辛，寒；利水通淋，散瘀止血，清热解毒；用于小便不利，石淋，水肿，跌打损伤，吐血，咯血，血崩，目赤肿痛，乳痈，毒蛇咬伤。

假地蓝 【地方别名】响铃豆、响铃草、铜钱草、山毛豆、摇铃草。

Crotalaria ferruginea Grah. ex Benth.　　　【凭证标本】350128LY0357

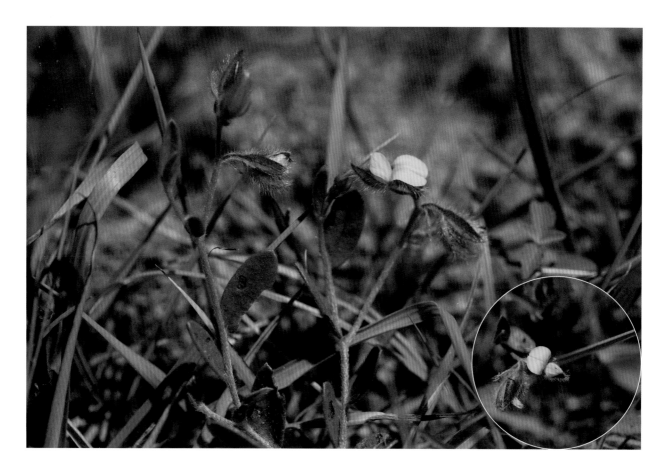

【形态特征】草本，高 60~120cm。茎直立，多分枝。单叶，叶片椭圆形，两面被毛，尤以叶下面叶脉
　　　　　　上的毛更密，先端钝或渐尖，基部略楔形。总状花序顶生或腋生，有花 2~6 朵；花萼二唇形，
　　　　　　密被粗糙的长柔毛，深裂几达基部，萼齿披针形；花冠黄色，旗瓣长椭圆形，翼瓣长圆形，
　　　　　　龙骨瓣与翼瓣等长，中部以上变狭而形成长喙，包于萼内或与之等长；子房无柄。荚果长
　　　　　　圆形，无毛。种子 20~30 颗。花、果期 6~12 月。

【生境分布】生于山坡疏林、荒山草地等。分布于平原镇等地。

【传统用药】根或全草入药（响铃草）。夏、秋二季采收，鲜用或扎成把晒干。苦、微酸，平；滋肾养
　　　　　　肝，止咳平喘，利湿解毒；用于耳鸣，耳聋，头目眩晕，遗精，月经过多，带下病，久咳
　　　　　　痰血，哮喘，水肿，小便不利，乳蛾，痄腮，疔疮肿毒。

降 香 【地方别名】降香檀、花梨母。

Dalbergia odorifera T. Chen 　　　　　　　【凭证标本】350128LY0098

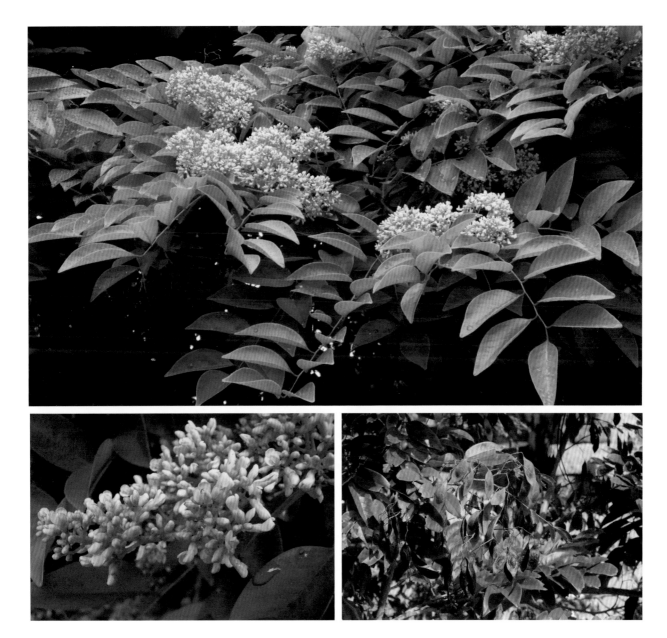

【形态特征】乔木，高10~15m。羽状复叶，托叶早落；小叶（3~）4~5（~6）对，近革质，卵形或椭圆形。圆锥花序腋生，分枝呈伞房花序状；基生小苞片近三角形，副萼状小苞片阔卵形；花初时密集于花序分枝顶端，后渐疏离；花冠乳白色或淡黄色，旗瓣倒心形，先端截平，微凹缺，翼瓣长圆形，龙骨瓣半月形，背弯拱；雄蕊9，单体；子房狭椭圆形，具长柄，有胚珠1~2粒。荚果舌状长圆形，基部骤然收窄与纤细的果颈相接，果瓣革质。种子1（~2）粒。

【生境分布】生于道旁、庭院等，栽培。分布于北厝镇、中楼乡等地。

【传统用药】树干和根心材入药（降香）。全年均可采收，除去边材，阴干。辛，温；化瘀止血，理气止痛；用于吐血，衄血，外伤出血，肝郁胁痛，胸痹刺痛，跌扑伤痛，呕吐腹痛。

假地豆 【地方别名】野花生、山花生、山土豆。

Desmodium heterocarpon (L.) DC.

【凭证标本】350128LY0099

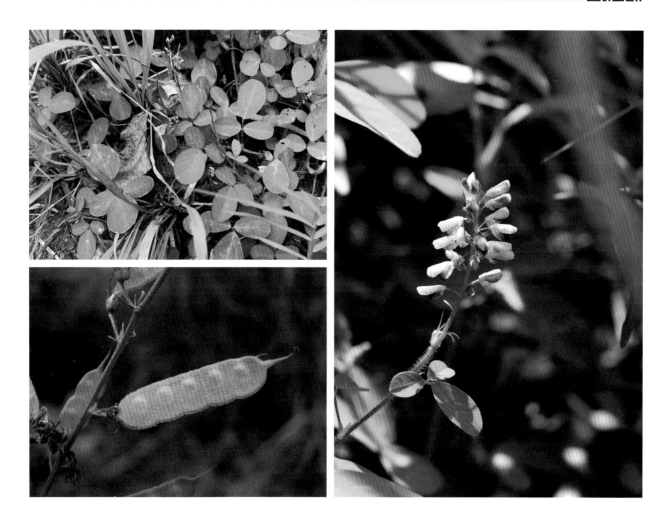

【形态特征】小灌木或亚灌木。茎直立或平卧，高 30~150cm。叶为羽状三出复叶，小叶 3；托叶宿存，狭三角形；小叶纸质，顶生小叶椭圆形、长椭圆形或宽倒卵形，侧生小叶通常较小。总状花序顶生或腋生，花极密，每 2 朵生于花序的节上；苞片卵状披针形，被缘毛，在花未开放时呈覆瓦状排列；花萼钟形，4 裂，疏被柔毛；花冠紫红色、紫色；雄蕊二体；雌蕊子房无毛或被毛，花柱无毛。荚果密集，狭长圆形，有荚节 4~7，荚节近方形。花期 7~10 月，果期 10~11 月。

【生境分布】生于山坡草地、水旁、灌丛、林中等。全区各地分布。

【传统用药】全株入药（山花生）。9~10 月采收，切段，晒干或鲜用。甘、微苦，寒；清热，利尿，解毒；用于肺热咳嗽，水肿，淋证，尿血，跌打肿痛，毒蛇咬伤，痈疖，暑温，疟腮。

小叶三点金　【地方别名】红梗夫人草。

Desmodium microphyllum (Thunb.) DC.　【凭证标本】350128LY0100

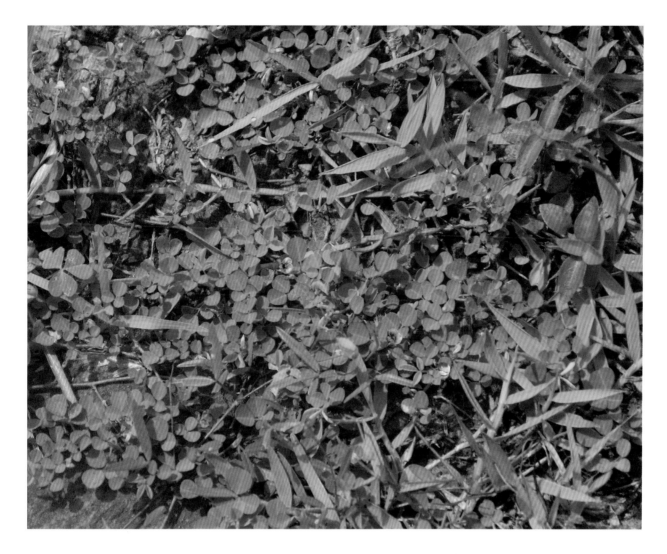

【形态特征】多年生草本。茎纤细，多分枝。羽状三出复叶，或有时仅为单小叶；小叶薄纸质，较大的
为倒卵状长椭圆形或长椭圆形，较小的为倒卵形或椭圆形。总状花序顶生或腋生，有花
6~10 朵，花小；苞片卵形，被黄褐色柔毛；花萼 5 深裂，裂片线状披针形；花冠粉红色，
与花萼近等长，旗瓣倒卵形或倒卵状圆形，翼瓣倒卵形，龙骨瓣长椭圆形；雄蕊二体；子
房线形，被毛。荚果通常有荚节 3~4，荚节近圆形，扁平。花期 5~9 月，果期 9~11 月。

【生境分布】生于荒地草丛中、灌木林中等。分布于敖东镇等地。

【传统用药】全草入药（小叶三点金草）。夏、秋二季采收，鲜用或晒干。甘、苦，凉；清热利湿，止
咳平喘，消肿解毒；用于石淋，胃脘痛，黄疸，痢疾，咳嗽，哮喘，小儿疳积，毒蛇咬伤，
痈疮瘰疬，漆疮，痔疮。根入药（辫子草根）。夏、秋二季采收，鲜用或晒干。甘，平；
清热利湿，调经止血，活血通络；用于黄疸，痢疾，淋证，风湿痹痛，咯血，崩漏，带下
病，痔疮，跌打损伤。

圆叶野扁豆

Dunbaria rotundifolia (Lour.) Merr.

【凭证标本】350128LY0358

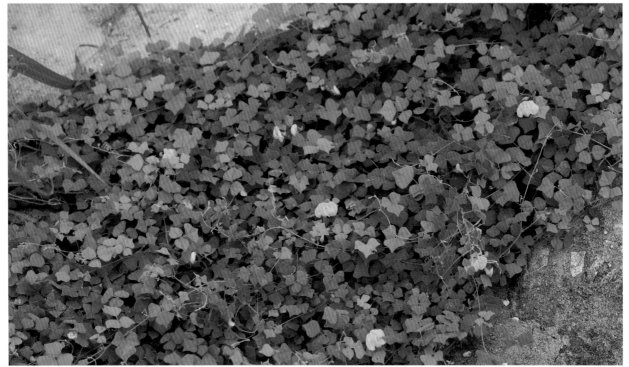

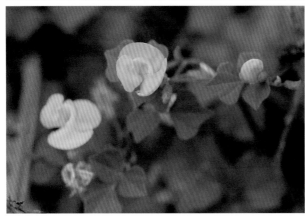 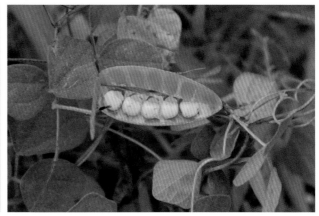

【形态特征】多年生缠绕藤本。茎纤细，柔弱，微被短柔毛。叶具羽状 3 小叶；小叶纸质，顶生小叶圆菱形，宽常稍大于长，侧生小叶稍小，偏斜，叶缘波状，略背卷。花 1~2 朵腋生；花萼钟状，齿裂，裂齿卵状披针形；花冠黄色，旗瓣倒卵状圆形，先端微凹，基部具 2 枚齿状的耳，翼瓣倒卵形，龙骨瓣镰状；雄蕊二体；子房无柄。荚果线状长椭圆形，被极短柔毛或近无毛。种子 6~8 颗，近圆形，黑褐色。果期 9~10 月。

【生境分布】生于山坡灌丛中、旷野草地上等。分布于流水镇等地。

【传统用药】全草入药（罗网藤）。春、夏二季采收，洗净，晒干。淡，凉；清热解毒，止血生肌；用于黄疸或胁痛，外伤出血，烧烫伤。

刺 桐 【地方别名】海桐。

Erythrina variegata L.

【凭证标本】350128LY0424

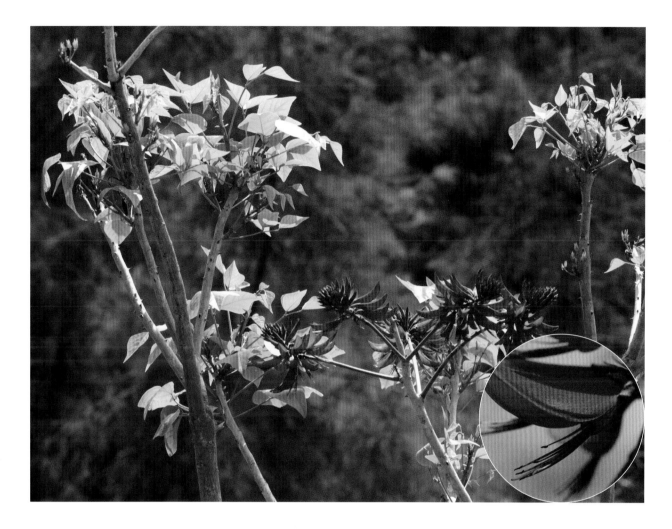

【形态特征】大乔木，高可达20m。树皮灰褐色，枝有明显叶痕及短圆锥形的黑色直刺。三出羽状复叶，常密集于枝端；托叶披针形，早落；小叶膜质，宽卵形或菱状卵形，长、宽各15~30cm；基脉3条；小叶柄基部有1对腺体状的托叶。总状花序顶生，长10~16cm；总花梗木质，粗壮，具短绒毛；花萼佛焰苞状，口部偏斜，一边开裂；花冠红色；雄蕊10，二体。荚果黑色，肥厚，种子间略缢缩，长15~30cm，宽2~3cm，稍弯曲，先端不育。种子1~8颗，肾形，暗红色。花期3月，果期8月。

【生境分布】生于路边，或栽培于公园。全区各地零星分布。

【传统用药】树皮入药（海桐皮）。栽后8年左右，即可剥取树皮，通常于夏、秋二季进行，有剥取干皮、砍枝剥皮和挖根剥皮3种方法，剥后，刮去灰垢，晒干即成。苦、辛，平；祛风除湿，舒筋通络，杀虫止痒；用于风湿痹痛，肢节拘挛、跌打损伤、疥癣、湿疮。花入药（刺桐花）。3月花开时采集，晒干。苦、涩，凉；收敛止血；用于外伤出血。叶入药（刺桐叶）。秋季采收，晒干。苦，平；消积驱蛔；用于小儿疳积，蛔虫病。

千斤拔 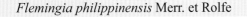【地方别名】蔓千斤拔、蔓性千斤拔、一条根。

Flemingia philippinensis Merr. et Rolfe 【凭证标本】350128LY0102

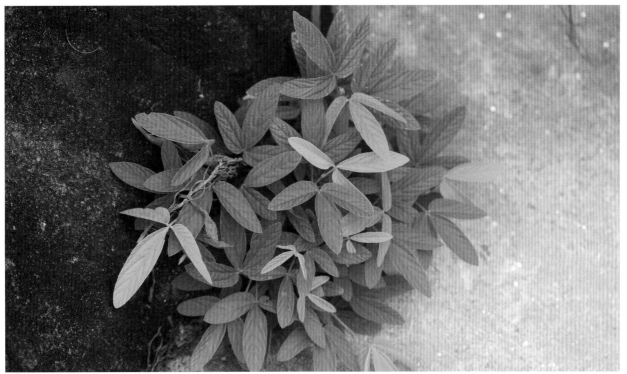

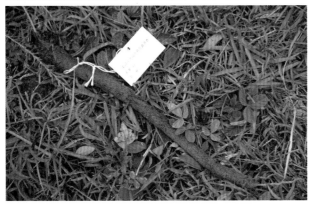

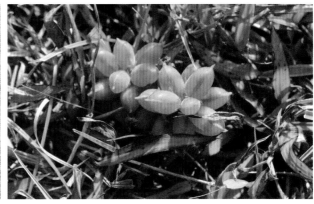

【形态特征】直立或披散亚灌木。幼枝三棱柱状，密被灰褐色短柔毛。叶具指状 3 小叶；托叶线状披针形；小叶厚纸质，长椭圆形或卵状披针形，偏斜，上面被疏短柔毛，下面密被灰褐色柔毛，基出脉 3，侧脉及网脉在上面多少凹陷，下面凸起。总状花序腋生，通常长 2~2.5cm，各部密被灰褐色至灰白色柔毛；花密生，具短梗；花冠紫红色，约与花萼等长。荚果椭圆状，长 7~8mm，宽约 5mm，被短柔毛。种子 2 颗。花、果期夏、秋二季。

【生境分布】生于平地旷野、山坡路旁草地上等。全区各地分布。

【传统用药】根入药（千斤拔）。秋后采挖，洗净，切段，晒干。甘、微涩，平；祛风除湿，强筋壮骨，活血解毒；用于风湿痹痛，腰痹，四肢痿软，跌打损伤，咽喉肿痛。孕妇慎用。

【附　注】本种现接受拉丁名为 *Flemingia prostrata* C. Y. Wu。

乳 豆

Galactia tenuiflora (Klein ex Willd.) Wight et Arn.　　【凭证标本】350128LY0103

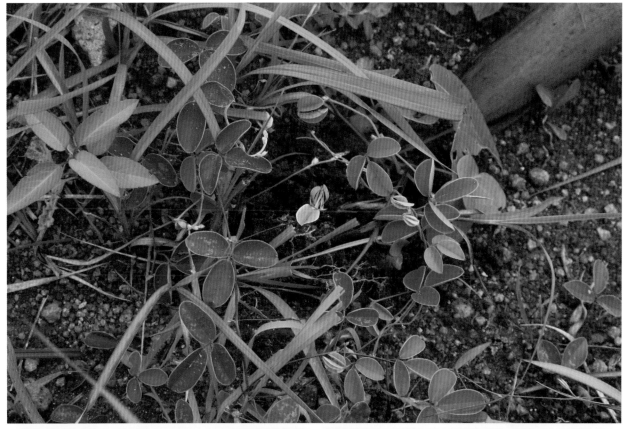

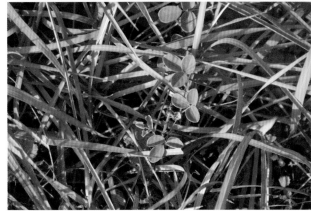
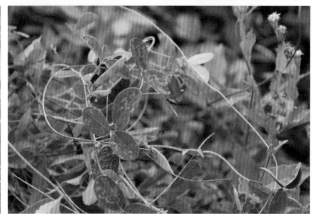

【形态特征】多年生草质藤本。茎密被灰白色或灰黄色长柔毛。三出复叶，小叶椭圆形，先端微凹，具小凸尖，下面密被灰白色或黄绿色长柔毛；小托叶针状。总状花序腋生，花具短梗，单生或孪生；花冠淡蓝色，对着旗瓣的 1 枚雄蕊与雄蕊管完全离生；子房无柄，密被长柔毛。荚果线形。花、果期 8~9 月。

【生境分布】生于林中、村边丘陵灌丛中等。全区各地分布。

【传统用药】全草入药（乳豆）。用于跌打损伤，骨折。

烟 豆 【地方别名】澎湖大豆。

Glycine tabacina Benth. 　　　　　　　　　　　　　【凭证标本】350128LY0104

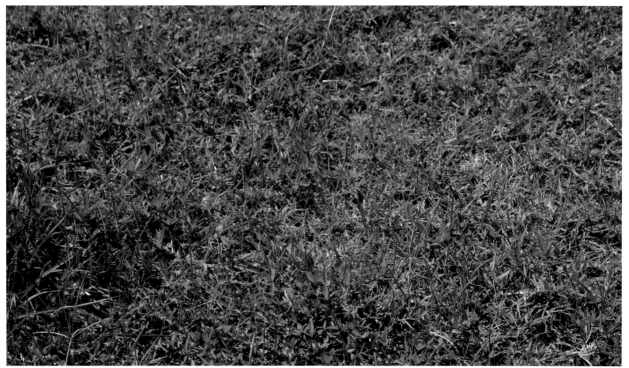

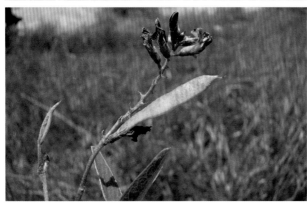 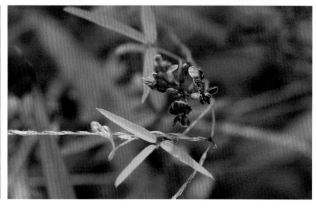

【形态特征】多年生草本。叶具 3 小叶，侧生小叶与顶生小叶疏离；茎下部的小叶倒卵形，上部的小叶
卵状披针形、长椭圆形或长圆形至线形。总状花序柔弱延长；花疏离，生于短柄上，在植
株下部常单生于叶腋，或 2~3 朵聚生；花萼钟状，5 裂；花冠紫色至淡紫色；旗瓣大，圆形，
翼瓣与龙骨瓣较小；雄蕊二体；子房具短柄，胚珠多数。荚果长圆形而劲直，在种子之间
不缢缩。种子 2~5 颗，圆柱形，两端近截平，褐黑色。花期 3~7 月，果期 5~10 月。

【生境分布】生于海边岛屿的山坡、荒坡草地上等。分布于敖东镇、大练乡等地。

【传统用药】根入药（一条根）。全年可采收，洗净，晒干。祛风湿，壮筋骨，益脾肾；用于风湿痹痛，
气虚足肿，腰膝酸软。

【附　　注】①国家二级重点保护野生植物。②以烟豆为来源的一条根药材，为金门特色草药。

短绒野大豆 　【地方别名】阔叶大豆、多毛豆。

Glycine tomentella Hayata 　　　　　【凭证标本】350128LY0425

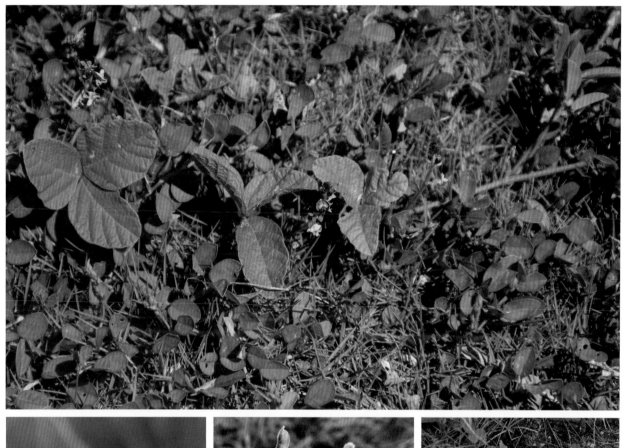

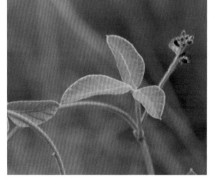 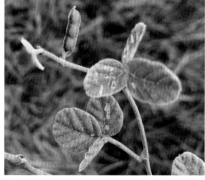 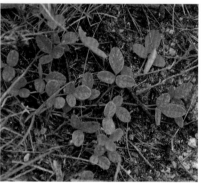

【形态特征】多年生缠绕或匍匐草本。茎粗壮，基部多分枝，全株通常密被黄褐色的绒毛。三出复叶，
　　　　　托叶卵状披针形。总状花序，花单生或 2~7（~9）朵簇生于顶端；花冠淡红色、深红色至
　　　　　紫色，旗瓣大，有脉纹；二体雄蕊。荚果扁平而直，密被黄褐色短柔毛，在种子之间缢缩。
　　　　　花期 7~8 月，果期 9~10 月。

【生境分布】生于沿海及附近岛屿的干旱坡地、平地或荒坡草地上。分布于苏澳镇等地。

【传统用药】根入药（一条根）。全年可采收，洗净，晒干。祛风湿，壮筋骨，益脾肾；用于风湿痹痛，
　　　　　气虚足肿，腰膝酸软。

【附　　注】①国家二级重点保护野生植物。②以短绒野大豆为来源的一条根药材，为金门特色草药。

鸡眼草 【地方别名】苍蝇翅、人字草、夜合草、柚仔草。

Kummerowia striata (Thunb.) Schindl. 【凭证标本】350128LY0105

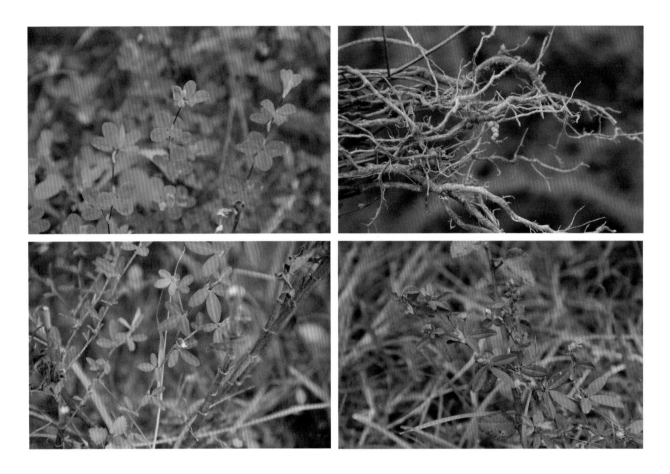

【形态特征】一年生草本，披散或平卧，多分枝，高 10~45cm。叶为三出羽状复叶；小叶纸质，倒卵形、长倒卵形或长圆形，先端圆形，稀微缺，基部近圆形或宽楔形。花小，单生或 2~3 朵簇生于叶腋；花萼钟状，5 裂，裂片宽卵形；花冠粉红色或紫色，较萼约长 1 倍。荚果圆形或倒卵形，稍侧扁，被小柔毛。花期 7~9 月，果期 8~10 月。

【生境分布】生于路旁、田边、溪旁、砂质地、缓山坡草地等。全区各地分布。

【传统用药】全草入药（鸡眼草）。7~8 月采收，鲜用或晒干。甘、辛、微苦，平；清热解毒，健脾利湿，活血止血；用于感冒，暑湿吐泻，黄疸，痈疖疔疮，痢疾，疳疾，血淋，咯血，衄血，跌打损伤，赤白带下。

截叶铁扫帚 【地方别名】千里光、关门草、苍蝇翼、半天雷、夜合草。

Lespedeza cuneata (Dum.-Cours.) G. Don　　　【凭证标本】350128LY0106

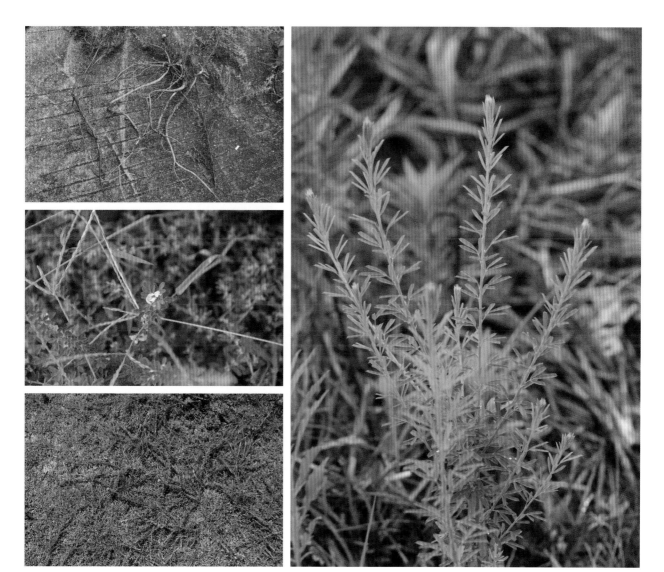

【形态特征】 小灌木，高达 1m。叶密集，柄短；小叶楔形或线状楔形，先端截形或近截形，基部楔形。
总状花序腋生，具 2~4 朵花；总花梗极短；小苞片卵形或狭卵形，先端渐尖，边具缘毛；
花萼狭钟形，5 深裂，裂片披针形；花冠淡黄色或白色，翼瓣与旗瓣近等长，龙骨瓣稍长；
闭锁花簇生于叶腋。荚果宽卵形或近球形，被伏毛。花期 7~8 月，果期 9~10 月。

【生境分布】 生于山坡、路旁等。分布于敖东镇等地。

【传统用药】 全草或根入药（夜关门）。播种当年9~10月结果盛期收获1次（留种的可稍迟），齐地割
起，拣去杂质，晒干或洗净鲜用。苦、涩，凉；补肾涩精，健脾利湿，祛痰止咳，清热解
毒；用于肾虚，遗精，遗尿，尿频，白浊，带下病，泄泻，痢疾，水肿，小儿疳积，咳嗽
气喘，跌打损伤，目赤肿痛，疮痈肿毒，毒虫咬伤。孕妇忌服。

中华胡枝子

【地方别名】小号野花生、假花生、三叶藤、小号一条根。

Lespedeza chinensis G. Don

【凭证标本】350128LY0107

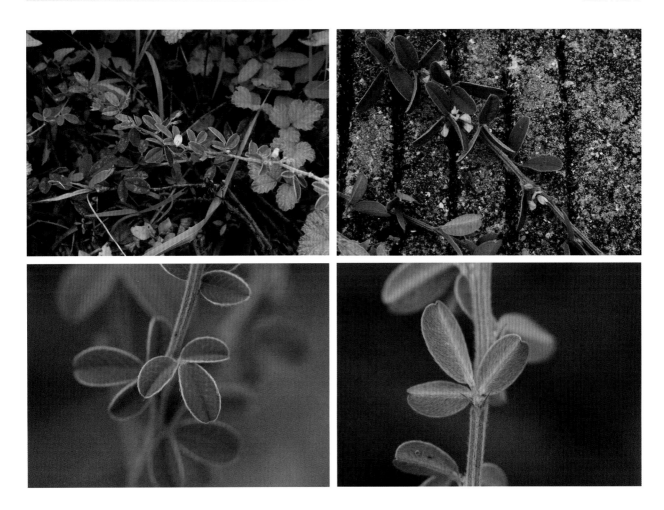

【形态特征】小灌木，高达 1m。全株被白色伏毛，茎下部毛渐脱落，茎直立或铺散；分枝斜升，被柔毛。托叶钻状；羽状复叶具 3 小叶，长 1.5~4cm，宽 1~1.5cm，先端具小刺尖，上面无毛或疏生短柔毛，下面密被白色伏毛。总状花序腋生，不超出叶，少花；总花梗极短；花萼长为花冠之半，5 深裂；花冠白色或黄色。荚果卵圆形，长约 4mm，宽 2.5~3mm，先端具喙，基部稍偏斜，表面有网纹，密被白色伏毛。花期 8~9 月，果期 10~11 月。

【生境分布】生于荒山坡、草地等。分布于敖东镇等地。

【传统用药】全草入药（铁马鞭）。夏、秋二季采收，鲜用或切段晒干。苦、辛，平；益气安神，活血止痛，利尿消肿，解毒散结；用于气虚发热，不寐，疹症腹痛，风湿痹痛，水肿，瘰疬，痈疽肿毒。

银合欢

Leucaena leucocephala (Lam.) de Wit 【凭证标本】350128LY092

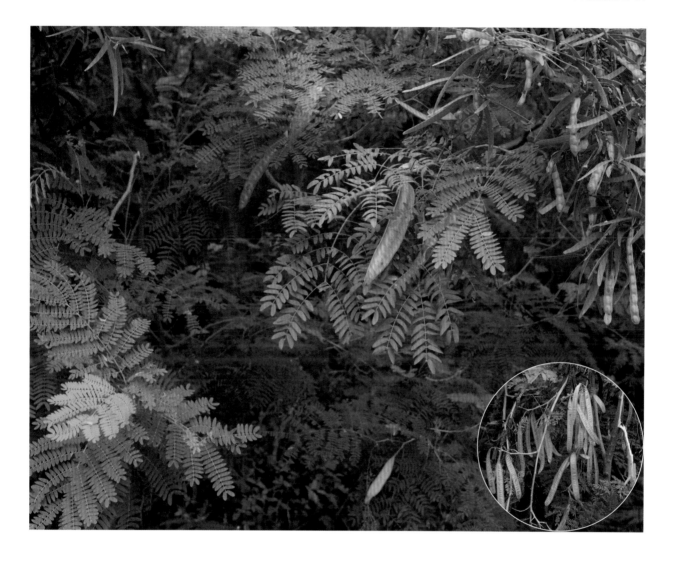

【形态特征】灌木或小乔木，高 2~6m。幼枝被短柔毛；老枝无毛，具褐色皮孔，无刺；托叶三角形，小。羽片 4~8 对，长 5~9（~16）cm；最下 1 对羽片着生处具黑色腺体 1 枚；小叶 5~15 对，线状长圆形，两侧不等宽。头状花序常 1~2 个腋生，直径 2~3cm；总花梗长 2~4cm；花白色，花瓣狭倒披针形；雄蕊 10 枚；子房具短柄。荚果带状，长 10~18cm，宽 1.4~2cm。种子 6~25 颗，卵形，褐色，扁平，光亮。花期 4~7 月，果期 8~10 月。

【生境分布】生于丘陵林中或防护林缘等。全区各地分布。

【传统用药】树皮及根皮入药（大叶合欢皮）。全年均可采收，除去泥土、杂质，切片，鲜用。苦，平；消肿止痛，收敛止泻；用于跌打肿痛，疮疖，肿毒，口疮，痔疮，泄泻。

【附　　注】中国外来入侵植物，入侵等级 2 级。

天蓝苜蓿 【地方别名】天蓝。

Medicago lupulina L.

【凭证标本】350128LY0109

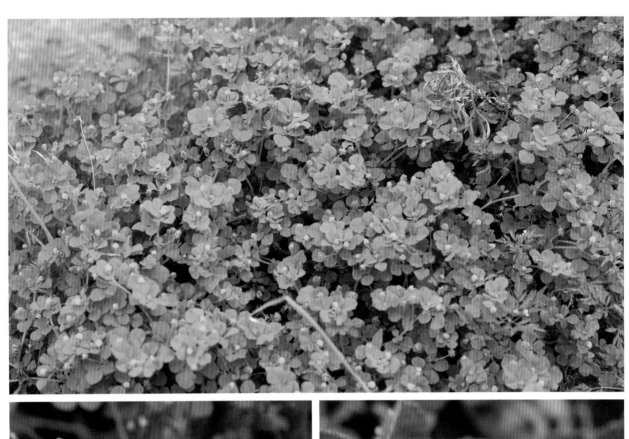

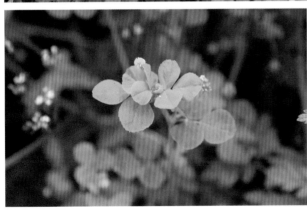

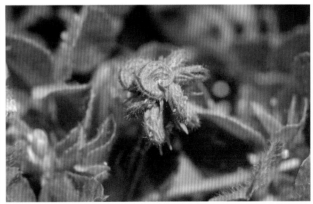

【形态特征】一、二年生或多年生草本，高 15~60cm，全株被柔毛或有腺毛。茎平卧或上升，多分枝。羽状三出复叶；托叶卵状披针形，长达 1cm，常齿裂；上部叶上半部边缘具不明显尖齿，两面被毛。花序小，头状，具花 10~20 朵；花序梗细且比叶长，密被贴伏柔毛；花冠黄色；子房宽卵圆形，被毛，花柱弯曲。荚果肾形，具 1 种子。花期 7~9 月，果期 8~10 月。

【生境分布】生于山坡草地、水边湿地等。全区各地分布。

【传统用药】全草入药（老蜗生）。夏季采挖，鲜用或切碎晒干。甘、苦、微涩，凉；有小毒；清热利湿，舒筋活络，止咳平喘，凉血解毒；用于湿热黄疸，热淋，石淋，风湿痹痛，咳喘，痔血，指头疔，毒蛇咬伤。

草木犀 【地方别名】辟汗草。

Melilotus officinalis (L.) Pall.

【凭证标本】350128LY0110

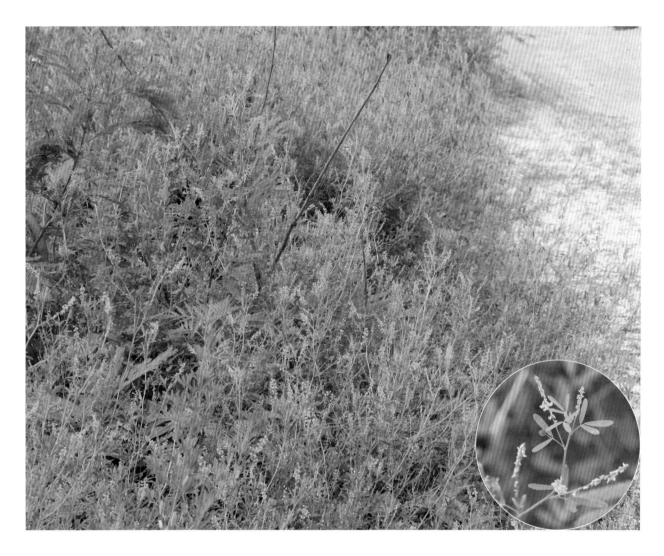

【形态特征】二年生草本，高40~100cm。羽状三出复叶；小叶倒卵形、阔卵形、倒披针形至线形，先端钝圆或截形，基部阔楔形，边缘具不整齐疏浅齿。总状花序腋生，具花30~70朵；花萼钟形，萼齿三角状披针形；花冠黄色，旗瓣倒卵形，与翼瓣近等长，龙骨瓣稍短；雄蕊筒在花后常宿存包于果外；子房卵状披针形，胚珠4~8粒，花柱长于子房。荚果卵形，表面棕黑色。种子卵形，黄褐色，平滑。花期5~9月，果期6~10月。

【生境分布】生于山坡、河岸、路旁、砂质草地及林缘等。全区各地分布。

【传统用药】全草入药（辟汗草）。6~8月开花期割取地上部分，鲜用或晒干。辛、甘、微苦，凉；有小毒；清暑化湿，健胃和中；用于暑湿胸闷，头胀头痛，痢疾，疟疾，淋证，带下病，口疮，口臭，疮疡，湿疮，疥癣，瘰疬。内服不可过量。根入药（辟汗草根）。夏末秋初采挖，洗净，切片，晒干。微苦，平；清热散结，敛阴止汗；用于瘰疬，盗汗。

【附　　注】中国外来入侵植物，入侵等级4级。

网络崖豆藤 【地方别名】昆明鸡血藤。

Millettia reticulata Benth.

【凭证标本】350128LY0111

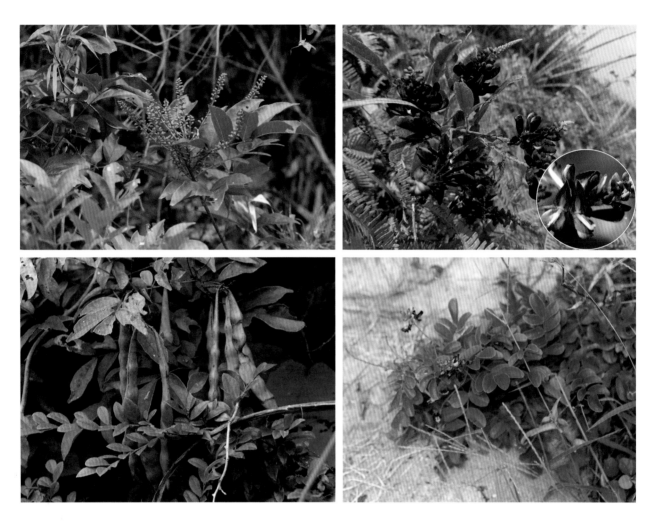

【形态特征】藤本。羽状复叶；小叶 3~4 对，卵状长椭圆形或长圆形，先端渐尖，基部圆形。圆锥花序顶生或着生于枝梢叶腋，花序轴被黄褐色柔毛；花密集，单生于分枝上；花萼阔钟状至杯状，边缘有黄色绢毛；花冠红紫色，旗瓣无毛，卵状长圆形，基部截形，无胼胝体，瓣柄短，翼瓣和龙骨瓣均直，略长于旗瓣；雄蕊二体，对旗瓣的 1 枚离生；花盘筒状；子房线形，花柱很短，胚珠多数。荚果线形，有种子 3~6 粒。种子长圆形。花期 5~11 月。

【生境分布】生于山地灌丛、沟谷等。全区各地分布。

【传统用药】根入药（网络鸡血藤根）。秋季挖根，除去枝叶，洗净，切成 30~60cm 的段，晒干。苦，温；有毒；镇静安神；用于狂躁型精神分裂症。服药后有出汗、恶心、呕吐等反应，必要时可作对症处理；孕妇不宜应用。藤茎入药（网络鸡血藤）。8~9 月割取茎藤，去净枝叶，切成 30~60cm 的段，晒干。苦、微甘，温；有小毒；养血补虚，活血通经；用于气血虚弱，遗精，阳痿，月经不调，痛经，闭经，赤白带下，腰膝酸痛，中风或痿证，风湿痹痛。

【附　　注】本种现接受名为网络鸡血藤 *Callerya reticulata* (Bentham) Schot。

小鹿藿 【地方别名】腰子草、海乳豆。

Rhynchosia minima (L.) DC. 　　　　【凭证标本】350128LY0112

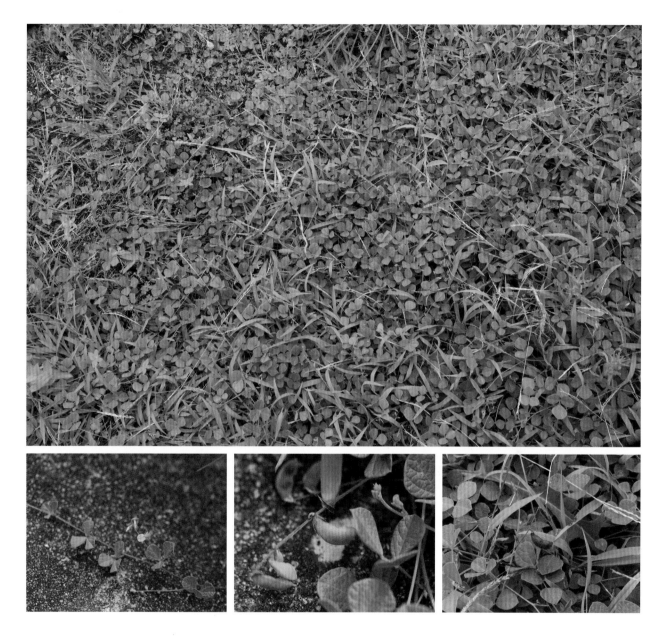

【形态特征】一年生缠绕状草本。叶具羽状3小叶；顶生小叶菱状圆形，下面密被小腺点，基出脉3；侧生小叶与顶生小叶近相等或稍小，斜圆形。总状花序腋生；花小，长约8mm，排列稀疏，花梗极短；花萼裂片披针形，略长于萼管，其中下面1裂片较长；花冠黄色，伸出萼外，各瓣近等长。荚果倒披针形至椭圆形，长1~1.7cm，宽约5mm，被短柔毛。种子1~2颗。花、果期5~11月。

【生境分布】生于海滨草地、路旁草丛中等。分布于大练乡、南海乡等地。

【传统用药】根入药（海乳豆）。四季采收，晒干。清热，利湿，解毒；用于水肿。

鹿 藿 　【地方别名】野鸡肌花、风藤子、鸡母眼睛。

Rhynchosia volubilis Lour.　　　　　　　　　　　【凭证标本】350128LY0113

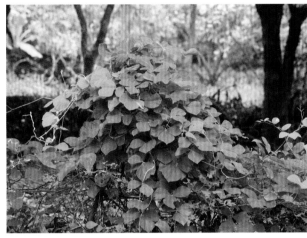

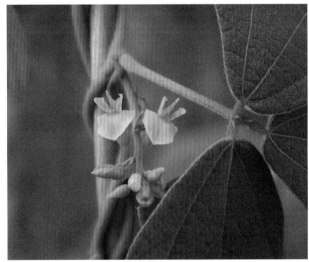

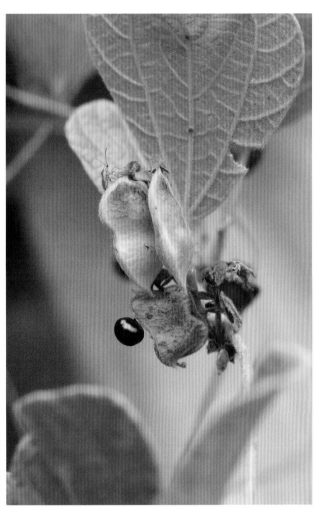

【形态特征】缠绕草质藤本。叶为羽状或有时近指状 3 小叶；小叶纸质，顶生小叶菱形或倒卵状菱形，先端钝，或为急尖，基部圆形或阔楔形。总状花序 1~3 个腋生；花排列稍密集；花萼钟状，裂片披针形，外面被短柔毛及腺点；花冠黄色，旗瓣近圆形，翼瓣倒卵状长圆形；雄蕊二体；子房被毛及密集的小腺点，胚珠 2 颗。荚果长圆形，在种子间略收缩。种子通常 2 颗，椭圆形或近肾形，黑色，光亮。花期 5~8 月，果期 9~12 月。

【生境分布】生于山坡、路旁草丛中等。全区各地分布。

【传统用药】根入药（鹿藿根）。秋季挖根，除去泥土，洗净，鲜用或晒干。苦，平；活血止痛，解毒，消积；用于妇女痛经，瘰疬，疖肿，小儿疳积。茎叶入药（鹿藿）。5~6 月采收，鲜用或晒干，贮干燥处。苦、酸，平；祛风除湿，活血，解毒；用于风湿痹痛，头痛，牙痛，腰脊疼痛，瘀血腹痛，产后发热，瘰疬，痈肿疮毒，跌打损伤，烫火伤。

救荒野豌豆

Vicia sativa L.

【地方别名】大巢菜、马豆草。

【凭证标本】350128LY0426

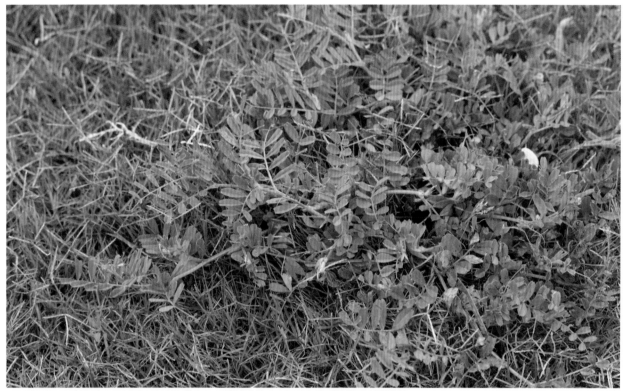

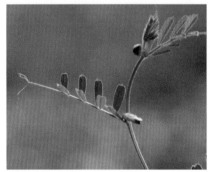
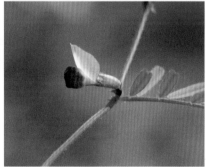
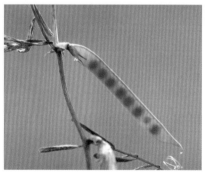

【形态特征】一、二年生草本，高15~90cm。茎斜升或攀缘，单一或多分枝，具棱，被微柔毛。偶数羽状复叶长2~10cm，叶轴顶端卷须有2~3分枝；托叶戟形，常2~4裂齿；小叶2~7对，先端圆或平截有凹，具短尖头，两面被贴伏黄柔毛。花1~2（~4）腋生，近无梗；花萼钟形，外面被柔毛，萼齿披针形或锥形；花冠紫红色或红色。荚果线长圆形，种间缢缩，有毛，成熟时背腹开裂，果瓣扭曲。种子4~8。花期4~7月，果期7~9月。

【生境分布】生于荒地、田边、路旁草丛等。全区各地分布。

【传统用药】全草入药（大巢菜）。4~5月采割，晒干，亦可鲜用。甘、辛，寒；益肾，利水，止血，止咳；用于肾虚腰痛，遗精，黄疸，水肿，疟疾，鼻衄，心悸，咳嗽痰多，月经不调，疮疡肿毒。

丁癸草 【地方别名】人字草、羊脚夹、一条根。

Zornia gibbosa Spanog.

【凭证标本】350128LY0114

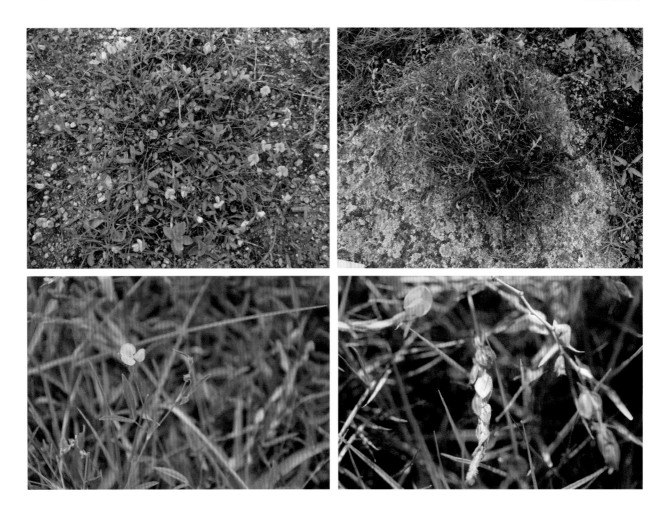

【形态特征】多年生、纤弱多分枝草本，高 20~50cm。有时具粗的根状茎。托叶披针形，基部具长耳；小叶 2 枚，卵状长圆形、倒卵形至披针形，长 0.8~1.5cm，先端急尖而具短尖头，基部偏斜，下面有褐色或黑色腺点。总状花序腋生，花 2~6（~10）朵疏生于花序轴上；苞片 2，卵形，盾状着生，具缘毛，有明显的纵脉纹 5~6 条；花冠黄色。荚果通常长于苞片，荚节 2~6，近圆形，长与宽 2（~4）mm，表面具明显网脉及针刺。花期 4~7 月，果期 7~9 月。

【生境分布】生于田边、村边稍干旱的旷野草地上等。全区各地分布。

【传统用药】全草入药（丁癸草）。夏季采收，鲜用或晒干。甘，凉；清热解表，凉血解毒，除湿利尿；用于风热感冒，咽痛，目赤，乳痈，疮疡肿痛，毒蛇咬伤，黄疸，久泻，痢疾，小儿疳积。根入药（丁癸草根）。夏、秋二季采挖，除去茎叶、泥土，洗净，鲜用或晒干。甘，凉；清热解毒；用于痈疽，疔疮，脚气病浮肿，瘰疬，毒蛇咬伤。

酢浆草科 Oxalidaceae

酢浆草 【地方别名】咸酸草、酸芝草、隔夜合。

Oxalis corniculata L.　　　　　　　　　　【凭证标本】350128LY0115

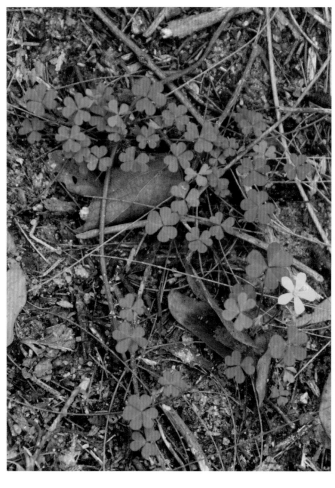

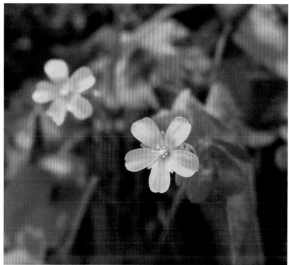

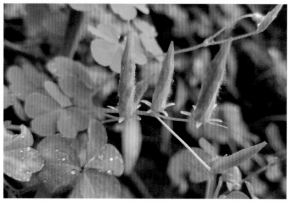

【形态特征】草本。根状茎稍肥厚，白色。茎细弱，直立或匍匐。叶基生，茎生叶互生；小叶3，倒心形，先端凹。花单生或数朵组成伞形花序状；花瓣5，黄色；雄蕊10。蒴果长圆柱形，5棱。花、果期2~9月。

【生境分布】生于山坡草地、河谷沿岸、路边、田边、荒地、林下阴湿处等。全区各地分布。

【传统用药】全草入药（酢浆草）。全年均可采收，尤以夏、秋二季为宜，洗净，鲜用或晒干。酸，寒；清热利湿，凉血散瘀，解毒消肿；用于湿热泄泻，痢疾，黄疸，淋证，带下病，吐血，衄血，尿血，月经不调，跌打损伤，咽喉肿痛，痈肿疔疮，丹毒，湿疹，疥癣，痔疮，麻疹，烫火伤，毒虫咬伤。孕妇及体虚者慎服。

牻牛儿苗科 Geraniaceae

野老鹳草

Geranium carolinianum L.

【凭证标本】350128LY0116

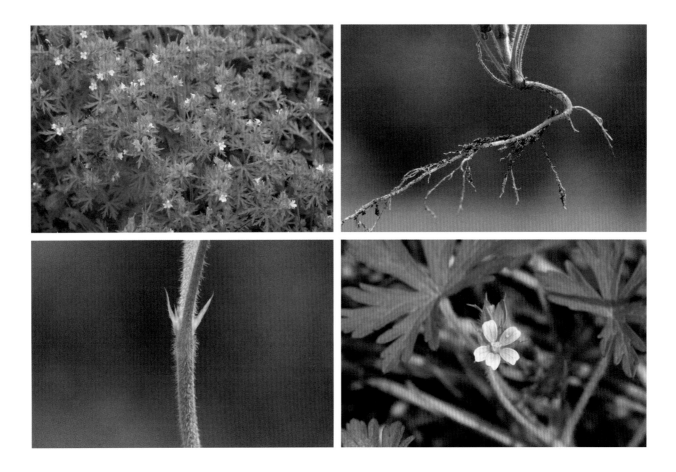

【形态特征】一年生草本，高 20~60cm。基生叶早枯，茎生叶互生或最上部对生；茎下部叶圆肾形，基部心形，掌状 5~7 裂近基部。花序腋生和顶生，被倒生短柔毛和开展的长腺毛，每总花梗具 2 花，顶生总花梗常数个集生，花序呈伞形状；萼片长卵形或近椭圆形，先端急尖，外被短柔毛；花瓣淡紫红色，倒卵形，稍长于花萼，先端圆形，基部宽楔形；雄蕊稍短于萼片；雌蕊稍长于雄蕊。蒴果被短糙毛。花期 4~7 月，果期 5~9 月。

【生境分布】生于平原、低山荒坡杂草丛中等。分布于芦洋乡等地。

【传统用药】地上部分入药（老鹳草）。夏、秋二季果实近成熟时采割，捆成把，晒干。辛、苦，平；祛风湿，通经络，止泻痢；用于风湿痹痛，麻木拘挛，筋骨酸痛，泄泻痢疾。

【附　　注】中国外来入侵植物，入侵等级 2 级。

蒺藜科 Zygophyllaceae

蒺 藜 【地方别名】白蒺藜。

Tribulus terrester L.

【凭证标本】350128LY0117

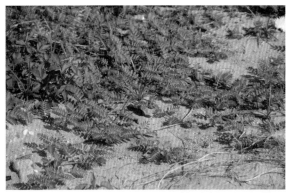

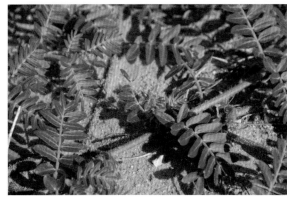

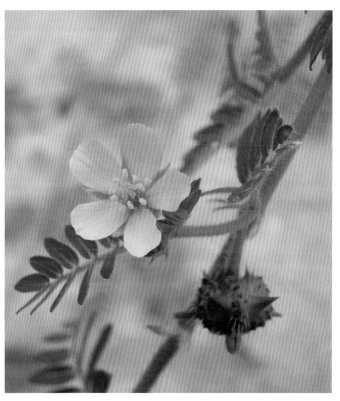

【形态特征】一年生草本。茎平卧，枝长 20~60cm。一回羽状复叶，小叶对生，3~8 对，长圆形或斜长圆形。花腋生；花瓣 5，黄色；雄蕊 10。分果爿 5，长 4~6mm，被小瘤，中部边缘具 2 枚锐刺，下部具 2 枚锐刺。花期 5~8 月，果期 6~9 月。

【生境分布】生于海滨砂地、荒地、路旁等。分布于东庠乡、流水镇等地。

【传统用药】果实入药（蒺藜）。秋季果实成熟时采割植株，晒干，打下果实，除去杂质。苦、辛，平；平肝，解郁，祛风明目；用于头痛，眩晕，胸胁胀痛，乳房胀痛，乳闭不通，闭经，癥瘕，目赤翳障，风疹瘙痒，白癜风，疮疽，瘰疬。根入药（蒺藜根）。秋季挖根，洗净泥土，晒干。用于牙齿外伤动摇。茎叶入药（蒺藜苗）。夏季采收，鲜用或晒干。辛，平；祛风，除湿，止痒，消痈；用于暑湿伤中，呕吐泄泻，鼻塞流涕，皮肤风痒，疥癣，痈肿。花入药（蒺藜花）。5~8 月采收，阴干或烘干。辛、苦，微温；有小毒；平肝解郁，活血祛风，明目，止痒；用于头痛眩晕，胸胁胀痛，乳闭乳痈，目赤翳障，风疹瘙痒。

【附 注】①本种现接受拉丁名为 *Tribulus terrestris* L.。②蒺藜于平潭仅见生于海边砂地、沙滩，因海岸建设，资源急剧减少。

大戟科 Euphorbiaceae

铁苋菜 【地方别名】野麻草、玉碗捧珍珠、喷水草、野苋菜。

Acalypha australis L.　　　　　　　　　【凭证标本】350128LY0118

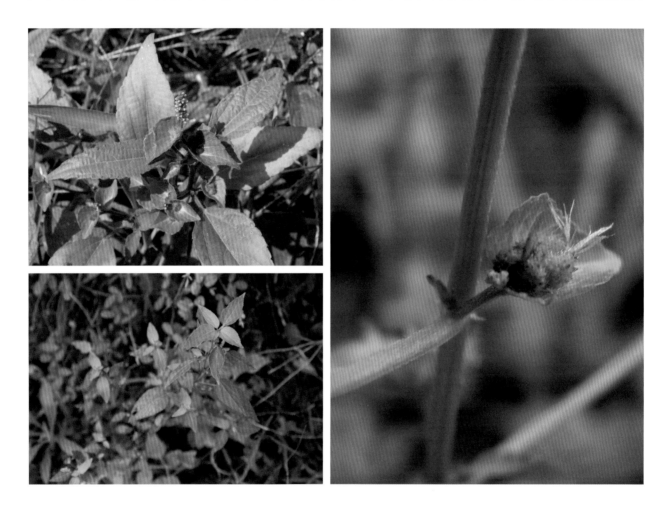

【形态特征】一年生草本，高 20~50cm。叶膜质，长卵形、近菱状卵形或阔披针形，长 3~9cm，宽 1~5cm，边缘具圆锯齿；基出脉 3 条，侧脉 3 对；托叶披针形。花序腋生，稀顶生；花单性，无被；雄花序穗状，雄花雄蕊 7~8 枚；雌花序苞片卵状心形，花后增大，苞腋具雌花 1~3 朵。蒴果直径 4mm，具 3 个分果爿，果皮具疏生毛和毛基变厚的小瘤体。种子近卵状，种皮平滑，假种阜细长。花、果期 4~12 月。

【生境分布】生于路旁、屋边、草丛等。全区各地分布。

【传统用药】全草入药（铁苋）。5~7 月间采收，除去泥土，晒干或鲜用。苦、涩，凉；清热利湿，凉血解毒，消积；用于痢疾、泄泻、吐血、衄血、尿血、便血、崩漏、小儿疳积、痈疖疮疡、皮肤湿疮。老弱气虚者慎服，孕妇禁服。

【地方用药】全草入药（玉碗捧珍珠）。夏季采收，晒干。健胃；用于小儿胃肠炎。

重阳木 【地方别名】乌阳、茄冬树。

Bischofia polycarpa (Lévl.) Airy Shaw 【凭证标本】350128LY0427

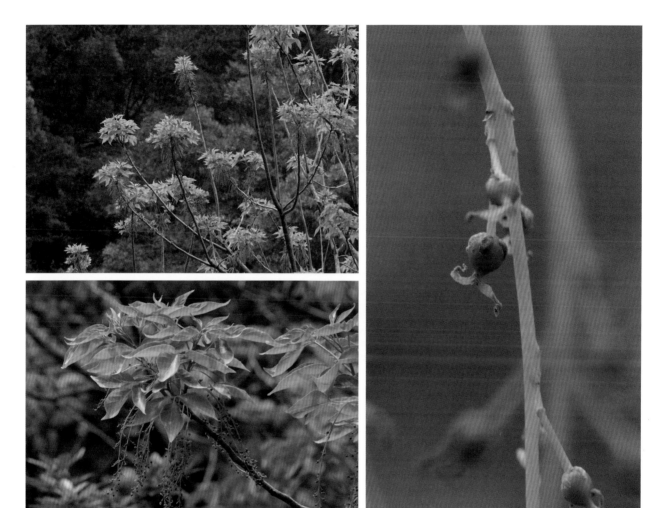

【形态特征】落叶乔木，高达15m，全株均无毛。树皮褐色，纵裂。三出复叶；顶生小叶较大，纸质，卵形或椭圆状卵形，长5~9（~14）cm，宽3~6（~9）cm，边缘具钝细锯齿；托叶小，早落。花雌雄异株，春季与叶同时开放，组成总状花序；花序常生于新枝下部，花序轴纤细而下垂；雄花序长8~13cm，雌花序长3~12cm；雄花萼片半圆形，膜质，有明显的退化雌蕊；雌花萼片具白色膜质边缘；花柱2~3，顶端不分裂。果实浆果状，圆球形，直径5~7mm，成熟时褐红色。花期4~5月，果期10~11月。

【生境分布】生于山地林边。分布于北厝镇等地。

【传统用药】根或树皮入药（重阳木）。全年均可采收，浸酒用或晒干。辛、涩，凉；理气活血，解毒消肿；用于风湿痹痛，痢疾。叶入药（重阳木叶）。春、夏二季采摘，洗净，鲜用。苦、涩，凉；宽中消积，清热解毒；用于噎膈，反胃，黄疸，肺热咳嗽，咽痛，疮疡。

【附　注】本种现隶属于叶下珠科Phyllanthaceae。

小叶黑面神　　【地方别名】药用黑面神。

Breynia vitis-idaea (Burm. f.) C. E. C. Fisch.　　【凭证标本】350128LY0119

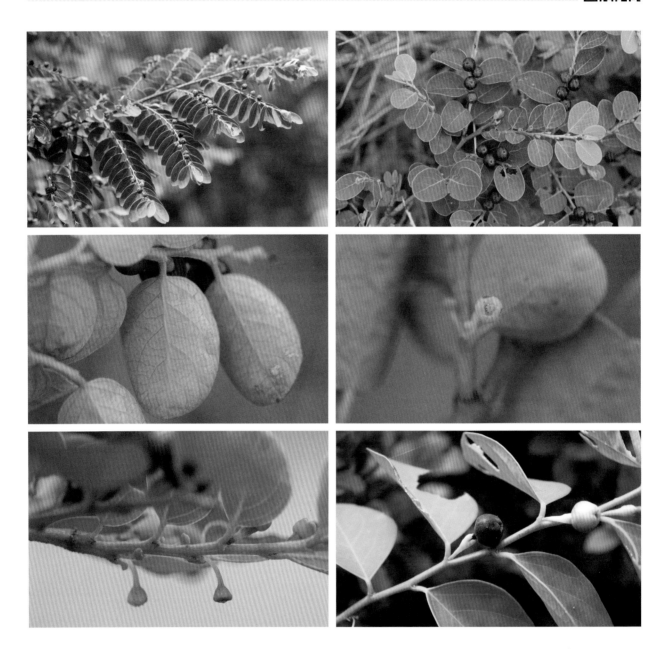

【形态特征】灌木。枝条纤细，圆柱状。叶片膜质，2 列，卵形、阔卵形或长椭圆形，顶端钝至圆形，
　　　　　　基部钝，上面绿色，下面粉绿色或苍白色。花小，绿色，雌雄同株，单生或几朵组成总状
　　　　　　花序；萼片 6；雄花雄蕊 3，合生，呈柱状；雌花子房卵珠状，花柱短。蒴果卵珠状，顶
　　　　　　端扁压状，基部有宿存的花萼；果梗长 3~4mm。花、果期 4~9 月。

【生境分布】生于丘陵山地灌木丛中。全区各地分布。

【传统用药】全株或根入药（红子仔）。全年均可采收，洗净，晒干。苦，寒；燥湿，清热，解毒；用
　　　　　　于风热感冒，咳喘，泄泻，风湿痹痛，毒蛇咬伤。

【附　　注】本种现隶属于叶下珠科 Phyllanthaceae。

猩猩草 【地方别名】草一品红。

Euphorbia cyathophora Murr.

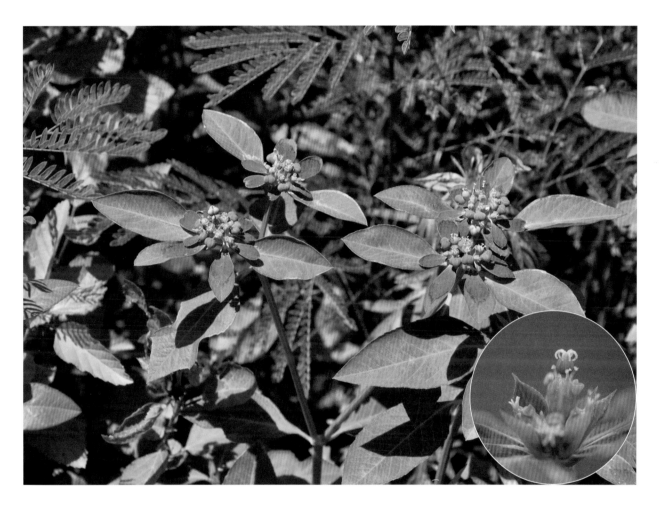

【形态特征】一年生或多年生草本。叶互生，卵形、椭圆形或卵状椭圆形，边缘波状分裂或具波状齿或全缘；托叶腺体状；苞叶与茎生叶同形，淡红色或基部红色。花序数枚聚伞状排列于分枝顶端，总苞钟状，绿色，边缘5裂，裂片三角形，常齿状分裂，腺体常1（2），扁杯状，近二唇形，黄色；雄花多枚，常伸出总苞；雌花1，子房柄伸出总苞；子房无毛，花柱分离。蒴果三棱状球形，长4.5~5mm。花、果期5~11月。

【生境分布】生于丘陵路边等。分布于北厝镇等地。

【传统用药】全草入药（叶象花）。四季均可采收，洗净，鲜用或晒干。苦、涩，寒；有毒；凉血调经，散瘀消肿；用于月经过多，外伤肿痛，出血，骨折。

【附　　注】中国外来入侵植物，入侵等级3级。

泽 漆 【地方别名】五朵云。

Euphorbia helioscopia L.　　　　　【凭证标本】350128LY0428

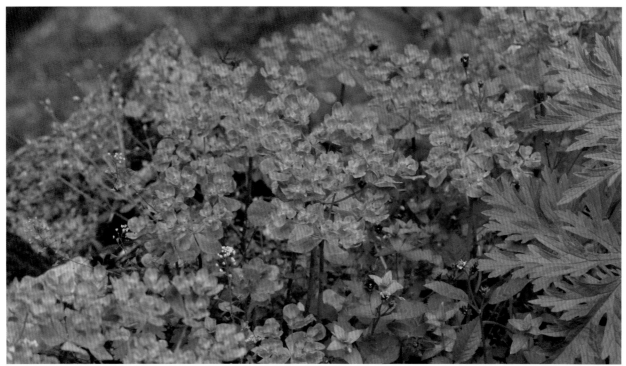

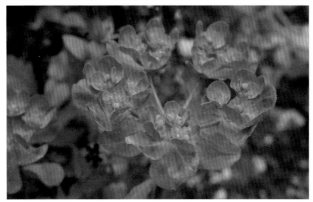
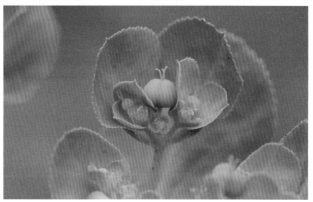

【形态特征】一年生草本。根纤细，下部分枝。茎直立，单一或自基部多分枝，分枝斜展向上，高10~30（50）cm，光滑无毛。叶互生，倒卵形或匙形；总苞叶5枚，倒卵状长圆形，无柄；总伞幅5枚，苞叶2枚。花序单生，总苞钟状，边缘5裂；腺体4，盘状，中部内凹；雄花数枚，明显伸出总苞外；雌花1枚，子房柄略伸出总苞边缘。蒴果三棱状阔圆形，光滑，无毛，具明显的三纵沟，成熟时分裂为3个分果爿。花、果期4~10月。

【生境分布】生于路旁、草丛、田边等。全区各地分布。

【传统用药】全草入药（泽漆）。4~5月开花时采收，除去根及泥沙，晒干。辛、苦，寒；有毒；行水消肿，化痰止咳，解毒杀虫；用于水气肿满，痰饮咳嗽，痢疾，细菌性痢疾，瘰疬，鼠瘘管，附骨疽。

飞扬草

【地方别名】大号乳仔草、节节花、金花草、大飞扬。

Euphorbia hirta L.　　　　　　　　　【凭证标本】350128LY0121

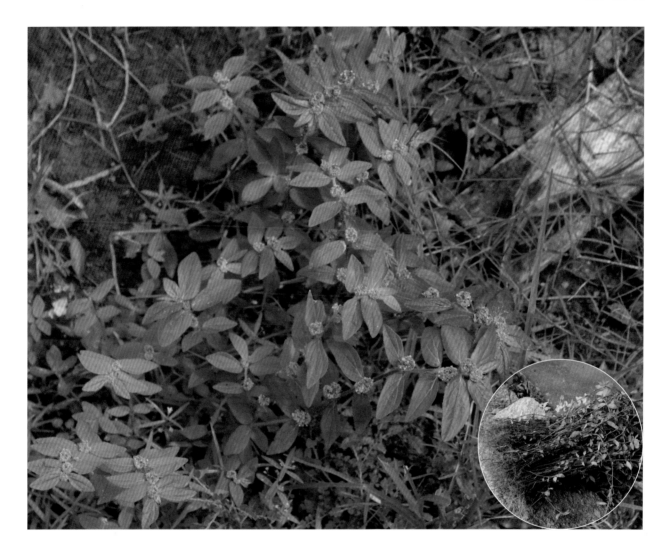

【形态特征】一年生草本。茎自中部向上分枝或不分枝，高60（~70）cm，被褐色或黄褐色粗硬毛。叶对生，披针状长圆形、长椭圆状卵形或卵状披针形，长1~5cm，中上部有细齿，中下部较少或全缘，下面有时具紫斑，两面被柔毛；叶柄极短。多数花序于叶腋处密集成头状；总苞钟状，腺体4，近杯状，边缘具白色倒三角形附属物；雄花数枚，微达总苞边缘；雌花1，具短梗，伸出总苞，子房三棱状，花柱分离。蒴果三棱状。花、果期6~12月。

【生境分布】生于路旁、屋旁草丛中、灌丛下，多见于砂质土等。全区各地分布。

【传统用药】全草入药（飞扬草）。夏、秋二季采挖，洗净，晒干。辛、酸，凉；有小毒；清热解毒，利湿止痒，通乳；用于肺痈，乳痈，疔疮肿毒，牙疳，痢疾，泄泻，热淋，血尿，湿疮，脚湿气，皮肤瘙痒，产后少乳。

【附　　注】中国外来入侵植物，入侵等级3级。

地　锦　【地方别名】红草仔、小本红草仔、小飞扬。

Euphorbia humifusa Willd. ex Schlecht.　　【凭证标本】350128LY0122

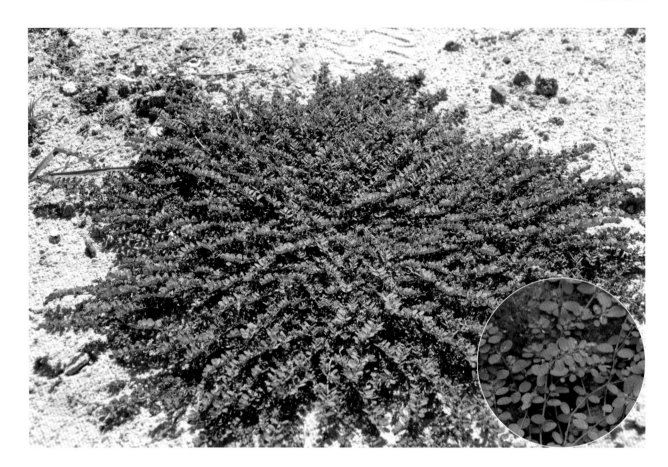

【形态特征】一年生草本。茎匍匐，自基部以上多分枝，长 10~18cm。叶对生，矩圆形或椭圆形，先端
　　　　　　钝圆，基部偏斜。花序单生于叶腋；总苞陀螺状，边缘 4 裂；腺体 4，矩圆形，边缘具白
　　　　　　色或淡红色附属物；雄花数枚，近与总苞边缘等长；雌花 1 枚，子房柄伸出至总苞边缘，
　　　　　　子房三棱状卵形，光滑无毛，花柱 3，分离，柱头 2 裂。蒴果三棱状卵球形，成熟时分裂
　　　　　　为 3 个分果爿，花柱宿存。种子三棱状卵球形，灰色。花、果期 5~10 月。

【生境分布】生于原野荒地、路旁、田间、沙丘、海滩、山坡等。全区各地分布。

【传统用药】全草入药（地锦草）。夏、秋二季采收，除去杂质，晒干。辛，平；清热解毒，凉血止血，
　　　　　　利湿退黄；用于痢疾，泄泻，咯血，尿血，便血，崩漏，疮疖痈肿，湿热黄疸。

【地方用药】全草入药（红草仔）。四季采收，晒干。用于痢疾。

【附　　注】本种现接受中文名为地锦草。

一叶萩 【地方别名】叶底珠、狗梢条。

Flueggea suffruticosa (Pall.) Baill.

【凭证标本】350128LY0123

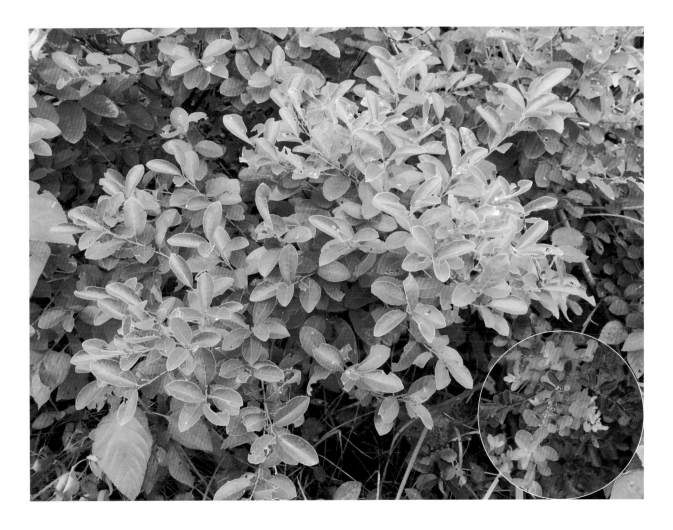

【形态特征】灌木，高1~3m，多分枝。叶片椭圆形或长椭圆形，顶端急尖至钝，基部钝至楔形。花小，雌雄异株，簇生于叶腋；雄花：3~18朵簇生，萼片通常5，椭圆形，雄蕊5，花药卵圆形，退化雌蕊圆柱形，顶端2~3裂；雌花：萼片5，椭圆形至卵形，花盘盘状，子房卵圆形，3（2）室，花柱3，分离或基部合生，直立或外弯。蒴果三棱状扁球形，成熟时淡红褐色。种子卵形，褐色而有小疣状突起。花期3~8月，果期6~11月。

【生境分布】生于山坡灌丛中、山沟、路边等。分布于中楼乡等地。

【传统用药】嫩枝叶及根入药（叶底珠）。辛、苦，温；有毒；活血舒筋，健脾益肾；用于面瘫，痿症，眩晕，耳聋，肾虚，多寐，阳痿。

【附　注】本种现隶属于叶下珠科Phyllanthaceae。

倒卵叶算盘子　【地方别名】漆大姑。

Glochidion obovatum Sieb. et Zucc.

【凭证标本】350128LY0124

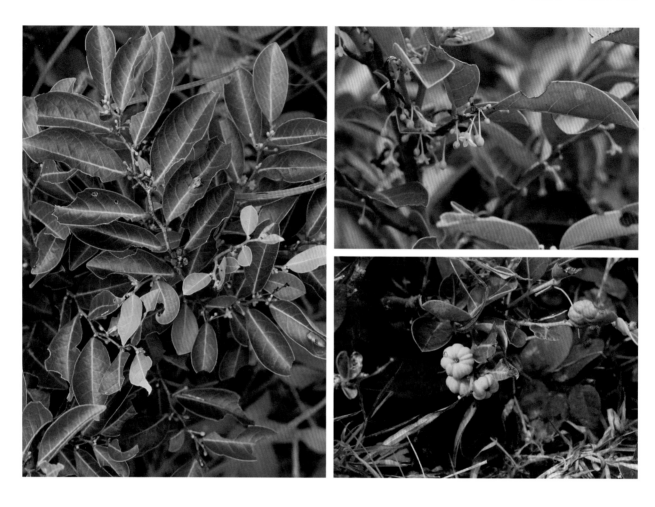

【形态特征】灌木或小灌木。枝条被短柔毛。叶片倒卵形或长圆状倒卵形，长 3.5~8cm，宽 2~2.5cm，顶端钝或短渐尖，基部楔形，干后棕色，无毛；托叶卵状三角形。聚伞花序生于叶腋；雄花：萼片 6，倒卵形，雄蕊 3，合生；雌花：萼片与雄花同，子房卵形，4~6 室，无毛，花柱合生成圆柱状，顶端 6 裂。蒴果扁球状，具 8~12 条纵沟。花期 3~5 月，果期 6~10 月。

【生境分布】生于山坡灌丛等。分布于流水镇等地。

【地方用药】枝叶入药（漆大姑）。全年可采，鲜用或晒干。苦、涩，平；清热解毒，祛湿止痒；用于生漆过敏，皮肤瘙痒，荨麻疹，湿疮，烧伤，乳腺炎，痢疾。

【附　　注】本种现隶属于叶下珠科 Phyllanthaceae。

叶下珠 【地方别名】夜合草、柑子草、小礼草、乌鸦草、乳疳草。

Phyllanthus urinaria L. 　　　　　　　　　　　　【凭证标本】350128LY0125

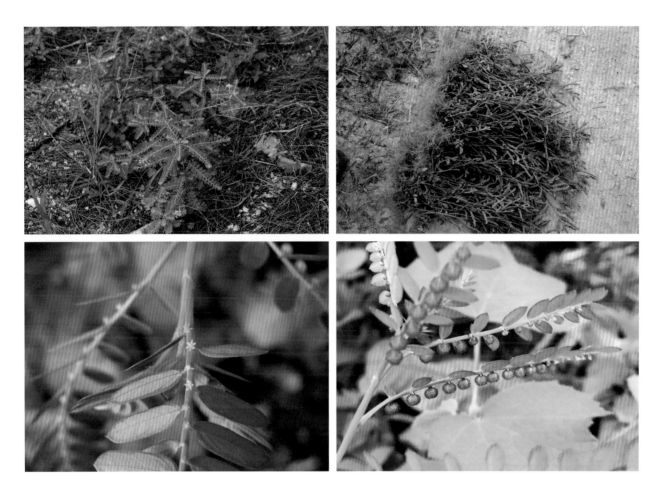

【形态特征】一年生草本，高10~60cm。叶片纸质，因叶柄扭转而呈羽状排列，长圆形或倒卵形，顶端钝或急尖而有小尖头。花雌雄同株；雄花：2~4朵簇生于叶腋，萼片6，倒卵形，雄蕊3，花丝全部合生成柱状，花盘腺体6，分离，与萼片互生；雌花：单生于小枝中下部的叶腋内，萼片6，卵状披针形，花盘圆盘状，边全缘，子房卵状，有鳞片状突起，花柱分离，顶端2裂，裂片弯卷。蒴果圆球状，红色。种子橙黄色。花期4~6月，果期7~11月。

【生境分布】生于平地、旱田、山地路旁、林缘等。全区各地分布。

【传统用药】全草入药（叶下珠）。夏、秋二季采收，去杂质，鲜用或晒干。微苦，凉；清热解毒，利水消肿，明目，消积；用于痢疾、泄泻、黄疸、水肿、热淋、石淋、目赤、雀目、疳积、痈肿、毒蛇咬伤。

【地方用药】全草入药（叶下珠）。夏季采收，晒干。止血，凉血；用于血尿，泄泻。

【附　　注】本种现隶属于叶下珠科Phyllanthaceae。

蓖 麻 【地方别名】红管蓖麻子、杜蓖、牛蓖子。

Ricinus communis L. 【凭证标本】350128LY0126

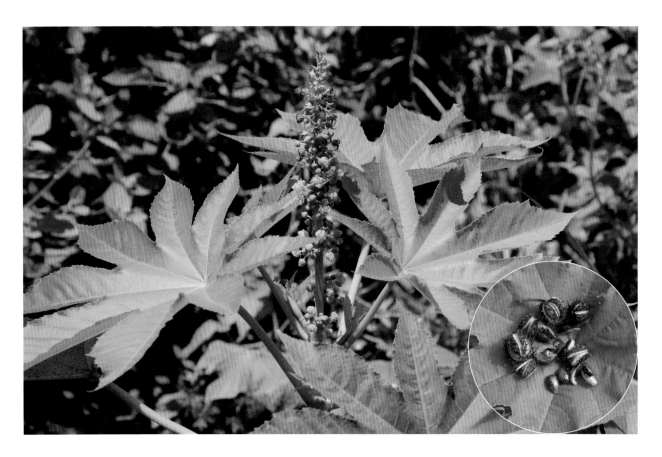

【形态特征】一年生粗壮草本或草质灌木，高达 5m。叶轮廓近圆形，掌状 7~11 裂，裂缺几达中部，裂片卵状长圆形或披针形。总状花序或圆锥花序；苞片阔三角形，早落；雄花：花萼裂片卵状三角形，雄蕊束众多；雌花：萼片卵状披针形，子房卵状，密生软刺或无刺，花柱红色，顶部 2 裂，密生乳头状突起。蒴果卵球形或近球形，果皮具软刺或平滑。种子椭圆形，微扁平；种阜大。花期几全年。

【生境分布】生于村旁、路边、疏林、荒地等。全区各地分布。

【传统用药】种子入药（蓖麻子）。秋季采摘成熟果实，晒干，除去果壳，收集种子。甘、辛、平；有毒；泻下通滞，消肿拔毒；用于便秘，痈疽肿毒，喉痹，瘰疬。根入药（蓖麻根）。春、秋二季采挖，晒干或鲜用。辛，平；有小毒；祛风解痉，活血消肿；用于破伤风，癫痫，风湿痹痛，痈肿瘰疬，跌打损伤，脱肛，阴挺。叶入药（蓖麻叶）。夏、秋二季采摘，鲜用或晒干。苦、辛，平；有小毒；祛风除湿，拔毒消肿；用于脚气病，风湿痹痛，痈疮毒肿，疥癣瘙痒，阴挺，脱肛，咳嗽痰喘。种子所榨取的脂肪油入药（蓖麻油）。甘、辛，平；有毒；滑肠，润肤；用于腹胀，便秘，疥癣，癣疮，烫伤。胃弱者及孕妇禁服。

【地方用药】种子入药（蓖麻子）。果熟时采收。种仁适量捣烂，加盐巴外用，用于拔脓。

【附　　注】中国外来入侵植物，入侵等级 2 级。

乌 柏 【地方别名】虹树、蜡烛树、柏柴。

Sapium sebiferum (L.) Roxb.

【凭证标本】350128LY0127

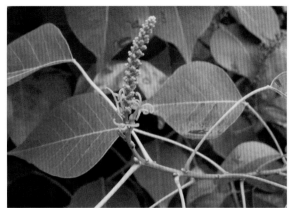
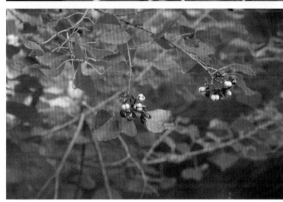
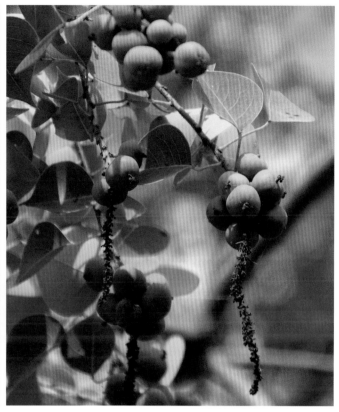

【形态特征】乔木，高5~10m。叶互生，阔卵形，顶端短渐尖，基部阔而圆、截平或有时微凹，全缘。花单性，雌雄同株，聚集成顶生的总状花序，雌花生于花序轴下部，雄花生于花序轴上部或有时整个花序全为雄花；雄花：苞片卵形或阔卵形，每一苞片内有花5~10朵，花萼杯状，具不整齐的小齿，雄蕊2枚，伸出于花萼之外，花丝分离；雌花：苞片和小苞片与雄花的相似，花萼3深裂，裂片三角形，子房卵状球形，3室，柱头3。蒴果近球形，成熟时黑色。花期5~7月。

【生境分布】生于山坡、山顶疏林中等。全区各地分布。

【传统用药】根皮或树皮入药（乌桕木根皮）。全年均可采收，将皮剥下，除去栓皮，晒干。苦，微温；有毒；泻下逐水，消肿散结，解蛇虫毒；用于水肿，癥瘕积聚，臌胀，便秘，癃闭，疔毒痈肿，湿疮，疥癣，毒蛇咬伤。体虚者、孕妇及溃疡患者禁服。叶入药（乌桕叶）。全年均可采收，鲜用或晒干。苦，微温；有毒；泻下逐水，消肿散瘀，解毒杀虫；用于水肿，便秘，癃闭，臌胀，湿疮，疥癣，疮痈肿毒，跌打损伤，毒蛇咬伤。种子入药（乌桕子）。果熟时采摘，取出种子，鲜用或晒干。甘，凉；有毒；拔毒消肿，杀虫止痒；用于湿疮，癣疮，皲裂，水肿，便秘。有毒，大剂量内服宜慎。种子榨取的油入药（柏油）。甘，凉；有毒；杀虫，拔毒，利尿，通便；用于疥疮，脓疱疮，水肿，便秘。

【附 注】本种现接受拉丁名为*Triadica sebifera* (L.) Small。

芸香科 Rutaceae

九里香 【地方别名】千里香、过山香、七里香。

Murraya exotica L.

【凭证标本】350128LY0130

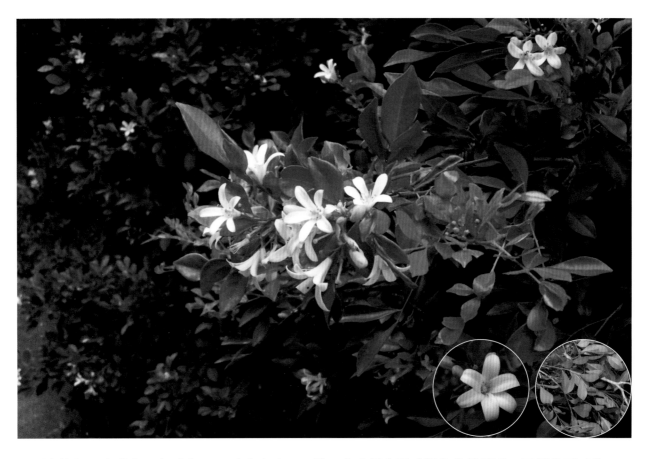

【形态特征】小乔木，高可达 8m。叶有小叶 3~7 片，小叶倒卵形或倒卵状椭圆形，两侧常不对称，一侧略偏斜，边全缘；花序通常顶生或兼腋生，花多朵聚成短缩的圆锥状聚伞花序；花白色，芳香；萼片卵形；花瓣 5 片，长椭圆形；雄蕊 10 枚，花丝白色；花柱稍较子房纤细，均为淡绿色，柱头黄色，粗大。果实橙黄色至朱红色，阔卵形或椭圆形，果肉有黏胶质液。种子有短的棉质毛。花期 4~8 月，也有秋后开花，果期 9~12 月。

【生境分布】生于海岸平地、缓坡、小丘的灌木丛中等。全区各地分布。

【传统用药】叶和带叶嫩枝入药（九里香）。全年均可采收，除去老枝，阴干。辛、微苦，温；有小毒；行气止痛，活血散瘀；用于胃脘痛，风湿痹痛，外用于牙痛，跌扑肿痛，毒虫咬伤。根入药（九里香根）。秋季挖根，洗净，鲜用或晒干。辛、微苦，温；祛风除湿，行气止痛，散瘀通络；用于风湿痹痛，腰膝冷痛，痛风，跌打损伤，睾丸肿痛，湿疮，疥癣。阴虚火旺者慎服。花入药（九里香花）。4~6 月开花时采摘，晾干。辛、苦，温；理气止痛；用于胃脘痛。

竹叶花椒 【地方别名】竹叶总管、鱼椒。

Zanthoxylum armatum DC.　　　　　　　【凭证标本】350128LY0429

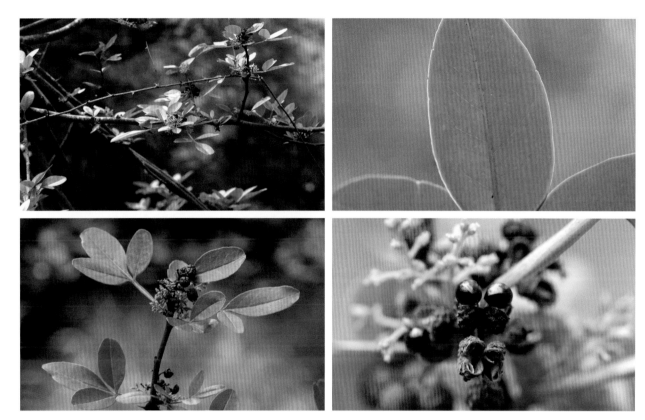

【形态特征】落叶小乔木，高3~5m。茎枝多锐刺，刺基部宽扁，红褐色，小枝上的刺劲直，水平抽出，小叶下面中脉上常有小刺。小叶3~9片，稀11片，翼叶明显；小叶对生，常披针形，或为椭圆形，有时为卵形，仅在齿缝处或沿小叶边缘有油点；小叶柄甚短或无柄。花序近腋生或同时生于侧枝之顶；花被片6~8片；雄花：雄蕊5~6枚，药隔顶端有1个干后变褐黑色油点，不育雌蕊垫状凸起，顶端2~3浅裂；雌花：心皮3~2个，背部近顶侧各有1个油点。果实紫红色，有微凸起少数油点。种子褐黑色。花期4~5月，果期8~10月。

【生境分布】生于村旁屋后、林缘等。分布于北屏镇、东庠乡等地。

【传统用药】根皮或根入药（竹叶椒根）。全年均可采收，洗净，根皮鲜用，或连根切片晒干。辛、微苦，温；有小毒；祛风散寒，温中理气，活血止痛；用于风湿痹痛，胃脘冷痛，泄泻，痢疾，感冒头痛，牙痛，跌打损伤，痛经，刀伤出血，顽癣，毒蛇咬伤。叶入药（竹叶椒叶）。全年均可采收，鲜用或晒干。辛、微苦，温；有小毒；理气止痛，活血消肿，解毒止痒；用于脘腹胀痛，跌打损伤，疮痈肿毒，毒蛇咬伤，皮肤瘙痒。果皮入药（竹叶椒）。6~8月果实成熟时采收，将果皮晒干，除去种子。辛、微苦，温；有小毒；温中燥湿，散寒止痛，驱虫止痒；用于脘腹冷痛，寒湿吐泻，蛔厥腹痛，龋齿疼痛，湿疮，疥癣痒疮。种子入药（竹叶椒子）。6~8月，果实成熟时采收，晒干，除去果皮，留取种子。苦、辛，微温；平喘利水，散瘀止痛；用于痰饮喘息，水肿胀满，小便不利，胃脘痛，痹证，跌打肿痛。

两面针 【地方别名】乌不踏、乌不宿、猫公刺、山胡椒、叶下穿针。

Zanthoxylum nitidum (Roxb.) DC. 【凭证标本】350128LY0132

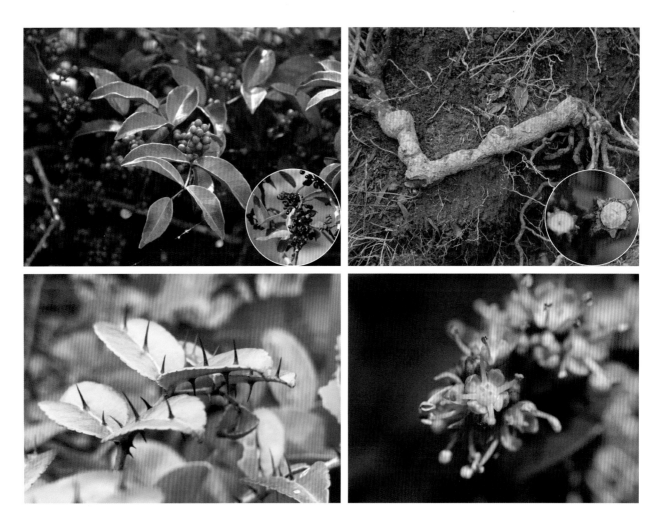

【形态特征】木质藤本。老茎有翼状蜿蜒而上的木栓层，茎枝及叶轴均有弯钩锐刺。叶有小叶（3~）5~11 片；小叶对生，成长叶硬革质，阔卵形、近圆形或狭长椭圆形。花序腋生；萼片上部紫绿色；花瓣淡黄绿色，卵状椭圆形或长圆形；花药在授粉期为阔椭圆形至近圆球形，退化雌蕊半球形，垫状，顶部 4 浅裂；雌花的花瓣较宽；子房圆球形，柱头头状。果皮红褐色，顶端有短芒尖。种子圆珠状，腹面稍平坦。花期 3~5 月，果期 9~11 月

【生境分布】生于疏林中、灌丛中等。全区各地分布。

【传统用药】根入药（两面针）。全年均可采挖，洗净，切片或段，晒干。辛，温；温中止痛，杀虫止痒；用于脘腹冷痛，呕吐泄泻，虫积腹痛，外用于湿疮，阴痒。枝叶入药（入地金牛）。全年均可采收，洗净，切片，晒干或鲜用。辛、苦，微温；有小毒；祛风通络，胜湿止痛，消肿解毒；用于风寒湿痹，筋骨疼痛，跌打骨折，疝痛，咽喉肿痛，胃脘痛，蛔厥腹痛，牙痛，疮痈瘰疬，烫伤。孕妇禁服；用量过大会出现头晕、眼花、腹痛、呕吐等中毒症状。

【地方用药】根入药（两面针）。四季采收，晒干。消炎；用于肺咳。

野花椒 【地方别名】刺椒、大花椒。

Zanthoxylum simulans Hance 　　　　　【凭证标本】350128LY0131

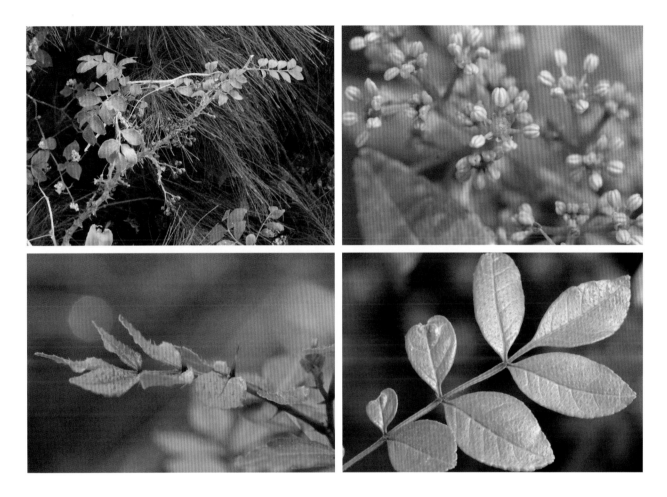

【形态特征】灌木或小乔木。枝干散生基部宽而扁的锐刺。叶有小叶5~15片；小叶对生，卵状椭圆形或披针形，两侧略不对称，顶部急尖或短尖，常有凹口。花序顶生；花被片5~8片，狭披针形、宽卵形或近三角形；雄花：雄蕊5~8（~10）枚，花丝及半圆形凸起的退化雌蕊均淡绿色；雌花：花被片为狭长披针形，心皮2~3个，花柱斜向背弯。果实红褐色。花期3~5月，果期7~9月。

【生境分布】生于村边荒地灌丛、疏林下等。分布于东庠乡、中楼乡等地。

【传统用药】根皮或茎皮入药（野花椒皮）。春、夏、秋三季剥皮，鲜用或晒干。辛，温；祛风除湿，散寒止痛，解毒；用于风寒湿痹，筋骨麻木，脘腹冷痛，吐泻，牙痛，皮肤疮疡，毒蛇咬伤。叶入药（野花椒叶）。7~9月采收带叶的小枝，晒干或鲜用。辛，温；祛风除湿，活血通经；用于风寒湿痹，闭经，跌打损伤，阴疽，皮肤瘙痒。果实入药（野花椒）。7~8月采收成熟的果实，除去杂质，晒干。辛，温；有小毒；温中止痛，杀虫止痒；用于脾胃虚寒，脘腹冷痛，呕吐，泄泻，蛔虫腹痛，湿疮，皮肤瘙痒，阴痒，龋齿疼痛。妇女哺乳期慎服。

楝 科　Meliaceae

楝　【地方别名】苍蝇树、首楝、楝枣、苦心子、楝柴。

Melia azedarach L.　【凭证标本】350128LY0133

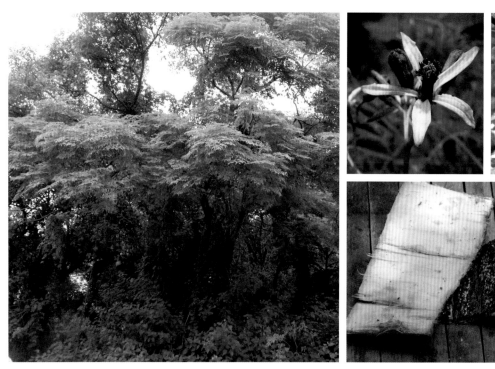

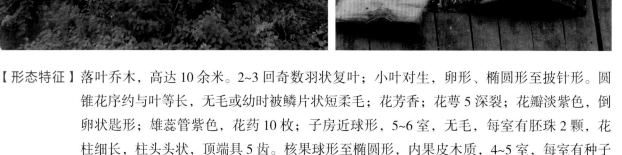

【形态特征】落叶乔木，高达 10 余米。2~3 回奇数羽状复叶；小叶对生，卵形、椭圆形至披针形。圆锥花序约与叶等长，无毛或幼时被鳞片状短柔毛；花芳香；花萼 5 深裂；花瓣淡紫色，倒卵状匙形；雄蕊管紫色，花药 10 枚；子房近球形，5~6 室，无毛，每室有胚珠 2 颗，花柱细长，柱头头状，顶端具 5 齿。核果球形至椭圆形，内果皮木质，4~5 室，每室有种子 1 颗。种子椭圆形。花期 4~5 月，果期 10~12 月。

【生境分布】生于路旁、疏林中，或栽培。全区各地分布。

【传统用药】树皮和根皮入药（苦楝皮）。春、秋二季剥取，晒干，或除去粗皮，晒干。苦，寒；有毒；杀虫，疗癣；用于蛔虫病，蛲虫病，虫积腹痛，外用于疥癣瘙痒。叶入药（苦楝叶）。全年均可采收，鲜用或晒干。苦，寒；有毒；清热燥湿，杀虫止痒，行气止痛；用于湿疮瘙痒，疮癣疥癞，毒虫咬伤，带下病或阴痒，疝气疼痛，跌打肿痛。花入药（苦楝花）。4~5 月采收，晒干、阴干或烘干。苦，寒；清热祛湿，杀虫，止痒；用于热痱，头癣。果实入药（苦楝子）。秋、冬二季果实成熟呈黄色时采收，或收集落下的果实，晒干、阴干或烘干。苦，寒；有小毒；行气止痛，杀虫；用于脘腹胁肋疼痛，疝痛，虫积腹痛，癞头疮，冻疮。脾胃虚寒者禁服，不宜过量及长期服用；内服量过大，可有恶心、呕吐等副反应，甚至中毒死亡。

【地方用药】茎皮入药（苦楝皮）。春、秋二季采收，鲜用。用于皮炎，秋冬季皮肤干燥。

远志科　Polygalaceae

瓜子金　【地方别名】土远志、铁钓竿、铁甲草、金锁匙。

Polygala japonica Houtt.　【凭证标本】350128LY0134

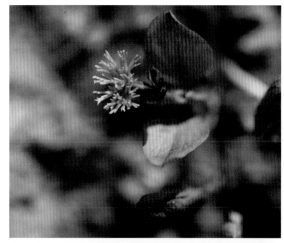

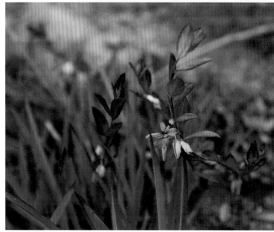

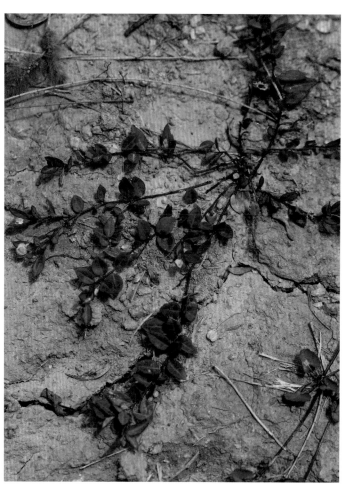

【形态特征】多年生草本，高 15~20cm。单叶互生，叶卵形或卵状披针形，先端钝，基部阔楔形至圆形，全缘。总状花序与叶对生；萼片 5，宿存；花瓣 3，白色至紫色，基部合生，侧瓣长圆形，基部内侧被短柔毛，龙骨瓣舟状，具流苏状鸡冠状附属物；雄蕊 8，花丝全部合生成鞘；子房倒卵形，花柱弯曲，柱头 2。蒴果圆形。种子 2 粒，卵形，黑色，密被白色短柔毛。花期 4~5 月，果期 5~8 月。

【生境分布】生于山坡草地、田埂上等。全区各地零星分布。

【传统用药】全草入药（瓜子金）。秋季采收全草，洗净，晒干。苦、微辛，平；祛痰止咳，散瘀止血，宁心安神，解毒消肿；用于咳嗽痰多，跌打损伤，风湿痹痛，吐血，便血，心悸，不寐，咽喉肿痛，痈肿疮疡，毒蛇咬伤。

漆树科 Anacardiaceae

盐肤木 【地方别名】浦连盐、猴盐柴、老公担盐、盐糟碎。

Rhus chinensis Mill.

【凭证标本】350128LY0135

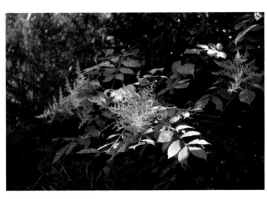
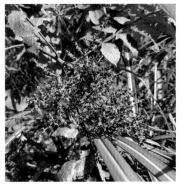
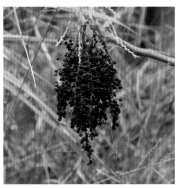

【形态特征】落叶小乔木或灌木，高 2~10m。奇数羽状复叶有小叶 3~6 对，小叶自下而上逐渐增大，卵形或椭圆状卵形或长圆形，先端急尖，基部圆形。圆锥花序宽大，多分枝，雄花序比雌花序长；苞片披针形；花白色；雄花：花萼外面被微柔毛，裂片长卵形，花瓣倒卵状长圆形，雄蕊伸出，花丝线形，花药卵形，子房不育；雌花：花萼裂片较短，花瓣椭圆状卵形，雄蕊极短，子房卵形，密被白色微柔毛，花柱 3，柱头头状。核果球形，略压扁，成熟时红色。花期 8~9 月，果期 10 月。

【生境分布】生于向阳山坡、沟谷、溪边的疏林、灌丛中等。全区各地分布。

【传统用药】虫瘿入药（五倍子）。秋季采摘，置沸水中略煮或蒸至表面呈灰色，杀死蚜虫，取出，干燥。酸、涩，寒；敛肺降火，涩肠止泻，敛汗，止血，收湿敛疮；用于肺虚久咳，肺热痰嗽，久泻久痢，自汗盗汗，消渴，便血痔血，外伤出血，痈肿疮毒，皮肤溃烂。树根入药（盐肤木根）。全年均可采收，鲜用或晒干切片。酸、咸，平；祛风湿，利水消肿，活血散毒；用于风湿痹痛，水肿，咳嗽，跌打肿痛，乳痈，癣疮。根皮入药（盐肤木根皮）。全年均可采收，挖根，洗净，剥取根皮，鲜用或晒干。酸、咸，凉；清热利湿，解毒散瘀；用于黄疸，水肿，风湿痹痛，小儿疳积，疮疡肿毒，跌打损伤，毒蛇咬伤。树皮入药（盐肤木皮）。夏、秋二季剥取树皮，去掉栓皮层，留取韧皮部，鲜用或晒干。酸，微寒；清热解毒，活血止痢；用于血痢，痈肿，疮疥，蛇犬咬伤。幼嫩枝苗入药（五倍子苗）。春季采收，晒干或鲜用。酸，微温；解毒利咽；用于咽痛喉痹。叶入药（盐肤叶）。夏、秋二季采收，随采随用。酸、苦，凉；止咳，止血，收敛，解毒；用于痰嗽，便血，血痢，盗汗，痈疽，疮疡，湿疮，毒虫咬伤。花入药（盐肤木花）。8~9 月采花，鲜用或晒干。酸、咸，微寒；清热解毒，敛疮；用于疮疡久不收敛，小儿鼻下两旁生疮，色红瘙痒，渗液浸淫糜烂。果实入药（盐肤子）。10 月采收成熟的果实，鲜用或晒干。酸、咸，凉；生津润肺，降火化痰，敛汗，止痢；用于痰嗽，喉痹，黄疸，盗汗，痢疾，顽癣，痈毒。

无患子科　Sapindaceae

龙　眼　【地方别名】桂圆、宝圆。

Dimocarpus longan Lour.

【凭证标本】350128LY0361

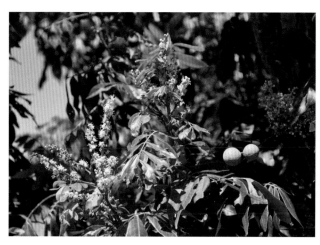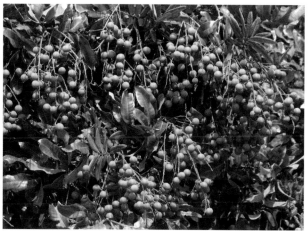

【形态特征】常绿乔木，高通常 10 余米。小叶 4~5 对，长圆状椭圆形至长圆状披针形，顶端短尖，基部极不对称。花序大型，多分枝，顶生和近枝顶腋生，密被星状毛；花梗短；萼片近革质，三角状卵形；花瓣乳白色，披针形；花丝被短硬毛。果实近球形，通常黄褐色或有时灰黄色，外面稍粗糙，或少有微凸的小瘤体。种子茶褐色，光亮，全部被肉质的假种皮包裹。花期春夏间，果期夏季。

【生境分布】种植于房前屋后。全区各地分布。

【传统用药】假种皮入药（龙眼肉）。夏、秋二季采收成熟果实，干燥，除去壳、核，晒至干爽不黏。甘，温；补益心脾，养血安神；用于气血不足，心悸怔忡，健忘不寐，血虚萎黄。根或根皮入药（龙眼根）。全年均可采收，洗净，晒干或切片晒干。苦、涩，平；清利湿热，化浊蠲痹；用于白浊，带下病，流火，湿热痹痛。树皮入药（龙眼树皮）。全年均可采收，剥取树皮的韧皮部，晒干。苦，平；杀虫消积，解毒敛疮；用于疳积，疳疮，肿毒。叶或嫩芽入药（龙眼叶）。老叶全年均可采收，嫩芽早春采收，鲜用或晒干。甘、淡，平；发表清热，解毒，燥湿；用于感冒，疟疾，疔疮，湿疮。花入药（龙眼花）。春季花开时采摘，晒干。微苦、甘，平；通淋化浊；用于淋证，白浊，带下病，消渴。果皮入药（龙眼壳）。夏季果实成熟时，剥取果皮，晒干。甘，温；祛风，解毒，敛疮，生肌；用于眩晕耳聋，痈疽久溃不收，烫伤。种子入药（龙眼核）。果实成熟后，剥去果皮、假种皮，留取种仁，鲜用或晒干。苦、涩，平；行气散结，止血，燥湿；用于疝气，瘰疬，创伤出血，体气，疥癣，湿疮。

车桑子 【地方别名】溪柳、石故纸、毛乳、山杨梅。

Dodonaea viscosa (L.) Jacq.　　　　　　　　　　　【凭证标本】350128LY0136

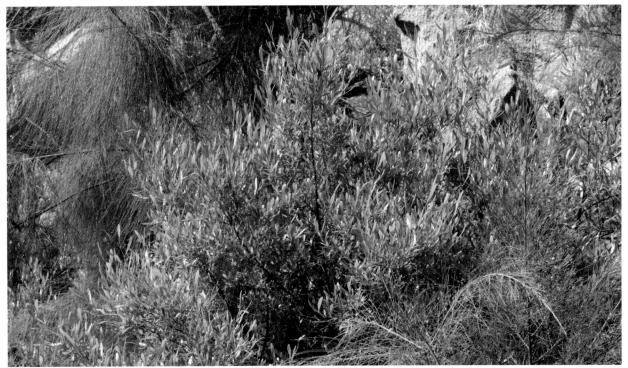

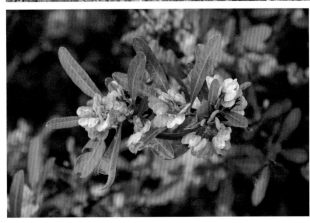
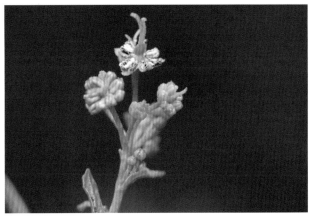

【形态特征】灌木或小乔木。小枝扁，有狭翅或棱角，覆有胶状黏液。单叶，纸质，线形、线状匙形、
　　　　　线状披针形、倒披针形或长圆形。花序顶生或在小枝上部腋生，比叶短，密花，主轴和分
　　　　　枝均有棱角。蒴果倒心形或扁球形，2或3翅，种皮膜质或纸质，有脉纹。花期秋末，果
　　　　　期翌年夏季。

【生境分布】生于干旱的山坡上、海边沙土等。全区各地分布。

【传统用药】根入药（车桑子根）。全年均可采收，鲜用或晒干。苦，寒；泻火解毒；用于牙痛，风毒
　　　　　流注。叶入药（车桑子叶）。全年均可采收，鲜用或晒干。微苦、辛，平；清热利湿，解
　　　　　毒消肿；用于淋证，癃闭，皮肤瘙痒，痈肿疮疖，烫伤。

凤仙花科 Balsaminaceae

凤仙花 【地方别名】金闷草、指甲花。

Impatiens balsamina L. 【凭证标本】350128LY0397

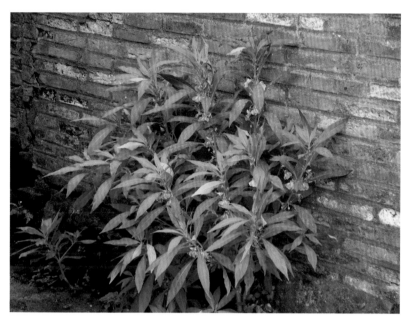

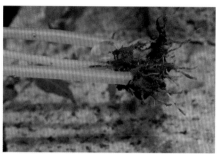

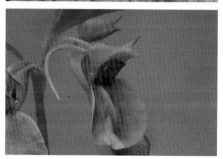

【形态特征】一年生草本,高60~100cm。茎粗壮,肉质。叶片披针形、狭椭圆形或倒披针形,先端尖或渐尖,基部楔形,边缘有锐锯齿。花单生或2~3朵簇生于叶腋,白色、粉红色或紫色,单瓣或重瓣;苞片线形,位于花梗的基部;侧生萼片2,卵形或卵状披针形;唇瓣深舟状,基部急尖成内弯的距,旗瓣圆形,兜状,翼瓣具短柄,2裂;雄蕊5,花丝线形,花药卵球形;子房纺锤形,密被柔毛。蒴果宽纺锤形。种子多数,圆球形,黑褐色。花期7~10月。

【生境分布】种植于房前屋后,或见于公园小面积种植。分布于潭城镇、中楼乡等地。

【传统用药】种子入药(急性子)。夏、秋二季果实即将成熟时采收,晒干,除去果皮和杂质。微苦、辛,温;有小毒;破血,软坚,消积;用于癥瘕痞块,闭经,噎膈。根入药(凤仙根)。秋季采挖根部,洗净,鲜用或晒干。活血止痛,利湿消肿;用于跌打肿痛,风湿痹痛,带下病,水肿。孕妇慎服。茎入药(凤仙透骨草)。夏秋间植株生长茂盛时割取地上部分,除去叶、花、果实,洗净,晒干。苦、辛,温;有小毒;祛风湿,活血止痛,解毒;用于风湿痹痛,跌打肿痛,闭经,痛经,痈肿,丹毒,鹅掌风,毒虫咬伤。孕妇禁服。花入药(凤仙花)。夏、秋二季开花时采收,鲜用或阴干、烘干。甘、苦,微温;祛风除湿,活血止痛,解毒杀虫;用于风湿肢体痿废,腰胁疼痛,闭经,产后瘀血未尽,跌打损伤,骨折,痈疽疮毒,毒蛇咬伤,带下病,鹅掌风,灰指甲。体虚者及孕妇慎服。

【地方用药】全草入药(金闷花)。四季采收,鲜用。①用于蛇眼疗。②加明矾捣烂,染指甲。

【附　注】中国外来入侵植物,入侵等级4级。

卫矛科 Celastraceae

青江藤

Celastrus hindsii Benth.

【凭证标本】350128LY0137

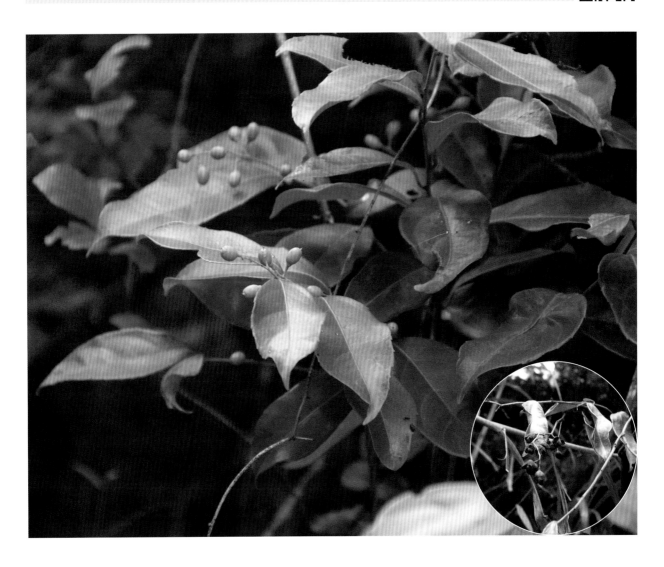

【形态特征】常绿藤本。叶长方状窄椭圆形或卵状窄椭圆形至椭圆状倒披针形，先端渐尖或急尖，基部楔形或圆形，边缘具疏锯齿。顶生聚伞圆锥花序，腋生花序近具1~3花，稀排成短小聚伞圆锥状；花淡绿色；花萼裂片近半圆形，覆瓦状排列；花瓣长方形；雄蕊着生于花盘边缘，花丝锥状，花药卵圆状，在雌花中退化，花药箭形卵状；雌蕊瓶状，子房近球状，柱头不明显3裂。果实椭球形。种子阔椭圆状到近球状，假种皮橙红色。花期5~7月，果期7~12月。

【生境分布】生于灌丛、山地林中等。分布于中楼乡等地。

【传统用药】根入药（青江藤）。秋后采收，切片，晒干。辛、苦、平；通经，利尿；用于闭经，小便不利。孕妇慎服。

大芽南蛇藤　【地方别名】哥兰叶、米汤叶。

Celastrus gemmatus Loes.　　　【凭证标本】350128LY0138

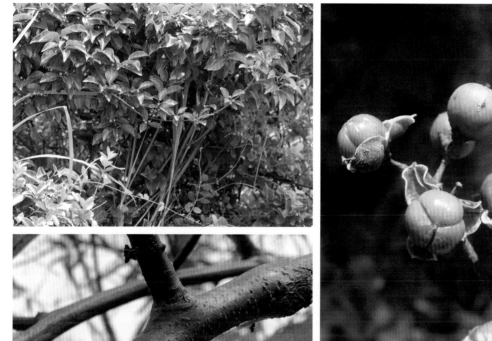

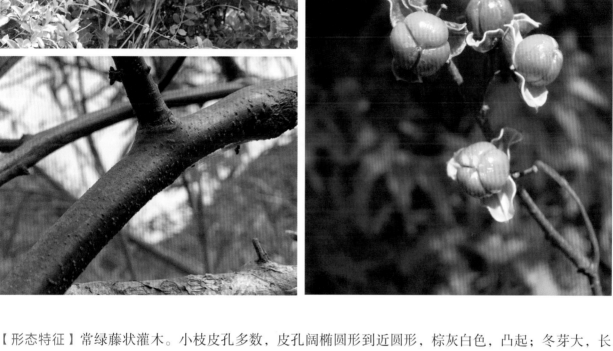

【形态特征】常绿藤状灌木。小枝皮孔多数，皮孔阔椭圆形到近圆形，棕灰白色，凸起；冬芽大，长可达12mm。叶长方形、卵状椭圆形或椭圆形，长6~12cm，宽3.5~7cm，边缘具浅锯齿。聚伞花序顶生及腋生，顶生花序长约3cm，侧生花序短而少花；花瓣长方状倒卵形；雄蕊约与花冠等长；花盘浅杯状；雌蕊瓶状。蒴果球状，直径10~13mm，小果梗具明显凸起皮孔。种子3，红棕色，有光泽。花期4~9月，果期8~10月。

【生境分布】生于山坡灌丛等。分布于白青乡等地。

【传统用药】全株入药（霜红藤）。春、秋二季采收，切段，晒干。苦、辛，平；祛风除湿，活血止痛，解毒消肿；用于风湿痹痛，跌打损伤，月经不调，闭经，产后腹痛，胃脘痛，疝痛，疮痈肿痛，骨折，风疹，湿疮，蛇串疮，毒蛇咬伤。

东南南蛇藤

Celastrus punctatus Thunb.

【凭证标本】350128LY0430

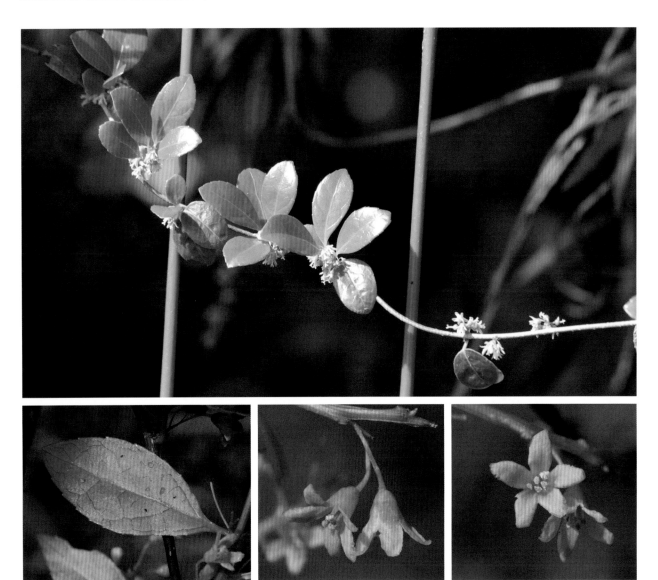

【形态特征】藤状小灌木。小枝纤细开展，光滑无毛。叶纸质或厚纸质，各式椭圆形，长1.5~7cm，宽1~3cm，边缘具细锯齿或钝锯齿，两面光滑无毛。花序常腋生，花1~2朵或稍多成一小聚伞或单歧聚伞，小花梗关节在中部之上；花瓣黄绿色；雄蕊5枚；雌花柱头3。蒴果球状，果瓣近圆形。种子阔椭圆状，棕色或浅棕色。花期3~5月，果期6~10月。

【生境分布】生于防护林缘、山地路边等地。分布于潭城镇等地。

【传统用药】茎叶入药（光果南蛇藤）。春、秋二季采收，鲜用或切段晒干。解毒消肿，止痛；用于疮疡肿痛。

鼠李科 Rhamnaceae

铁包金 【地方别名】鼠米刺。

Berchemia lineata (L.) DC. 【凭证标本】350128LY0140

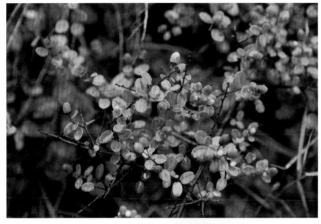

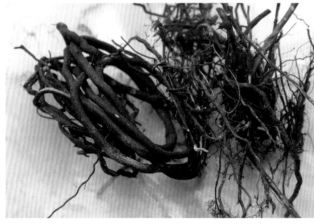

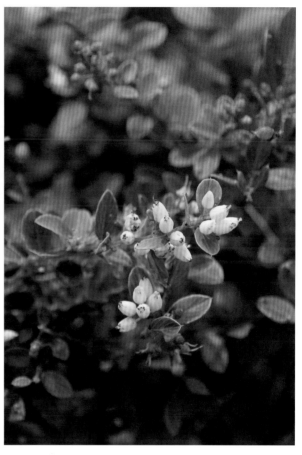

【形态特征】藤状或矮灌木。小枝圆柱状，黄绿色，被密短柔毛。叶小，矩圆形或椭圆形，顶端圆形或钝，具小尖头，基部圆形，上面绿色，下面浅绿色，两面无毛；托叶披针形。花白色，通常数个至 10 余个密集成顶生聚伞总状花序，或有时 1~5 个簇生于花序下部叶腋，近无总花梗。核果圆柱形，成熟时黑色或紫黑色。花期 7~10 月，果期 11 月。

【生境分布】生于路旁、田边、山坡荒地、田野空旷地、海边沙滩等较潮湿处。全区各地分布。

【传统用药】根入药（铁包金）。秋后采根，鲜用或切片晒干。苦、微涩，平；消肿解毒，止血镇痛，祛风除湿；用于痈疽疔毒，咳嗽咯血，吐血，跌打损伤，烫伤，风湿痹痛，风火牙痛。

【地方用药】根或藤茎入药（鼠米刺）。四季采收，晒干，切片，常备家中。用时加少量米、盐，小儿食用时可加适量鸡内金，炒后加水煮汤，制"七滚汤"（干锅烧热，汤料进锅煮沸，倒出，重复 7 次），滤去药渣，服汤。消积化食；用于抽筋，腰痹，小儿食积。

雀梅藤　【地方别名】对结木、瘤毒藤。

Sageretia thea (Osbeck) Johnst.　　　　　　　　【凭证标本】350128LY0141

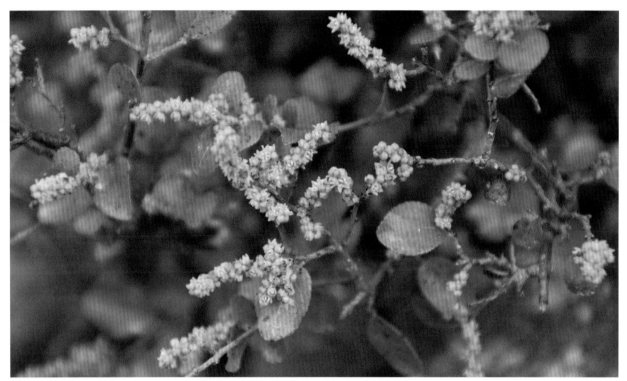

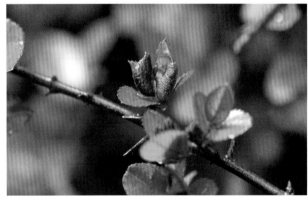 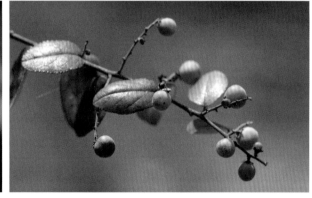

【形态特征】藤状或直立灌木。小枝具刺。叶近对生或互生，通常椭圆形、矩圆形或卵状椭圆形，稀卵形或近圆形，顶端锐尖、钝或圆形，基部圆形或近心形，边缘具细锯齿。花无梗，黄色，有芳香，通常数个簇生排成顶生或腋生疏散的圆锥状穗状花序；花萼外面被疏柔毛，萼片三角形或三角状卵形；花瓣匙形，顶端2浅裂；花柱极短，子房3室，每室具1胚珠。核果近圆球形，成熟时黑色或紫黑色。种子扁平，两端微凹。花期7~11月，果期翌年3~5月。

【生境分布】生于丘陵、山地林下、灌丛中等。全区各地分布。

【传统用药】根入药（雀梅藤）。秋后采根，洗净，鲜用或切片晒干。甘、淡，平；降气，化痰，祛风利湿；用于咳嗽，哮喘，胃脘痛，鹤膝风，水肿。叶入药（雀梅藤叶）。春季采收，鲜用或晒干。酸，凉；清热解毒；用于疮疡肿毒，烫火伤，疥疮，漆疮。

枣 【地方别名】大枣、红枣、白枣。

Ziziphus jujuba Mill.

【凭证标本】350128LY0142

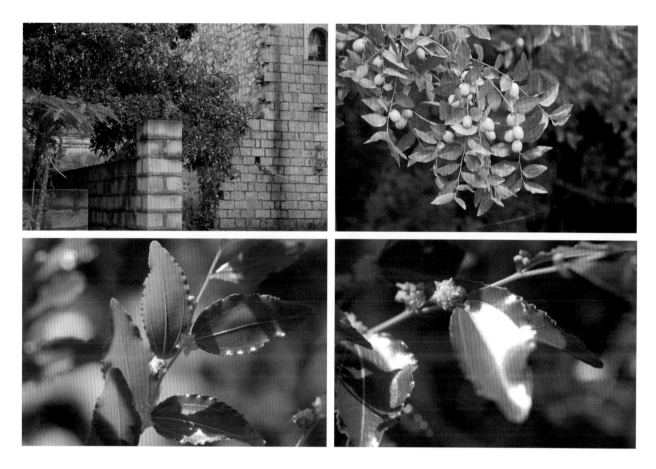

【形态特征】落叶小乔木，稀灌木，高达10余米，有长短枝，具2个托叶刺。叶卵形、卵状椭圆形或卵状矩圆形；顶端钝或圆形，基部稍不对称，边缘具圆齿状锯齿；托叶刺纤细，后期常脱落。花黄绿色，具短总花梗，单生或2~8个密集成腋生聚伞花序；萼片卵状三角形；花瓣倒卵圆形；花盘5裂；子房下部藏于花盘内，与花盘合生，2室，每室有1胚珠，花柱2半裂。核果矩圆形或长卵圆形，成熟时红色，后变红紫色。种子扁椭圆形。花期5~7月，果期8~9月。

【生境分布】栽培。全区各地零星分布。

【传统用药】果实入药（大枣）。秋季果实成熟时采收，晒干。甘，温；补中益气，养血安神；用于脾虚食少，乏力便溏，妇人脏躁。根入药（枣树根）。秋后采挖，鲜用或切片晒干。甘，温；调经止血，祛风止痛，补脾止泻；用于月经不调，不孕，崩漏，吐血，胃脘痛，痹痛，脾虚泄泻，风疹，丹毒。树皮入药（枣树皮）。全年均可采收，春季最佳，用月牙形镰刀，从枣树主干上将老皮刮下，晒干。苦、涩，温；涩肠止泻，镇咳止血；用于泄泻，痢疾，咳嗽，崩漏，外伤出血，烧烫伤。叶入药（枣叶）。春、夏二季采收，鲜用或晒干。甘，温；清热解毒；用于小儿发热，疮疖，阴疽，烂脚，烫火伤。果核入药（枣核）。加工枣肉食品时，收集枣核。苦，平；解毒，敛疮；用于臁疮，牙疳。

葡萄科 Vitaceae

牯岭蛇葡萄 【地方别名】野葡萄。

Ampelopsis heterophylla (Thunb.) Sieb. & Zucc. var. *kulingensis* (Rehd.) C. L. Li

【凭证标本】350128LY0143

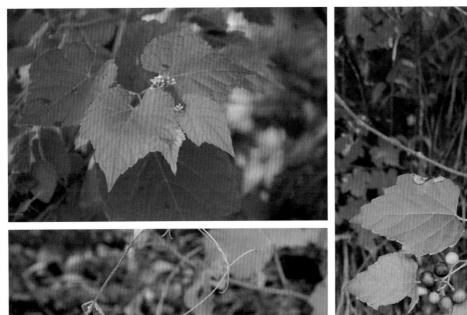

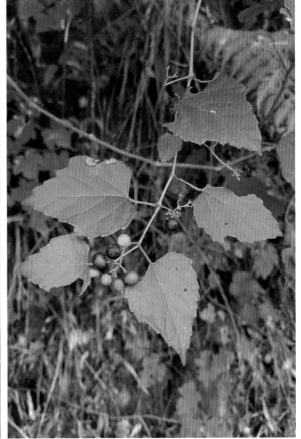

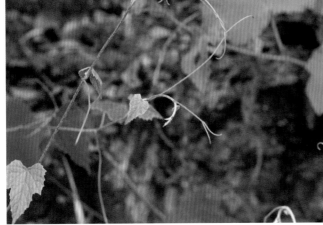

【形态特征】木质藤本，植株被短柔毛或几无毛。小枝圆柱形，有纵棱纹。卷须2~3叉分枝，相隔2节与叶对生。单叶，叶下面浅绿色，叶片显著呈五角形，叶片上部两侧常有两个外展或前伸的角状小裂片。花各部5基数；花盘明显，边缘浅裂；子房下部与花盘合生。果实近球形。花期5~7月，果期8~9月。

【生境分布】生于疏林下、山坡灌丛等。全区各地分布。

【传统用药】根茎入药（牯岭蛇葡萄）。利尿，消肿，止血；用于无名肿毒，水肿。

【附　　注】本种现接受拉丁名为 *Ampelopsis glandulosa* (Wall.) Momiy. var. *kulingensis* (Rehder) Momiyama。

葎叶蛇葡萄　【地方别名】葎叶白蔹、小接骨丹。

Ampelopsis humulifolia Bge.　　　　【凭证标本】350128LY0362

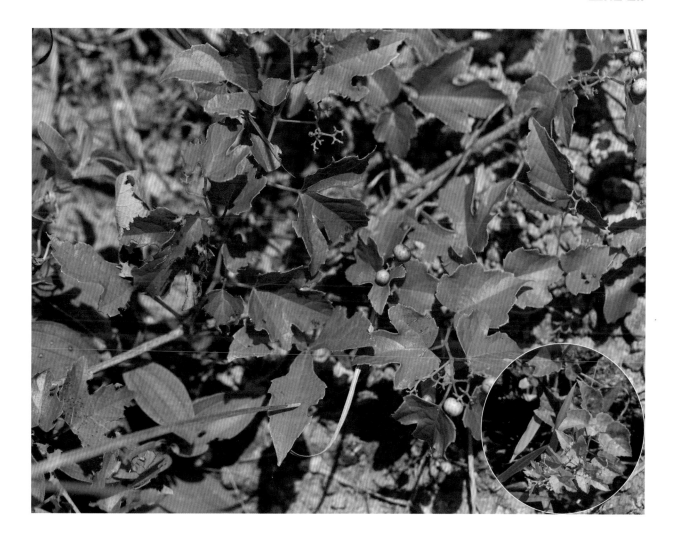

【形态特征】木质藤本。卷须2叉分枝。叶为单叶，3~5浅裂，心状五角形或肾状五角形，顶端渐尖，基部心形，基缺顶端凹成圆形，边缘有粗锯齿。多歧聚伞花序与叶对生；花蕾卵圆形，顶端圆形；花萼碟形，边缘呈波状；花瓣5，卵椭圆形，外面无毛；雄蕊5，花药卵圆形，长宽近相等，花盘明显，波状浅裂；子房下部与花盘合生，花柱明显，柱头不扩大。果实近球形，有种子2~4颗。种子倒卵圆形，顶端近圆形，基部有短喙。花期5~7月，果期5~9月。

【生境分布】生于灌丛林缘、山地疏林中等。全区各地分布。

【传统用药】根皮入药（七角白蔹）。秋季挖取根部，洗净泥土，剥取根皮，鲜用或晒干。辛，温；祛风湿，散瘀肿，解毒；用于风湿痹痛，跌打瘀肿，痈疽肿痛。

异叶地锦 【地方别名】爬山虎、上树蛇。

Parthenocissus dalzielii Gagnep. 【凭证标本】350128LY0144

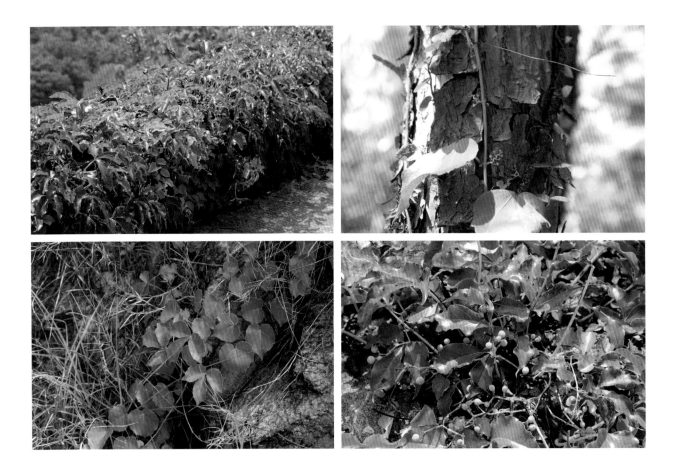

【形态特征】木质藤本。卷须顶端嫩时膨大成圆珠形，后遇附着物扩大成吸盘状。两型叶，叶为单叶者叶片卵圆形；3小叶者，中央小叶长椭圆形，侧生小叶卵椭圆形。花序假顶生于短枝顶端，基部有分枝，形成多歧聚伞花序；小苞片卵形，顶端急尖；花萼碟形，边缘呈波状或近全缘，外面无毛；花瓣4，倒卵状椭圆形；雄蕊5，花药黄色，椭圆形或卵状椭圆形；子房近球形，花柱短。果实近球形，成熟时紫黑色。种子倒卵形，顶端近圆形，基部急尖。花期5~7月，果期7~11月。

【生境分布】生于丘陵坡上、灌丛岩石缝中、园林绿化带等。全区各地分布。

【传统用药】根、茎入药（吊岩风）。酸、涩，温；祛风通络，活血止痛；用于风湿痹痛，带下病，产后瘀血腹痛，外用于骨折，跌打肿痛，疮疖。

锦葵科　Malvaceae

黄蜀葵　【地方别名】金花捷报、野芙蓉、棉花葵、侧金盏、山加刳。

Abelmoschus manihot (L.) Medicus　【凭证标本】350128LY0145

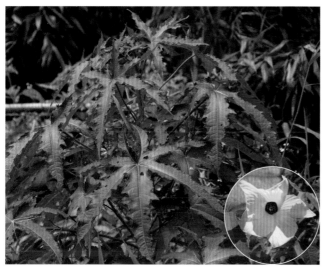
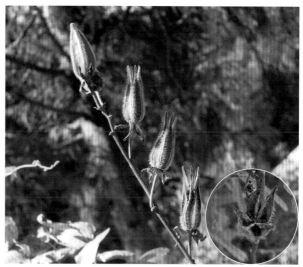

【形态特征】一年生或多年生草本，高 1~2m，疏被长硬毛。叶掌状 5~9 深裂，裂片长圆状披针形，具粗钝锯齿；托叶披针形。花单生于枝端叶腋；小苞片 4~5，卵状披针形，疏被长硬毛；花萼佛焰苞状，5 裂，近全缘，较长于小苞片，被柔毛，果时脱落；花大，淡黄色，内面基部紫色；花药近无柄；柱头紫黑色，匙状盘形。蒴果卵状椭圆形，被硬毛。种子多数，肾形，被柔毛组成的条纹多条。花期 8~10 月。

【生境分布】生于田边、沟旁灌丛间，或庭院种植等。分布于白青乡等地。

【传统用药】花冠入药（黄蜀葵花）。夏、秋二季花开时采摘，及时干燥。甘，寒；清利湿热，消肿解毒；用于湿热壅遏，淋浊水肿，外用于痈疽肿毒，水火烫伤。根入药（黄蜀葵根）。秋季挖取根部，洗净，晒干。甘、苦，寒；利水，通经，解毒；用于淋证，水肿，便秘，跌打损伤，乳汁不通，痈肿，聤耳，痄腮。孕妇禁服。茎或茎皮入药（黄蜀葵茎）。秋、冬二季采收，晒干或炕干。甘，寒；清热解毒，通便利尿；用于壮热，便秘，小便不利，疔疮肿毒，烫伤。叶入药（黄蜀葵叶）。春、夏二季采收，鲜用或晒干。甘，寒；清热解毒，接骨生肌；用于热毒疮痈，热淋，骨折，烫火伤，外伤出血。种子入药（黄蜀葵子）。9~11 月果实成熟时采收，晒干脱粒，簸去杂质，再晒至全干。甘，寒；利水，通经，消肿解毒；用于淋证，水肿，便秘，乳汁不通，痈肿，跌打损伤。孕妇禁服。

朱 槿 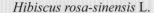【地方别名】佛桑花、扶桑、状元红。

Hibiscus rosa-sinensis L.　　　　　　　　　　【凭证标本】350128LY0146

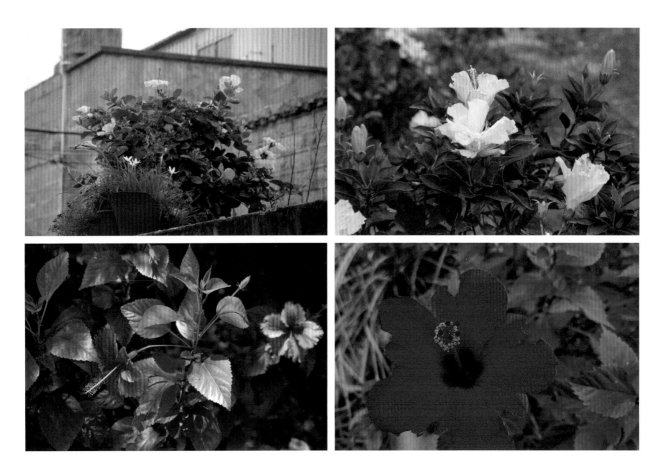

【形态特征】常绿灌木，高 1~3m。小枝圆柱形，疏被星状柔毛。叶阔卵形或狭卵形，先端渐尖，基部圆形或楔形，边缘具粗齿或缺刻。花单生于上部叶腋间，常下垂，花梗疏被星状柔毛或近平滑无毛，近端有节；花萼钟形，被星状柔毛，裂片 5，卵形至披针形；花冠漏斗形，玫瑰红色或淡红色、淡黄色，花瓣倒卵形，先端圆，外面疏被柔毛；雄蕊柱平滑无毛；花柱枝 5。蒴果卵形，平滑无毛，有喙。花期全年。

【生境分布】栽培。全区各地分布。

【传统用药】根入药（扶桑根）。秋末挖取，洗净，晒干。甘、涩，平；调经，利湿，解毒；用于月经不调，崩漏，带下病，白浊，疮痈肿毒，热淋，暴风客热。叶入药（扶桑叶）。随采随用。甘、淡，平；清热利湿，解毒；用于带下病，淋证，疔疮肿毒，痄腮，乳痈，红丝疔。花入药（扶桑花）。花半开时采摘，晒干。甘、淡，平；清肺，凉血，化湿，解毒；用于肺热咳嗽，咯血，鼻衄，崩漏，带下病，痢疾，赤白浊，痈肿毒疮。

玫瑰茄 【地方别名】红金梅、红梅果。

Hibiscus sabdariffa L.　　　　　　　　　　【凭证标本】350128LY0408

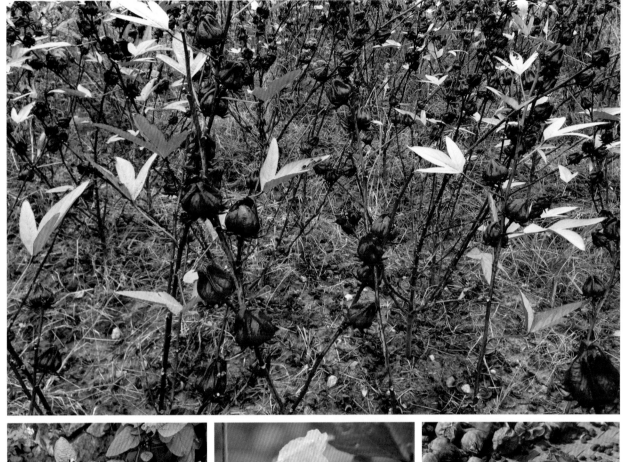

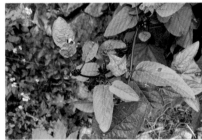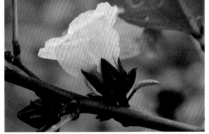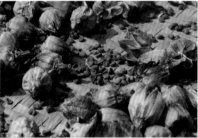

【形态特征】一年生直立草本，高达2m。茎淡紫色，无毛。叶异型，下部的叶卵形，不分裂，上部的叶掌状3深裂，裂片披针形，具锯齿，先端钝或渐尖，基部圆形至宽楔形。花单生于叶腋，近无梗；小苞片8~12，红色，肉质，披针形，疏被长硬毛，近顶端具刺状附属物，基部与花萼合生；花萼杯状，淡紫色，疏被刺和粗毛，基部1/3处合生，裂片5，三角状渐尖形；花黄色，内面基部深红色。蒴果卵球形，果爿5。种子肾形，无毛。花期夏秋间。

【生境分布】栽培。分布于东庠乡、流水镇等地。

【传统用药】花萼入药（玫瑰茄）。11月中、下旬，叶黄籽黑时，将果枝剪下，摘取花萼连同果实，晒1天，待缩水后脱出花萼，置干净草席或竹箩上晒干。酸，凉；敛肺止咳，降血压，解酒；用于肺虚咳嗽，眩晕，醉酒。

木 槿

【地方别名】白布篱、肉花、白饭花、白面化、白木锦花。

Hibiscus syriacus L.　　　　　　　　　　　　【凭证标本】350128LY0147

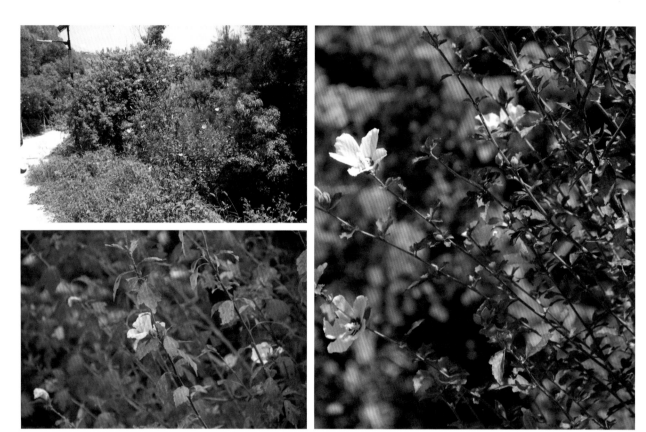

【形态特征】落叶灌木，高 3~4m。叶菱形至三角状卵形，具深浅不同的 3 裂或不裂，先端钝，基部楔形，边缘具不整齐齿缺，下面沿叶脉微被毛或近无毛。花单生于枝端叶腋间；小苞片 6~8，线形，密被星状疏绒毛；花萼钟形，密被星状短绒毛，裂片 5，三角形；花钟形，淡紫色，花瓣倒卵形，外面疏被纤毛和星状长柔毛；花柱枝无毛。蒴果卵圆形，密被黄色星状绒毛。种子肾形，背部被黄白色长柔毛。花期 7~10 月。

【生境分布】栽培。全区各地分布。

【传统用药】根入药（木槿根）。全年均可采挖，洗净，切片，鲜用或晒干。甘，凉；清热解毒，消痈肿；用于肠风，痢疾，肺痈，肠痈，痔疮肿痛，带下病，疥癣，肺痨。茎皮或根皮入药（木槿皮）。4~5 月剥取茎皮，晒干；秋末挖取根，剥取根皮，晒干。甘、苦，微寒；清热利湿，杀虫止痒；用于湿热泻痢，肠风，脱肛，痔疮，带下病，阴痒，皮肤疥癣，肾囊风。无湿热者慎服。叶入药（木槿叶）。全年均可采收，鲜用或晒干。苦，寒；清热解毒；用于赤白痢疾，肠风，痈肿疮毒。花入药（木槿花）。夏、秋二季选晴天早晨，花半开时采摘，晒干。甘、苦，凉；清热利湿，凉血解毒；用于肠风，痢疾，痔疮出血，肺热咳嗽，咳血，带下病，疮疖痈肿，烫伤。果实入药（木槿子）。9~10 月果实黄绿色时采收，晒干。甘，寒；清肺化痰，止头痛，解毒；用于痰喘咳嗽，肺咳，偏正头痛，脓疱疮，湿疮。

黄 槿 【地方别名】盐水面头果、桐花、海麻。

Hibiscus tiliaceus L.

【凭证标本】350128LY0148

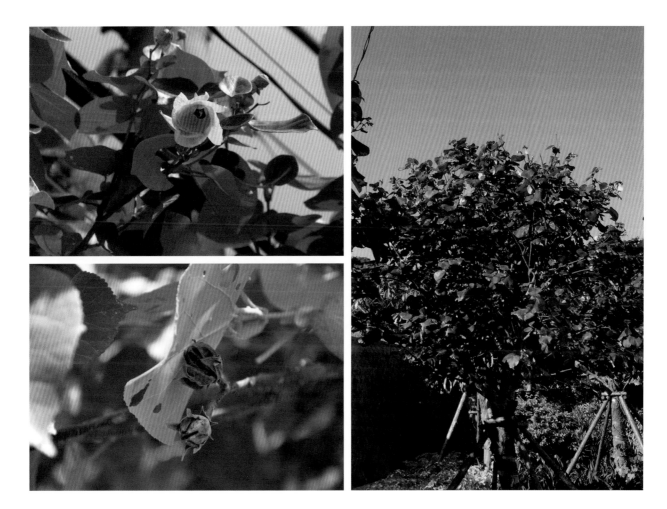

【形态特征】常绿灌木或小乔木，高达10m。小枝无毛或疏被星状绒毛。叶近圆形或宽卵形，先端尖或短渐尖，基部心形，全缘或具细圆齿，上面幼时疏被星状毛，后渐脱落无毛，下面密被灰白色星状绒毛并混生长柔毛；托叶长圆形，早落。花单生于叶腋或数朵排花成腋生或顶生总状花序；花冠钟形，黄色，内面基部暗紫色；花瓣5，倒卵形，密被黄色柔毛。蒴果卵圆形，具短缘，被绒毛，果片5，木质。花期6~8月。

【生境分布】生于砂质地路旁等。分布于流水镇等地。

【传统用药】叶、树皮或花入药（黄槿）。叶、树皮全年均可采收；花于6~8月未完全开放时采摘，阴干或晒干。甘、淡，微寒；清肺止咳，解毒消肿；用于肺热咳嗽，疮疖肿痛，木薯中毒。

赛 葵 【地方别名】黄花如意、山索血、山茶心。

Malvastrum coromandelianum (L.) Gürcke 　　【凭证标本】350128LY0149

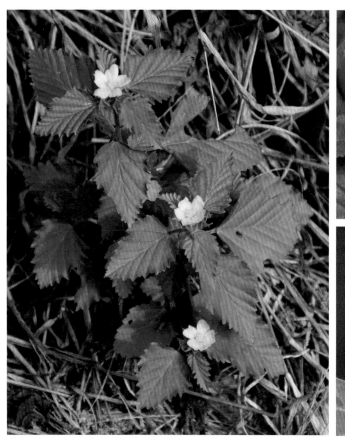

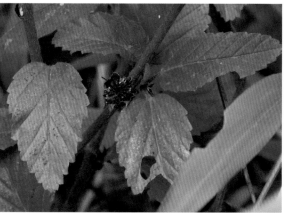

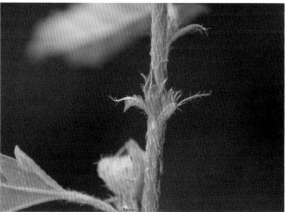

【形态特征】亚灌木状，高达 1m。叶卵状披针形或卵形，先端钝尖，基部宽楔形至圆形，边缘具粗锯齿。花单生于叶腋；小苞片线形，疏被长毛；花萼浅杯状，5 裂，裂片卵形，渐尖头，基部合生，疏被单长毛和星状长毛；花黄色，花瓣 5，倒卵形；雄蕊柱长约 6mm，无毛。分果爿 8~12，肾形，疏被星状柔毛，具 2 芒刺。花、果期几全年。

【生境分布】生于路旁草丛等。全区各地分布。

【传统用药】全草入药（赛葵）。秋季采挖全株，除去泥沙及杂质，切碎，晒干或鲜用。微甘，凉；清热利湿，解毒消肿；用于湿热泻痢，黄疸，肺热咳嗽，咽喉肿痛，痔疮，痈肿疮毒，跌打损伤，精浊。

【附　　注】中国外来入侵植物，入侵等级 2 级。

桤叶黄花稔　【地方别名】小柴胡、地膏药。

Sida alnifolia L.　　　　　　　　　【凭证标本】350128LY0363

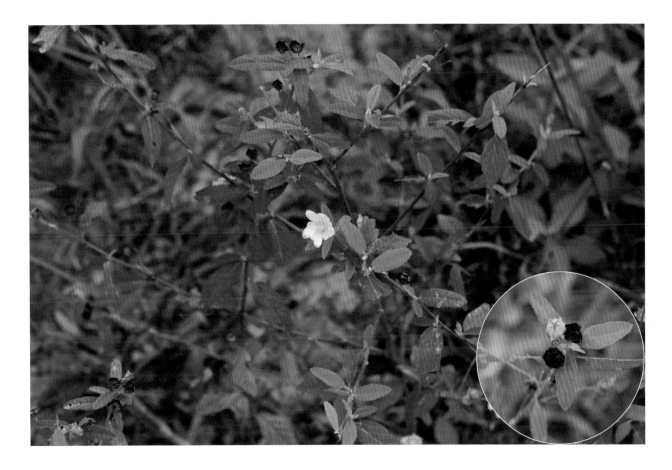

【形态特征】直立亚灌木或灌木，高1~2m。叶倒卵形、卵形、卵状披针形至近圆形，先端尖或圆，基部圆至楔形，边缘具锯齿。花单生于叶腋，花梗长1~3cm，中部以上具节，密被星状绒毛；花萼杯状，被星状绒毛，裂片5，三角形；花黄色，花瓣倒卵形；雄蕊柱被长硬毛。果实近球形，分果爿6~8，具2芒，被长柔毛。花期7~12月。

【生境分布】生于山坡灌丛、路旁等。全区各地分布。

【传统用药】叶或根入药（脓见愁）。夏、秋二季采收，叶鲜用；根洗净，鲜用或切片晒干。苦、辛，微寒；清热利湿，解毒消肿；用于湿热泻痢，黄疸，咽喉肿痛，痈肿疮毒，毒蜂蜇伤。孕妇慎服。

【附　　注】本种现接受中文名为桤叶黄花稔。

粘毛黄花稔

Sida mysorensis Wight et Arn.

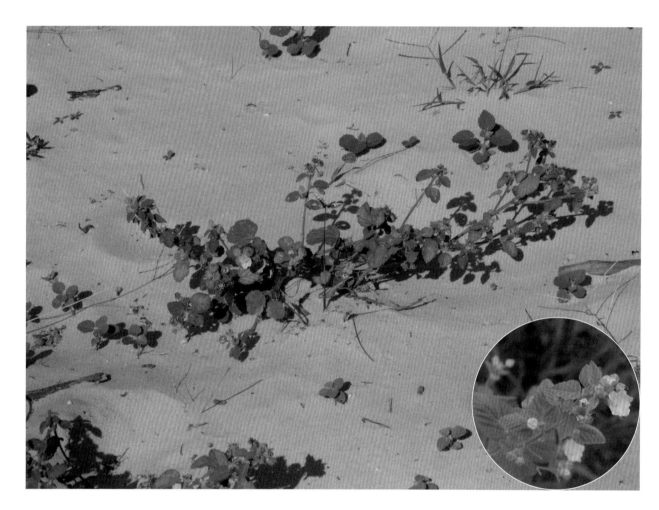

【形态特征】直立草本或亚灌木状，高达 1m。叶卵心形，先端渐尖，基部心形，边缘具钝齿，两面均被黏质星状柔毛；叶柄被长柔毛；托叶线形。花单生或成对，或几朵簇生于短枝上腋生，而排列成具叶的圆锥花序；花梗纤弱，近中部具节；花萼绿色，疏被长毛；花黄色；雄蕊柱被长硬毛。蒴果近球形，分果爿 5，卵状三角形，顶端无芒，具短尖头，包藏于宿存萼内。种子卵形，无毛。花期冬、春二季。

【生境分布】生于林缘、草坡、路边草丛间、沙岸等。分布于敖东镇等地。

【传统用药】全草入药（粘毛黄花稔）。夏、秋二季采收，洗净，鲜用。甘、微辛，气香，平；清热解毒，活血消肿，止咳；用于肺咳，胁痛，痢疾，乳痈，痈疽肿毒。

【附　　注】本种现接受中文名为粘毛黄花稔。

地桃花 【地方别名】八卦拦路虎、山加簸、土杜仲。

Urena lobata L.　　　　　　　　　　　　　　【凭证标本】350128LY0154

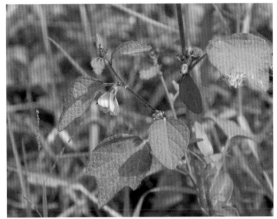

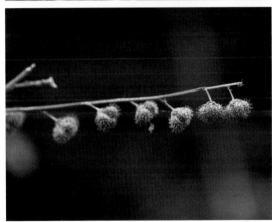

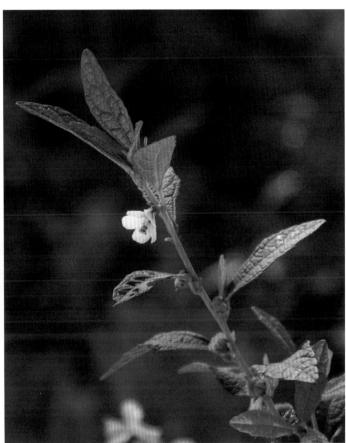

【形态特征】直立亚灌木状草本。茎下部的叶近圆形，先端浅3裂；中部叶卵形，上部的叶长圆形至披针形。花腋生，单生或稍丛生，淡红色，花瓣5；单体雄蕊；花柱枝10。果实扁球形，分果爿被星状短柔毛和锚状刺。花期7~10月。

【生境分布】生于荒地、村旁路边及疏林下等。全区各地分布。

【传统用药】根或全草入药（地桃花）。全年均可采收，洗净，鲜用或晒干。甘、辛，凉；祛风利湿，活血消肿，清热解毒；用于感冒，风湿痹痛，痢疾，泄泻，淋证，带下病，月经不调，跌打肿痛，喉痹，乳痈，疮疖，毒蛇咬伤。脾胃虚寒者禁服。

梵天花 【地方别名】犬脚迹、虱麻头、拦路虎、粘花衣。

Urena procumbens L.

【凭证标本】350128LY0155

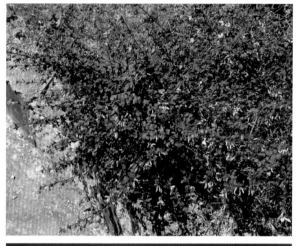

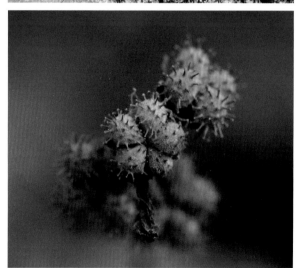

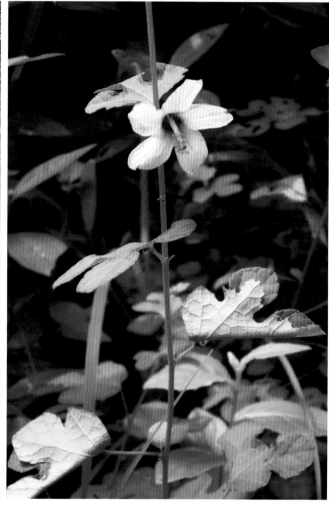

【形态特征】小灌木，高 80cm。枝平铺，小枝被星状绒毛。叶下部生的轮廓为掌状 3~5 深裂，裂口深达中部以下，圆形而狭，裂片菱形或倒卵形。花单生或近簇生；小苞片基部 1/3 处合生，疏被星状毛；花萼短于小苞片或近等长，卵形，尖头，被星状毛；花冠淡红色；雄蕊柱无毛，与花瓣等长。果实球形，具刺和长硬毛，刺端有倒钩。种子平滑无毛。花期 6~9 月。

【生境分布】生于山坡小灌丛中等。全区各地分布。

【传统用药】全草入药（梵天花）。夏、秋二季采挖全草，洗净，除去杂质，切碎，晒干。甘、苦、凉；祛风利湿，清热解毒；用于风湿痹痛，泄泻，痢疾，感冒，咽喉肿痛，肺热咳嗽，风毒流注，疮疡肿毒，跌打损伤，毒蛇咬伤。根入药（梵天花根）。全年均可采收，洗净，切片，晒干或鲜用。甘、苦、平；健脾化湿，活血解毒；用于风湿痹痛，劳倦乏力，胁痛，疟疾，水肿，带下病，跌打损伤，痈疽肿毒。孕妇慎服。

梧桐科　Sterculiaceae

山芝麻　【地方别名】山油麻、山野麻子、野油麻、山黄麻、地黄根。

Helicteres angustifolia L.　　　　　【凭证标本】350128LY0157

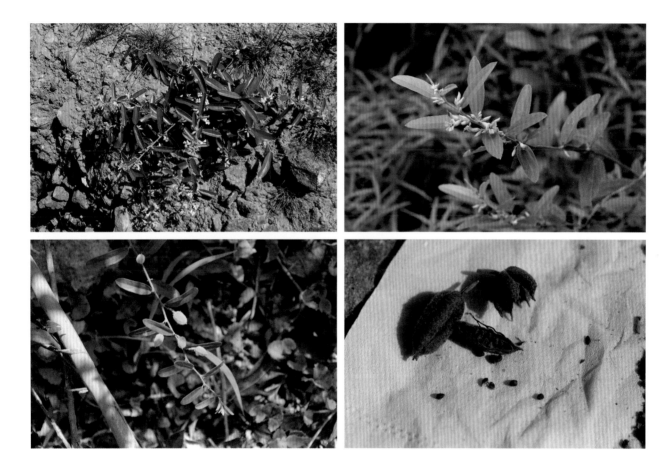

【形态特征】小灌木，高达 1m。叶狭矩圆形或条状披针形，顶端钝或急尖，基部圆形。聚伞花序有 2 至数朵花；花梗通常有锥尖状的小苞片 4 枚；花萼管状，被星状短柔毛，5 裂，裂片三角形；花瓣 5 片，不等大，淡红色或紫红色，基部有 2 个耳状附属体；雄蕊 10 枚，退化雄蕊 5 枚，线形；子房 5 室，被毛，较花柱略短，每室有胚珠约 10 个。蒴果卵状矩圆形，密被星状毛及混生长绒毛。种子小，褐色。花期几乎全年。

【生境分布】生于荒地、草坡上等。全区各地分布。

【传统用药】根或全株入药（山芝麻）。全株全年可采收，洗净，切段，晒干。苦，凉；有小毒；清热解毒；用于感冒，肺热咳嗽，咽喉肿痛，麻疹，疟腮，泄泻，痢疾，痈肿，瘰疬，毒蛇咬伤。孕妇及虚寒证者慎服，内服过量有泻下、恶心等副作用。

【附　　注】本种现隶属于锦葵科 Malvaceae。

蛇婆子　【地方别名】和他草、仙人抛网、倒枝梅。

Waltheria indica L.　　　　　　　　　　【凭证标本】350128LY0158

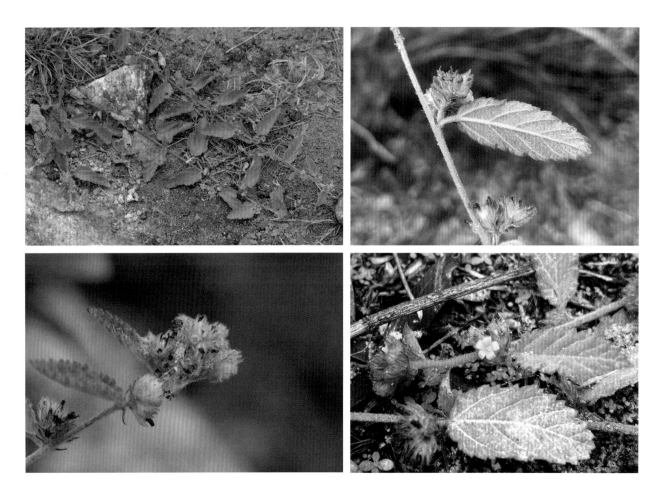

【形态特征】稀直立或匍匐状亚灌木，多分枝。小枝密被柔毛。叶卵形或长椭圆状卵形，先端钝，基部圆形或浅心形，边缘有小齿，两面密被柔毛。聚伞花序腋生，头状；花瓣 5，淡黄色，匙形，先端平截，比花萼略长；雄蕊 5，花丝合生成筒状，包围着雌蕊；柱头流苏状。蒴果倒卵圆形，2 瓣裂，被毛，为宿存萼所包围，内有 1 种子。花期夏、秋二季。

【生境分布】生于山野间向阳草坡上、海边、丘陵地等。全区各地分布。

【传统用药】根和茎入药（蛇婆子）。秋季将全株挖出，去掉叶片，洗去泥土，把根和茎分别切片或切段，晒干。辛、微甘，微寒；祛风利湿，清热解毒；用于风湿痹证，咽喉肿痛，湿热带下，痈肿瘰疬。

【附　　注】①本种现隶属于锦葵科 Malvaceae。②中国外来入侵植物，入侵等级 2 级。

瑞香科　　Thymelaeaceae

了哥王　　【地方别名】布银。

Wikstroemia indica (L.) C. A. Mey.　　　　【凭证标本】350128LY0365

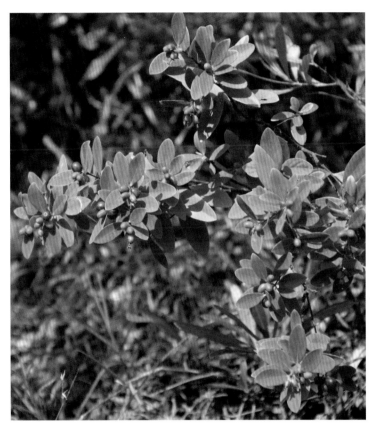

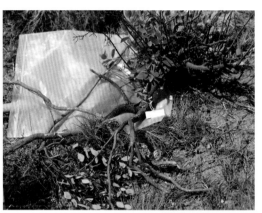

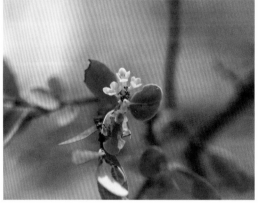

【形态特征】灌木，高0.5~2m。叶对生，纸质至近革质，倒卵形、椭圆状长圆形或披针形，先端钝或急尖，基部阔楔形或窄楔形。花黄绿色，数朵组成顶生头状总状花序；花序梗长5~10mm，无毛；花梗长1~2mm；花萼长7~12mm，近无毛，裂片4，宽卵形至长圆形，长约3mm，顶端尖或钝；雄蕊8，2列，着生于花萼管中部以上；子房倒卵形或椭圆形，无毛或在顶端被疏柔毛，花柱极短或近于无，柱头头状，花盘鳞片通常2或4枚。果实椭圆形，长7~8mm，成熟时红色至暗紫色。花、果期夏秋间。

【生境分布】生于开旷林下、石山上等。全区各地分布。

【传统用药】根、叶入药（了哥王）。微辛、苦，寒；有毒；清热解毒，通经利水，化痰止咳；用于瘰疬，风湿痹痛，跌打损伤，出血，咳嗽。

【地方用药】叶入药（布银）。鲜用。消肿化脓；用于脓肿。

胡颓子科　Elaeagnaceae

福建胡颓子　【地方别名】胡颓子、咸匏柴、宜梧。

Elaeagnus oldhami Maxim.　　　　　　　【凭证标本】350128LY0159

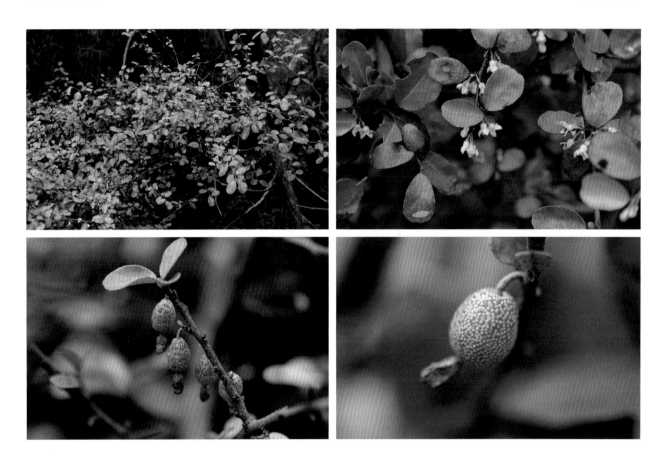

【形态特征】常绿直立灌木，高1~2m，具刺。当年生枝密被褐色或锈色鳞片，一年生枝灰色或灰黄色。叶倒卵形或倒卵状披针形，顶端圆形，稀钝圆形，向基部渐窄狭，急尖或楔形，全缘，上面幼时密被银白色鳞片，成熟后脱落或部分脱落。花淡白色，数花簇生于叶腋极短小枝上而呈短总状花序；花萼筒短，杯状，在裂片下面略收缩，子房上先膨大后收缩，与萼筒等长或更长；雄蕊的花丝极短，花药矩圆形，达裂片的1/2以上；花柱直立，无毛。果实卵圆形，成熟时红色。花期11~12月，果期翌年2~3月。

【生境分布】生于丘陵地灌丛中等。分布中楼乡等地。

【传统用药】根入药（宜梧）。全年均可采挖，洗净，切片，晒干。苦、酸，微温；祛风活血，健脾益肾；用于风湿痹痛，跌打瘀肿，肝著，胃脘痛，泄泻，伤食，肾虚腰痛，劳倦乏力，盗汗，遗精，带下病。孕妇禁服。叶入药（宜梧叶）。全年均可采收，晒干。苦、酸，微温；敛肺定喘；用于哮喘，久咳。

【附　注】本种现接受拉丁名为 *Elaeagnus oldhamii* Maximowicz。

大风子科　Flacourtiaceae

球花脚骨脆　【地方别名】嘉赐树。

Casearia glomerata Roxb.　　　　【凭证标本】350128LY0160

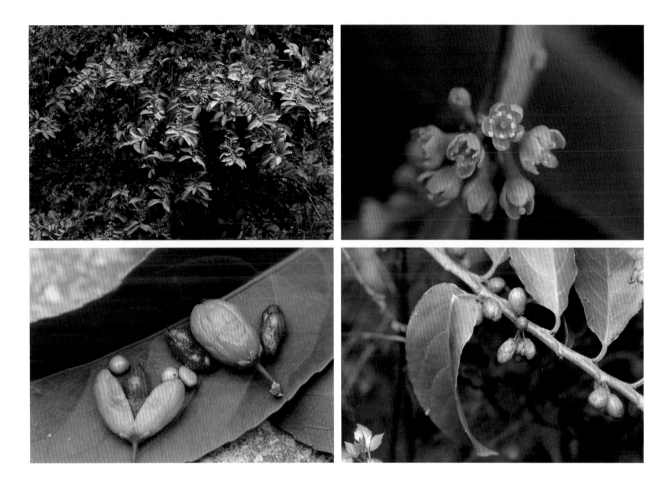

【形态特征】乔木或灌木，高 4~10m。叶长椭圆形至卵状椭圆形，先端短渐尖，基部钝圆，稍偏斜，边缘浅波状或有钝齿。花两性，黄绿色，10~15 朵或更多，形成团伞花序，腋生；萼片 5 片，倒卵形或椭圆形，先端钝；花瓣缺；雄蕊 9~10 枚，花丝有毛，花药近圆形；退化雄蕊长椭圆形；子房卵状锥形，无毛，侧膜胎座 2 个，每个胎座上有胚珠 4~5 颗，柱头头状。蒴果卵形，通常不裂；果梗有毛。种子多数，卵形。花期 8~12 月，果期 10 月至翌年春季。

【生境分布】生于山地疏林中等。全区各地分布。

【传统用药】根入药（嘉赐树）。全年可采挖，洗净，晒干。用于风湿痹痛，跌打损伤。树皮入药（嘉赐树皮）。春、秋二季剥取，晒干。用于腹痛，泻痢。

【附　　注】本种现隶属于杨柳科 Salicaceae。

箣柊

Scolopia chinensis (Lour.) Clos

【凭证标本】350128LY0161

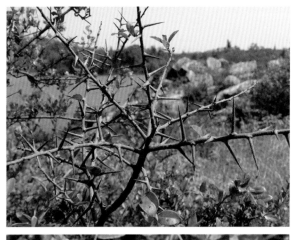

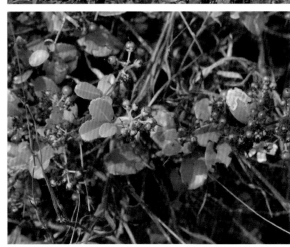

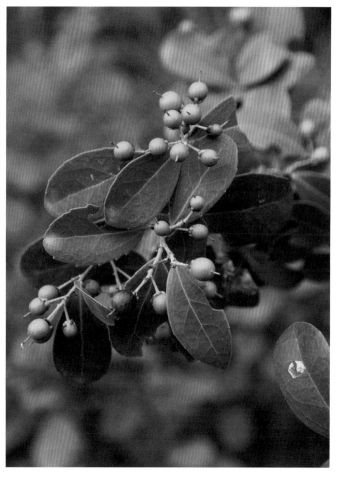

【形态特征】常绿小乔木或灌木，高 2~6m。枝和小枝稀有刺。叶椭圆形至长圆状椭圆形，先端圆或钝，基部近圆形至宽楔形，两侧各有腺体 1 个。总状花序腋生或顶生；花小，淡黄色；萼片 4~5，卵状三角形；花瓣倒卵状长圆形；雄蕊多数，花丝丝状，花药球形，药隔顶端有三角状的附属物；花盘肉质，10 裂；子房卵形，1 室，有侧膜胎座 2~3 个，每个胎座上有悬垂的胚珠 2 颗，花柱丝状，与雄蕊等长，柱头稍呈三角形。浆果圆球形。种子 2~6 粒。花期秋末冬初，果期晚冬。

【生境分布】生于丘陵区疏林中等。分布于敖东镇、中楼乡等地。

【传统用药】全株入药（箣柊）。秋季采收全株，去净杂质和泥沙，叶鲜用或直接晒干，根及茎切片，晒干。苦、涩，凉；活血祛瘀，消肿止痛；用于跌打损伤，骨折，痈肿，乳汁不通，风湿痹痛。

【附　　注】本种现隶属于杨柳科 Salicaceae。

堇菜科 Violaceae

戟叶堇菜 【地方别名】犁头草、紫花地丁、箭叶堇菜。

Viola betonicifolia J. E. Smith 【凭证标本】350128LY0162

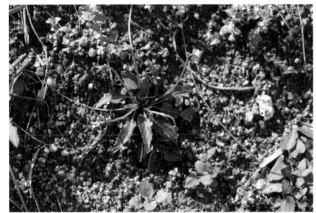

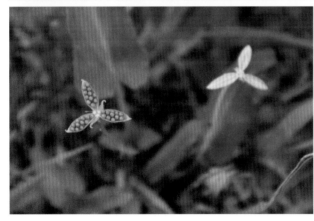

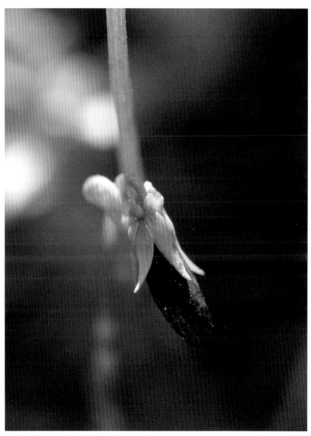

【形态特征】多年生草本，无地上茎。叶多数，均基生，莲座状；叶片狭披针形、长三角状戟形或三角状卵形，先端尖，基部截形或略呈浅心形；叶柄上半部有狭而明显的翅；托叶约 3/4 与叶柄合生，边缘全缘或疏生细齿。花白色或淡紫色；萼片卵状披针形或狭卵形；上方花瓣倒卵形，侧方花瓣长圆状倒卵形，下方花瓣通常稍短；距管状，稍短而粗，末端圆；子房卵球形，花柱棍棒状。蒴果椭圆形至长圆形。花、果期 4~9 月。

【生境分布】生于田野、路边、山坡草地、灌丛、林缘等。全区各地分布。

【传统用药】全草入药（铧头草）。夏、秋二季采收，洗净，除去杂质，鲜用或晒干。微苦、辛，寒；清热解毒，散瘀消肿；用于疮疡肿毒，喉痛，乳痈，肠痈，黄疸，目赤肿痛，跌打损伤，刀伤出血。孕妇慎服。

紫花堇菜 【地方别名】地丁草。

Viola grypoceras A. Gray

【凭证标本】350128LY0163

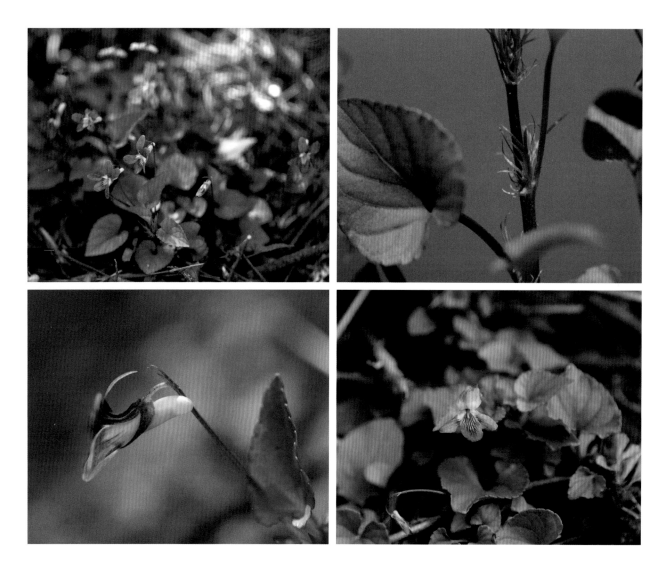

【形态特征】多年生草本，具发达主根。基生叶叶片心形或宽心形，先端钝或微尖，基部弯缺狭，边缘具钝锯齿；茎生叶三角状心形或狭卵状心形，基部弯缺浅或宽三角形；托叶狭披针形，边缘具流苏状长齿。花淡紫色；萼片披针形，有褐色腺点，先端锐尖；花瓣倒卵状长圆形，边缘呈波状；下方2枚雄蕊具长距，距近直立；子房无毛，花柱基部稍膝曲，向顶部逐渐增粗而呈棒状。蒴果椭圆形，密生褐色腺点。花期4~5月，果期6~8月。

【生境分布】生于林缘、山坡草地、田边及溪旁等。分布于中楼乡等地。

【传统用药】全草入药（地黄瓜）。夏、秋二季采收，洗净，鲜用或晒干。微苦，凉；清热解毒，散瘀消肿，凉血止血；用于疮痈肿毒，咽喉肿痛，乳痈，暴风客热，跌打伤痛，便血，刀伤出血，毒蛇咬伤。

柔毛堇菜

Viola principis H. de Boiss.

【凭证标本】350128LY0165

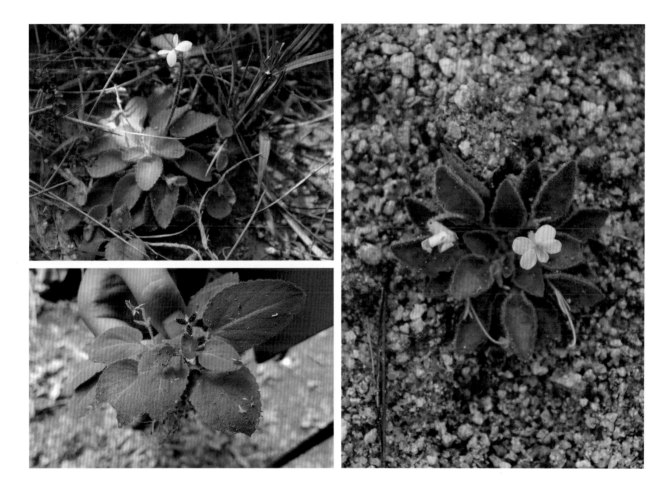

【形态特征】多年生草本，全体被开展的白色柔毛。根状茎较粗壮。具匍匐枝。叶近基生或互生于匍匐枝上，卵形或宽卵形，长 2~6cm，宽 2~5cm，先端圆，边缘密生浅钝齿；托叶离生，褐色或带绿色，有暗条纹，宽披针形，边缘具长流苏状齿。花白色；花梗高出叶丛；花瓣长圆状倒卵形；距短粗，囊状，长 2~2.5mm。蒴果长圆形。花期 3~6 月，果期 6~9 月。

【生境分布】生于林缘、岩石上、沟边等。全区各地分布。

【传统用药】全草入药（柔毛堇菜）。夏、秋二季采收，洗净，除去杂质，鲜用或晒干。辛、苦，寒；清热解毒，祛瘀生新；用于骨折，跌打伤痛，无名肿毒。

【附　　注】本种现接受拉丁名为 *Viola fargesii* H. Boissieu。

堇 菜

Viola verecunda A. Gray

【凭证标本】350128LY0167

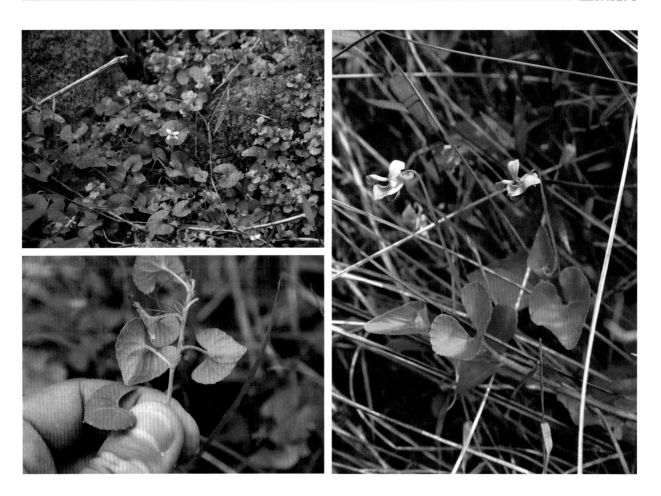

【形态特征】多年生草本，高 5~20cm。地上茎通常数条丛生。基生叶叶片宽心形、卵状心形或肾形，先端圆或微尖，基部宽心形；茎生叶少，与基生叶相似。花小，白色或淡紫色，生于茎生叶的叶腋；萼片卵状披针形，先端尖；上方花瓣长倒卵形，侧方花瓣长圆状倒卵形，下方花瓣先端微凹，下部有深紫色条纹；距呈浅囊状；子房无毛，花柱棍棒状。蒴果长圆形或椭圆形，先端尖，无毛。种子卵球形，淡黄色，基部具狭翅状附属物。花、果期 5~10 月。

【生境分布】生于湿草地、山坡草丛、灌丛、田野、宅旁等。全区各地分布。

【传统用药】全草入药（消毒草）。7~8 月采收，洗净，鲜用或晒干。微苦，凉；清热解毒，止咳，止血；用于肺热咳嗽，乳蛾，暴风客热，疔疮肿毒，蝮蛇咬伤，刀伤出血。

【附　　注】本种现接受名为如意草 *Viola arcuata* Blume。

西番莲科 Passifloraceae

鸡蛋果 【地方别名】土罗汉果、西番莲、芒葛萨。

Passiflora edulis Sims　　　　　【凭证标本】350128LY0168

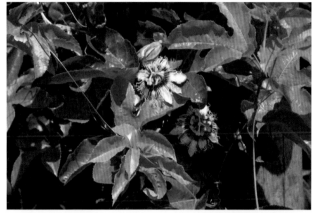

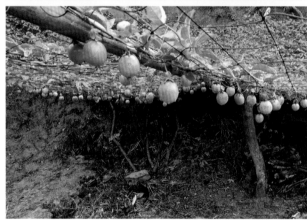

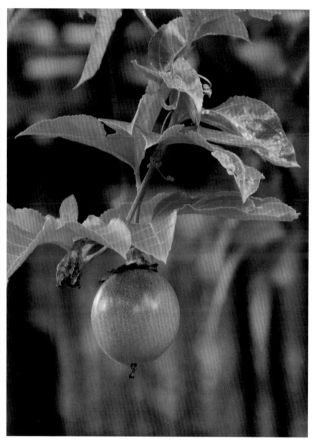

【形态特征】　草质藤本，长约 6m。叶掌状 3 深裂，中间裂片卵形，两侧裂片卵状长圆形。聚伞花序退化仅存 1 花，与卷须对生；苞片绿色，宽卵形或菱形，边缘有不规则细锯齿；萼片 5 枚，外面顶端具 1 个角状附属器；花瓣 5 枚；外副花冠裂片 4~5 轮，外 2 轮裂片丝状，内副花冠顶端全缘或呈不规则撕裂状；花盘膜质；雄蕊 5 枚，花丝分离，基部合生，扁平，花药长圆形，淡黄绿色；子房倒卵球形，被短柔毛，花柱 3 枚，扁棒状，柱头肾形。浆果卵球形，熟时紫色。种子多数，卵形。花期 6 月，果期 11 月。

【生境分布】　栽培。全区各地分布。

【传统用药】　果实入药（鸡蛋果）。用实生苗栽培 2 年后结果，分株苗定植的当年能结果；8~11 月当果皮紫色时即成熟，应分批采收，鲜用或晒干。甘、酸，平；清肺润燥，安神止痛，和血止痢；用于咳嗽，咽干，声嘶，大便秘结，不寐，痛经，痹症，痢疾。

【附　　注】　中国外来入侵植物，入侵等级 5 级。

细柱西番莲

Passiflora gracilis Jacq. ex Link

【凭证标本】350128LY0169

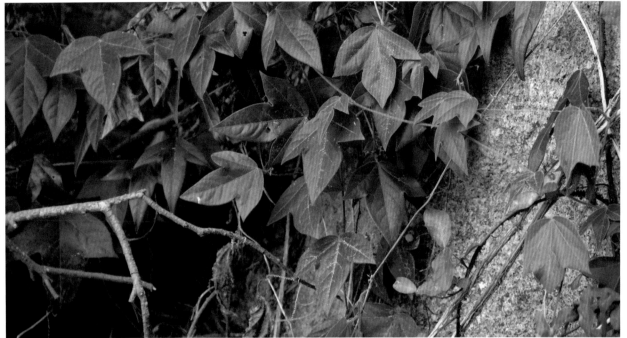

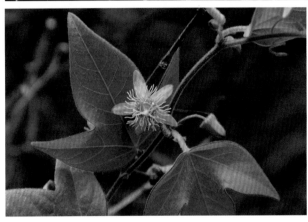
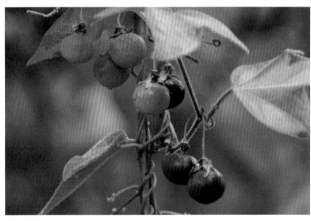

【形态特征】一年生草质藤本，长 3~4m。叶 3 浅裂，基部心形，边缘有少数小尖齿；裂片卵形，先端钝圆并具小尖头。花无苞片，单生或成对生于叶腋内，苍绿色或白色；萼片 5 枚，有紫红色斑纹，长圆形或披针形，在外面顶端具 1 枚细小的角状附属器，无花瓣；外副花冠裂片 1 轮，丝状，内副花冠褶状；雄蕊 5 枚，花丝扁平，分离，花药长圆形；子房近球形，密被白色柔毛，花柱 3 枚，近丝状，柱头近头状。浆果近球形，成熟时紫黑色。花期 6~7 月。果期 10 月。

【生境分布】生于防护林缘、林中或海边灌丛中。分布于敖东镇等地。

【传统用药】全草入药（细柱西番莲）。夏季采收，洗净，鲜用或晒干。祛风除湿，活血止痛。

【附　　注】①本种现接受拉丁名为 *Passiflora suberosa* L.。②中国外来入侵植物，入侵等级 3 级。

番木瓜科　Caricaceae

番木瓜　【地方别名】土木瓜、万寿匏、奶匏。

Carica papaya L.　　　　　　　　　　【凭证标本】350128LY0170

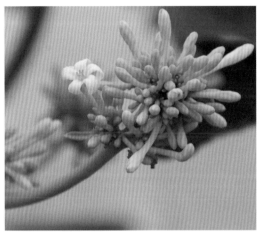

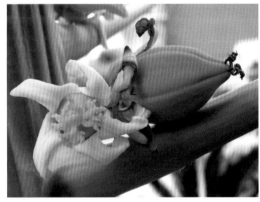

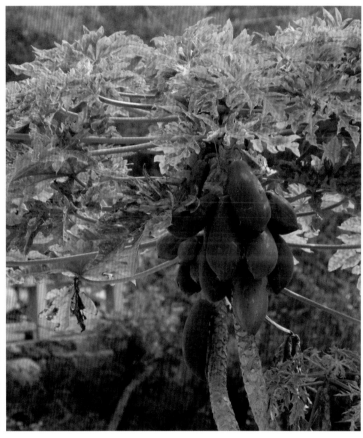

【形态特征】常绿软木质小乔木，高可达 8~10m，具乳汁。叶聚生于茎顶端，通常 5~9 深裂，每裂片再为羽状分裂。花单性或两性；植株有雄株、雌株和两性株；雄花：排列成圆锥花序，萼片基部联合，花冠裂片 5，披针形，雄蕊 10，5 长 5 短；雌花：单生或由数朵排列成伞房花序，萼片 5，花冠裂片 5，长圆形或披针形；两性花：雄蕊 5 枚，或为 10 枚着生于较长的花冠管上，排列成 2 轮。浆果肉质，成熟时橙黄色或黄色，梨形或近圆球形。种子多数，成熟时黑色。花、果期全年。

【生境分布】栽培。全区各地分布。

【传统用药】叶入药（番木瓜叶）。全年均可采收，鲜用。甘，平；解毒，接骨；用于疮疡肿毒，骨折。果实入药（番木瓜）。夏、秋二季采收成熟果实，鲜用或切片晒干。甘，平；消食下乳，除湿通络，解毒驱虫；用于伤食，胃脘痛，乳汁稀少，风湿痹痛，肢体麻木，湿疹，烂疮。

葫芦科 Cucurbitaceae

西 瓜 【地方别名】寒瓜。

Citrullus lanatus (Thunb.) Matsum. et Nakai

【凭证标本】350128LY0366

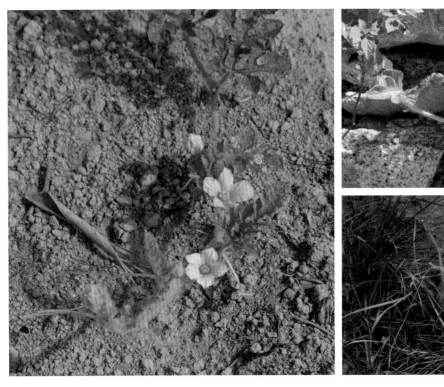
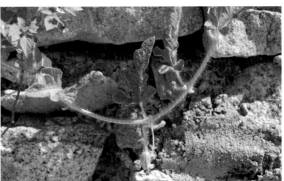
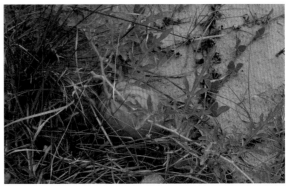

【形态特征】一年生蔓生藤本。茎、枝密被白色或淡黄褐色长柔毛；卷须二歧。叶三角状卵形，3深裂。雌、雄花均单生于叶腋；雄花：花梗长 3~4cm，花冠淡黄色，直径 2.5~3cm，裂片卵状长圆形，长 1~1.5cm，雄蕊 3，近离生，药室折曲；雌花：花萼和花冠与雄花同，子房密被长柔毛。果实近球形或椭圆形，肉质，果皮光滑，色泽及纹饰各式。种子卵形，黑色、红色、白色、黄色、淡绿色或有斑纹。花、果期夏季。

【生境分布】栽培。全区各地分布。

【传统用药】果实与皮硝经加工制成的白色结晶性粉末入药（西瓜霜）。咸，寒；清热泻火，消肿止痛；用于咽喉肿痛，喉痹，口疮。外层果皮入药（西瓜皮）。夏季收集西瓜皮，削去内层柔软部分，洗净，晒干；也有将外面青皮削去，仅取其中间部分者。甘，凉；清热，解渴，利尿；用于暑热烦渴，小便短少，水肿，口舌生疮。中寒湿盛者禁服。果瓤入药（西瓜）。夏季采收成熟果实，一般鲜用。甘，寒；清热除烦，解暑生津，利尿；用于暑热烦渴，热盛津伤，小便不利，喉痹，口疮。种皮入药（西瓜子壳）。剥取种仁时收集，晒干。淡，平；止血；用于吐血，便血。种仁入药（西瓜子仁）。夏季食用西瓜时，收集瓜子，洗净，晒干，去壳取仁用。甘，平；清肺化痰，和中润肠；用于久咳，咯血，便秘。

茅 瓜 【地方别名】苦瓜。

Solena amplexicaulis (Lam.) Gandhi

【凭证标本】350128LY0171

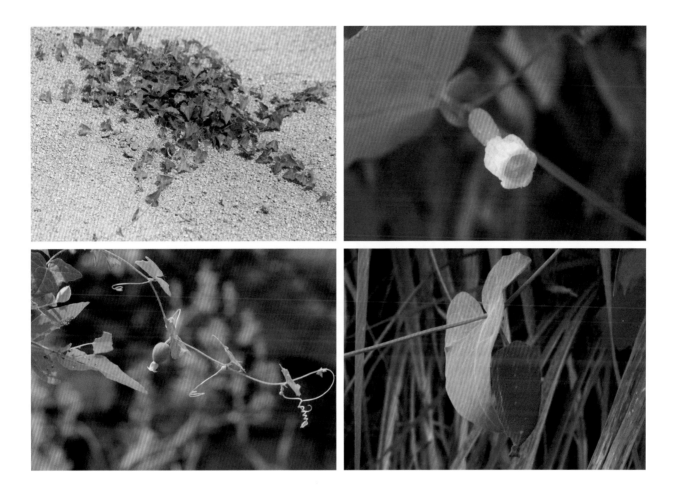

【形态特征】攀缘草本，块根纺锤状。叶片多形，卵形、卵状三角形或戟形等，先端钝或渐尖，基部心形。卷须纤细，不分歧。雌雄异株；雄花：10~20 朵生于花序梗顶端，呈伞房状花序，花极小，花萼筒钟状，花冠黄色，外面被短柔毛，裂片开展，三角形，顶端急尖，雄蕊 3，着生于花萼筒基部，花药近圆形，药室弧状弓曲；雌花：单生于叶腋，被微柔毛，子房卵形，无毛或疏被黄褐色柔毛，柱头 3。果实红褐色，长圆状或近球形。种子数枚，灰白色，近圆球形或倒卵形。花期 5~8 月，果期 8~11 月。

【生境分布】生于山坡路旁、林下、杂木林中、灌丛中等。全区各地分布。

【传统用药】块根入药（茅瓜）。全年或秋、冬二季采挖，洗净，刮去粗皮，切片，鲜用或晒干。甘、苦、微涩，寒；清热解毒，化瘀散结，化痰利湿；用于疮痈肿毒，烫火伤，肺痈咳嗽，咽喉肿痛，水肿腹胀，泄泻，痢疾，酒疸，湿疮，风湿痹痛。虚寒甚者忌用。叶入药（茅瓜叶）。夏、秋二季采收，鲜用或晒干。甘、微苦，平；止血；用于外伤出血。

【地方用药】果实入药（苦瓜）。果实成熟时采收，鲜用或干用。清热解毒；用于粉刺。

【附　注】本种现接受拉丁名为 *Solena heterophylla* Lour.。

栝 楼 【地方别名】瓜蒌。

Trichosanthes kirilowii Maxim.　　　　　　　　【凭证标本】350128LY0367

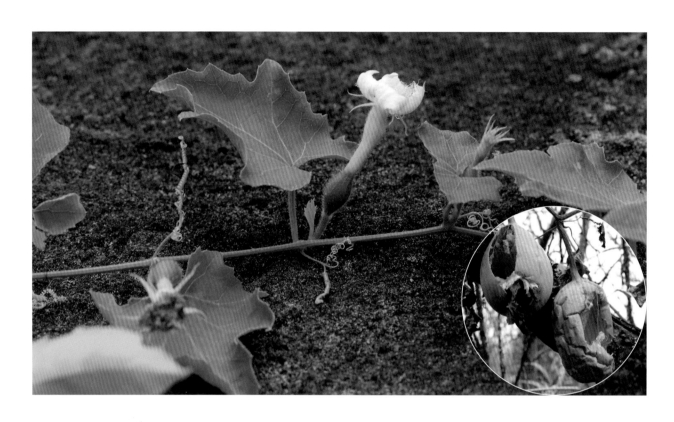

【形态特征】攀缘藤本，长达 10m。叶片轮廓近圆形，常 3~5（~7）浅裂至中裂，稀深裂或不分裂而仅
　　　　　　有不等大的粗齿，裂片菱状倒卵形、长圆形，叶基心形。卷须 3~7 歧，被柔毛。花雌雄异
　　　　　　株。雄总状花序单生，顶端有 5~8 花；小苞片倒卵形或阔卵形，被短柔毛；花萼筒筒状，
　　　　　　裂片披针形；花冠白色，裂片倒卵形；花药靠合，花丝分离。雌花单生；花萼筒圆筒形；
　　　　　　子房椭圆形，柱头 3。果实椭圆形或圆形，成熟时黄褐色或橙黄色。种子卵状椭圆形，淡
　　　　　　黄褐色。花期 5~8 月，果期 8~10 月。
【生境分布】生于山坡林下、灌丛中、草地和村旁田边等。分布于流水镇等地。
【传统用药】根入药（天花粉）。秋、冬二季采挖，洗净，除去外皮，切段或纵剖成瓣，干燥。甘、微
　　　　　　苦，微寒；清热泻火，生津止渴，消肿排脓；用于热病烦渴，肺热燥咳，内热消渴，疮疡
　　　　　　肿毒。孕妇慎用；不宜与川乌、制川乌、草乌、制草乌、附子同用。果实入药（瓜蒌）。
　　　　　　秋季果实成熟时连果梗剪下，置通风处阴干。甘、微苦，寒；清热涤痰，宽胸散结，润燥
　　　　　　滑肠；用于肺热咳嗽，痰浊黄稠，胸痹心痛，结胸痞满，乳痈，肺痈，肠痈，便秘。不宜
　　　　　　与川乌、制川乌、草乌、制草乌、附子同用。果皮入药（瓜蒌皮）。秋季采摘成熟果实，
　　　　　　剖开，除去果瓤及种子，阴干。甘，寒；清热化痰，利气宽胸；用于痰热咳嗽，胸闷胁痛。
　　　　　　不宜与川乌、制川乌、草乌、制草乌、附子同用。种子入药（瓜蒌子）。秋季采摘成熟果
　　　　　　实，剖开，取出种子，洗净，晒干或炒制。甘，寒；润肺化痰，滑肠通便；用于燥咳痰黏，
　　　　　　肠燥便秘。不宜与川乌、制川乌、草乌、制草乌、附子同用。

千屈菜科 Lythraceae

紫 薇 【地方别名】野生毒。

Lagerstroemia indica L.

【凭证标本】350128LY0368

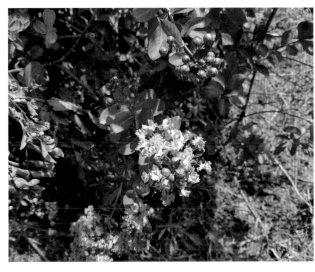
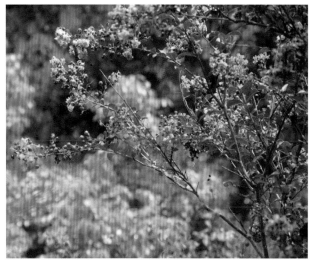

【形态特征】落叶灌木或小乔木，高可达 7m。叶互生或有时对生，椭圆形、阔矩圆形或倒卵形，顶端短尖或钝形，有时微凹，基部阔楔形或近圆形。花淡红色或紫色、白色，常组成顶生圆锥花序；花瓣 6，皱缩，具长爪；雄蕊 36~42，外面 6 枚着生于花萼上，比其余的长得多；子房 3~6 室，无毛。蒴果椭圆状球形或阔椭圆形，幼时绿色至黄色，成熟时或干燥时呈紫黑色，室背开裂。种子有翅。花期 6~9 月，果期 9~12 月。

【生境分布】栽培。全区各地分布。

【传统用药】根入药（紫薇根）。全年均可采挖，洗净，切片，晒干或鲜用。微苦，微寒；清热利湿，活血止血，止痛；用于痢疾，水肿，烧烫伤，湿疮，痈肿疮毒，跌打损伤，血崩，偏头痛，牙痛，痛经，产后腹痛。孕妇禁服。茎皮和根皮入药（紫薇皮）。5~6 月剥取茎皮，秋、冬二季挖根，剥取根皮，洗净，切片，晒干。苦，寒；清热解毒，利湿祛风，散瘀止血；用于无名肿毒，丹毒，乳痈，咽喉肿痛，胁痛，疥癣，鹤膝风，跌打损伤，内外伤出血，崩漏带下。叶入药（紫薇叶）。春、秋二季采收，洗净，鲜用或晒干。微苦、涩，寒；清热解毒，利湿止血；用于疮痈肿毒，乳痈，痢疾，湿疮，外伤出血。花入药（紫薇花）。5~8 月采花，晒干。苦、微酸，寒；清热解毒，活血止血；用于疮疖痈疽，小儿胎毒，疥癣，血崩，带下病，肺痨咳血，小儿惊风。孕妇禁服。

桃金娘科 Myrtaceae

番石榴 【地方别名】鸡矢果、蓝拔、番李仔、罗仔拔、那勃。

Psidium guajava L. 【凭证标本】350128LY0172

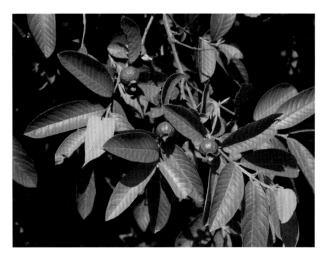 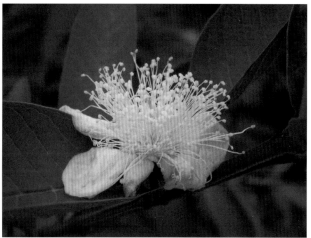

【形态特征】乔木，高达 13m。叶片革质，长圆形至椭圆形，先端急尖或钝，基部近于圆形，上面稍粗糙，下面有毛。花单生或 2~3 朵排成聚伞花序；萼管钟形，有毛，萼帽近圆形，不规则裂开；花瓣白色；子房下位，与萼合生，花柱与雄蕊同长。浆果球形、卵圆形或梨形，顶端有宿存萼片，果肉白色及黄色，胎座肥大，肉质，淡红色。种子多数。

【生境分布】栽培。全区各地分布。

【传统用药】根或根皮入药（番石榴根）。根全年可采收，或剥取根皮，洗净，切片或切段，晒干或鲜用。涩、微苦，平；收涩止泻，止痛敛疮；用于泻痢，脘腹疼痛，脱肛，牙痛，消渴，疮疡，毒蛇咬伤。树皮入药（番石榴树皮）。全年均可采收，洗净，切段，晒干。苦、涩，平；收涩，止泻，敛疮；用于泻痢腹痛，湿毒，疥疮，创伤，耳闭。叶入药（番石榴叶）。春、夏二季采收，晒干或鲜用。苦、涩，平；燥湿健脾，清热解毒；用于泻痢腹痛，食积腹胀，牙龈肿痛，风湿痹痛，湿疮，臁疮，疔疮肿毒，跌打肿痛，外伤出血，毒虫咬伤。大便秘结、泻痢积滞未清者慎服。成熟果实入药（番石榴果）。秋季果实成熟时采收，一般鲜用。甘、涩，平；健脾消积，涩肠止泻；用于食积，疳积，泄泻，痢疾，脱肛，血崩。热毒血痢者禁服。幼果入药（番石榴干）。夏、秋二季采收，晒干。涩，平；收敛止泻，止血；用于泻痢无度，崩漏。种子入药（番石榴子）。秋季果熟时收集种子，晒干。微苦、涩，平；止痛，止泻；用于腹痛，泻痢。

【附　注】中国外来入侵植物，入侵等级 5 级。

桃金娘　【地方别名】多奶、山多奶。

Rhodomyrtus tomentosa (Ait.) Hassk.

【凭证标本】350128LY0173

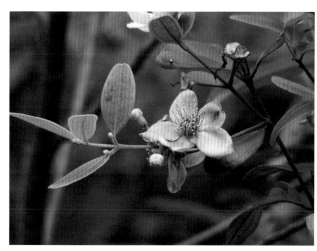

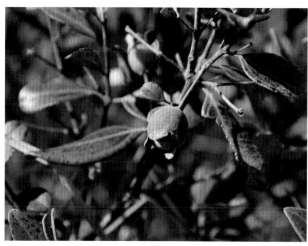

【形态特征】灌木，高1~2m。叶对生，革质，叶片椭圆形或倒卵形，先端圆或钝，常微凹入，有时稍尖，基部阔楔形，上面初时有毛，以后变无毛，发亮，下面有灰色茸毛，离基三出脉。花有长梗，常单生，紫红色；萼管倒卵形，有灰茸毛，萼裂片5，近圆形，宿存；花瓣5，倒卵形；雄蕊红色；子房下位，3室。浆果卵状壶形，熟时紫黑色。种子每室2列。花期4~5月。

【生境分布】生于丘陵坡地等。全区各地分布。

【传统用药】根入药（山稔根）。全年均可采收，洗净，切段，鲜用或晒干。辛、甘、平；理气止痛，利湿止泻，祛瘀止血，益肾养血；用于脘腹疼痛，伤食，呕吐泻痢，胁痛黄疸，癥瘕，痞块，崩漏，劳伤出血，跌打伤痛，风湿痹痛，血虚体弱，肾虚腰痛，腰膝酸软，尿频，白浊，浮肿，疝气，痈肿瘰疬，痔疮，烫火伤。叶入药（山稔叶）。全年均可采收，鲜用或晒干。甘、平；利湿止泻，生肌止血；用于泄泻，痢疾，黄疸，头痛，胃脘痛，疳积，乳痈，疮肿，疥癣，烫伤，外伤出血，毒蛇咬伤。花入药（桃金娘花）。4~5月采收，鲜用或阴干。甘、涩、平；收敛止血；用于咳血，咯血，鼻衄。果实入药（桃金娘）。秋季果实成熟时采收，晒干。甘、涩、平；养血止血，涩肠固精；用于血虚体弱，吐血，鼻衄，劳伤咳血，便血，崩漏，遗精，带下病，痢疾，脱肛，烫伤，外伤出血。大便秘结者禁服。

赤 楠 【地方别名】牛金子。

Syzygium buxifolium Hook. et Arn.

【凭证标本】350128LY0369

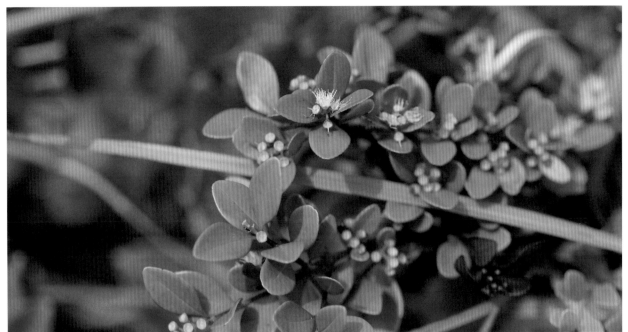

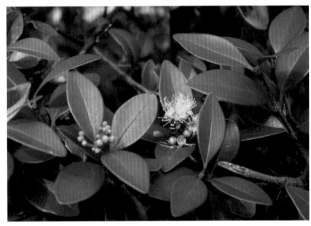
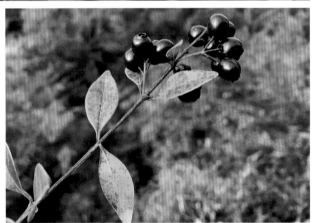

【形态特征】灌木或小乔木。叶片阔椭圆形至椭圆形，先端圆或钝，有时有钝尖头，基部阔楔形或钝，侧脉多而密，斜行向上。聚伞花序顶生，有花数朵；萼管倒圆锥形，萼齿浅波状；花瓣4，分离；花柱与雄蕊同等。果实球形。花期6~8月。

【生境分布】生于低山疏林、灌丛等。分布于大练乡等地。

【传统用药】根或根皮入药（赤楠根）。夏、秋二季挖根，洗净，切片，晒干；在挖取根部时，及时剥取根皮，切碎，晒干。甘、微苦、辛，平；益肾定喘，健脾利湿，祛风活血，解毒消肿；用于喘咳，浮肿，淋浊，石淋，痢疾，胁痛，阴挺，风湿痹痛，疝气，子痈，痔疮，痈肿，水火烫伤，跌打肿痛。叶入药（赤楠蒲桃叶）。全年均可采收，鲜用或晒干。苦，寒；清热解毒；用于痈疽疔疮，漆疮，烧烫伤。

轮叶蒲桃　【地方别名】小叶赤楠。

Syzygium grijsii (Hance) Merr. et Perry　　　【凭证标本】350128LY0174

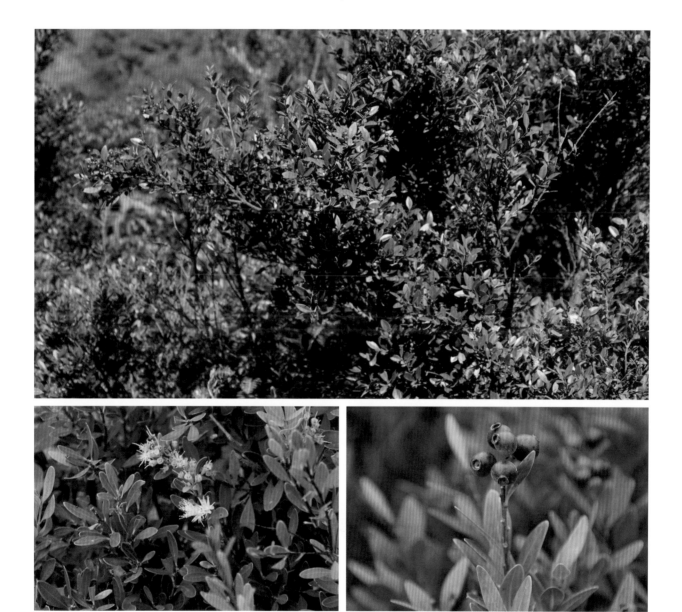

【形态特征】　灌木，高不及1.5m。嫩枝纤细，有4棱，干后黑褐色。叶片革质，细小，常3叶轮生，狭窄长圆形或狭披针形，先端钝或略尖，基部楔形，多腺点，侧脉密，斜行。聚伞花序顶生，少花；花白色；萼齿极短；花瓣4，分离，近圆形；花柱与雄蕊同长。果实球形。花期5~6月。

【生境分布】　生于低山疏林、灌丛等。分布于北厝镇等地。

【传统用药】　根入药（山乌珠根）。全年均可采收，洗净，切片，鲜用或晒干。辛、微苦，温；祛风散寒，活血止痛；用于风寒感冒，头痛，风湿痹痛，跌打肿痛。叶或枝入药（山乌珠叶）。全年均可采收，鲜用。苦、微涩，平；解毒敛疮，止汗；用于烫伤，盗汗。

野牡丹科 Melastomataceae

野牡丹 【地方别名】水多年、大号地茄、大杜桥、王不留行。

Melastoma candidum D. Don 【凭证标本】350128LY0175

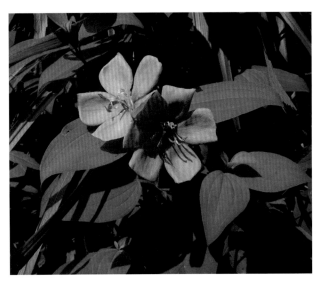
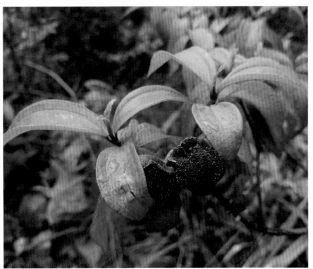

【形态特征】灌木，高 0.5~1.5m，分枝多。茎钝四棱形或近圆柱形，密被紧贴的鳞片状糙伏毛，毛扁平，边缘流苏状。叶片坚纸质，卵形或广卵形，基出脉 7 条，两面被糙伏毛和短柔毛。伞房花序生于分枝顶端，近头状，有花 3~5 朵；花瓣玫瑰红色至粉红色，倒卵形；长雄蕊药隔基部伸长，末端 2 深裂，弯曲；子房半下位，密被糙伏毛，顶端具 1 圈刚毛。蒴果坛状球形。种子镶于肉质胎座内。花期 5~7 月，果期 10~12 月。

【生境分布】生于山坡、山谷林下、疏林下、灌草丛中或路边、沟边等。全区各地分布。

【传统用药】全株入药（野牡丹）。秋季采挖全株，洗净，切碎，晒干。酸、涩，凉；消积利湿，活血止血，清热解毒；用于食积，泄痢，胁痛，跌打肿痛，外伤出血，衄血，咳血，吐血，便血，月经过多，崩漏，产后腹痛，带下病，乳汁不下，脱疽，肠痈，疮肿，毒蛇咬伤。孕妇慎服。根入药（野牡丹根）。秋季采挖，洗净，切片，晒干或鲜用。酸、涩，平；健脾利湿，活血止血；用于伤食，食积腹痛，泻痢，便血，衄血，月经不调，风湿痹痛，头痛，跌打损伤。孕妇慎服。果实或种子入药（野牡丹子）。秋季果实成熟时采收，晒干。苦，平；活血止血，通经下乳；用于崩漏，痛经，闭经，难产，产后腹痛，乳汁不通。孕妇禁服。

【附　　注】本种现接受拉丁名为 *Melastoma malabathricum* L.。

金锦香 【地方别名】小本风气草、小号野牡丹、窄叶野牡丹。

Osbeckia chinensis L. 【凭证标本】350128LY0176

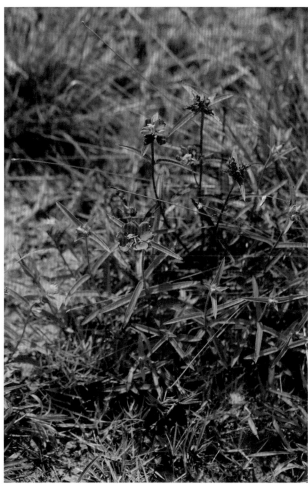

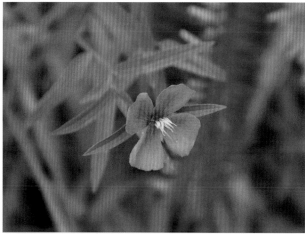

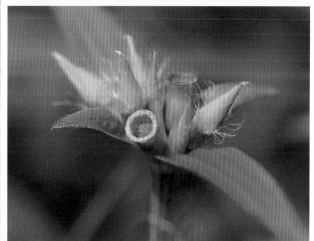

【形态特征】直立草本或亚灌木，高 20~60cm。叶片坚纸质，线形或线状披针形，极稀卵状披针形，顶
端急尖，基部钝或几圆形，全缘。头状花序，顶生，有花 2~10 朵；萼管带红色，裂片 4，
三角状披针形；花瓣 4，淡紫红色或粉红色，倒卵形，具缘毛；雄蕊常偏向 1 侧，花丝与
花药等长；子房近球形。蒴果紫红色，卵状球形，4 纵裂，宿存萼坛状，外面无毛或具少
数刺毛突起。花期 7~9 月，果期 9~11 月。

【生境分布】生于荒山草坡、路旁、田地边、疏林下等。分布于白青乡、大练乡等地。

【传统用药】全草或根入药（天香炉）。夏、秋二季采挖全草，或除去地上部分，留根，洗净，鲜用或
晒干。辛、淡，平；化痰利湿，祛痰止血，解毒消肿；用于咳嗽，哮喘，小儿疳积，泄泻
痢疾，风湿痹痛，咯血，衄血，吐血，便血，崩漏，痛经，闭经，产后瘀滞腹痛，牙痛，
脱肛，跌打伤肿，毒蛇咬伤。

【地方用药】全草入药（小本风气草）。四季采收，晒干。祛湿，退黄；用于预防产后风，老人风湿头
痛，胁痛。

柳叶菜科 Onagraceae

毛草龙 【地方别名】水丁香、水黄麻、毛柯、水苋菜。

Ludwigia octovalvis (Jacq.) Raven 【凭证标本】350128LY0177

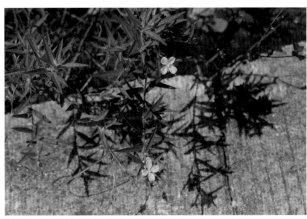
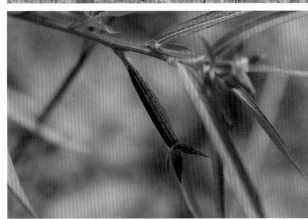
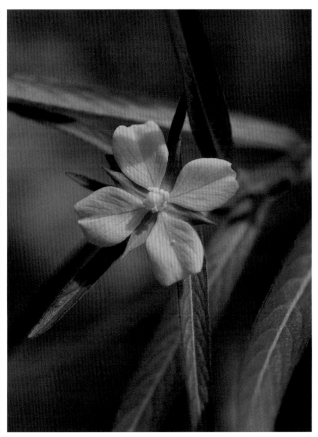

【形态特征】多年生粗壮直立草本，高50~200cm。叶披针形至线状披针形，先端渐尖或长渐尖，基部渐狭，侧脉在近边缘处环结，两面被毛。萼片4，卵形；花瓣黄色，倒卵状；雄蕊8，花药宽长圆形；柱头近头状，浅4裂，花盘隆起，基部围以白毛，子房圆柱状，密被粗毛。蒴果圆柱状，具8条棱，绿色至紫红色，被粗毛。种子每室多列，离生，种脊明显，与种子近等长，表面具横条纹。花期6~8月，果期8~11月。

【生境分布】生于田边、湖塘边、沟谷旁、开旷湿润处等。全区各地分布。

【传统用药】全草入药（毛草龙）。夏、秋二季采收，洗净，鲜用或晒干。苦、微辛，寒；清热利湿，解毒消肿；用于感冒，小儿疳热，咽喉肿痛，口舌生疮，眩晕，水肿，湿热泻痢，热淋，白浊，带下病，乳痈，疔疮肿毒，痔疮，烫火伤，毒蛇咬伤。根入药（毛草龙根）。秋季挖根，洗净，切段，晒干或鲜用。淡、苦，寒；清热解毒，利尿，止血；用于热痢，牙痛，目赤肿痛，眩晕，淋证，乳痈，疮肿，湿热瘙痒。

丁香蓼 【地方别名】水丁香、水冬瓜、水油麻、山金石榴、白根草。

Ludwigia prostrata Roxb. 【凭证标本】350128LY0178

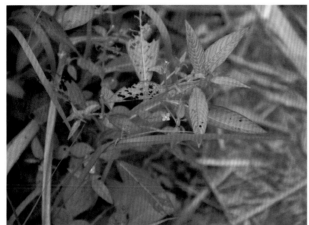
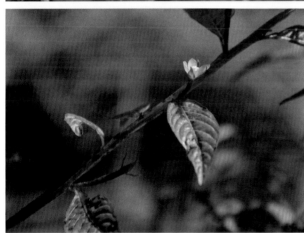
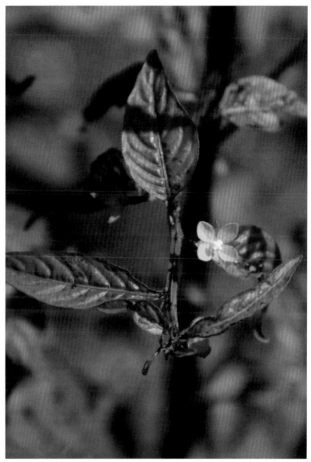

【形态特征】一年生直立草本，多分枝。茎高25~60cm。叶狭椭圆形，先端锐尖或稍钝，基部狭楔形，
在下部骤变窄。萼片4，三角状卵形至披针形，疏被微柔毛或近无毛；花瓣黄色，匙形，
先端近圆形，基部楔形；雄蕊4，花药扁圆形，开花时以四合花粉直接授在柱头上；柱头
近卵状或球状；花盘围以花柱基部，稍隆起，无毛。蒴果四棱形，淡褐色，无毛，熟时迅
速不规则室背开裂。种子呈1列横卧于每室内，卵状，表面有横条排成的棕褐色纵横条纹；
种脊线形。花期6~7月，果期8~9月。

【生境分布】生于田旁、沟旁湿处等。分布于北厝镇等地。

【传统用药】全草入药（丁香蓼）。秋季结果时采收，切段，鲜用或晒干。苦，寒；清热解毒，利水通
淋，化瘀止血；用于肺热咳嗽，咽喉肿痛，目赤肿痛，湿热泻痢，黄疸，淋证，水肿，带
下病，吐血，尿血，肠风便血，疔肿，疥疮，跌打伤肿，外伤出血，蛇虫、狂犬咬伤。根
入药（丁香蓼根）。秋季挖根，洗净，晒干或鲜用。苦，凉；清热利尿，消肿生肌；用于
水肿，刀伤。

海边月见草 【地方别名】海坛花、海芙蓉。

Oenothera drummondii Hook.　　　　　　　　　　【凭证标本】350128LY0179

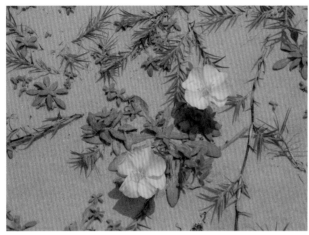

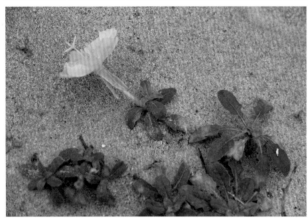

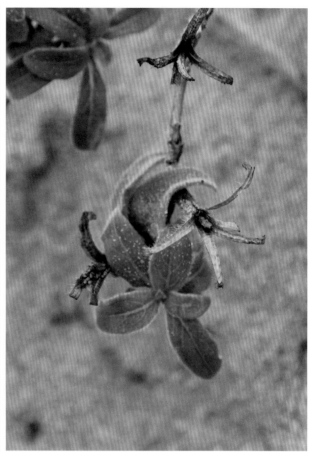

【形态特征】一年生至多年生草本。茎多平铺，被白色或带紫色的曲柔毛与长柔毛。单叶，狭倒披针形、椭圆形或狭倒卵形，基部渐狭或骤狭至叶柄，边缘疏生浅齿至全缘，两面被白色或紫色的曲柔毛与长柔毛，茎生叶稀在下部呈羽裂状。花序穗状，疏生于茎枝顶端；花瓣黄色，开放后期变粉橙色；花柱伸出花管，柱头开花时高过花药。蒴果圆柱状。花、果期全年。

【生境分布】生于海边沙滩地等。分布于敖东镇、澳前镇、白青乡、北厝镇、流水镇、南海乡等地。

【传统用药】全草入药（黄花母）。夏、秋二季采收，洗净，鲜用或晒干。清热解毒；用于牙痛，耳痛。

【附　　注】中国外来入侵植物，入侵等级3级。

五加科 Araliaceae

白 箹 【地方别名】苦刺、三加皮、倒钩刺、白刺仔。

Acanthopanax trifoliatus (L.) Merr.　　　　【凭证标本】350128LY0181

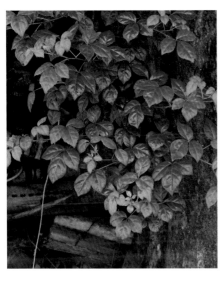 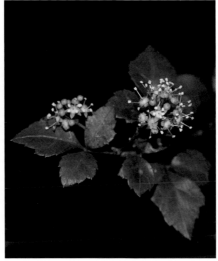 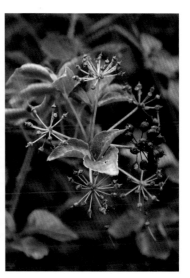

【形态特征】灌木，疏生下向刺，高1~7m。叶有小叶3；小叶片椭圆状卵形至椭圆状长圆形，先端尖至渐尖，基部楔形，两侧小叶片基部歪斜。伞形花序3~10个、稀多至20个组成顶生复伞形花序或圆锥花序，有花多数；总花梗无毛，花梗细长；花黄绿色；花萼无毛，边缘有5个三角形小齿；花瓣5，三角状卵形，开花时反曲；雄蕊5；子房2室，花柱2，基部或中部以下合生。果实扁球形，黑色。花期8~11月，果期9~12月。

【生境分布】生于村落、山坡路旁、林缘和灌丛中等。分布于北厝镇、流水镇等地。

【传统用药】根或根皮入药（三加皮）。9~10月间挖根，鲜用，或趁鲜时剥取根皮，晒干。苦、辛、凉；清热解毒，祛风利湿，活血舒筋；用于感冒，咽痛，头痛，咳嗽胸痛，胃脘疼痛，泄泻，痢疾，胁痛，黄疸，石淋，带下病，风湿痹痛，腰腿酸痛，筋骨拘挛麻木，跌打骨折，痄腮，乳痈，疮疡肿痛，毒蛇咬伤。孕妇慎服。嫩枝叶入药（白箹枝叶）。全年均可采收，鲜用或晒干。苦、辛，微寒；清热解毒，活血消肿，除湿敛疮；用于感冒，咳嗽胸痛，痢疾，风湿痹痛，跌打损伤，骨折，刀伤，痈疽疔疖，口疮，湿疮，疥疮，毒虫咬伤。孕妇慎服。花入药（三加花）。8~11月采摘，洗净，鲜用。解毒敛疮；用于漆疮。

【附　注】本种现接受拉丁名为 *Eleutherococcus trifoliatus* (L.) S. Y. Hu。

人 参 【地方别名】棒槌。

Panax ginseng C. A. Mey.　　　　　　　　　　　【凭证标本】350128LY0182

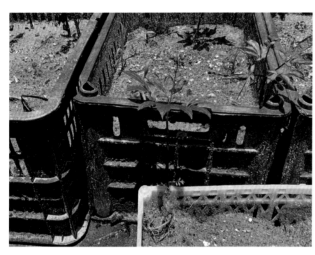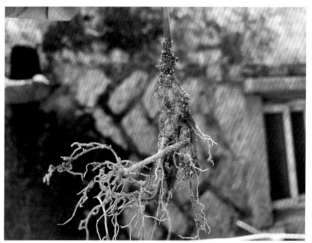

【形态特征】多年生草本，高 30~60cm。叶为掌状复叶，3~6 枚轮生于茎顶；小叶片 3~5，幼株常为 3，中央小叶片椭圆形至长圆状椭圆形，最外一对侧生小叶片卵形或菱状卵形，先端长渐尖，基部阔楔形，下延，边缘有锯齿，上面散生少数刚毛，下面无毛。伞形花序单个顶生，有花 30~50 朵，稀 5~6 朵；总花梗通常较叶长，有纵纹；花梗丝状；花淡黄绿色；花萼无毛，边缘有 5 个三角形小齿；花瓣 5，卵状三角形；雄蕊 5，花丝短；子房 2 室，花柱 2，离生。果实扁球形，鲜红色。种子肾形，乳白色。

【生境分布】栽培。分布于苏澳镇等地。

【传统用药】根和根茎入药（人参）。多于秋季采挖，洗净，晒干或烘干。甘、微苦，微温；大补元气，复脉固脱，补脾益肺，生津养血，安神益智；用于体虚欲脱，肢冷脉微，脾虚食少，肺虚喘咳，津伤口渴，内热消渴，气血亏虚，久病虚羸，惊悸不寐，阳痿宫冷。不宜与藜芦、五灵脂同用。叶入药（人参叶）。秋季采收，晾干或烘干。苦、甘，寒；补气，益肺，祛暑，生津；用于气虚咳嗽，暑热烦躁，津伤口渴，头目不清，四肢倦乏。细支根入药（参须）。9 月中下旬收获参根时收集，加工成白直须、白弯须、红直须、红弯须等药材规格。甘、苦，平；益气，生津，止渴；用于咳嗽吐血，口渴，呕逆。不定根入药（参条）。秋季采挖，洗净，晒干。补气，生津止渴；用于体虚乏力，津伤口渴。根茎入药（人参芦）。9 月中下旬收获参根时，收集参芦，加工成红参芦、糖参芦。甘、微苦，温；升阳举陷；用于脾虚气焰，久泄，脱肛。实证、热证者禁服。花序入药（人参花）。6~7 月采收，烘干。补气强身，延缓衰老；用于头昏乏力，胸闷气短。果实入药（人参子）。秋初果熟时采摘，晒干。补气强身，延缓衰老；用于体虚乏力，头昏不寐，胸闷气短。

【附　　注】本种见于苏澳镇人工种植，见开花结果。在我国东南海岛气候条件下，能否推广种植及药材质量如何，有待进一步考察。

鹅掌柴 【地方别名】江牡、鸭脚树。

Schefflera octophylla (Lour.) Harms 　　　　【凭证标本】350128LY0183

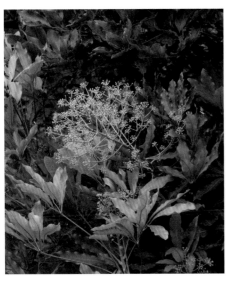 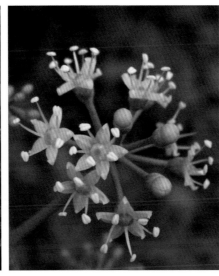 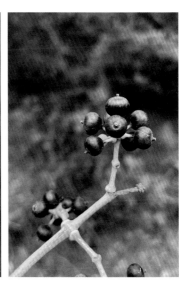

【形态特征】乔木或灌木，高 2~15m。掌状复叶，小叶 6~9（~11），纸质至革质，椭圆形、长圆状椭圆形或倒卵状椭圆形，长 9~17cm，宽 3~5cm，幼时密生星状短柔毛，全缘，但在幼树时常有锯齿或羽状分裂。圆锥花序顶生，长 20~30cm，幼时密生星状短柔毛；分枝斜生，伞形花序几个至十几个总状排列，间或有单生花 1~2；伞形花序有花 10~15 朵；花白色，花瓣 5~6，开花时反曲；雄蕊 5~6，比花瓣略长。果实球形，黑色，直径约 5mm，有不明显的棱。花期 11~12 月，果期 12 月。

【生境分布】生于丘陵山坡、村旁等。全区各地分布。

【传统用药】根入药（鸭脚木根）。全年均可采收，洗净，切片，晒干。淡、微苦，平；疏风清热，除湿通络；用于感冒，发热，妇女热入血室，风湿痹痛，跌打损伤。根皮、茎皮入药（鸭脚木皮）。全年可采收，洗净，蒸透，切片，晒干。辛、苦，凉；清热解表，祛风除湿，舒筋活络；用于感冒发热，咽喉肿痛，烫伤，无名肿痛，风湿痹痛，跌打损伤，骨折。虚寒者及孕妇忌服。根或茎叶入药（七叶莲）。全年均可采收，洗净，鲜用或切片晒干。辛、微苦，温；祛风止痛，活血消肿；用于风湿痹痛，头痛，牙痛，脘腹疼痛，痛经，产后腹痛，跌打肿痛，骨折，疮肿。孕妇忌服。叶入药（鸭脚木叶）。夏、秋二季采收，多为鲜用。辛、苦，凉；祛风化湿，解毒，活血；用于感冒，咽喉肿痛，斑疹发热，风疹瘙痒，湿疹，臁疮，疮疡肿毒，烧伤，跌打肿痛，骨折，刀伤出血。虚寒者及孕妇忌服。

【附　　注】本种现接受拉丁名为 *Schefflera heptaphylla* (L.) Frodin。

伞形科 Apiaceae

旱芹 【地方别名】芹菜。

Apium graveolens L. 【凭证标本】350128LY0184

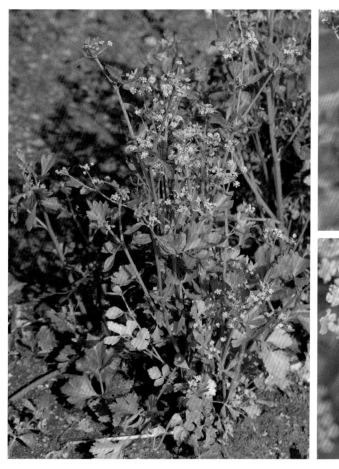

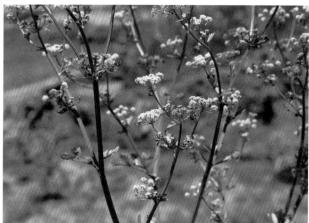

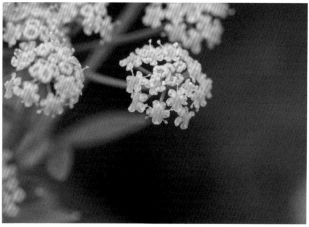

【形态特征】二年生或多年生草本，高 15~150cm，有强烈香气。根生叶有柄，基部略扩大成膜质叶鞘；叶片轮廓为长圆形至倒卵形，通常 3 裂达中部或 3 全裂，裂片近菱形，边缘有圆锯齿或锯齿，叶脉两面隆起。复伞形花序顶生或与叶对生，花序梗长短不一，有时缺少；伞幅 3~16；小伞形花序有花 7~29；花瓣白色或黄绿色，圆卵形；花丝与花瓣等长或稍长于花瓣，花药卵圆形；花柱基压扁。分生果圆形或长椭圆形，果棱尖锐，合生面略收缩；每棱槽内具油管 1，合生面具油管 2，胚乳腹面平直。花期 4~7 月。

【生境分布】栽培。全区各地分布。

【传统用药】全草入药（旱芹）。春、夏二季采收，洗净，多为鲜用。甘、辛、微苦，凉；平肝，清热，祛风，利水，止血，解毒；用于肝阳上亢之眩晕，风热头痛，咳嗽，黄疸，小便淋痛，尿血，崩漏，带下病，疮疡肿痛。肚腹有积滞，食之令人发病；生疥癫人勿服。

积雪草 【地方别名】鲎勺草、落得打、大号马蹄金。

Centella asiatica (L.) Urban 【凭证标本】350128LY0186

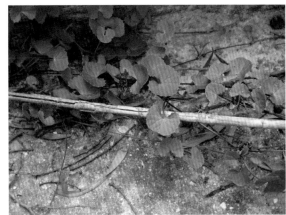

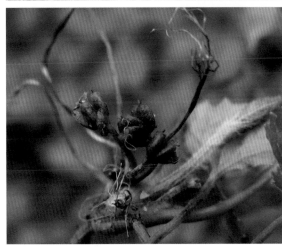

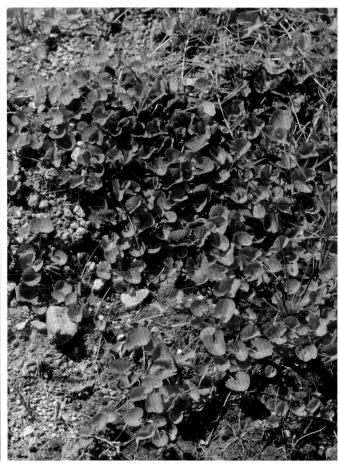

【形态特征】多年生草本，茎匍匐，细长，节上生根。叶片膜质至草质，圆形、肾形或马蹄形，边缘有钝锯齿，基部阔心形。伞形花序梗 2~4 个；苞片通常 2，卵形，膜质；每一伞形花序有花 3~4，聚集成头状，花无柄或有短柄；花瓣卵形，紫红色或乳白色；花丝短于花瓣，与花柱等长。果实两侧扁压，圆球形，基部心形至平截形，每侧有纵棱数条，棱间有明显的小横脉，网状，表面有毛或平滑。花、果期 4~10 月。

【生境分布】生于阴湿的草地、水沟边等。全区各地分布。

【传统用药】全草入药（积雪草）。夏、秋二季采收，除去泥沙，晒干。苦、辛，寒；清热利湿，解毒消肿；用于湿热黄疸，中暑泄泻，石淋，血淋，痈肿疮毒，跌扑损伤。

珊瑚菜　【地方别名】沙参、北沙参。

Glehnia littoralis Fr. Schmidt ex Miq.　【凭证标本】350128LY0187

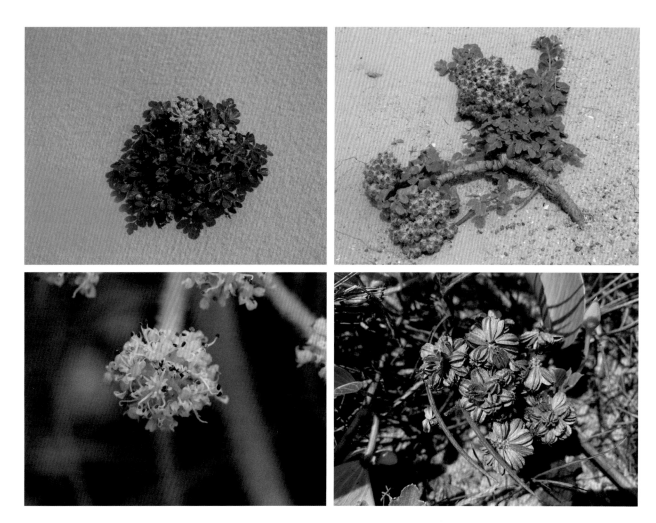

【形态特征】多年生草本，全株被白色柔毛。根长，圆柱形或纺锤形；生于沙滩者根状茎较长。叶多数基生，厚质，有长柄；叶片三出式分裂至三出式二回羽状分裂，末回裂片倒卵形至卵圆形，顶端圆形至尖锐，基部楔形至截形，边缘有缺刻状锯齿，齿边缘为白色软骨质；茎生叶的叶柄基部鞘状。复伞形花序顶生，伞幅8~16，不等长；小伞形花序有花15~20，花白色或带黄色。果实近圆球形或倒广卵形，密被长柔毛及绒毛。花、果期3~8月。

【生境分布】生于海滨沙地。分布于白青乡、芦洋乡等地。

【传统用药】根入药（北沙参）。夏、秋二季采挖，除去须根，洗净，稍晾，置沸水中烫后，除去外皮，干燥，或洗净，直接干燥。甘、微苦，微寒；养阴清肺，益胃生津；用于肺热燥咳，劳嗽痰血，胃阴不足，热病津伤，咽干口渴。不宜与藜芦同用。

【附　　注】本种为国家二级重点保护野生植物，其药材北沙参为福建省二级重点保护野生药材。

西南水芹　【地方别名】野芹菜。

Oenanthe dielsii de Boiss.　　　　　　　　【凭证标本】350128LY0188

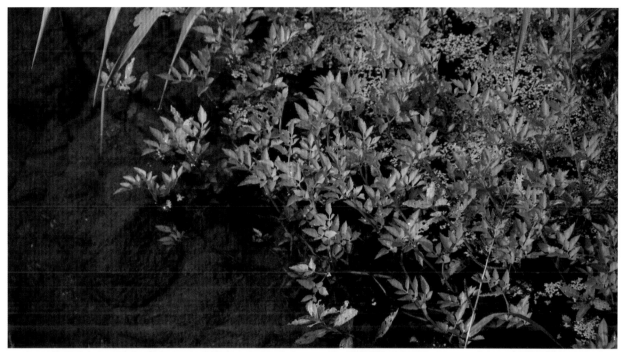

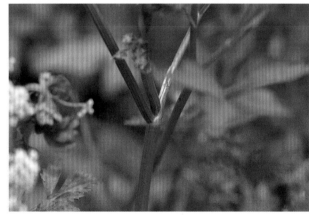 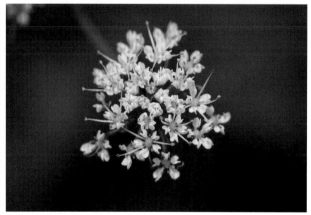

【形态特征】多年生草本，高 50~80cm。叶片轮廓为三角形，2~4 回羽状分裂，末回羽片条裂成短而钝的线形小裂片。花序梗与叶对生；伞幅 5~12；小总苞片线形，较花柄为短；小伞形花序有花 13~30；萼齿细小卵形；花瓣白色，倒卵形，顶端凹陷，有内折的小舌片；花柱基短圆锥形。果实长圆形或近圆球形，背棱和中棱明显，侧棱较膨大，棱槽显著，分生果横剖面呈半圆形，每棱槽内具油管 1，合生面具油管 2。花期 6~8 月，果期 8~10 月。

【生境分布】生于山坡、山谷林下阴湿地、溪旁等。全区各地分布。

【传统用药】全草入药（西南水芹）。夏季采收，洗净，晒干。辛、微苦，微寒；疏风清热，止痛，降压；用于风热感冒，咳嗽，麻疹，胃脘痛，眩晕。

【附　　注】本种现接受名为线叶水芹 *Oenanthe linearis* Wall. ex DC.。

滨海前胡 【地方别名】防葵。

Peucedanum japonicum Thunb.　　　　　　　【凭证标本】350128LY0189

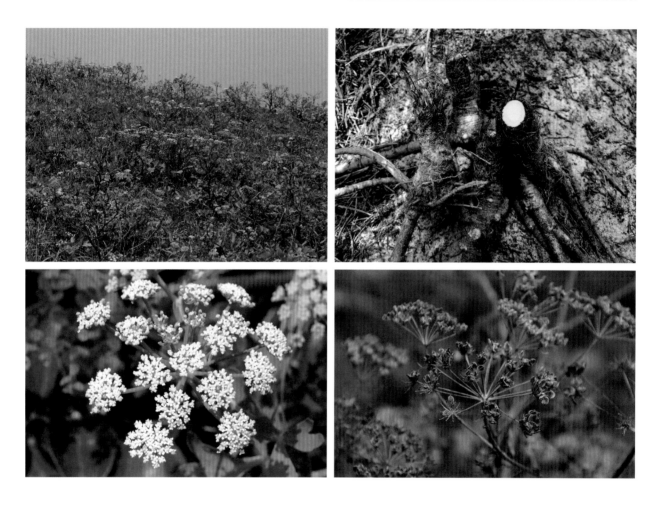

【形态特征】多年生宿根草本，植株高约 1m。茎粗壮，曲折，中空管状。一至二回羽状复叶，羽片
　　　　　宽卵状近圆形，常 3 裂，先端非刺尖状，基部心形或平截，具粗齿或浅裂，两面无毛，
　　　　　粉绿色，网脉细致明显；叶鞘宽抱茎，边缘耳状膜质。复伞形花序大型，伞幅 15~30；
　　　　　伞形花序有 20 余花；花瓣白色，倒卵形，有小硬毛。果实长圆状倒卵形，有硬毛，背
　　　　　棱线形，钝而凸起，侧棱厚翅状。花、果期 5~8 月。

【生境分布】生于近海岸边、山坡、礁石隙等。全区各地分布。

【传统用药】根入药（滨海前胡）。夏季采挖，挖去茎叶，洗净，晒干。辛，寒；有小毒；清热止咳，
　　　　　利尿解毒；用于肺热咳嗽，湿热淋痛，疮痈红肿。内服不宜超量。

小窃衣 【地方别名】鹤虱、细虱妈头。

Torilis japonica (Houtt.) DC.

【凭证标本】350128LY0190

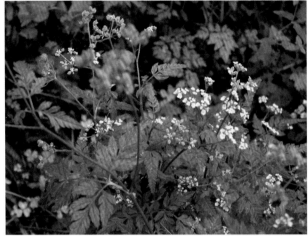

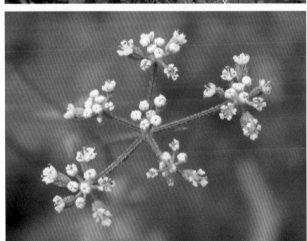

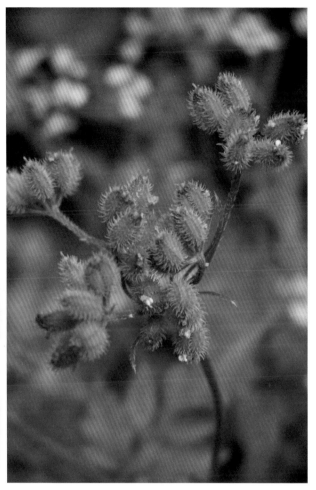

【形态特征】一年生或多年生草本，高 20~120cm。叶片长卵形，1~2 回羽状分裂，两面疏生紧贴的粗毛。复伞形花序顶生或腋生，有倒生的刺毛；伞幅 4~12，开展，有向上的刺毛；小总苞片 5~8，线形或钻形；小伞形花序有花 4~12，短于小总苞片；萼齿细小，三角形；花瓣白色、紫红色或蓝紫色，倒圆卵形；花药圆卵形；花柱基部平压状或圆锥形，花柱幼时直立，果熟时向外反曲。果实圆卵形，通常有内弯或呈钩状的皮刺；皮刺基部阔展，粗糙；胚乳腹面凹陷，每棱槽具油管 1。花、果期 4~10 月。

【生境分布】生于杂木林下、林缘、路旁、河沟边以及溪边草丛等。全区各地分布。

【传统用药】果实或全草入药（窃衣）。夏末秋初采收，晒干或鲜用。苦、辛，平；杀虫止泻，收湿止痒；用于虫积腹痛，泄痢，疮疡溃烂，阴痒，带下病，风疹湿疮。

杜鹃花科　Ericaceae

杜　鹃　【地方别名】满山红、映山红、清明花。

Rhododendron simsii Planch.　　　【凭证标本】350128LY0431

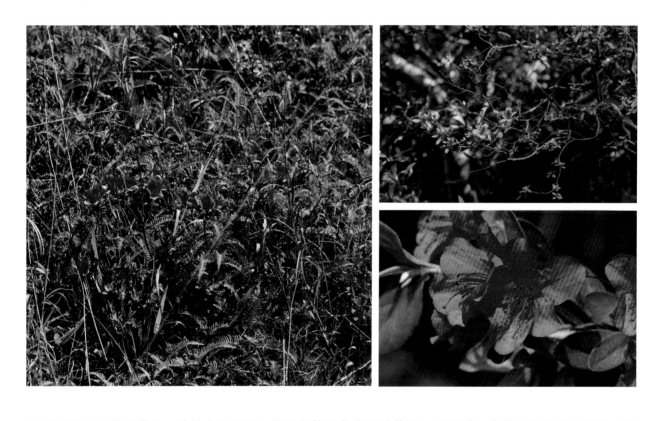

【形态特征】落叶灌木。分枝多而纤细，密被亮棕褐色扁平糙伏毛。叶革质，常集生于枝端，卵形、椭圆状卵形、倒卵形或倒卵形至倒披针形，长 1.5~5cm，宽 0.5~3cm，边缘微反卷，具细齿，上面深绿色，下面淡白色。花 2~3（~6）朵簇生于枝顶；花萼 5 深裂，边缘具睫毛；花冠阔漏斗形，玫瑰色、鲜红色或暗红色，裂片 5，倒卵形，上部裂片具深红色斑点；雄蕊10，长约与花冠相等；花柱伸出花冠外。蒴果卵球形，长达 1cm，密被糙伏毛；花萼宿存。花期 4~5 月，果期 6~8 月。

【生境分布】生于向阳山坡、灌丛中等。分布于流水镇、苏澳镇等地。

【传统用药】根入药（杜鹃花根）。全年均可采收，洗净，鲜用或切片晒干。酸、甘，温；和血止血，消肿止痛；用于月经不调，吐血，衄血，便血，崩漏，痢疾，脘腹疼痛，风湿痹痛，跌打损伤。叶入药（杜鹃花叶）。春、秋二季采收，鲜用或晒干。酸，平；清热解毒，止血，化痰止咳；用于痈肿疮毒，瘾疹，外伤出血，肺咳。花入药（杜鹃花）。4~5月花盛开时采收，烘干。甘、酸，平；和血，调经，止咳，祛风湿，解疮毒；用于吐血，衄血，崩漏，月经不调，咳嗽，风湿痹痛，痈疖疮毒。果实入药（杜鹃花果）。8~10月果熟时采收，晒干。甘、辛，温；活血止痛；用于跌打肿痛。

南 烛 【地方别名】乌饭、小号饭芦根、乌骨子、灰黑珠。

Vaccinium bracteatum Thunb.　　　　　　　　　　【凭证标本】350128LY0191

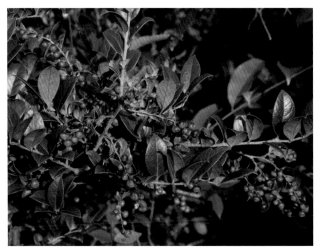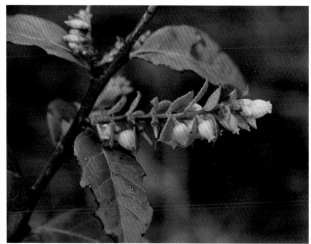

【形态特征】常绿灌木或小乔木，高 2~9m。叶片椭圆形、菱状椭圆形、披针状椭圆形至披针形，顶端锐尖或渐尖，基部楔形，稀钝圆，边缘有细锯齿。总状花序顶生和腋生，有多数花，序轴密被短柔毛，稀无毛；萼筒密被毛，萼齿三角形；花冠白色，筒状；雄蕊内藏，花丝细长，密被疏柔毛，药室背部无距，药管长为药室的 2~2.5 倍；花盘密生短柔毛。浆果熟时紫黑色，外面通常被短柔毛。花期 6~7 月，果期 8~10 月。

【生境分布】生于丘陵地带、山地、灌丛中等。分布于中楼乡等地。

【传统用药】根入药（南烛根）。全年均可采收，鲜用或切片晒干。酸、微甘，平；散瘀，止痛；用于牙痛，跌伤肿痛。叶入药（南烛叶）。8~9 月采收，拣净杂质，晒干。酸、涩，平；益肠胃，补肝肾；用于脾胃气虚，久泻，少食，肝肾不足，腰膝乏力，须发早白。果实入药（南烛子）。8~10 月果实成熟后采摘，晒干。酸、甘，平；补肝肾，强筋骨，固精气，止泄痢；用于肝肾不足，须发早白，筋骨无力，梦遗，带下病，久泻久痢。

紫金牛科 Myrsinaceae

硃砂根 【地方别名】铁雨伞、珍珠凉伞、高脚凉伞子。

Ardisia crenata Sims 【凭证标本】350128LY0192

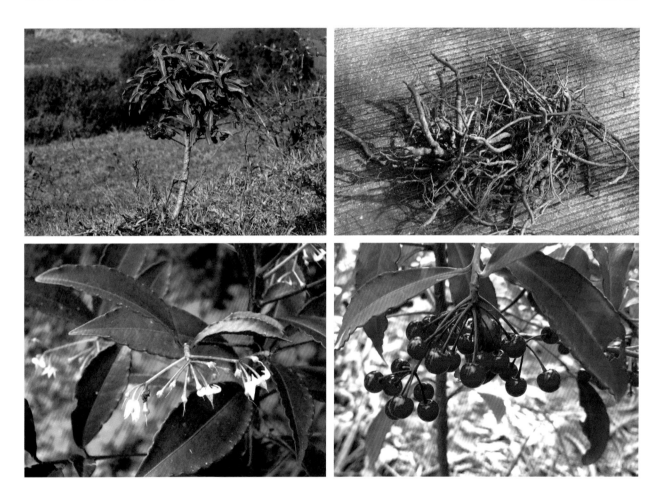

【形态特征】灌木，高 1~2m。叶片革质或坚纸质，椭圆形、椭圆状披针形至倒披针形，顶端急尖或渐尖，基部楔形，边缘具皱波状或波状齿。伞形花序或聚伞花序，着生于侧生特殊花枝顶端；花枝近顶端常具 2~3 片叶或更多，或无叶；花萼仅基部联合，萼片长圆状卵形；花瓣白色，稀略带粉红色，盛开时反卷，卵形；雄蕊较花瓣短，花药三角状披针形；雌蕊与花瓣近等长或略长，子房卵珠形，无毛，具腺点，胚珠 5 枚，1 轮。果实球形，鲜红色，具腺点。花期 5~6 月，果期 10~12 月。

【生境分布】生于林下灌木丛中等。全区各地分布。

【传统用药】根入药（朱砂根）。秋、冬二季采挖，洗净，晒干。微苦、辛，平；解毒消肿，活血止痛，祛风除湿；用于咽喉肿痛，风湿痹痛，跌打损伤。

【附　　注】本种现隶属于报春花科 Primulaceae，现接受中文名为朱砂根。

报春花科　　Primulaceae

琉璃繁缕

Anagallis arvensis L.　　　　　【凭证标本】350128LY0193

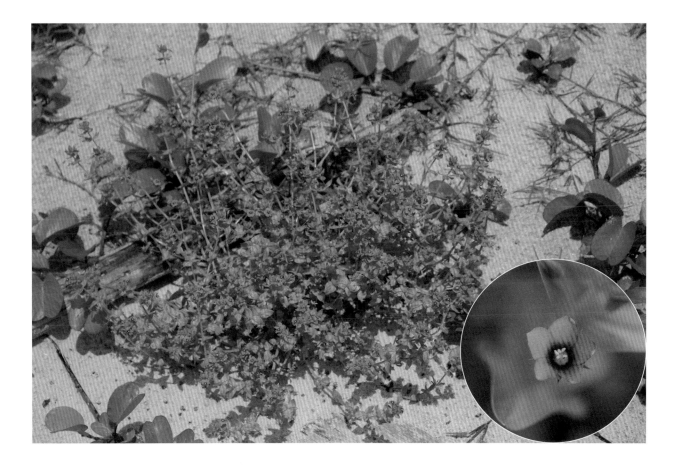

【形态特征】一、二年生草本。茎四棱形，高 10~30cm。叶对生，有时 3 枚轮生，无柄；叶片圆卵形或窄卵形。花单生于叶腋，花梗纤细；花冠辐状，淡红色，深裂近基部，有腺状小缘毛。蒴果。花、果期 3~10 月。

【生境分布】生于田野、荒地等。分布于流水镇、芦洋乡等地。

【传统用药】全草入药（四念癀）。夏季采收，洗净，鲜用或晒干。苦、酸，温；祛风散寒，活血解毒；用于鹤膝风，阴证疮疡，蛇毒及狂犬咬伤。

蓝花琉璃繁缕

Anagallis arvensis L. f. *coerulea* (Schreb.) Baumg.　　【凭证标本】350128LY0194

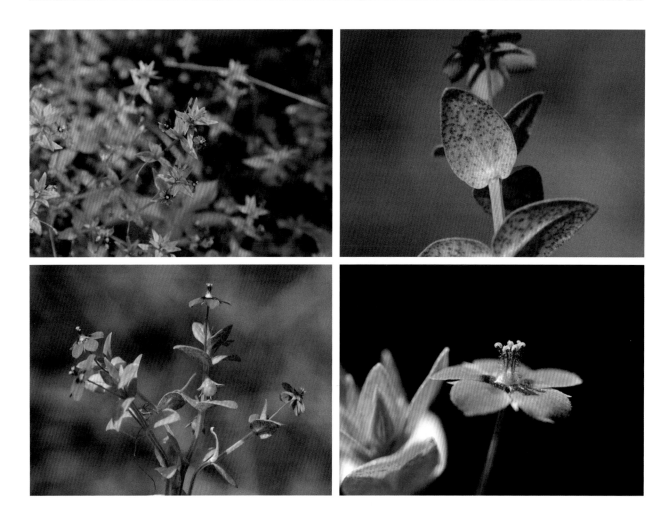

【形态特征】一、二年生草本。茎四棱形，高 10~30cm。叶对生，有时 4 枚轮生，无柄；叶圆卵形或窄
　　　　　　卵形。花单生于叶腋，花梗纤细；花冠辐状，浅蓝色、蓝色或蓝紫色，深裂近基部，有腺
　　　　　　状小缘毛。蒴果。福建花、果期 3~10 月。

【生境分布】生于田野、荒地中等。全区各地分布。

【传统用药】全草入药（四念癀）。夏季采收，洗净，鲜用或晒干。苦、酸，温；祛风散寒，活血解毒；
　　　　　　用于鹤膝风，阴证疮疡，蛇毒及狂犬咬伤。

红根草 【地方别名】田柯、红根仔、地芥菜。

Lysimachia fortunei Maxim.

【凭证标本】350128LY0195

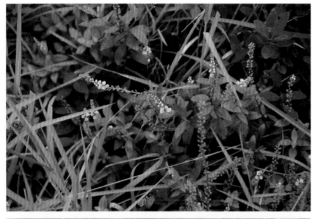

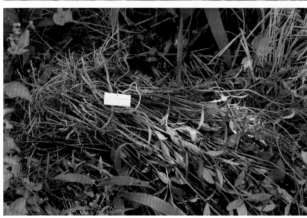

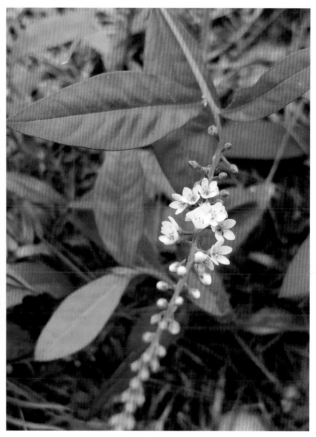

【形态特征】多年生草本，全株无毛。根状茎横走，紫红色；茎直立，高30~70cm，圆柱形，有黑色腺点，基部紫红色，常不分枝，嫩梢和花序轴具褐色腺体。叶互生，近无柄，叶片长圆状披针形至狭椭圆形，长4~11cm，宽1~2.5cm；两面具黑色腺点，干后粒状突起。总状花序顶生；花萼背面具黑色腺点；花冠白色；雄蕊短于花冠。蒴果球形。花期6~8月，果期8~11月。

【生境分布】生于山坡、阳处草丛、路边等。全区各地分布。

【传统用药】全草或根入药（大田基黄）。4~8月采收，鲜用或晒干。苦、辛，凉；清热利湿，凉血活血，解毒消肿；用于黄疸，泻痢，目赤，吐血，带下病，崩漏，痛经，闭经，咽喉肿痛，痈肿疮毒，流火，跌打，毒虫咬伤。

【附　　注】本种现接受中文名为星宿菜。

白花丹科　Plumbaginaceae

补血草　【地方别名】海滩地榆、海芙蓉、土赤芍、鱼萝卜、匙叶草。

Limonium sinense (Girard) Kuntze　　　　　　　　　【凭证标本】350128LY0196

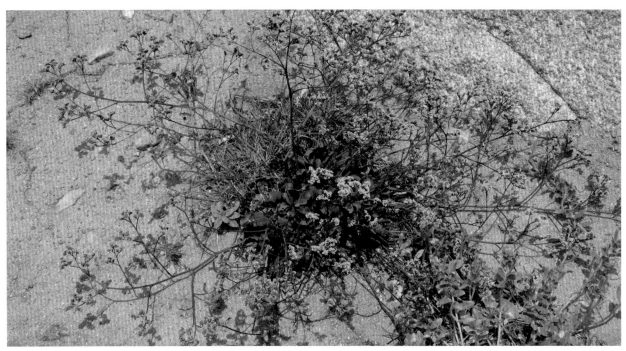

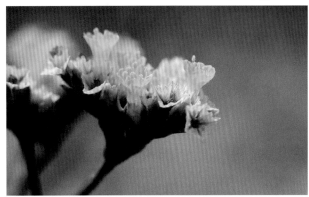 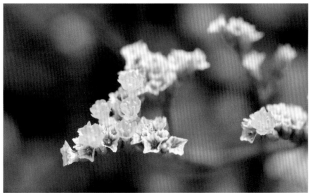

【形态特征】多年生草本，高达 60cm。茎基粗，呈多头状。叶基生，花期不落；叶柄宽，基部渐窄。花茎 3~5（~10）生于叶丛，花序轴及分枝具 4 棱角；伞房花序或圆锥花序；穗状花序具 2~6（~11）小穗，穗轴二棱形，小穗具 2~3（4）花；花萼漏斗状，萼檐白色，部分不到萼的中部；花冠黄色。蒴果。花期 4~11 月。

【生境分布】生于近海边的沙地、沙滩、海滩地及盐碱地上等。分布于流水镇、南海乡等地。

【传统用药】根入药（补血草）。全年均可采收，洗净，切片，鲜用。苦、微咸，凉；清热，利湿，止血，解毒；用于湿热便血，脱肛，血淋，月经过多，带下病，痈肿疮毒。

白花丹

【地方别名】野茉莉、千里及、千斤称。

Plumbago zeylanica L.

【凭证标本】350128LY0197

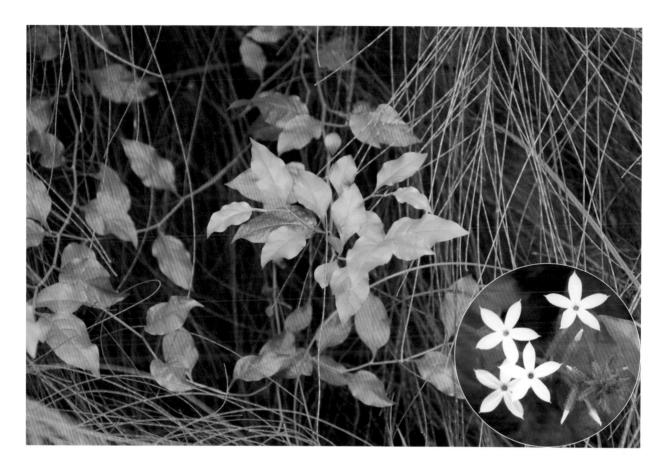

【形态特征】常绿半灌木，高 1~3m。枝条开散或上端蔓状。叶通常长卵形，先端渐尖，下部骤狭成钝或截形的基部而后渐狭成柄。穗状花序通常含（3~）25~70 枚花；苞片狭长卵状三角形至披针形；小苞片线形；花萼筒中部先端有 5 枚三角形小裂片；花冠白色或微带蓝白色，裂片倒卵形，先端具短尖；雄蕊约与花冠筒等长，花药蓝色；子房椭圆形，有 5 棱，花柱无毛。蒴果长椭圆形，淡黄褐色。种子红褐色，先端尖。花、果期 10 月至翌年 4 月。

【生境分布】生于污秽阴湿处、半遮阴的地方等。分布于北厝镇等地。

【传统用药】全草或根入药（白花丹）。全年均可采收，切段，晒干或鲜用。辛、苦、涩，温；有毒；祛风除湿，行气活血，解毒消肿；用于风湿痹痛，胃脘痛，肝脾肿大，血瘀闭经，跌打扭伤，痈肿瘰疬，疥癣瘙痒，毒蛇咬伤。孕妇禁服；外用时间不宜过长，以免起疱。

山矾科 Symplocaceae

白 檀 【地方别名】臭柴蒲、羊屎核。

Symplocos paniculata (Thunb.) Miq. 【凭证标本】350128LY0198

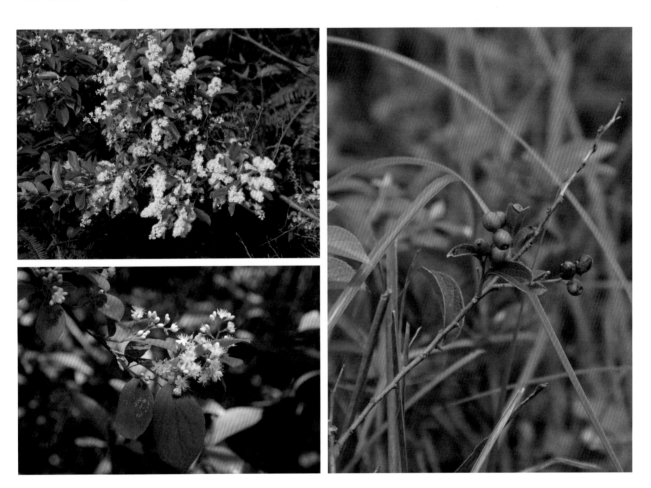

【形态特征】落叶灌木或小乔木，高 2~8m。叶阔倒卵形、椭圆状倒卵形或卵形，先端急尖或渐尖，基部阔楔形或近圆形，边缘有细尖锯齿。圆锥花序通常有柔毛；苞片早落，通常条形，有褐色腺点；萼筒褐色，无毛或有疏柔毛，裂片半圆形或卵形，稍长于萼筒，淡黄色，有纵脉纹，边缘有毛；花冠白色，5 深裂几达基部；雄蕊 40~60 枚；子房 2 室，花盘具 5 凸起的腺点。核果熟时蓝色，卵状球形，稍偏斜，顶端宿存萼裂片直立。花、果期 5~10 月。

【生境分布】生于山坡、路边、疏林、密林中等。全区各地分布。

【传统用药】根、叶、花或种子入药（白檀）。根秋、冬二季挖取；叶春、夏二季采摘；花、种子于 5~7 月花、果期采收，晒干。苦，微寒；清热解毒，调气散结，祛风止痒；用于乳痈，肠痈，疮疖，疝气，瘾疹，皮肤瘙痒。

木犀科　　Oleaceae

华素馨　【地方别名】华清香藤。

Jasminum sinense Hemsl.

【凭证标本】350128LY0370

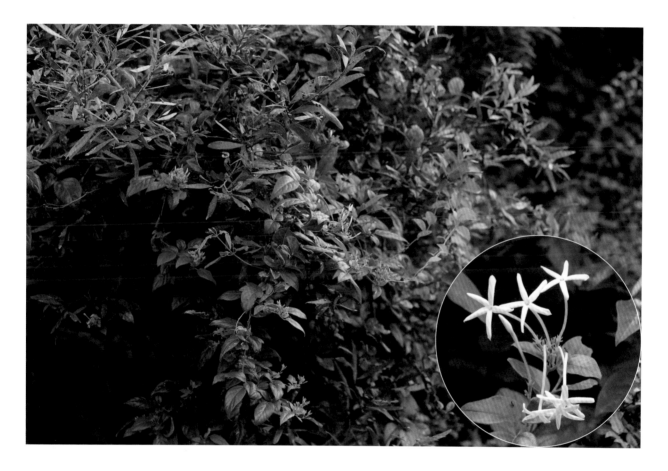

【形态特征】缠绕藤本，高 1~8m。叶对生，三出复叶；小叶片卵形、宽卵形或卵状披针形，稀近圆形或椭圆形，先端钝、锐尖至渐尖，基部圆形或圆楔形；顶生小叶片较大，比侧生小叶片大 2 倍。聚伞花序常呈圆锥状排列，顶生或腋生；花芳香；花萼被柔毛，裂片线形或尖三角形，果时稍增大；花冠白色或淡黄色，高脚碟状，花冠管细长，裂片 5 枚，长圆形或披针形；花柱异长。果实长圆形或近球形，黑色。花期 6~10 月，果期 9 月至翌年 5 月。

【生境分布】生于山坡、灌丛、林中等。分布于大练乡、流水镇等地。

【传统用药】全株入药（华清香藤）。全年或夏、秋二季采收，除去泥土等杂质，切片或切段，鲜用或晒干。苦，寒；清热解毒；用于疮疡肿痛，金属及竹木致伤。

女 贞 【地方别名】刀伤药。

Ligustrum lucidum Ait.

【凭证标本】350128LY0200

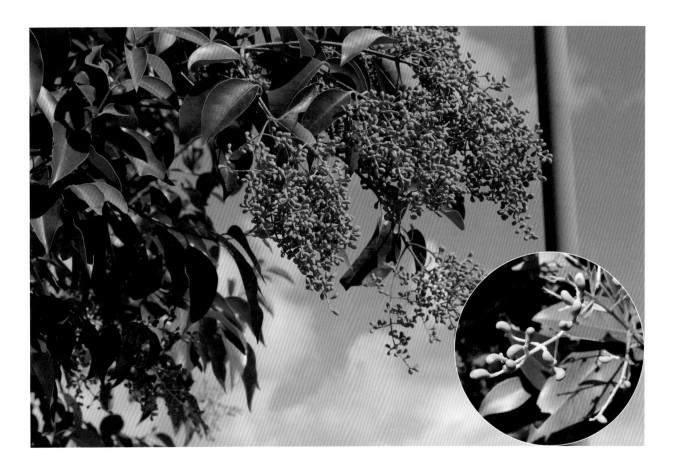

【形态特征】灌木或乔木，高可达 25m。叶片常绿，革质，卵形、长卵形或椭圆形至宽椭圆形，先端锐尖至渐尖或钝，基部圆形或近圆形，有时宽楔形或渐狭，叶缘平坦，两面无毛。圆锥花序顶生；花序基部苞片常与叶同形，小苞片披针形或线形，凋落；花无梗或近无梗，长不超过 1mm；花萼无毛，齿不明显或近截形；花药长圆形；柱头棒状。果实肾形或近肾形，深蓝黑色，成熟时呈红黑色，被白粉。花期 5~7 月，果期 7 月至翌年 5 月。

【生境分布】生于道旁，栽培。分布于北厝镇等地。

【传统用药】果实入药（女贞子）。冬季果实成熟时采收，除去枝叶，稍蒸或置沸水中略烫后，干燥，或直接干燥。甘、苦，凉；滋补肝肾，明目乌发；用于肝肾阴虚，眩晕耳鸣，腰膝酸软，须发早白，目暗不明，内热消渴，骨蒸潮热。根入药（女贞根）。全年或秋季采挖，洗净，切片，晒干。苦，平；无毒；行气活血，止咳喘，祛湿浊；用于哮喘，咳嗽，闭经，带下病。树皮入药（女贞皮）。全年或秋、冬二季剥取，除去杂质，切片，晒干。微苦，凉；强筋健骨；用于腰膝酸痛，双腿无力，水火烫伤。叶入药（女贞叶）。全年均可采收，鲜用或晒干。苦，凉；清热明目，解毒散瘀，消肿止咳；用于头目昏痛，风热赤眼，口舌生疮，牙龈肿痛，疮肿溃烂，水火烫伤，肺热咳嗽。

小 蜡 【地方别名】指甲花、山指甲。

Ligustrum sinense Lour.

【凭证标本】350128LY0201

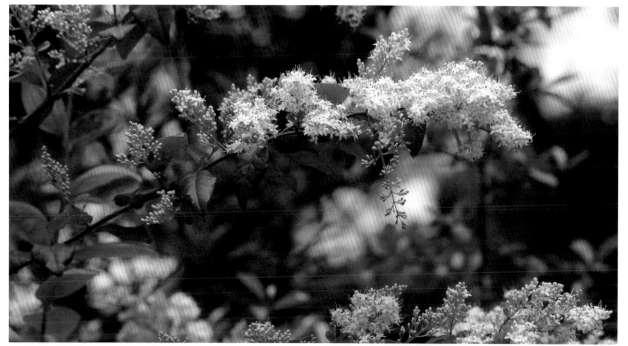

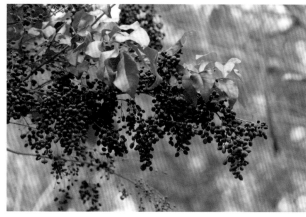 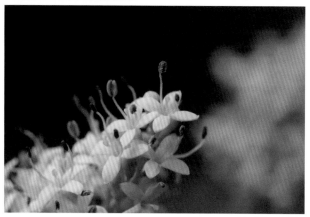

【形态特征】落叶灌木或小乔木，高 2~4（~7）m。小枝圆柱形，幼时被柔毛。叶片卵形、椭圆状卵形或近圆形，先端锐尖、短渐尖至渐尖，或钝而微凹，基部宽楔形至近圆形，或为楔形。圆锥花序顶生或腋生；花序轴被较密淡黄色短柔毛或柔毛以至近无毛；花萼无毛，先端呈截形或呈浅波状齿；花冠裂片长圆状椭圆形或卵状椭圆形；花丝与裂片近等长或长于裂片，花药长圆形。果实近球形。花期 3~6 月，果期 9~12 月。

【生境分布】生于山坡、山谷、溪边、河旁、路边的密林、疏林、混交林中等。全区各地分布。

【传统用药】树皮及枝叶入药（小蜡树）。夏、秋二季采树皮及枝叶，鲜用或晒干。苦，凉；清热利湿，解毒消肿；用于感冒，肺热咳嗽，咽喉肿痛，口舌生疮，湿热黄疸，痢疾，痈肿疮毒，湿疮，跌打损伤，烫伤。

马钱科 Loganiaceae

白背枫 【地方别名】驳骨丹、白鱼鲗。

Buddleja asiatica Lour.

【凭证标本】350128LY0432

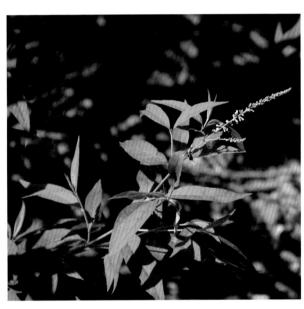
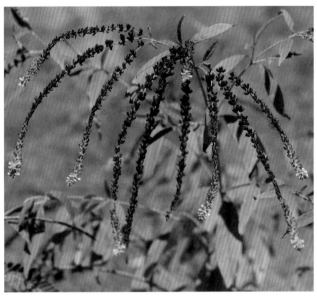

【形态特征】直立灌木或小乔木，高 1~8m。叶对生，狭椭圆形、披针形或长披针形，顶端渐尖或长渐尖，基部渐狭而成楔形，全缘或有小锯齿。总状花序窄而长，由多个小聚伞花序组成，单生或3 至数个聚生于枝顶或上部叶腋内，再排列成圆锥花序；花萼钟状或圆筒状；花冠芳香，白色，花冠管圆筒状；雄蕊着生于花冠管喉部，花丝极短；雌蕊无毛，子房卵形或长卵形，花柱短，2 裂。蒴果椭圆状。种子灰褐色，椭圆形，两端具短翅。花期 1~10 月，果期 3~12 月。

【生境分布】生于向阳山坡灌木丛中、疏林缘等。全区各地分布。

【传统用药】茎叶或全株入药（驳骨丹）。夏、秋二季采收，洗净，切段，晒干或鲜用。辛、苦，平；祛风湿，散瘀血，续筋骨；用于风湿痹痛，月经不调，产后腹痛，跌打肿痛，骨折。

【附　　注】本种现隶属于玄参科 Scrophulariaceae。

灰 莉　　【地方别名】鲤鱼胆、灰刺木。

Fagraea ceilanica Thunb.　　【凭证标本】350128LY0372

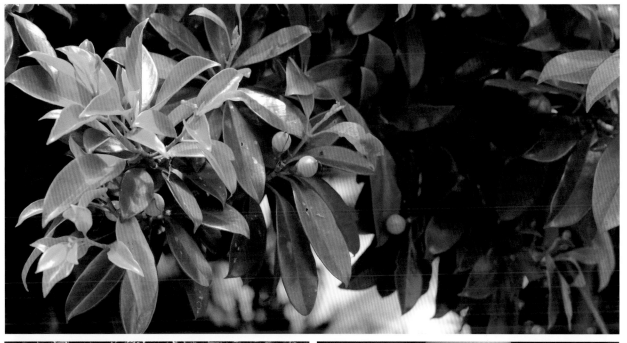

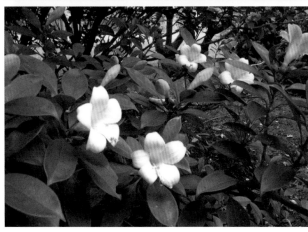
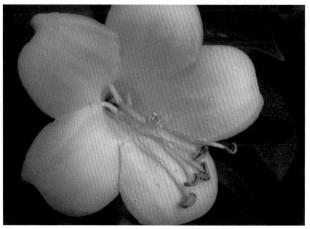

【形态特征】乔木，高达 15m。叶片稍肉质，干后变纸质或近革质，椭圆形、卵形、倒卵形或长圆形，顶端渐尖、急尖或圆而有小尖头，基部楔形或宽楔形。花单生或组成顶生二歧聚伞花序；花萼绿色，裂片卵形至圆形；花冠漏斗状，白色，花冠管上部扩大，裂片张开，倒卵形；雄蕊内藏，花丝丝状，花药长圆形至长卵形；子房椭圆状，光滑，2 室，每室有胚珠多颗，花柱纤细，柱头倒圆锥状或稍呈盾状。浆果近圆球状，顶端有尖喙，基部有宿存萼。种子椭圆状肾形。花期 4~8 月，果期 7 月至翌年 3 月。

【生境分布】生于庭院、公园等，栽培。分布于平原镇等地。

【传统用药】叶入药（灰莉）。全年采收，鲜用或晒干。用于伤口溃烂。

【附　　注】本种现隶属于龙胆科 Gentianaceae。

夹竹桃科 Apocynaceae

长春花 【地方别名】钳子花、日日春。

Catharanthus roseus (L.) G. Don 　　　　　　【凭证标本】350128LY0203

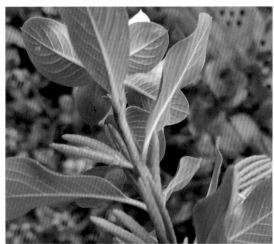
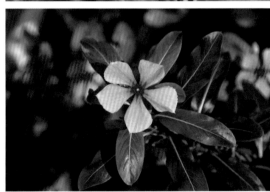
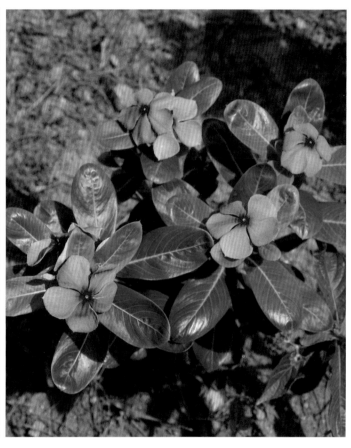

【形态特征】半灌木，略有分枝，高达 60cm。叶倒卵状长圆形，先端浑圆，有短尖头，基部楔形，渐
狭而成叶柄。聚伞花序腋生或顶生，有花 2~3 朵；花萼 5 深裂，萼片披针形或钻状渐尖；
花冠红色，高脚碟状，花冠筒圆筒状，内面具疏柔毛，喉部紧缩，具刚毛，花冠裂片宽倒
卵形；雄蕊着生于花冠筒的上半部，但花药隐藏于花喉之内，与柱头离生；花盘为 2 片舌
状腺体组成，2 心皮离生。蓇葖果双生，直立，平行或略叉开；外果皮厚纸质，被柔毛。
种子黑色，长圆状圆筒形，具有颗粒状小瘤。花、果期几全年。

【生境分布】栽培。全区各地分布。

【传统用药】全草入药（长春花）。当年 9 月下旬至 10 月上旬采收，选晴天收割地上部分，先切除植
株茎部木质化硬茎，再切成长 6cm 的小段，晒干。微苦，凉；有毒；抗癌，降血压；用
于瘰疬，眩晕。

【附　　注】中国外来入侵植物，入侵等级 3 级。

夹竹桃 【地方别名】状元竹、柳竹桃。

Nerium indicum Mill.

【凭证标本】350128LY0204

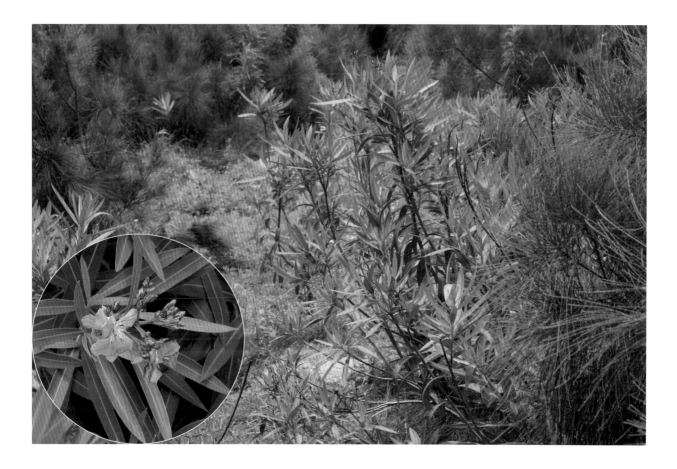

【形态特征】常绿直立大灌木，高达5m。叶3~4枚轮生，窄披针形，顶端急尖，基部楔形。聚伞花序顶生，着花数朵；苞片披针形；花芳香；花萼5深裂；花冠深红色或粉红色，栽培演变有白色或黄色，花冠为单瓣呈5裂时，其花冠为漏斗状，其花冠筒圆筒形，花冠裂片倒卵形；花冠为重瓣呈15~18枚时，裂片组成3轮，内轮为漏斗状，外面2轮为辐状；雄蕊着生于花冠筒中部以上，花药箭头状；心皮2，离生；每心皮有胚珠多颗。种子长圆形，褐色。花期几乎全年，夏、秋二季为最盛；果期一般在冬、春二季。

【生境分布】栽培。全区各地分布。

【传统用药】叶及枝皮入药（夹竹桃）。对2~3年生以上的植株，结合整枝修剪，采集叶片及枝皮，晒干或炕干。苦，寒；有大毒；强心利尿，祛痰定喘，镇痛，祛瘀；用于心衰，喘咳，癫痫，跌打肿痛，血瘀闭经。孕妇禁服。

【附　　注】本种现接受拉丁名为 *Nerium oleander* L.。

羊角拗 【地方别名】羊角扭。

Strophanthus divaricatus (Lour.) Hook. et Arn.　　【凭证标本】350128LY0433

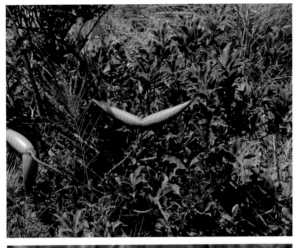

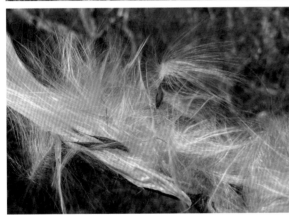

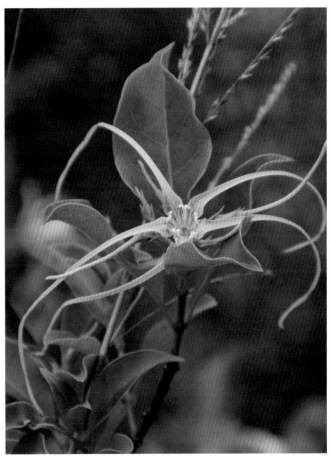

【形态特征】灌木，高达 2m，全株无毛。上部枝条蔓延，小枝密被灰白色圆形的皮孔。叶薄纸质，椭圆状长圆形或椭圆形，长 3~10cm，宽 1.5~5cm，两面无毛。聚伞花序顶生，常具花 3 朵；花黄色；花冠漏斗状，花冠裂片黄色外弯，顶端延长成一长尾带状，长达 10cm；雄蕊内藏；子房半下位，离生心皮 2 枚。双生蓇葖果广叉开，木质，干时黑色，具纵条纹。种子纺锤形、扁平，轮生着白色绢质种毛。花期 3~7 月，果期 6 月至翌年 2 月。

【生境分布】生于丘陵、灌木等。分布于大练乡、苏澳镇等地。

【传统用药】根或茎叶入药（羊角拗）。全年均可采收，根洗净，切片，晒干；茎、叶晒干或鲜用。苦，寒；有大毒；祛风湿，通经络，解疮毒，杀虫；用于风湿痹痛，痿症，跌打损伤，痈疮，疥癣。种缨入药（羊角纽花）。秋季果实成熟时采收，剥取种子上的丝状绒毛，晒干。苦，寒；止血，散瘀；用于刀伤出血，跌打肿痛。

络 石 　【地方别名】合掌藤、牛乳子、风不动、钳壁龙、酸树芭。

Trachelospermum jasminoides (Lindl.) Lem. 　【凭证标本】350128LY0205

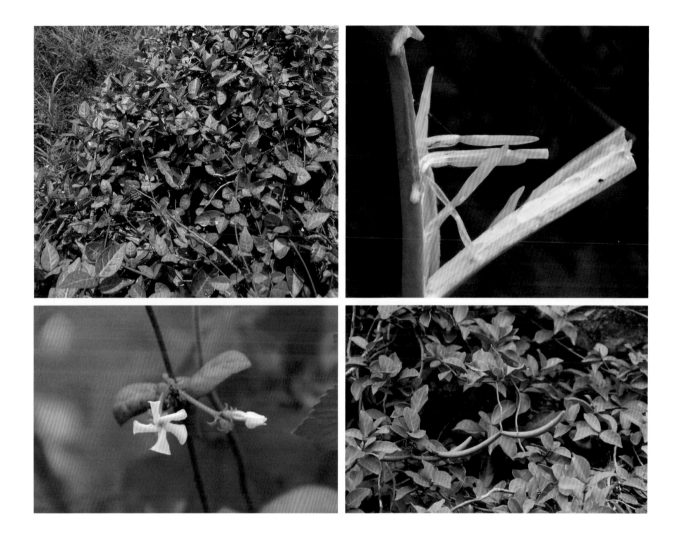

【形态特征】常绿木质藤本，长达 10m，具乳汁。叶革质或近革质，椭圆形至卵状椭圆形，顶端锐尖至渐尖或钝，基部渐狭至钝。二歧聚伞花序腋生或顶生，花多朵组成圆锥状；花白色，芳香；花萼 5 深裂，裂片线状披针形；花蕾顶端钝，花冠筒圆筒形，中部膨大；雄蕊着生于花冠筒中部，花药箭头状；花盘环状 5 裂，与子房等长；子房由 2 个离生心皮组成，花柱圆柱状，柱头卵圆形，每心皮有胚珠多颗。蓇葖果双生，叉开，线状披针形。种子多颗，褐色，线形，顶端具白色绢质种毛。花期 3~7 月，果期 7~12 月。

【生境分布】生于山野、溪边、路旁、林缘、杂木林中，常缠绕于树上、攀缘于墙壁上、岩石上等。全区各地分布。

【传统用药】带叶藤茎入药（络石藤）。冬季至次春采割，除去杂质，晒干。苦，微寒；祛风通络，凉血消肿；用于风湿热痹，筋脉拘挛，腰膝酸痛，喉痹，痈肿，跌扑损伤。

萝藦科 Asclepiadaceae

山白前

Cynanchum fordii Hemsl.

【凭证标本】350128LY0371

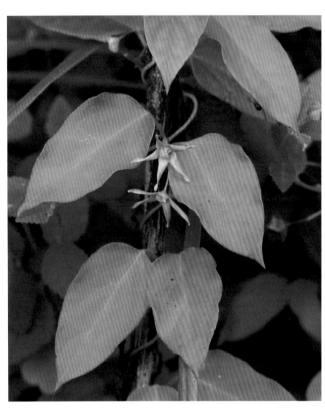
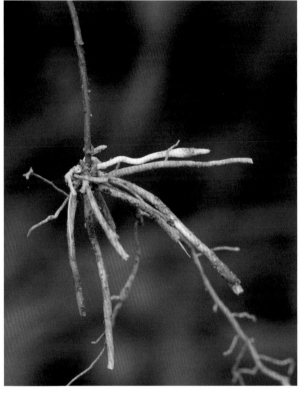

【形态特征】缠绕性藤本。茎被柔毛。叶对生，长圆形或卵状长圆形，顶端短渐尖，基部截形，稀微心
形或圆形，两面均被散生柔毛，脉上较密。伞房状聚伞花序腋生，着花 5~15 朵；花萼裂
片卵状三角形，外面被微柔毛，边缘有毛，花萼内面基部腺体 5 枚；花冠黄白色，无毛，
裂片长圆形；花粉块每室 1 个，下垂，卵状长圆形；柱头略凸起，微 2 裂。菁葖果单生，
无毛，披针形，向端部长渐尖。种子扁卵形；种毛白色绢质。花期 5~8 月，果期 8~12 月。

【生境分布】生于山地林缘、疏林下、路边灌木丛中向阳处等。分布于流水镇等地。

【传统用药】根入药（山白前）。用于风湿病。

【附　　注】本种现隶属于夹竹桃科 Apocynaceae。

匙羹藤 【地方别名】武也藤。

Gymnema sylvestre (Retz.) Schult.　　　【凭证标本】350128LY0206

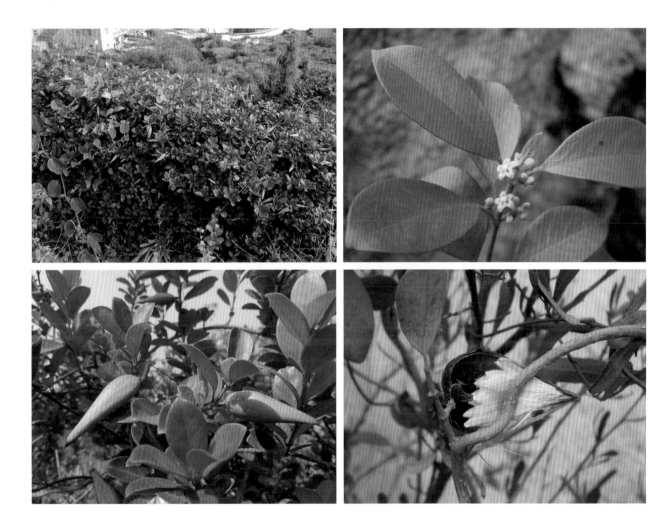

【形态特征】木质藤本，长达 4m，具乳汁。叶倒卵形或卵状长圆形，仅叶脉上被微毛。聚伞花序伞形状，腋生，比叶为短；花萼裂片卵圆形，花萼内面基部有 5 个腺体；花冠绿白色，裂片卵圆形，略向右覆盖；副花冠着生于花冠裂片弯缺下，厚而成硬条带；雄蕊着生于花冠筒的基部，花药长圆形，顶端具膜片，花粉块长圆形；柱头宽而短圆锥状，伸出花药之外。蓇葖果卵状披针形，基部膨大，顶部渐尖。种子卵圆形，顶端轮生白色绢质种毛。花期 5~9 月，果期 10 月至翌年 1 月。

【生境分布】生于山坡林中、灌木丛中等。全区各地分布。

【传统用药】根或嫩枝叶入药（武靴藤）。根全年均可采收，洗净，切片，晒干或鲜用；枝叶春季采收，鲜用。微苦，凉；有毒；祛风止痛，解毒消肿；用于风湿痹痛，咽喉肿痛，瘰疬，乳痈，疮疖，湿疮，无名肿毒，毒蛇咬伤。孕妇慎用。

【附　　注】本种现隶属于夹竹桃科 Apocynaceae。

球 兰 【地方别名】雪球叶、壁梅、五星花。

Hoya carnosa (L. f.) R. Br. 　　　　　　　　　　【凭证标本】350128LY0441

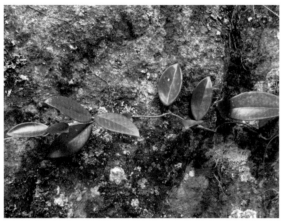

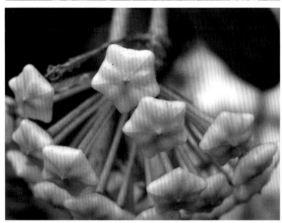

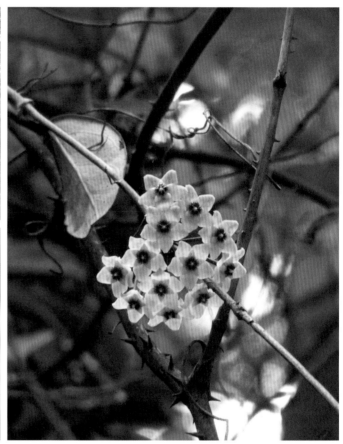

【形态特征】攀缘灌木，附生于树上或石上。茎节上生气根。叶对生，肉质，卵圆形至卵圆状长圆形，长 3.5~12cm，宽 3~4.5cm，顶端钝，基部圆形。聚伞花序伞形状，腋生，有花约 30 朵；花白色，直径 2cm；花冠辐状，花冠筒短，裂片外面无毛，内面多乳头状突起；副花冠星状，外角急尖，中脊隆起，边缘反折而成 1 孔隙，内角急尖，直立。蓇葖果线形，光滑，长 7.5~10cm。种子顶端具白色绢质种毛。花期 4~6 月，果期 7~8 月。

【生境分布】生于山坡林中、灌木丛中等。分布于流水镇、中楼乡等地。

【传统用药】藤茎或叶入药（球兰）。全年均可采收，鲜用或晒干。苦，寒；有小毒；清热化痰，解毒消肿，通经下乳；用于暑温，肺热咳嗽，子痈，耳闭，乳痈，痈肿，瘰疬，关节肿痛，产妇乳汁少，乳络不通。

【地方用药】藤茎或叶入药（球兰）。全年均可采收，鲜用或晒干。①球兰适量，水煎，于夏天代茶饮。清热解毒，防中暑，止肺热咳嗽。②鲜球兰、罗勒各半，加蜂蜜、冰片适量，共杵烂敷患处。消肿止痛；用于深部脓肿，无名肿毒。③球兰 50g，水煎，冲冰糖服。止咳化痰；用于预防小儿麻疹（待麻疹全身发疹后）并发肺炎，呼吸道感染。

【附　注】本种现隶属于夹竹桃科 Apocynaceae。

茜草科 Rubiaceae

糙叶丰花草 【地方别名】铺地毡草。

Borreria articularis (L. f.) G. Mey. 【凭证标本】350128LY0207

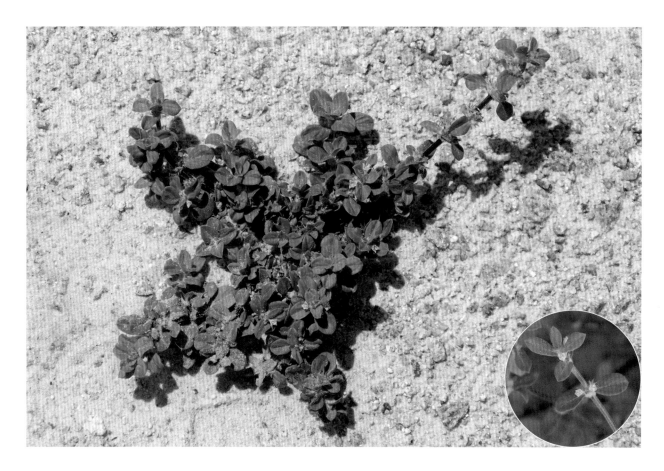

【形态特征】平卧草本，被粗毛。枝四棱柱形，棱上具粗毛，节间延长。叶长圆形，倒卵形或匙形，顶端短尖，钝或圆形，基部楔形而下延，边缘粗糙或具缘毛。花4~6朵聚生于托叶鞘内，无梗；萼管圆筒形，被粗毛，萼檐4裂，裂片线状披针形，外弯，顶端急尖；花冠淡红色或白色，漏斗形，里外均无毛，顶部4裂，裂片长圆形，顶端钝；花药长圆形。蒴果椭圆形，被粗毛，成熟时从顶部纵裂，隔膜不脱落。种子近椭圆形，两端钝，干后黑褐色，无光泽，有小颗粒。花、果期5~8月。

【生境分布】生于空旷沙地上等。分布于敖东镇等地。

【传统用药】全草入药（粗叶丰花草）。用于鱼骨刺伤。

【附 注】本种现接受拉丁名为 *Spermacoce hispida* L.。

猪殃殃 【地方别名】锯子草、鸡肠草、齿蛇草

Galium aparine L. var. *tenerum* (Gren. et Godr.) Rchb.　　【凭证标本】350128LY0209

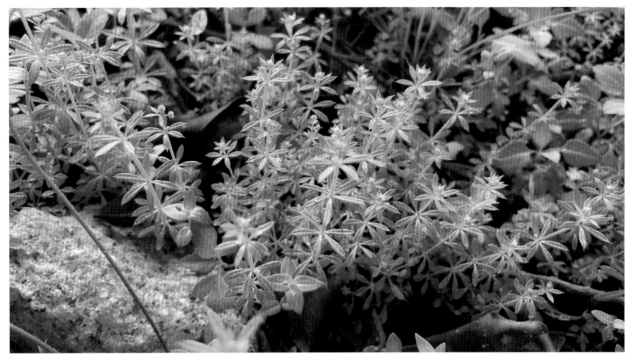

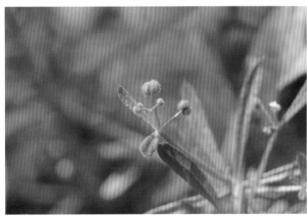 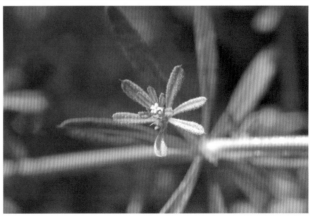

【形态特征】多枝、蔓生或攀缘状草本，较柔弱、矮小。茎四棱形，上有倒生的小刺毛。叶 6~8 片轮生，带状倒披针形或长圆状倒披针形，顶端有针状凸尖头，基部渐狭，两面常有紧贴的刺状毛。聚伞花序腋生或顶生，常单花，花梗纤细；花萼被钩毛，萼檐近截平；花冠黄绿色或白色，辐状，裂片长圆形，镊合状排列；子房被毛，花柱 2 裂至中部，柱头头状。果实干燥，有 1 或 2 个近球状的分果爿，密被钩毛，每一片有 1 颗平凸的种子。花期 3~7 月，果期 4~9 月。

【生境分布】生于山坡、旷野、沟边、河滩、田中、林缘、草地等。全区各地分布。

【传统用药】全草入药（八仙草）。秋季采收，鲜用或晒干。辛、微苦，微寒；清热解毒，利水通淋，消肿止痛；用于痈疽肿毒，乳痈，肠痈，水肿，感冒，痢疾，热淋，尿血，齿衄，刀伤出血。

【附　注】本种现接受拉丁名为 *Galium spurium* L.。

四叶葎 【地方别名】锯锯藤。

Galium bungei Steud.

【凭证标本】350128LY0210

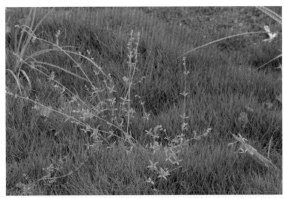

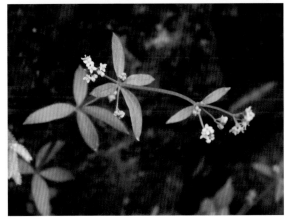

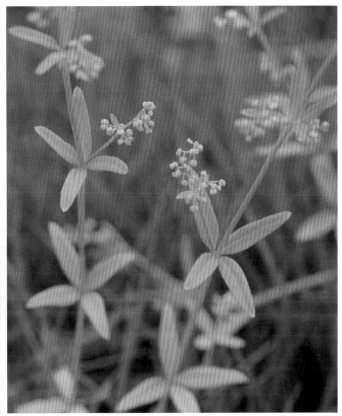

【形态特征】多年生丛生直立草本，高 5~50cm，有红色丝状根。茎 4 棱，不分枝或稍分枝。叶纸质，4 片轮生，叶形变化较大，同一株内上部与下部的叶形可呈现不同，卵状长圆形至线状披针形，中脉和边缘常有刺状硬毛，1 脉，近无柄或有短柄。聚伞花序顶生和腋生，常三歧分枝，再形成圆锥状花序；花小，花冠黄绿色或白色，辐状，花瓣 4。果爿近球状，直径 1~2mm，常双生，具小疣点、小鳞片或短钩毛，稀无毛；果柄纤细，常比果长，长可达 9mm。花期 4~9 月，果期 5 月至翌年 1 月。

【生境分布】生于田边、湿地边等。全区各地分布。

【传统用药】全草入药（四叶草）。夏季花期采收，鲜用或晒干。甘、苦，平；清热解毒，利尿消肿；用于淋证，痢疾，咳血，带下病，小儿疳积，痈肿疔毒，跌打损伤，毒蛇咬伤。

栀 子 【地方别名】黄栀子、山枝。

Gardenia jasminoides Ellis 【凭证标本】350128LY0211

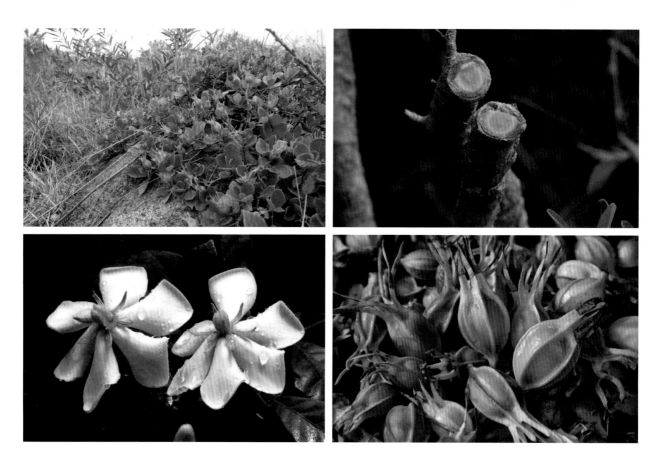

【形态特征】灌木，高 0.3~3m。叶对生，叶形多样，通常为长圆状披针形、倒卵形或椭圆形，顶端渐尖、骤然长渐尖或短尖而钝，基部楔形。花通常单朵生于枝顶；萼管倒圆锥形或卵形，顶部 5~8 裂；花冠白色或乳黄色，高脚碟状，冠管狭圆筒形，顶部 5~8 裂，裂片倒卵形或倒卵状长圆形；花丝极短，花药线形，伸出；花柱粗厚，柱头纺锤形。果实长卵形，黄色或橙红色，有翅状纵棱 5~9 条，顶部萼片宿存。种子多数，近圆形而稍有棱角。花期 3~7 月，果期 5 月至翌年 2 月。

【生境分布】生于旷野、丘陵、山谷、山坡、溪边的灌丛、林中等。全区各地分布。

【传统用药】果实入药（栀子）。9~11 月果实成熟呈红黄色时采收，除去果梗和杂质，蒸至上气或置沸水中略烫，取出，干燥。苦，寒；泻火除烦，清热利湿，凉血解毒，外用消肿止痛；用于热病心烦，湿热黄疸，淋证涩痛，血热吐衄，目赤肿痛，火毒疮疡，外用于扭挫伤痛。果实炮制品入药（焦栀子）。苦，寒；凉血止血；用于血热吐血，咳血，尿血，崩漏。根入药（栀子根）。全年均可采收，洗净，鲜用或切片晒干。甘、苦，寒；清热利湿，凉血止血；用于胁痛，痢疾，胆囊炎，感冒高热，吐血，衄血，热淋，水肿，乳痛，风火牙痛，疮痈肿毒，跌打损伤。叶入药（栀子叶）。春、夏二季采收，晒干。苦、涩，寒；活血消肿，清热解毒；用于跌打损伤，疔毒，痔疮，下疳。花入药（栀子花）。6~7 月采摘，鲜用或晾干。苦，寒；清肺止咳，凉血止血；用于肺热咳嗽，鼻衄。

伞房花耳草　【地方别名】白花蛇舌草、水线草。

Hedyotis corymbosa (L.) Lam.　　　　　【凭证标本】350128LY0213

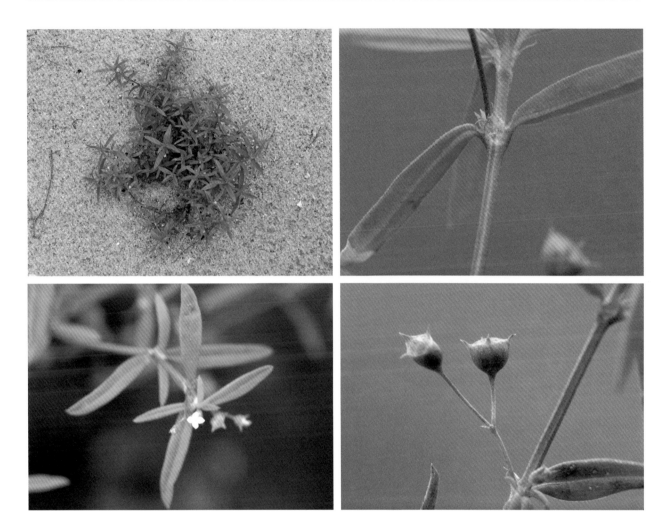

【形态特征】一年生柔弱披散草本，高 10~40cm。叶对生，近无柄，线形，罕有狭披针形，顶端短尖，基部楔形，两面略粗糙或上面的中脉上有极稀疏短柔毛。花序腋生，伞房花序式排列，有花 2~4 朵，具细总花梗；花 4 数；萼管球形，基部稍狭，萼檐裂片狭三角形；花冠白色或粉红色，管形，花冠裂片长圆形；雄蕊生于冠管内，花丝极短，花药内藏，长圆形，两端截平；花柱中部被疏毛，柱头 2 裂。蒴果球形，成熟时顶部室背开裂。种子每室 10 粒以上，种皮平滑，干后深褐色。花、果期几乎全年。

【生境分布】生于水田、田埂、湿润的草地上等。全区各地分布。

【传统用药】全草入药（水线草）。夏、秋二季采收，鲜用或晒干。清热解毒，活血，利尿，抗癌；用于癥瘕，乳蛾，胁痛，淋证，咽喉痛，肠痈，疟疾，跌打损伤，外用于疮疖痈肿，毒蛇咬伤，烫伤。

白花蛇舌草

【地方别名】蛇总管、蛇舌癀、鸡舌草、鹤舌草。

Hedyotis diffusa Willd.

【凭证标本】350128LY0214

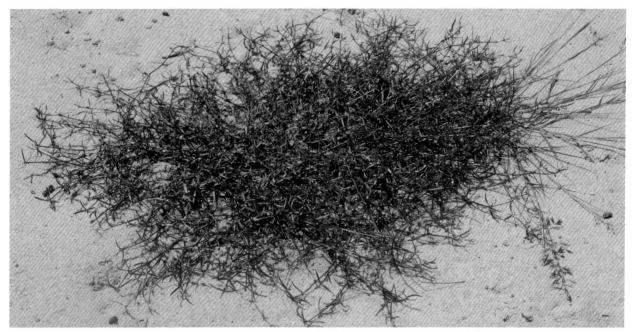

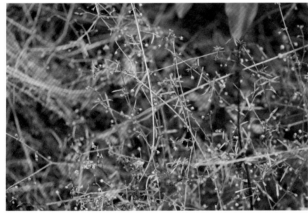
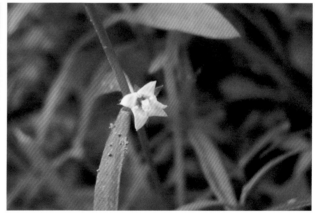

【形态特征】一年生无毛纤细披散草本，高 20~50cm。叶对生，无柄，线形，顶端短尖，上面光滑，下面有时粗糙。花 4 数，单生或双生于叶腋；花梗略粗壮，罕无梗或偶有长梗；萼管球形，萼檐裂片长圆状披针形；花冠白色，管形，花冠裂片卵状长圆形，顶端钝；雄蕊生于冠管喉部，花药突出，长圆形，与花丝等长或略长；柱头 2 裂，裂片广展，有乳头状突点。蒴果膜质，扁球形，萼片宿存，成熟时顶部室背开裂。种子每室约 10 粒，具棱，干后深褐色，有深而粗的窝孔。花期春季。

【生境分布】生于水田、田埂、湿润的旷地等。全区各地分布。

【传统用药】全草入药（白花蛇舌草）。夏、秋二季采集，洗净，鲜用或晒干。苦、甘，寒；清热解毒，利湿；用于肺热喘嗽，咽喉肿痛，肠痈，疖肿疮疡，毒蛇咬伤，热淋涩痛，水肿，痢疾，泄泻，湿热黄疸，癥瘕。孕妇慎服。

纤花耳草 　【地方别名】杉刺癀、硬杆白花蛇舌草。

Hedyotis tenelliflora Bl.　　　　　　　　　【凭证标本】350128LY0215

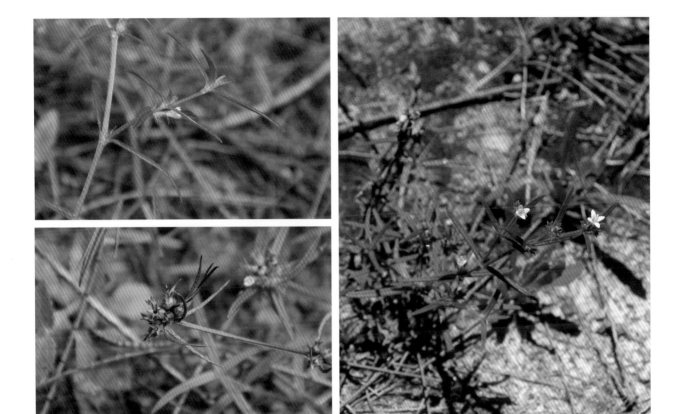

【形态特征】柔弱披散多分枝草本，高 15~40cm。叶对生，无柄，薄革质，线形或线状披针形，顶端短尖或渐尖，基部楔形，微下延，边缘干后反卷，上面变黑色，下面光滑；中脉在上面压入，侧脉不明显。萼管倒卵状，萼檐裂片 4，线状披针形，具缘毛；花冠白色，漏斗形，冠管裂片长圆形，顶端钝；雄蕊着生于冠管喉部，花药伸出，长圆形，两端钝，比花丝略短；柱头 2 裂，裂片极短。蒴果卵形或近球形，萼片宿存。种子每室多数，微小。花期 4~11 月。

【生境分布】生于山谷两旁坡地、田埂上等。分布于敖东镇等地。

【传统用药】全草入药（石枫药）。夏、秋二季采收，鲜用或晒干。微苦、平、寒；清热解毒，活血止痛；用于肺热咳嗽，肝著，臌胀，肠痛，痢疾，风火牙痛，小儿疝气，跌打损伤，毒蛇咬伤。

羊角藤　【地方别名】放筋藤、牛的藤、猫江藤、穿骨虫。

Morinda umbellata L. subsp. *obovata* Y. Z. Ruan　　　【凭证标本】350128LY0399

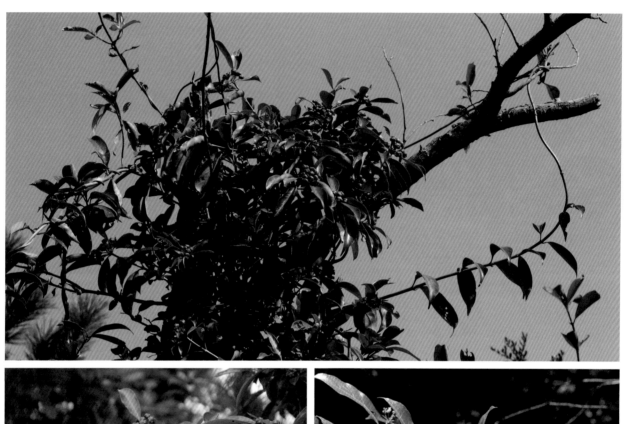

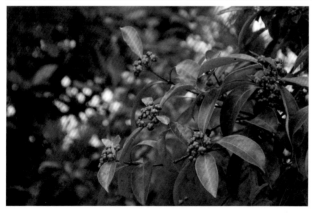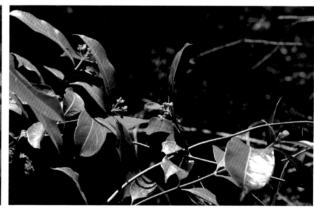

【形态特征】攀缘或缠绕藤本，有时呈披散灌木状。叶纸质或革质，倒卵状披针形或倒卵状长圆形，顶端渐尖，基部渐狭或楔形，全缘。花序 3~11 伞状排列于枝顶；头状花序具花 6~12 朵；花萼下部彼此合生；花冠白色，稍呈钟状，檐部 4~5 裂；雄蕊与花冠裂片同数，着生于裂片侧基部；柱头圆锥状，常 2 裂，子房 2~4 室，每室胚珠 1 颗，着生于隔膜下部。聚花核果由 3~7 花发育而成，成熟时红色；核果具分核 2~4；分核近三棱形，具种子 1 颗。种子角质，棕色。花期 6~7 月，果熟期 10~11 月。

【生境分布】攀缘于山地林下、路旁等疏阴、密阴的灌木上等。全区各地分布。

【传统用药】根或根皮入药（羊角藤）。全年均可采收，晒干或鲜用。辛、甘，温；祛风除湿，补肾止血；用于风湿痹痛，肾虚腰痛，阳痿，胃脘痛。叶入药（羊角藤叶）。夏、秋二季采摘，鲜用。甘，凉；解毒，止血；用于毒蛇咬伤，创伤出血。

鸡矢藤 【地方别名】鸡屎藤、清风藤、天仙藤、臭屁藤、苦藤。

Paederia scandens (Lour.) Merr.　　　　【凭证标本】350128LY0216

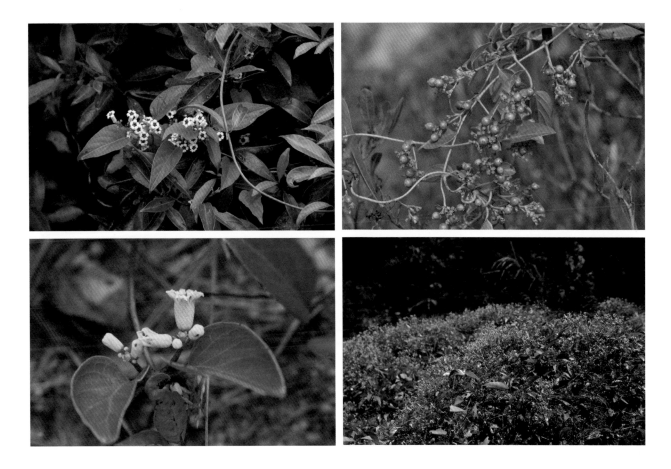

【形态特征】藤本。茎长 3~5m，无毛或近无毛，揉之发出强烈的臭味。叶对生，纸质或近革质，形状变化大，卵形、卵状长圆形至披针形，长 5~9（~15）cm，宽 1~4（~6）cm，两面无毛或近无毛，有时下面脉腋内有束毛；托叶长 3~5mm，无毛。聚伞花序腋生和顶生，扩展，呈圆锥花序状；萼管陀螺形，裂片 5；花冠浅紫色，管长 7~10mm，外面被粉末状柔毛，里面被绒毛，顶部 5 裂。果实球形，成熟时近黄色，有光泽，平滑，直径 5~7mm；小坚果浅黑色。花期 5~7 月。

【生境分布】生于疏林内、路旁等，攀缘于他物上。全区各地分布。

【传统用药】全草或根入药（鸡屎藤）。在栽后 9~10 月除留种的外，每年都可割取地上部分，晒干或晾干；或秋季挖根，洗净，切片，晒干。甘、微苦，平；祛风除湿，消食化积，解毒消肿，活血止痛；用于风湿痹痛，食积腹胀，小儿疳积，泄泻，痢疾，中暑，黄疸，胁痛，肝脾肿大，咳嗽，瘰疬，肠痈，无名肿毒，脚湿气，烫火伤，湿疹，跌打损伤，蛇咬蝎蜇。果实入药（鸡屎藤果）。9~10 月采摘，鲜用或晒干。解毒生肌；用于毒虫蜇伤，冻疮。

【附　　注】本种现接受拉丁名为 *Paederia foetida* L.。

九 节　【地方别名】山大颜、弄楼子、九节仔头、矮脚贼。

Psychotria rubra (Lour.) Poir.　　　　【凭证标本】350128LY0217

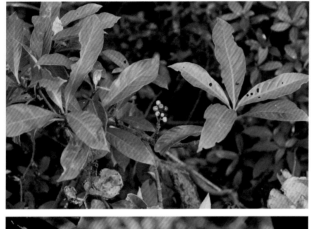

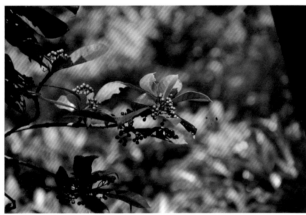

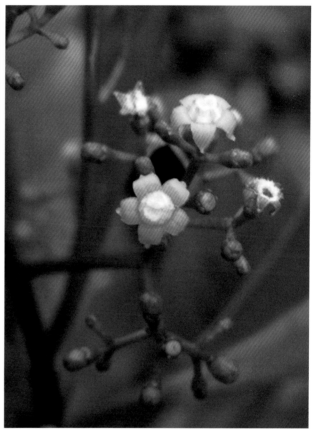

【形态特征】灌木或小乔木，高 0.5~5m。叶对生，纸质或革质，长圆形、椭圆状长圆形或倒披针状长圆形，顶端渐尖、急渐尖或短尖而尖头常钝，基部楔形。聚伞花序通常顶生，总花梗常极短，近基部三歧分枝，常呈伞房状或圆锥状；萼管杯状，5 齿裂；花冠白色，喉部被白色长柔毛，花冠裂片近三角形，开放时反折；雄蕊与花冠裂片互生，花药长圆形，伸出；柱头 2 裂，伸出或内藏。核果球形或宽椭圆形，红色；小核背面凸起，具纵棱，腹面平而光滑。花、果期全年。

【生境分布】生于平地、丘陵、山坡、山谷溪边的灌丛、林中等。全区各地分布。

【传统用药】根入药（山大刀根）。秋季挖根，洗净，切片，晒干或鲜用。苦、涩，凉；祛风除湿，清热解毒，消肿；用于风湿痹痛，感冒，咽喉肿痛，胃脘痛，疟疾，跌打损伤，疮疡肿毒。嫩枝及叶入药（山大刀）。夏、秋二季采收嫩枝、叶，晒干或鲜用。苦，寒；清热解毒，祛风除湿，活血止痛；用于感冒，咽喉肿痛，白喉，痢疾，湿温，疮疡肿毒，风湿痹痛，跌打损伤。

【附　　注】本种现接受拉丁名为 *Psychotria asiatica* Wall.。

蔓九节

【地方别名】墫扣、白花风不动、山荧实、潭薏米。

Psychotria serpens L.

【凭证标本】350128LY0218

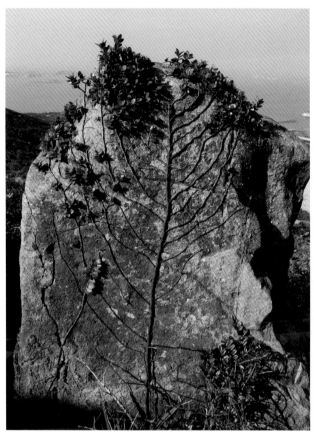

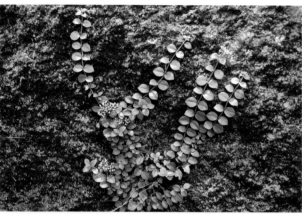

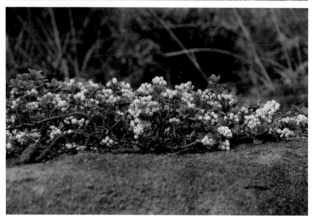

【形态特征】多分枝、攀缘或匍匐藤本，长可达 6m 或更长，攀附枝有 1 列短而密的气根。年幼植株的叶多呈卵形或倒卵形，年老植株的叶多呈椭圆形、披针形、倒披针形或倒卵状长圆形，顶端短尖、钝或锐渐尖，基部楔形或稍圆。聚伞花序顶生，常三歧分枝，圆锥状或伞房状；花萼倒圆锥形，顶端 5 浅裂；花冠白色，冠管与花冠裂片近等长；花药长圆形。浆果状核果球形或椭圆形，具纵棱，常呈白色；小核背面凸起，具纵棱，腹面平而光滑。花期 4~6 月，果期全年。

【生境分布】生于平地、丘陵、山地、山谷水旁的灌丛、林中等。全区各地分布。

【传统用药】全株入药（穿根藤）。全年可采收，洗净，切段，晒干。苦、辛，平；祛风除湿，舒筋活络，消肿止痛；用于风湿痹痛，手足麻木，腰痹，偏瘫，多发性痈肿，流痰，跌打损伤，骨折，毒蛇咬伤。

【地方用药】叶和果实入药（墫扣）。秋、冬二季果熟期采收。叶和果实半斤（1 斤 =500g），捣汁，加糯米 1 斤、红曲 1 两（1 两 =50g），发酵 3~4 天，制成酒酿。祛风除湿；用于风湿痹痛。

旋花科 Convolvulaceae

心萼薯 【地方别名】黑面藤、簕番薯。

Aniseia biflora (L.) Choisy 　　　　　　　　　【凭证标本】350128LY0220

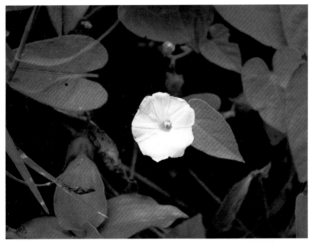

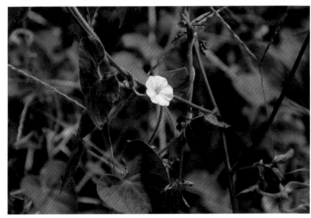

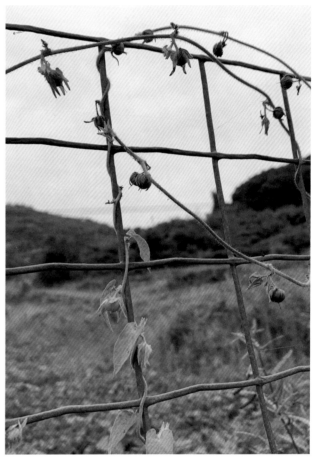

【形态特征】攀缘或缠绕草本。叶心形或心状三角形,顶端渐尖,基部心形,全缘或很少为不明显的3裂。花序腋生,短于叶柄,或有时更短则花梗近于簇生,通常着生2朵花;苞片小,线状披针形;萼片5,外萼片三角状披针形;花冠白色,狭钟状,冠檐浅裂,裂片圆;瓣中带被短柔毛;雄蕊5,花丝向基部渐扩大,花药卵状三角形;子房圆锥状,花柱棒状,柱头头状,2浅裂。蒴果近球形,果瓣内面光亮。种子4,卵状三棱形。花、果期8~11月。

【生境分布】生于山坡、山谷、路旁、林下等。全区各地分布。

【传统用药】全草入药(心萼薯)。春、夏二季采收,晒干。清热解毒,消疳祛积;用于感冒,毒蛇咬伤,小儿疳积。种子入药(心萼薯子)。夏季果实成熟时采收,晒干,打下种子,除去杂质。用于跌打损伤,毒蛇咬伤。

【附 注】本种现接受名为毛牵牛 *Ipomoea biflora* (L.) Persoon。

肾叶打碗花 【地方别名】沙马藤、鲎勺仔草、野地瓜。

Calystegia soldanella (L.) R. Br.　　　　【凭证标本】350128LY0221

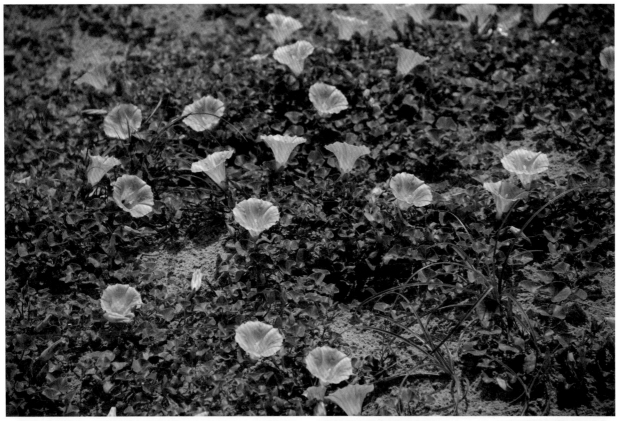

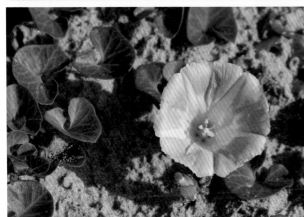
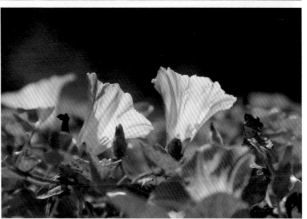

【形态特征】多年生蔓生草质藤本，节上生根。茎具细棱或偶具窄翅。叶质厚，肾形，全缘或浅波状。花单生于叶腋，花梗长于叶柄；花冠淡红色，宽漏斗形，冠檐微裂。蒴果卵球形。

【生境分布】生于沙滩上等。分布于流水镇、芦洋乡等地。

【传统用药】根入药（孝扇草根）。夏、秋二季采挖，洗净，切碎，晒干。微苦，温；祛风湿，利水，化痰止咳；用于风湿痹痛，水肿，咳嗽痰多。

【地方用药】藤茎入药（沙马藤）。四季采收，鲜用。解毒，排脓；用于脓肿，乳痈，乳癖，腰痛。

南方菟丝子　　【地方别名】女萝、金线藤。

Cuscuta australis R. Br.　　　　　　　　【凭证标本】350128LY0222

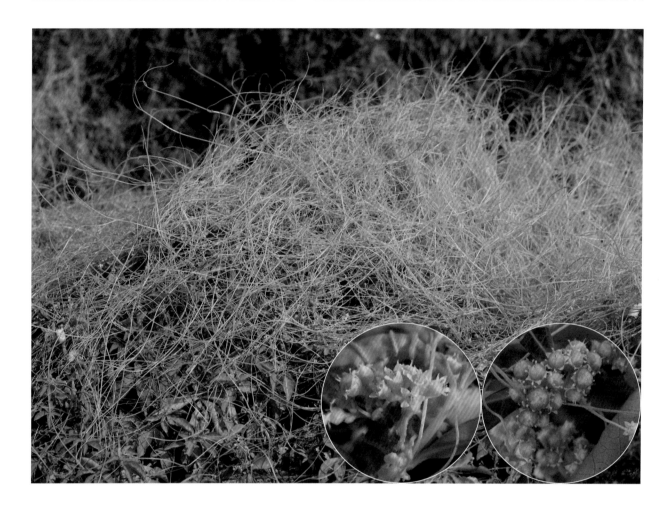

【形态特征】一年生寄生草本。茎缠绕，无叶。花序侧生，少花或多花簇生成小伞形或小团伞花序，总
花序梗近无；花梗稍粗壮；花萼杯状，基部联合，裂片 3~5，长圆形或近圆形，顶端圆；
花冠乳白色或淡黄色，裂片卵形或长圆形；雄蕊着生于花冠裂片弯缺处，比花冠裂片稍短；
子房扁球形，花柱 2，等长或稍不等长，柱头球形。蒴果扁球形，成熟时不规则开裂，不
为周裂。通常有 4 种子，淡褐色，卵形，表面粗糙。

【生境分布】寄生于田边、路旁的草本、小灌木上等。全区各地分布。

【传统用药】种子入药（菟丝子）。秋季果实成熟时采收植株，晒干，打下种子，除去杂质。辛、甘、
平；补益肝肾，固精缩尿，安胎，明目，止泻，外用消风祛斑；用于肝肾不足，腰膝酸软，
阳痿遗精，遗尿尿频，肾虚胎漏，胎动不安，目昏耳鸣，脾肾虚泻，外用于白驳风。全草
入药（菟丝）。秋季采收全草，晒干或鲜用。苦、甘、平；清热解毒，凉血止血，健脾利
湿；用于痢疾，黄疸，吐血，衄血，便血，血崩，淋浊，带下病，便溏，目赤肿痛，咽喉
肿痛，痈疽肿毒，痱子。

马蹄金 【地方别名】螺丕草、落地金钱。

Dichondra repens Forst.

【凭证标本】350128LY0223

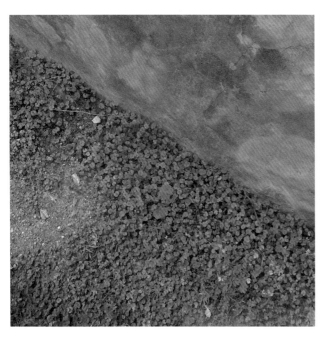
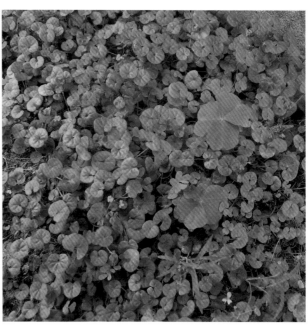

【形态特征】多年生匍匐小草本。茎细长，被灰色短柔毛，节上生根。叶肾形至圆形，先端宽圆形或微缺，基部阔心形，上面微被毛。花单生于叶腋，花柄短于叶柄；萼片倒卵状长圆形至匙形，背面及边缘被毛；花冠钟状，较短至稍长于萼，黄色，深5裂，裂片长圆状披针形，无毛；雄蕊5，着生于花冠2裂片间弯缺处，花丝短，等长；子房被疏柔毛，2室，具4枚胚珠，花柱2，柱头头状。蒴果近球形，短于花萼。种子1~2，黄色至褐色，无毛。

【生境分布】生于山坡草地、路旁、沟边等。全区各地分布。

【传统用药】全草入药（小金钱草）。全年随时可采收，鲜用或洗净晒干。微苦、辛，凉；清热，利湿，解毒；用于黄疸，痢疾，石淋，白浊，水肿，疔疮肿毒，跌打损伤，毒蛇咬伤。忌盐及辛辣食物。

【附　注】本种现接受拉丁名为 *Dichondra micrantha* Urban。

土丁桂 【地方别名】过饥草、鹿衔草、小毛将军。

Evolvulus alsinoides (L.) L.

【凭证标本】350128LY0224

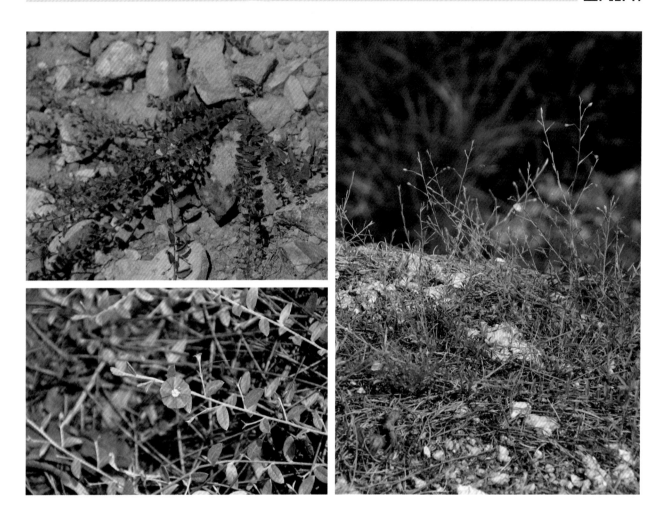

【形态特征】多年生草本，全体被贴生毛。茎平卧或上升，细长。叶长圆形、椭圆形或匙形，长1~2.5cm，宽5~10mm，先端钝及具小短尖，有时上面少毛至无毛；叶柄短至近无柄。总花梗丝状；花单一或数朵组成聚伞花序；苞片线状钻形至线状披针形；萼片披针形，锐尖或渐尖，长3~4mm，被长柔毛；花冠辐状，直径7~8（~10）mm，蓝色，少白色；雄蕊5，贴生于花冠管基部。蒴果球形，无毛，4瓣裂。种子黑色，平滑。花期5~9月。

【生境分布】生于砂质土的空旷地等。分布于敖东镇、平原镇等地。

【传统用药】全草入药（土丁桂）。夏、秋二季采收，洗净，鲜用或晒干。甘、微苦，凉；清热，利湿，解毒；用于黄疸，痢疾，淋浊，带下病，疔肿，疥疮。

番 薯 【地方别名】地瓜、土豆。

Ipomoea batatas (L.) Lam.　　　　　【凭证标本】350128LY0225

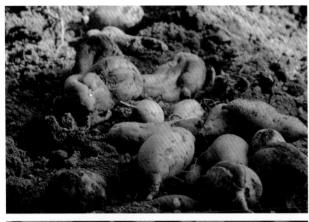

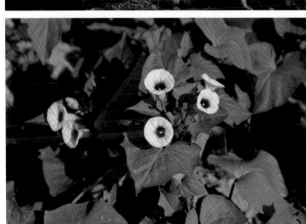

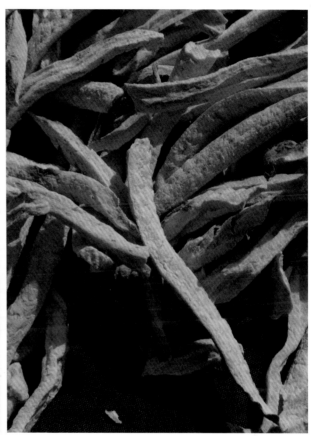

【形态特征】一年生草本，地下部分具纺锤形的块根。茎平卧或上升，多分枝，茎节易生不定根。叶片形状、颜色常因品种不同而异，通常为宽卵形，全缘或 3~5 裂，裂片宽卵形、三角状卵形或线状披针形，叶片顶端渐尖，基部心形或近于平截。聚伞花序腋生；萼片长圆形或椭圆形；花冠粉红色、白色或淡紫色，钟状或漏斗状；雄蕊及花柱内藏，花丝基部被毛；子房 2~4 室。开花习性随品种和生长条件而不同。蒴果卵形或扁圆形。种子 1~4 粒。由于番薯属于异花授粉，自花授粉常不结实，所以有时只见开花不见结果。

【生境分布】栽培。全区各地分布。

【传统用药】块根入药（番薯）。秋、冬二季采挖，洗净，切片，晒干，亦可窖藏。甘，平；补中和血，益气生津，宽肠胃，通便秘；用于脾虚水肿，便泄，疮疡肿毒，大便秘结。湿阻中焦，气滞食积者慎服。

五爪金龙 【地方别名】五爪龙、点帝菠、鼓吹花。

Ipomoea cairica (L.) Sweet 【凭证标本】350128LY0373

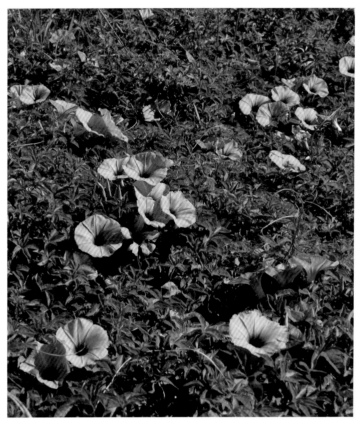

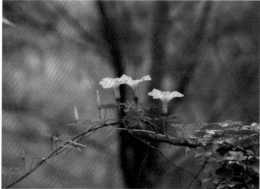

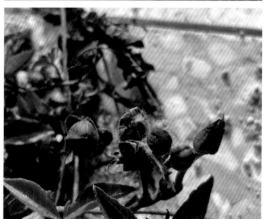

【形态特征】多年生缠绕草本。叶掌状 5 深裂或全裂，裂片卵状披针形、卵形或椭圆形，顶端渐尖或稍钝，基部楔形渐狭，全缘或不规则微波状。聚伞花序腋生，具 1~3 花；苞片及小苞片均小，鳞片状，早落；萼片稍不等长，边缘干膜质，顶端钝圆或具短尖头；花冠紫红色、紫色或淡红色，漏斗状；雄蕊不等长，花丝基部贴生于花冠管基部；子房无毛，花柱纤细，长于雄蕊，柱头 2 球形。蒴果近球形，高约 1cm，2 室，4 瓣裂。种子黑色，边缘被褐色柔毛。

【生境分布】生于路边灌丛、荒地、防护林缘等。全区各地分布。

【传统用药】茎叶或根入药（五叶藤）。全年或秋季采收，洗净，切段或切片，鲜用或晒干。甘，寒；清热解毒，利水通淋；用于肺热咳嗽，小便不利，淋证，水肿，痈肿疔毒。虚寒者禁用。花入药（五爪金龙花）。夏季采收，晒干或鲜用。甘，寒；止咳除蒸；用于骨蒸劳热，咳嗽咯血。

【附　　注】中国外来入侵植物，入侵等级 1 级。

牵 牛

Pharbitis nil (L.) Choisy

【凭证标本】350128LY0227

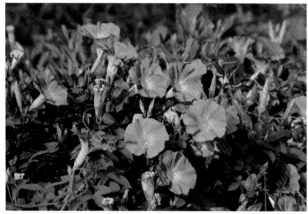

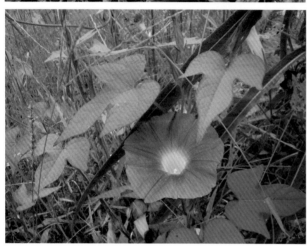

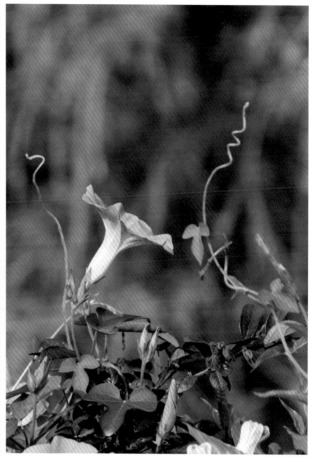

【形态特征】一年生缠绕草本。叶宽卵形或近圆形，深或浅的 3 裂，基部圆，心形。花腋生，单一或通常 2 朵着生于花序梗顶，花序梗长短不一；小苞片线形；萼片近等长，披针状线形，内面 2 片稍狭，外面被开展的刚毛，基部更密，有时也杂有短柔毛；花冠漏斗状，蓝紫色或紫红色，花冠管色淡；雄蕊及花柱内藏，雄蕊不等长，花丝基部被柔毛；子房无毛，柱头头状。蒴果近球形，3 瓣裂。种子卵状三棱形，黑褐色或米黄色，被褐色短绒毛。

【生境分布】生于山坡灌丛、干燥河谷路边、园边宅旁、山地路边等。全区各地分布。

【传统用药】种子入药（牵牛子）。秋末果实成熟、果壳未开裂时采割植株，晒干，打下种子，除去杂质。苦，寒；有毒；泻水通便，消痰涤饮，杀虫攻积；用于水肿胀满，二便不通，痰饮积聚，气逆喘咳，虫积腹痛。

【附　　注】①本种现接受拉丁名为 *Ipomoea nil* (L.) Roth。②中国外来入侵植物，入侵等级 2 级。

厚 藤 【地方别名】二叶红薯、马鞍藤、沙藤马蹄金、沙藤、鲎藤。

Ipomoea pes-caprae (L.) Sweet 　　　　　　【凭证标本】350128LY0226

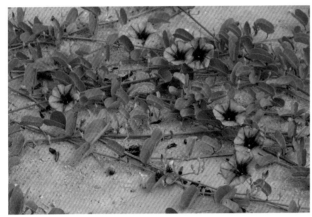
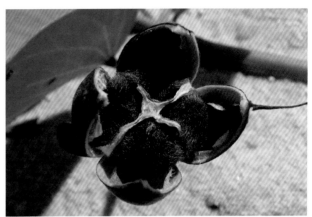

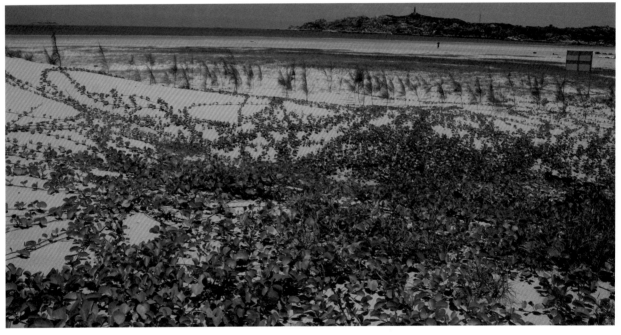

【形态特征】多年生蔓生草质藤本。叶肉质，干后厚纸质，卵形、椭圆形、圆形、肾形或长圆形，顶端微缺或 2 裂，基部阔楔形、截平至浅心形；在下面近基部中脉两侧各有 1 枚腺体，侧脉 8~10 对。多歧聚伞花序，腋生，有时仅 1 朵发育；花冠紫色或深红色，漏斗状；雄蕊和花柱内藏。蒴果球形，2 室，果皮革质，4 瓣裂。种子三棱状圆形，密被褐色茸毛。

【生境分布】生于海滨沙滩上、堤岸上等。分布于敖东镇、澳前镇、白青乡、北厝镇、东庠乡、流水镇、南海乡等地。

【传统用药】全草或根入药（马鞍藤）。全年或夏、秋二季采收，除去杂质，切段或切片，晒干。辛、苦，微寒；祛风除湿，消痈散结；用于风湿痹痛，痈疽，疔毒，乳痈，痔漏。

【地方用药】藤茎入药（二叶红薯）。四季采收，鲜用或晒干，炖猪蹄。祛风湿，通经络，止痛；用于风湿痹痛。

紫草科　Boraginaceae

小花琉璃草　【地方别名】山芬芦、牙痛草。

Cynoglossum lanceolatum Forsk.　　【凭证标本】350128LY0228

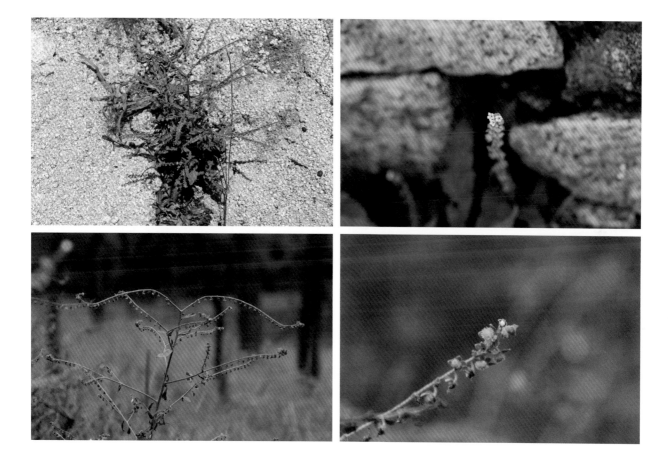

【形态特征】多年生草本，高达 70cm。茎直立，多分枝，分枝开展，密被糙伏毛。基生叶长圆形或长圆状披针形，两面被具基盘长糙伏毛；茎生叶披针形，长 4~7cm，宽约 1cm，上面密生具基盘硬毛，下面密生柔毛。花序分枝呈钝角开展；花萼裂片圆卵形，被毛；花冠钟状，淡蓝色，长 1.5~2.5mm，冠檐直径 2~2.5mm，喉部附属物半月形；花药圆卵形，长约 0.5mm；雌蕊基长约 2mm。小坚果密被锚状刺，背盘不明显。花、果期 4~9 月。

【生境分布】生于丘陵、山坡草地及路边等。全区各地分布。

【传统用药】全草入药（牙痛草）。5~8 月采收，晒干或鲜用。苦，凉；清热解毒，利水消肿；用于水肿，牙痛，牙疗，红丝疗，毒蛇咬伤。

马鞭草科　Verbenaceae

兰香草　【地方别名】山薄荷、九层塔、假仙草、黄鸦草。

Caryopteris incana (Thunb.) Miq.　　【凭证标本】350128LY0230

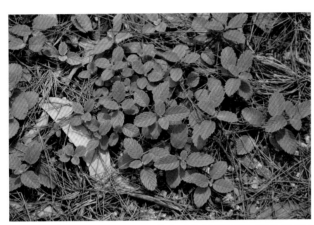

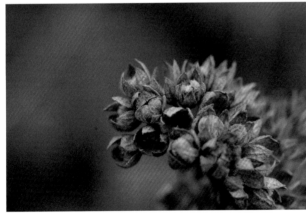

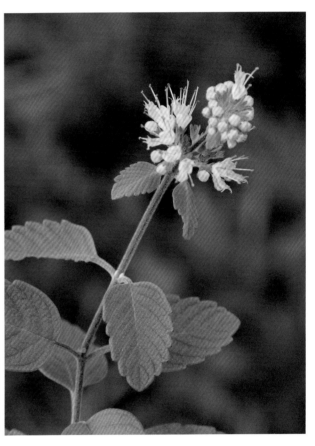

【形态特征】亚灌木，高达 60cm。幼枝被灰白色短柔毛，后脱落。叶披针形、卵形或长圆形，具粗齿，两面被黄色腺点及柔毛。伞房状聚伞花序密集，花冠淡蓝色或淡紫色，被柔毛，冠筒喉部被毛环，下唇中裂片边缘流苏状；子房顶端被短毛。蒴果倒卵状球形，被粗毛，果瓣具宽翅。花、果期 6~10 月。

【生境分布】生于山坡、路旁、林边等。全区各地分布。

【传统用药】全草入药（兰香草）。夏、秋二季采收，洗净，切段，晒干或鲜用。辛，温；疏风解表，祛寒除湿，散瘀止痛；用于风寒感冒，头痛，咳嗽，脘腹冷痛，伤食吐泻，寒瘀痛经，产后瘀滞腹痛，风寒痹痛，跌打瘀肿，阴疽不消，湿疮，毒蛇咬伤。

【附　　注】本种现隶属于唇形科 Lamiaceae。

苦郎树 　【地方别名】假首莉、飞轮箕、苦蓝盘。

Clerodendrum inerme (L.) Gaertn.　　【凭证标本】350128LY0400

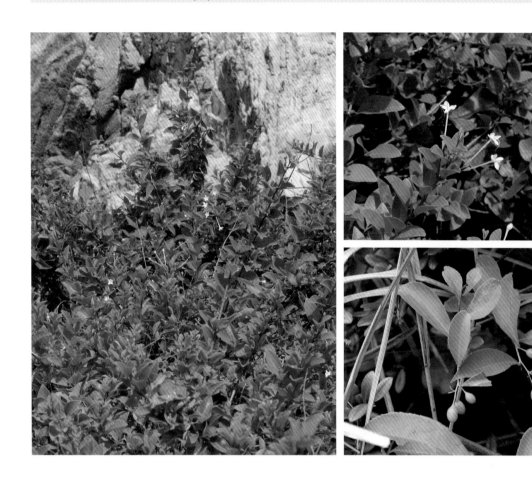

【形态特征】直立或攀缘灌木。根、茎、叶有苦味。幼枝四棱形，被短柔毛。叶卵形、椭圆形或椭圆状披针形，两面疏被黄色腺点，微反卷。聚伞花序，具 3（7~9）花，芳香；花萼钟状，被柔毛，具 5 微齿，果时近平截；花冠白色，5 裂，冠筒疏被腺点；雄蕊伸出，花丝紫红色。核果倒卵圆形或近球形，灰黄色。花、果期 3~12 月。

【生境分布】生于海岸沙滩、潮汐能至处等。分布于东庠乡等地。

【传统用药】根入药（水胡满根）。全年均可采收，洗净，去青皮，蒸过，切片，晒干。苦，寒；清热燥湿，活血消肿；用于风湿热痹，肢软乏力，时行感冒，跌打肿痛。枝、叶入药（水胡满）。全年均可采收，洗净，切段，晒干或鲜用。苦、微辛，寒；有毒；祛瘀止血，燥湿杀虫；用于跌打损伤，血瘀肿痛，内伤出血，外伤出血，疮癣疥癞，湿疮瘙痒。

【附　注】本种现隶属于唇形科 Lamiaceae。

假连翘 【地方别名】番仔刺、篱笆树、洋刺、桐青、花墙刺。

Duranta repens L. 【凭证标本】350128LY0231

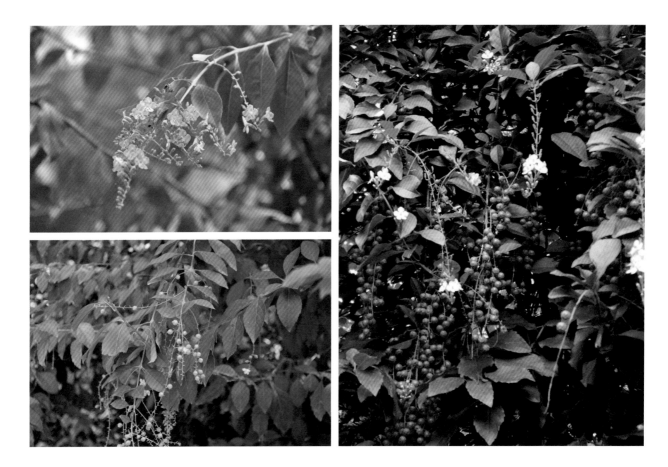

【形态特征】灌木，高 1.5~3m。枝条有皮刺，幼枝有柔毛。叶对生，叶片卵状椭圆形或卵状披针形，顶端短尖或钝，基部楔形，全缘或中部以上有锯齿。总状花序顶生或腋生，常排成圆锥状；花萼管状，5 裂；花冠通常蓝紫色，稍不整齐，5 裂，裂片平展，内外有微毛；花柱短于花冠管，子房无毛。核果球形，无毛，有光泽，直径约 5mm，熟时红黄色，有增大宿存花萼包围。花、果期 5~10 月。

【生境分布】栽培。全区各地分布。

【传统用药】叶入药（假连翘叶）。夏、秋二季采收，鲜用或晒干。甘、微辛，温；有小毒；散瘀，解毒；用于跌打瘀肿，痈肿。果实入药（假连翘）。夏、秋二季采收，鲜用或晒干。甘、微辛，温；有小毒；截疟，活血止痛；用于疟疾，跌打伤痛。

【附　　注】①本种现接受拉丁名为 *Duranta erecta* L.。②中国外来入侵植物，入侵等级 5 级。

马缨丹

【地方别名】五色梅、五彩花、红花刺、婆姐花、土红花。

Lantana camara L.　　　　　　　【凭证标本】350128LY0232

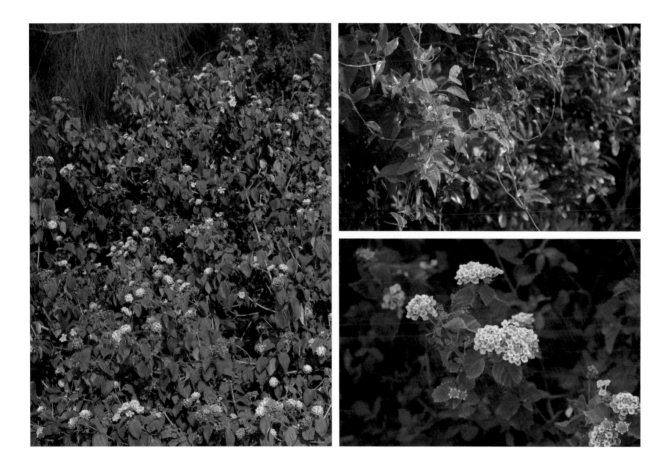

【形态特征】直立或蔓性的灌木，高 1~2m，有时藤状，长达 4m。单叶对生，叶片卵形至卵状长圆形，顶端急尖或渐尖，基部心形或楔形，边缘有钝齿。花序梗粗壮，长于叶柄；苞片披针形，长为花萼的 1~3 倍，外部有粗毛；花萼管状，膜质，顶端有极短的齿；花冠黄色或橙黄色，开花后不久转为深红色，花冠管长约 1cm，两面有细短毛；子房无毛。果实圆球形，成熟时紫黑色。全年开花。

【生境分布】生于海边沙滩、空旷地、荒地等。全区各地分布。

【传统用药】根入药（五色梅根）。全年均可采收，鲜用或切片晒干。苦，寒；清热泻火，解毒散结；用于感冒，伤暑头痛，胃火牙痛，喉暗，喉痹，疟腮，风湿痹痛，瘰疬痰核。叶入药（五色梅叶）。春、夏二季采收，鲜用或晒干。辛、苦，凉；有毒；清热解毒，祛风止痒；用于痈肿毒疮，湿疹，疥癣，跌打损伤。花入药（五色梅）。全年均可采收，鲜用或晒干。苦、微甘，凉；有毒；清热，止血；用于肺痨咯血，腹痛吐泻，湿疹，阴痒。

【附　　注】中国外来入侵植物，入侵等级 1 级。

过江藤 【地方别名】旺荣癀、凤梨癀、雷公锤草。

Phyla nodiflora (L.) Greene 【凭证标本】350128LY0233

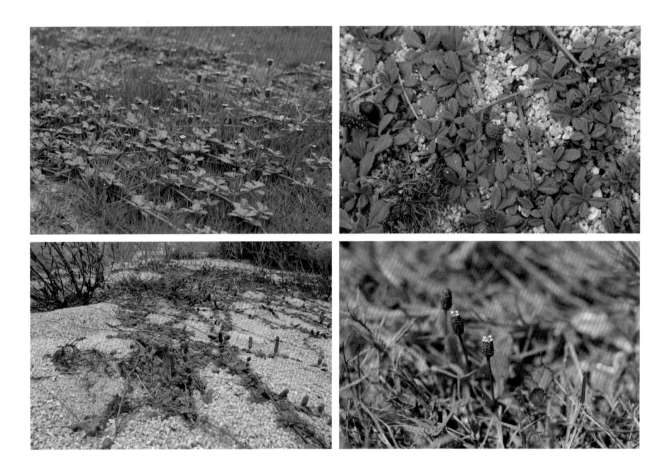

【形态特征】多年生蔓生草质藤本；全株被平伏丁字毛。宿根木质，多分枝。叶匙形、倒卵形或披针形，中部以上具锐齿；近无柄。穗状花序腋生，卵圆形或圆柱形；花冠白色、粉红色或紫红色。果实为花萼包被，淡黄色。花、果期 6~10 月。

【生境分布】生于河边、海边、堤岸等潮湿地。分布于北厝镇、潭城镇等地。

【传统用药】全草入药（蓬莱草）。栽种当年 9~10 月采收，以后每年采收 2 次，第一次在 6~7 月，第二次在 9~10 月，采收后拣去杂草，洗净，鲜用或晒干。微苦，凉；清热，解毒；用于咽喉肿痛，牙疳，泄泻，痢疾，痈疽疮毒，蛇串疮，湿疮疥癣。

马鞭草 【地方别名】蜻蜓饭、狗咬草、铁扫帚。

Verbena officinalis L. 【凭证标本】350128LY0234

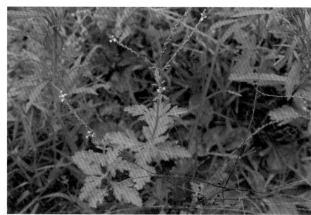

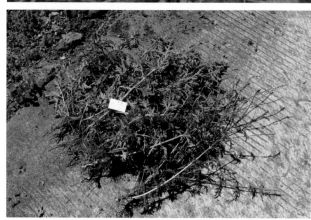

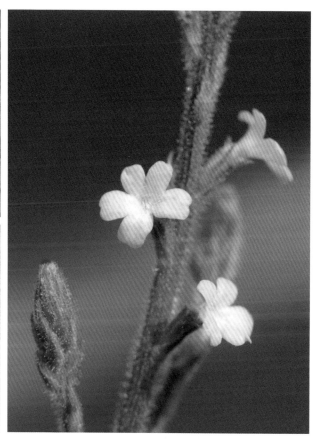

【形态特征】多年生草本，高 30~120cm。叶片卵圆形至倒卵形或长圆状披针形，基生叶的边缘通常有粗锯齿和缺刻，茎生叶多数 3 深裂。穗状花序顶生和腋生，花小，最初密集，结果时疏离；花萼具硬毛，有 5 脉；花冠淡紫色至蓝色，外面有微毛，裂片 5；雄蕊 4，着生于花冠管的中部，花丝短；子房无毛。果实长圆形，成熟时 4 瓣裂。花、果期 6~10 月。

【生境分布】生于路边、山坡、溪边、林旁等。全区各地分布。

【传统用药】<u>地上部分入药（马鞭草）</u>。6~8 月花开时采割，除去杂质，晒干。苦，凉；活血散瘀，解毒，利水，退黄，截疟；用于癥瘕积聚，痛经，闭经，喉痹，痈肿，水肿，黄疸，疟疾。

【地方用药】<u>全草入药（蜻蜓饭）</u>。夏季采收，晒干。①清热解毒；用于小儿下体肿痛。②与辣蓼同用，用于骨痹。

牡 荆 【地方别名】铺香、午时草、蚊香草、洋公柴。

Vitex negundo L. var. *cannabifolia* (Sieb. et Zucc.) Hand.-Mazz. 【凭证标本】350128LY0235

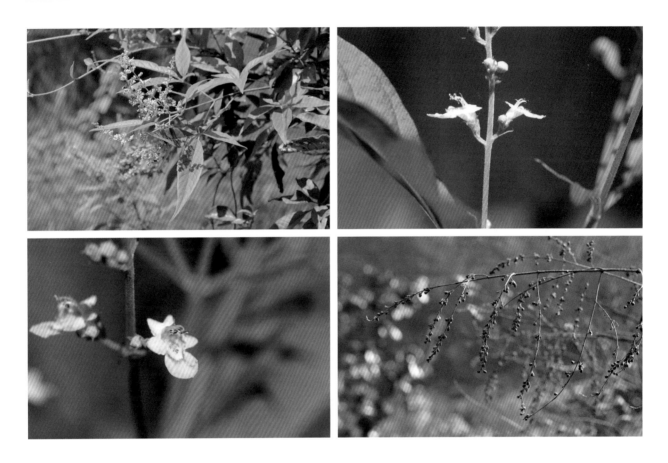

【形态特征】落叶灌木或小乔木。小枝四棱形。叶对生，掌状复叶，小叶 5，少有 3；小叶片披针形或椭圆状披针形，顶端渐尖，基部楔形，边缘有粗锯齿，上面绿色，下面淡绿色，通常被柔毛。圆锥花序顶生，长 10~20cm；花冠淡紫色。果实近球形，黑色。花期 6~7 月，果期 8~11 月。

【生境分布】生于山坡、路边、灌丛中等。全区各地分布。

【传统用药】新鲜叶入药（牡荆叶）。夏、秋二季叶茂盛时采收，除去茎枝。微苦、辛，平；祛痰，止咳，平喘；用于咳嗽痰多。根入药（牡荆根）。秋后采收，洗净，切片，晒干。辛、微苦，温；祛风解表，除湿止痛；用于感冒，牙痛，疟疾，风湿痹痛。茎用火灼烧而流出的液汁入药（牡荆沥）。夏、秋二季采新鲜牡荆，茎直径 0.3cm 左右，两端架于砖上，其下以火烧之，则茎汁从两端沥出，以器取之。甘、辛，平；除风热，化痰涎，通经络，行气血；用于中风口噤，痰热惊痫，头晕目眩，喉痹，热痢，风火眼。茎入药（牡荆茎）。夏、秋二季采收，切段，晒干。辛、微苦，平；祛风解表，消肿止痛；用于感冒，喉痹，牙痛，脚气病，疮肿，烧伤。果实入药（牡荆子）。秋季果实成熟时采收，用手搓下，扬净，晒干。苦、辛，温；化湿祛痰，止咳平喘，理气止痛；用于咳嗽气喘，胃脘痛，泄泻，痢疾，疝气痛，脚气病，带下病，白浊。

【附 注】本种现隶属于唇形科 Lamiaceae。

单叶蔓荆　【地方别名】番仔埔姜、万京子、海牡荆。

Vitex trifolia L. var. *simplicifolia* Cham.　　【凭证标本】350128LY0236

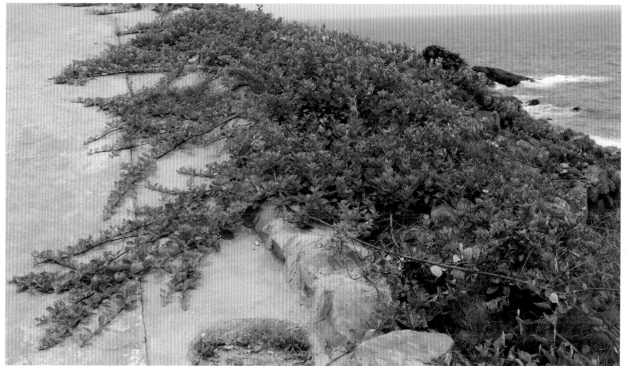

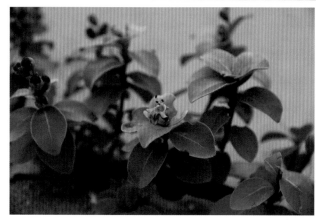 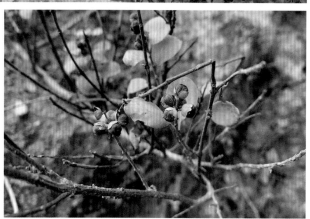

【形态特征】蔓生灌木，全株具浓厚香味。茎匍匐，节处常生不定根。单叶对生，全缘，长 2.5~5cm，宽 1.5~3cm；叶片倒卵形或近圆形，上面灰绿色，下面灰白色。总状花序顶生或腋生，花序轴密被灰白色绒毛；花萼顶端 5 浅裂；花冠二唇形，淡蓝色至深蓝色；雄蕊 4，伸出花冠外。核果圆球形，直径约 5mm，宿存萼外被灰白色绒毛。花、果期 5~11 月。

【生境分布】生于海边沙滩地等。分布于澳前镇、流水镇等地。

【传统用药】果实入药（蔓荆子）。秋季果实成熟时采收，除去杂质，晒干。辛、苦，微寒；疏散风热，清利头目；用于风热感冒，牙龈肿痛，目赤多泪，目暗不明，头晕目眩。

【附　　注】本种现隶属于唇形科 Lamiaceae，现接受拉丁名为 *Vitex rotundifolia* L. f.。

唇形科　Lamiaceae

金疮小草　【地方别名】四季春、苦草、喉草、发癀草、白毛串。

Ajuga decumbens Thunb.　　　　　　　　　　　【凭证标本】350128LY0237

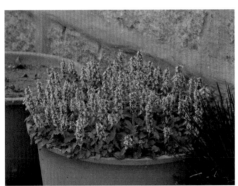

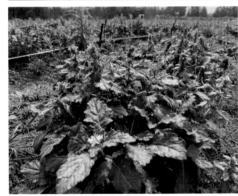

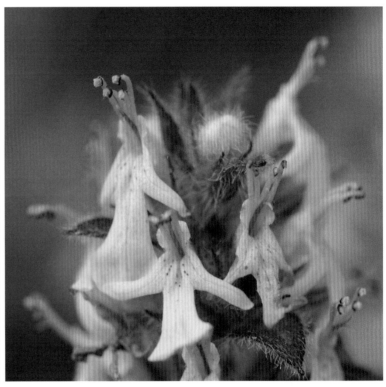

【形态特征】一、二年生草本，平卧或上升，具匍匐茎，茎长 10~20cm，被白色长柔毛或绵状长柔毛。叶片匙形或倒卵状披针形，先端钝至圆形，基部渐狭，边缘具不整齐的波状圆齿或几全缘。轮伞花序多花，排列成间断的穗状花序；花萼漏斗状，外面仅萼齿及其边缘被疏柔毛，萼齿 5，三角形；花冠淡蓝色或淡红紫色，稀白色，冠檐二唇形；雄蕊 4，二强；花柱超出雄蕊，先端 2 浅裂，子房 4 裂，无毛。小坚果倒卵状三棱形，背部具网状皱纹。花期 3~7 月，果期 5~11 月。

【生境分布】生于溪边、路旁、湿润的草坡上等。分布于流水镇等地。

【传统用药】全草入药（筋骨草）。春季花开时采收，除去泥沙，晒干。苦，寒；清热解毒，凉血消肿；用于咽喉肿痛，肺热咯血，跌打肿痛。

【附　　注】平潭有药用种植面积约 100 亩（1 亩 ≈ 666.7m²）。经中国中医科学院中药研究所检测，平潭产筋骨草中乙酰哈巴苷成分含量高，质量极优。自 2012 年由平潭综合实验区道地苦草有限公司（2016 年成立）进行种植并提供原料，年产量约 2t，供科研使用。目前科研组以平潭产筋骨草为主原料研制的产品，已进行至第 2 期临床试验。

细风轮菜 【地方别名】细密草、假仙菜。

Clinopodium gracile (Benth.) Matsum. 【凭证标本】350128LY0239

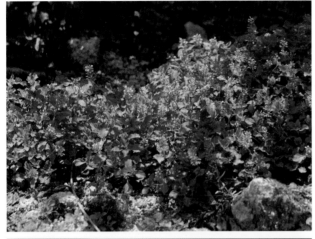

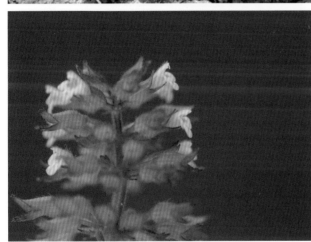

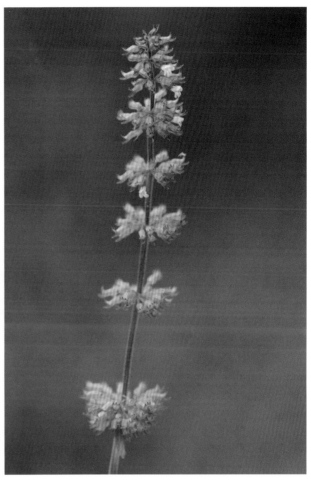

【形态特征】纤细草本，高 8~30cm。叶为卵形，先端钝，基部圆形或楔形，边缘具疏牙齿或圆齿状锯齿。
轮伞花序分离，或密集于茎端组成短总状花序；花萼管状；花冠白色至紫红色，外面被微
柔毛，内面在喉部被微柔毛，冠筒向上渐扩大，冠檐二唇形，上唇直伸，先端微缺，下唇 3 裂，
中裂片较大；雄蕊 4，前对能育，与上唇等齐，花药 2 室，室略叉开；花柱先端略增粗，
2 浅裂，后裂片消失，子房无毛。小坚果卵球形，褐色，光滑。花期 6~8 月，果期 8~10 月。

【生境分布】生于路旁、沟边、空旷草地、林缘、灌丛中等。全区各地分布。

【传统用药】全草入药（剪刀草）。6~8 月采收，洗净，晒干或鲜用。苦、辛，凉；祛风清热，行
气活血，解毒消肿；用于感冒，食积泄泻，呕吐，痢疾，白喉，咽喉肿痛，痈肿丹毒，
瘾疹，毒虫咬伤，跌打肿痛，外伤出血。

寸金草　【地方别名】山夏枯草。

Clinopodium megalanthum (Diels) C. Y. Wu et Hsuan ex H. W. Li　【凭证标本】350128LY0240

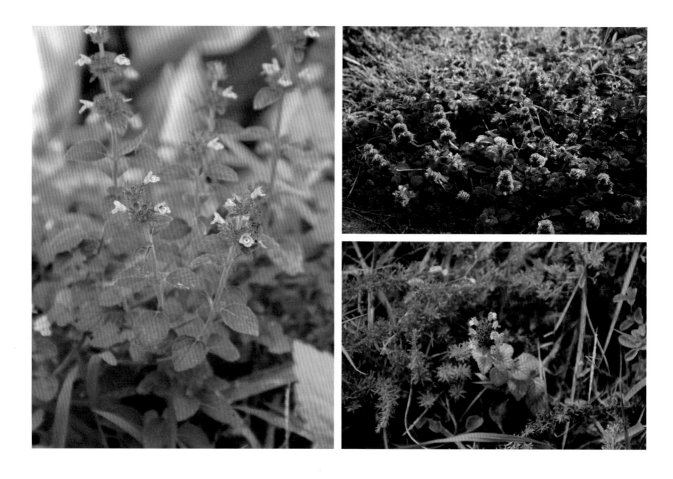

【形态特征】多年生草本，高可达 60cm。叶三角状卵圆形，先端钝或锐尖，基部圆形或近浅心形，边缘为圆齿状锯齿。轮伞花序多花密集；苞叶叶状，向上渐变小；花萼圆筒状；花冠粉红色，外面被微柔毛，内面在下唇下方具 2 列柔毛，冠筒十分伸出，冠檐二唇形，上唇先端微缺，下唇 3 裂；雄蕊 4，前对较长，花药卵圆形，2 室；花柱微超出上唇片，先端不相等 2 浅裂，子房无毛。小坚果倒卵形，褐色，无毛。花期 7~9 月，果期 8~11 月。

【生境分布】生于山坡、草地、路旁、灌丛中、林下等。全区各地分布。

【传统用药】全草入药（寸金草）。秋季采收，洗净，切段，晒干。辛、微苦，微寒；清热解毒，活血消肿；用于牙痛，风湿痹痛，疮肿，小儿疳积，跌打肿痛。

宝盖草 【地方别名】珍珠莲、莲台夏枯草。

Lamium amplexicaule L.　　　　　　　　　　【凭证标本】350128LY0435

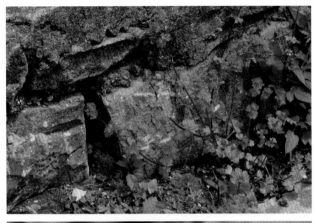

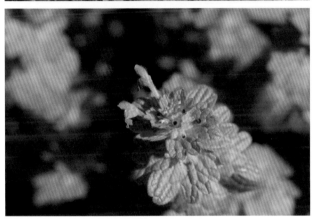

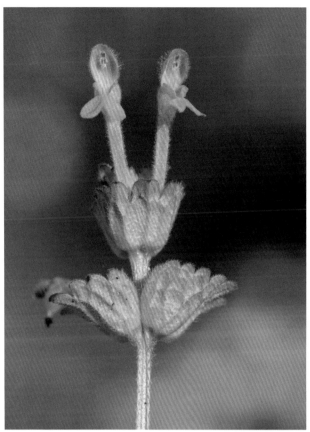

【形态特征】一、二年生植物。茎高 10~30cm，基部多分枝，上升，四棱形，具浅槽，几无毛，中空。叶片圆形或肾形；茎下部叶具长柄，与叶片等长或超过之，上部叶无柄；基部半抱茎，边缘具极深的圆齿；上面暗橄榄绿色，下面稍淡。轮伞花序 6~10 花；花萼管状钟形，外面密被白色直伸的长柔毛，萼齿 5；花冠紫红色或粉红色，长 1.7cm，上唇外面被较密带紫红色的短柔毛，冠筒细长，冠檐二唇形；雄蕊二强。小坚果倒卵圆形，具 3 棱，淡灰黄色，表面有白色大疣状突起。花期 3~5 月，果期 7~8 月。

【生境分布】生于路旁草地。分布于平原镇等地。

【传统用药】全草入药（宝盖草）。夏季采收，洗净，晒干或鲜用。辛、苦，微温；活血通络，消肿解毒；用于跌打损伤，筋骨疼痛，四肢麻木，半身不遂，面瘫，黄疸，鼻渊，瘰疬，肿毒，脓胞疮。

益母草 【地方别名】坤草、野故草、红花艾。

Leonurus artemisia (Lour.) S. Y. Hu 【凭证标本】350128LY0401

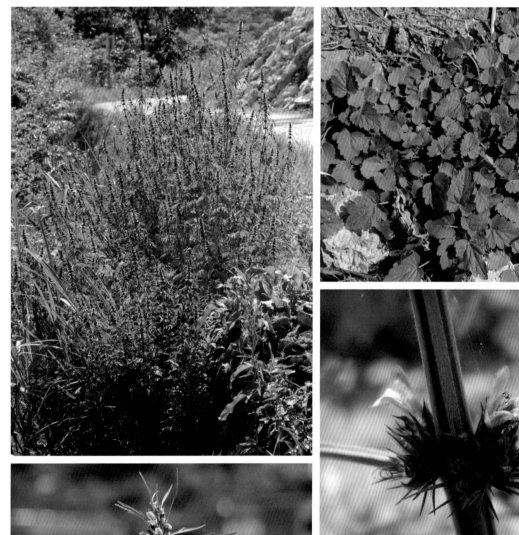

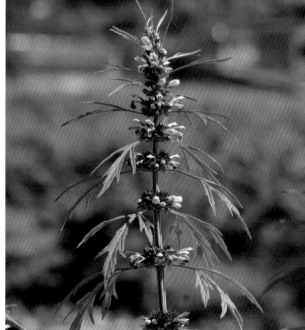

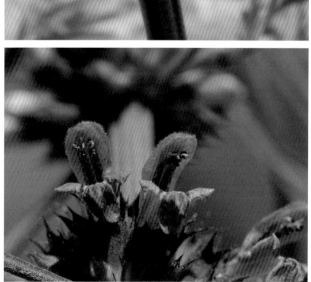

【形态特征】一、二年生草本。茎直立，多分枝，高 30~120cm。叶轮廓变化大，茎下部叶轮廓为卵形，掌状 3 裂，裂片呈长圆状菱形至卵圆形，裂片上再分裂；茎中部叶菱形，较小，常分裂成 3 个长圆状线形的裂片。轮伞花序腋生，具 8~15 花；无花梗；花冠粉红色至淡紫红色，冠檐二唇形，上唇直伸，内凹，下唇略短于上唇，3 裂；雄蕊 4，均延伸至上唇片之下，平行，前对较长。小坚果长圆状三棱形，光滑。花期 6~9 月，果期 9~10 月。

【生境分布】生于田野、路边、屋后等。分布于流水镇、中楼乡等地。

【传统用药】地上部分入药（益母草）。鲜品春季幼苗期至初夏花前期采割；干品夏季茎叶茂盛、花未开或初开时采割，晒干或切段晒干。苦、辛，微寒；活血调经，利尿消肿，清热解毒；用于月经不调，痛经闭经，恶露不净，水肿尿少，疮疡肿毒。果实入药（茺蔚子）。秋季果实成熟时采割地上部分，晒干，打下果实，除去杂质。辛、苦，微寒；活血调经，清肝明目；用于月经不调，闭经痛经，目赤翳障，头晕胀痛。花入药（益母草花）。夏季花初开时采收，去净杂质，晒干。甘、微苦，凉；养血，活血，利水；用于贫血，疮疡肿毒，血滞闭经，痛经，产后瘀阻腹痛，恶露不下。

【附　　注】本种现接受拉丁名为 *Leonurus japonicus* Houttuyn。

白绒草　【地方别名】白花仔、糖鸡草、白茶匙。

Leucas mollissima Wall.

【凭证标本】350128LY0241

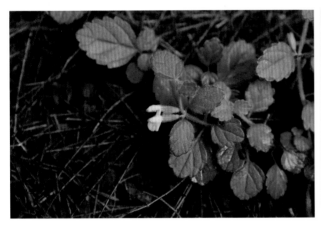
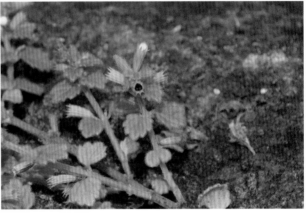

【形态特征】直立草本，高达 1m。茎细长扭曲，被白色平伏柔毛状绒毛，多分枝，节间长。叶卵形，具圆齿状锯齿，两面密被柔毛状绒毛。轮伞花序球状；花萼管形，密被长柔毛，萼口平截，10 脉显著，萼齿 10，长三角形，长约 1mm，果时直立；花冠白色，冠筒长约 7mm，下唇较上唇长 1.5 倍。小坚果黑褐色，卵球状三棱形。花、果期 5~11 月。

【生境分布】生于阳坡灌丛、路旁、草地、荫蔽溪边的润湿地上等。分布于敖东镇、南海乡、中楼乡等地。

【传统用药】全草入药（北风草）。夏、秋二季采收，晒干或鲜用。苦、微辛，平；清肺，明目，解毒；用于肺热咳嗽，胸痛，咽喉肿痛，目赤青盲，乳痈，湿疮，跌打损伤。

石荠苎

Mosla scabra (Thunb.) C. Y. Wu & H. W. Li 　　　【凭证标本】350128LY0243

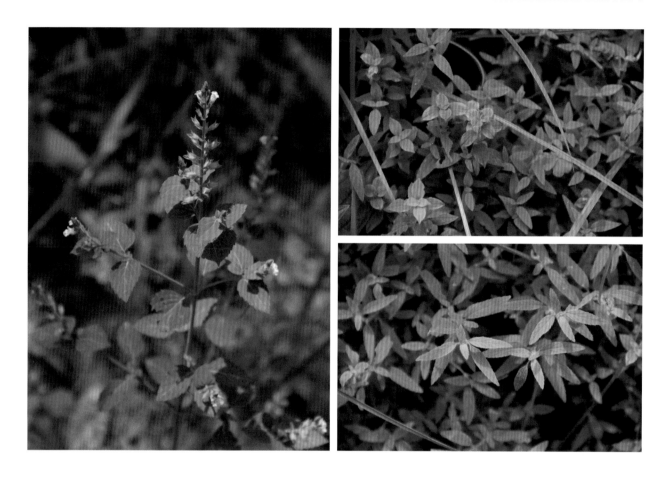

【形态特征】一年生草本。茎高 20~100cm。叶卵形或卵状披针形，先端急尖或钝，基部圆形或宽楔形，边缘近基部全缘，自基部以上为锯齿状。总状花序生于主茎及侧枝上；花萼钟形，二唇形，上唇 3 齿，下唇 2 齿；花冠粉红色，外面被微柔毛，内面基部具毛环，冠筒向上渐扩大，冠檐二唇形，上唇直立，先端微凹，下唇 3 裂；雄蕊 4，后对能育，药室 2，前对退化，药室不明显；花柱先端相等 2 浅裂。小坚果黄褐色，球形，具深雕纹。花期 5~11 月，果期 9~11 月。

【生境分布】生于山坡、路旁、灌丛下等。全区各地分布。

【传统用药】全草入药（石荠苎）。辛、苦，凉；疏风解表，清暑除湿，解毒止痒；用于感冒头痛，咳嗽，中暑，风疹，泄泻，痢疾，痔血，血崩，热痱，湿疮，脚湿气，蛇虫咬伤。体虚感冒者及孕妇慎用，表虚者忌用。

野生紫苏

Perilla frutescens (L.) Britton var. *acuta* (Thunb.) Kudo 　【凭证标本】350128LY0244

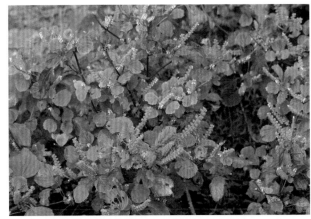
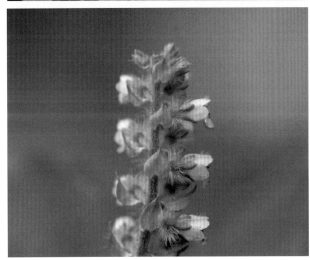
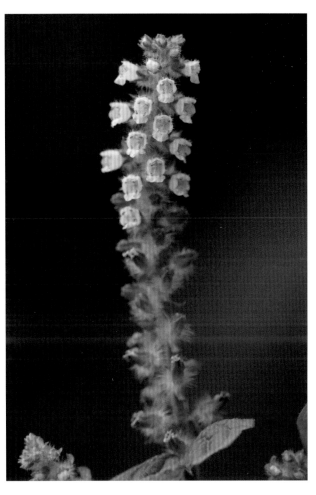

【形态特征】一年生直立草本，高可达 1.5m 以上。茎常紫色，钝四棱形，具槽，被短疏柔毛。叶卵形，长 4.5~7.5cm，宽 2.8~5cm，两面被疏柔毛；边缘具粗锯齿，两面绿色或紫色，或仅下面紫色。轮伞花序 2 花，组成偏一侧的总状花序，顶生或腋生，密被长柔毛；花萼钟形，结果时增大至 4~5.5mm，具腺点；花冠紫红色，近二唇形；雄蕊 4，几不伸出。小坚果近球形，土黄色，直径 1~1.5mm。花、果期 8~11 月。

【生境分布】生于山地路旁、村边荒地、栽培于舍旁等。分布于北厝镇等地。

【传统用药】茎入药（紫苏梗）。秋季果实成熟后采割，除去杂质，晒干，或趁鲜切片，晒干。辛，温；理气宽中，止痛，安胎；用于胸膈痞闷，胃脘疼痛，嗳气呕吐，胎动不安。

【附　　注】本种现接受拉丁名为 *Perilla frutescens* var. *purpurascens* (Hayata) H. W. Li。

韩信草 【地方别名】向天盏、金汤匙、耳扒草、虎咳癀。

Scutellaria indica L.

【凭证标本】350128LY0245

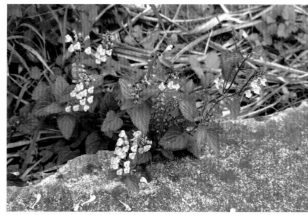
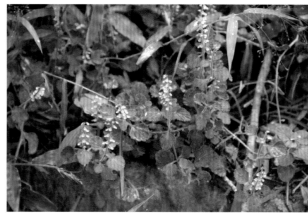
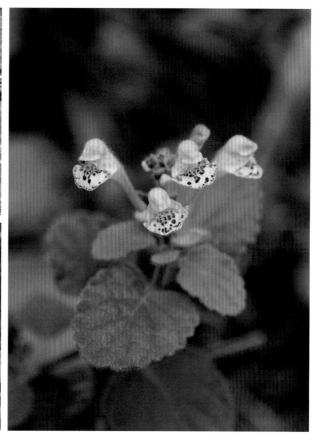

【形态特征】多年生草本，高 12~28cm。叶心状卵圆形或圆状卵圆形至椭圆形，先端钝或圆，基部圆形至心形，边缘密生整齐圆齿。花对生，在茎或分枝顶上排列成总状花序；花萼被硬毛及微柔毛；花冠蓝紫色，短柔毛，冠筒前方基部膝曲，向上逐渐增大，冠檐二唇形，具深紫色斑点，两侧裂片卵圆形；雄蕊 4，二强，花丝扁平，中部以下具小纤毛；子房柄短，花柱细长，子房光滑，4 裂。成熟小坚果栗色或暗褐色，卵形。花、果期 2~6 月。

【生境分布】生于山地、丘陵地、疏林下、路旁空地、草地上等。全区各地分布。

【传统用药】全草入药（韩信草）。春、夏二季采收，洗净，鲜用或晒干。辛、苦，寒；清热解毒，活血止痛，止血消肿；用于痈肿疔毒，肺痈，肠痈，瘰疬，毒蛇咬伤，肺热咳喘，牙痛，喉痹，咽痛，筋骨疼痛，吐血，咯血，便血，跌打损伤，创伤出血，皮肤瘙痒。

血见愁

【地方别名】肺形草、土红苏。

Teucrium viscidum Bl.

【凭证标本】350128LY0374

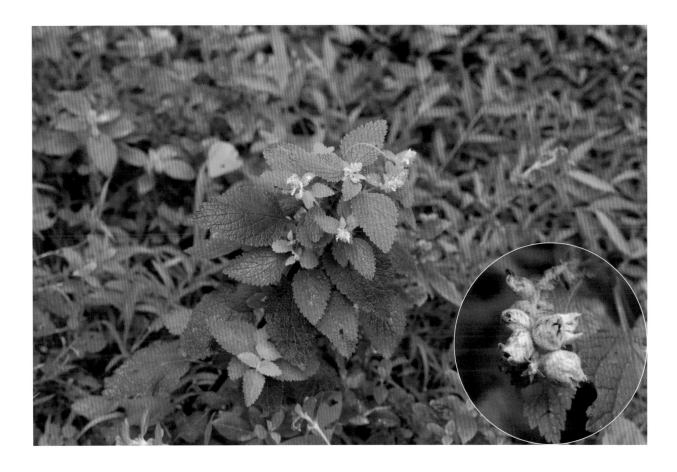

【形态特征】多年生草本。茎直立，高 30~70cm。叶片卵圆形至卵圆状长圆形，先端急尖或短渐尖，基部圆形、阔楔形至楔形，边缘为带重齿的圆齿。假穗状花序生于茎及短枝上部，由密集具 2 花的轮伞花序组成；花萼钟形，萼齿 5；花冠白色、淡红色或淡紫色，中裂片正圆形，侧裂片卵圆状三角形；雄蕊伸出，前对与花冠等长；花柱与雄蕊等长，子房圆球形，顶端被泡状毛。小坚果扁球形，黄棕色。花期长江流域为 7~9 月，广东、云南南部为 6~11 月。

【生境分布】生于山地、林下等。分布于流水镇等地。

【传统用药】全草入药（山藿香）。7~8 月采收，洗净，鲜用或晒干。辛、苦，凉；凉血止血，解毒消肿；用于咳血，吐血，衄血，肺痈，跌打损伤，痈疽肿毒，痔疮肿痛，漆疮，脚湿气，狂犬咬伤，毒蛇咬伤。

茄 科 Solanaceae

木本曼陀罗

Datura arborea L.

【凭证标本】350128LY0402

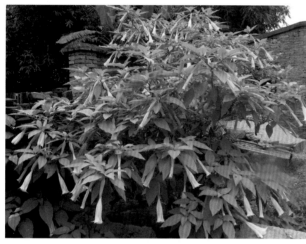

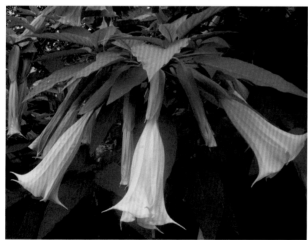

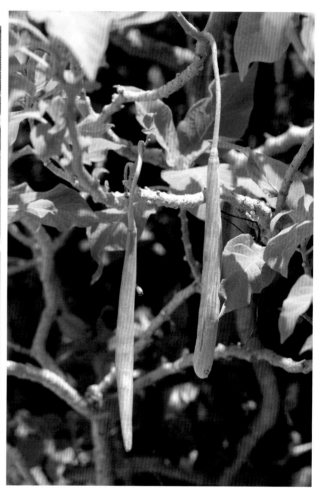

【形态特征】小乔木，高 2m。茎粗壮，上部分枝。叶卵状披针形、矩圆形或卵形，顶端渐尖或急尖，基部不对称楔形或宽楔形。花单生，俯垂；花萼筒状，中部稍膨胀，裂片长三角形；花冠白色，脉纹绿色，长漏斗状，筒中部以下较细，而向上渐扩大成喇叭状，檐部裂片有长渐尖头；雄蕊不伸出花冠筒；花柱伸出花冠筒，柱头稍膨大。浆果状蒴果，表面平滑，广卵状。花期 4~10 月。

【生境分布】栽培。分布于中楼乡等地。

【传统用药】叶、花、种子入药（木曼陀罗）。麻醉，镇痛。

【附　　注】本种现接受拉丁名为 *Brugmansia arborea* (L.) Lagerh.。

洋金花 【地方别名】迷陀花。

Datura metel L.　　　　　　　　　　　　　　【凭证标本】350128LY0246

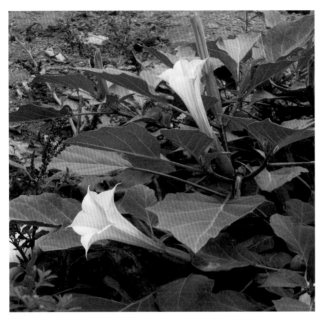
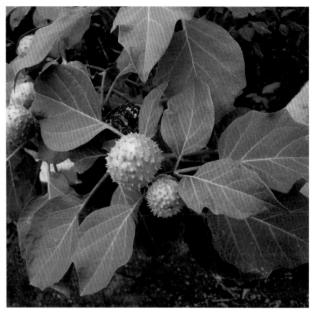

【形态特征】一年生直立草本而呈半灌木状，高 0.5~1.5m。叶卵形或广卵形，顶端渐尖，基部不对称圆形、截形或楔形，边缘有不规则的短齿或浅裂或者全缘而波状。花单生于枝叉间或叶腋；花萼筒状，裂片狭三角形或披针形；花冠长漏斗状，筒中部之下较细，向上扩大成喇叭状，白色、黄色或浅紫色；雄蕊 5；子房疏生短刺毛。蒴果近球状或扁球状，疏生粗短刺，不规则 4 瓣裂。种子淡褐色。花、果期 3~12 月。

【生境分布】生于向阳的山坡草地、住宅旁、沿海砂岸等。分布于白青乡等地。

【传统用药】花入药（洋金花）。4~11 月花初开时采收，晒干或低温干燥。辛，温；有毒；平喘止咳，解痉定痛；用于哮喘咳嗽，脘腹冷痛，风湿痹痛，小儿慢惊，外科麻醉。根入药（曼陀罗根）。夏、秋二季挖取，洗净，鲜用或晒干。辛、苦，温；有毒；镇咳，止痛，拔脓；用于喘咳，风湿痹痛，疖癣，恶疮，狂犬咬伤。叶入药（曼陀罗叶）。7~8 月采收，鲜用，亦可晒干或烘干。苦、辛，温；有毒；镇咳平喘，止痛拔脓；用于喘咳，痹痛，脚气病，脱肛，痈疽疮疖。果实或种子入药（曼陀罗子）。夏、秋二季果实成熟时采收，亦可晒干后取出种子。辛、苦，温；有毒；平喘，祛风，止痛；用于喘咳，惊痫，风寒湿痹，脱肛，跌打损伤，疮疖。曼陀罗全株有毒，以种子最毒，吃 3 粒可引起中毒。

【地方用药】全草入药（迷陀花）。夏、秋二季采收，晒干。有毒；消肿生肌；用于阴头痈。

【附　　注】中国外来入侵植物，入侵等级 2 级。

曼陀罗　【地方别名】万桃花。

Datura stramonium L.　　　　　　　　　　【凭证标本】350128LY0247

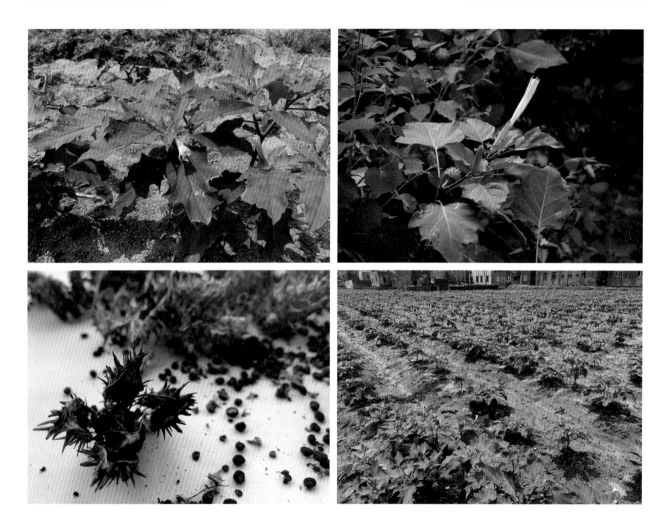

【形态特征】草本或半灌木状，高 0.5~1.5m。叶广卵形，顶端渐尖，基部不对称楔形，边缘有不规则波
　　　　　状浅裂。花单生于枝叉间或叶腋，直立，有短梗；花萼筒状，筒部有 5 棱角，顶端 5 浅裂，
　　　　　裂片三角形；花冠漏斗状，下半部带绿色，上部白色或淡紫色，檐部 5 浅裂；雄蕊不伸出
　　　　　花冠；子房密生柔毛。蒴果直立生，卵状，表面生有坚硬针刺或有时无刺而近平滑，成熟
　　　　　后淡黄色，规则 4 瓣裂。种子卵圆形，稍扁，黑色。花期 6~10 月，果期 7~11 月。

【生境分布】生于住宅旁、路边、草地上等。分布于苏澳镇等地。

【传统用药】花入药（洋金花）。4~12 月花初开时采收，晒干或低温干燥。辛，温；有毒；平喘止咳，
　　　　　解痉定痛；用于哮喘咳嗽，脘腹冷痛，风湿痹痛，小儿慢惊，外科麻醉。

【附　　注】中国外来入侵植物，入侵等级 2 级。

枸 杞 【地方别名】苦杞、地骨、红耳坠、土枸杞。

Lycium chinense Mill.　　　　　　　　【凭证标本】350128LY0248

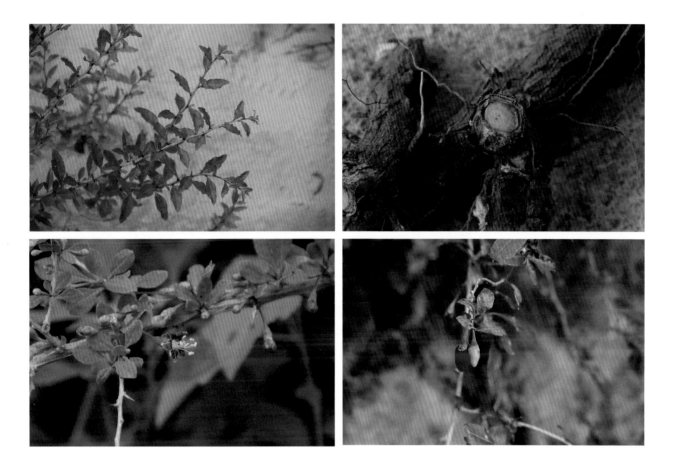

【形态特征】多分枝灌木。枝条细弱，弯曲或俯垂，淡灰色，具纵纹，小枝顶端成棘刺状。单叶互生。花在长枝 1~2 腋生；花萼常 3 中裂或 4~5 齿裂，具缘毛；花冠漏斗状，淡紫色，冠筒向上骤宽，较冠檐裂片稍短或近等长，5 深裂，裂片平展或稍反曲，具缘毛，基部耳片显著；雄蕊稍短于花冠。浆果卵圆形，红色。花、果期 6~11 月。

【生境分布】生于山坡、荒地、丘陵地、村边路旁及海边沙岸地与盐碱地等。全区各地分布。

【传统用药】根皮入药（地骨皮）。春初或秋后采挖根部，洗净，剥取根皮，晒干。甘，寒；凉血除蒸，清肺降火；用于阴虚潮热，骨蒸盗汗，肺热咳嗽，咯血，衄血，内热消渴。嫩茎叶入药（枸杞叶）。春季至初夏采摘，洗净，多鲜用。苦、甘，凉；补虚益精，清热明目；用于虚劳发热，烦渴，目赤昏痛，障翳雀目，崩漏带下，热毒疮肿。与乳酪相恶。

苦蘵 【地方别名】噗噗草。

Physalis angulata L. 【凭证标本】350128LY0249

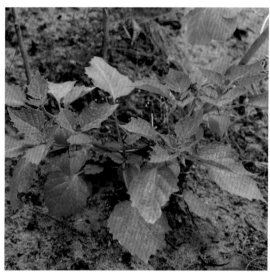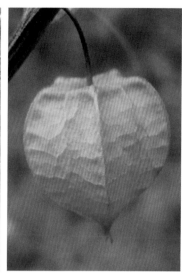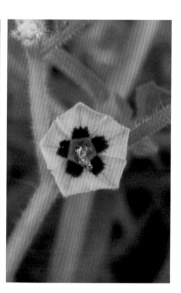

【形态特征】一年生草本，高达 50cm。茎疏被短柔毛或近无毛。叶卵形或卵状椭圆形，全缘或具不等大牙齿。花梗纤细；花萼裂片披针形，具缘毛；花冠淡黄色，喉部具紫色斑纹，直径 6~8mm；花药蓝紫色或黄色。宿存萼卵球状，直径 1.5~2.5cm，薄纸质；浆果直径约 1.2cm。种子圆盘状。花、果期 5~12 月。

【生境分布】生于山谷林下、村边路旁等。全区各地分布。

【传统用药】全草入药（苦蘵）。夏、秋二季采收全草，鲜用或晒干。苦、酸，寒；清热，利尿，解毒，消肿；用于感冒，肺热咳嗽，咽喉肿痛，牙龈肿痛，湿热黄疸，痢疾，水肿，热淋，天疱疮，疔疮。孕妇禁服。根入药（苦蘵根）。夏、秋二季采挖，洗净，鲜用或晒干。苦，寒；利水通淋；用于水肿腹胀，黄疸，热淋。孕妇忌服。果实入药（苦蘵果实）。秋季果实成熟时采收，鲜用或晒干。酸，平；解毒，利湿；用于牙痛，天疱疮，疔疮。孕妇忌服。

【地方用药】全草入药（噗噗草）。夏、秋二季采收，晒干，炖瘦肉。清热，消肿；用于乳蛾，喉痹。

【附　　注】中国外来入侵植物，入侵等级 3 级。

少花龙葵 【地方别名】七粒扣、乌疔草、耳坠仔。

Solanum photeinocarpum Nakamura et Odashima 【凭证标本】350128LY0250

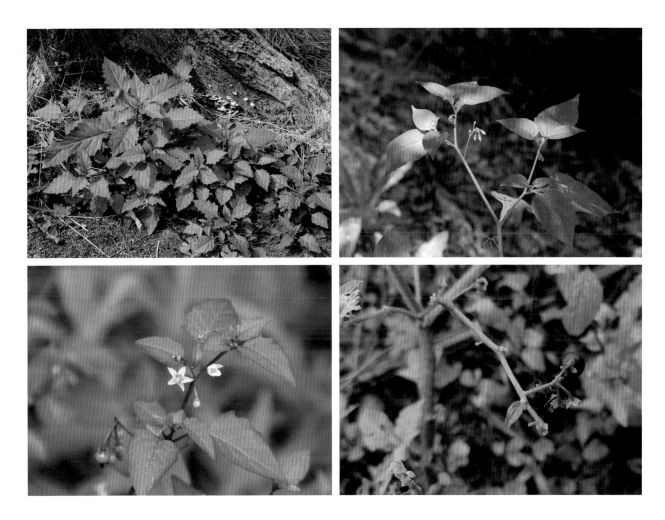

【形态特征】纤弱草本。茎无毛或近于无毛，高约 1m。叶卵形至卵状长圆形，叶缘近全缘、波状或有不规则的粗齿；叶柄纤细，具疏柔毛。花序近伞形，着生花 1~6 朵；花萼绿色，5 裂达中部；花冠白色，筒部隐于花萼内，5 裂，裂片卵状披针形；花丝极短，花药黄色，长圆形，为花丝长度的 3~4 倍；子房近圆形，花柱纤细，中部以下具白色绒毛，柱头小，头状。浆果球状，幼时绿色，成熟后黑色。种子近卵形，两侧压扁。花、果期几全年。

【生境分布】生于林边、路边荒地等。全区各地分布。

【传统用药】全草入药（古钮菜）。春、夏、秋三季采收，鲜用或晒干。微苦，寒；清热解毒，利湿消肿；用于眩晕，痢疾，热淋，目赤，咽喉肿痛，疔疮疖肿。脾虚便溏者慎服。

【附　注】本种现接受拉丁名为 *Solanum americanum* Miller。

珊瑚豆 【地方别名】海茄子、珊瑚子。

Solanum pseudo-capsicum L. var. *diflorum* (Vell.) Bitter 【凭证标本】350128LY0251

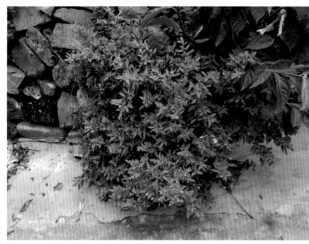
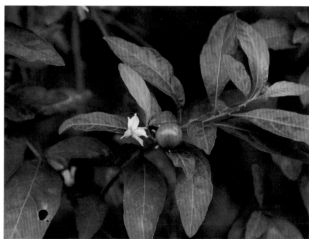

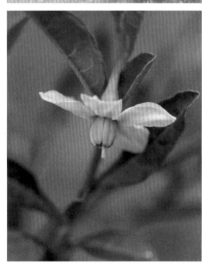
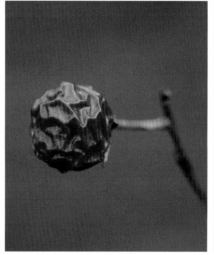
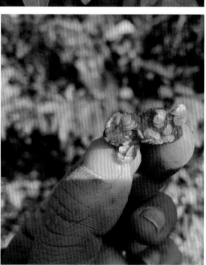

【形态特征】直立分枝小灌木，高 0.3~1.5m。小枝幼时被树枝状簇绒毛。叶双生，大小不相等，椭圆状披针形，长 2~5cm 或稍长，宽 1~1.5cm 或稍宽，叶上面无毛，叶下面沿脉常有树枝状簇绒毛，边全缘或略作波状。花序短，腋生，常 1~3 朵，单生或排成蝎尾状花序，总花梗短几近于无；花小，直径 8~10mm；花冠白色，筒部隐于花萼内，冠檐 5 深裂；花药黄色。浆果单生，球状，珊瑚红色或橘黄色，直径 1~2cm。种子扁平，直径约 3mm。花期 4~7 月，果熟期 8~12 月。

【生境分布】栽培，或逸为野生。全区各地分布。

【传统用药】全草入药（野海椒）。夏、秋二季采集，晒干。辛，温；有小毒；祛风湿，通经络，消肿止痛；用于风湿痹痛，腰背疼痛，跌打损伤，无名肿痛。

【附　　注】①本种现接受拉丁名为 *Solanum pseudocapsicum* L. var. *diflorum* (Vell.) Bitter。②中国外来入侵植物，入侵等级 5 级。

刺天茄 【地方别名】刺茄、金扣头。

Solanum indicum L.   【凭证标本】350128LY0252

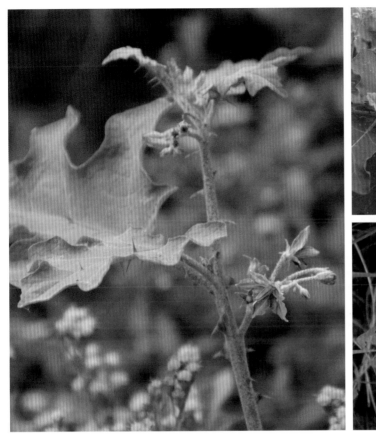

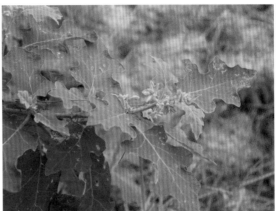

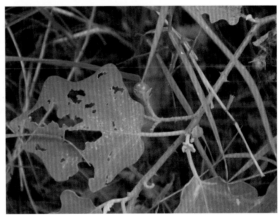

【形态特征】多枝灌木，通常高 0.5~1.5（~6）m，小枝、叶下面、叶柄、花序均密被星状绒毛。小枝褐色，密被淡黄色钩刺。叶卵形，长 5~7（~11）cm，宽 2.5~5.2（~8.5）cm，边缘 5~7 深裂或成波状浅圆裂，裂片边缘有时又作波状浅裂，中脉、侧脉两面及叶柄常具有钻形皮刺。蝎尾状花序腋外生；花蓝紫色，少为白色，直径约 2cm；花冠辐状，冠檐先端深 5 裂；花药黄色。果序长 4~7cm，果柄长 1~1.2cm，被星状毛及直刺；浆果球形，光亮，成熟时橙红色，直径约 1cm，宿存萼反卷。种子淡黄色，近盘状。花、果期全年。

【生境分布】生于路旁、荒地、灌木丛中等。分布于北厝镇等地。

【传统用药】根及全草或果实入药（金钮扣）。全年均可采收，洗净，鲜用或晒干。苦，凉；有毒；祛风，清热，解毒，止痛；用于头痛，鼻渊，牙痛，咽痛，红丝疗，胃脘痛，风湿痹痛，跌打损伤，疮痈肿毒。

【附　　注】本种现接受拉丁名为 *Solanum violaceum* Ortega。

牛茄子 【地方别名】金扣、颠茄、地茄。

Solanum surattense Burm. f.

【凭证标本】350128LY0253

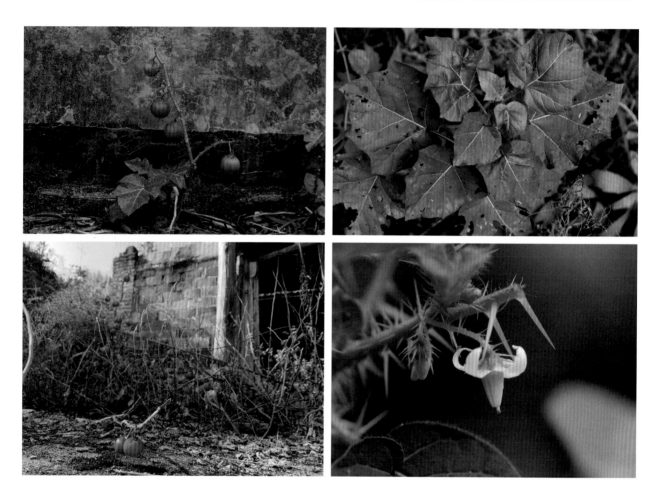

【形态特征】直立草本至亚灌木，高 30~60cm。茎及小枝具淡黄色细直刺，其余各部被具节的纤毛。叶阔卵形，长 5~10.5cm，宽 4~12cm，5~7 浅裂或半裂，边缘浅波状，上面深绿色，下面淡绿色，侧脉上具直刺。聚伞花序腋外生，长不超过 2cm，单生或多至 4 朵；花萼 5 裂；花冠白色，冠檐 5 裂。浆果扁球状，直径约 3.5cm，初绿白色，成熟后橙红色，果柄长 2~2.5cm，具细直刺。种子干后扁而薄，边缘翅状，直径约 4mm。花、果期全年。

【生境分布】生于路旁、荒地等。全区各地分布。

【传统用药】全株入药（野颠茄）。全年均可采收，鲜用或晒干。苦、辛，微温；有毒；镇咳平喘，散瘀止痛；用于肺咳，哮喘，胃脘痛，风湿痹痛，瘰疬，阴疽，痈肿疮毒，跌打损伤。

【附　注】①本种现接受拉丁名为 *Solanum capsicoides* Allioni。②中国外来入侵植物，入侵等级 3 级。

玄参科 Scrophulariaceae

长蒴母草 【地方别名】定经草、见天红、四方草。

Lindernia anagallis (Burm. f.) Pennell 【凭证标本】350128LY0254

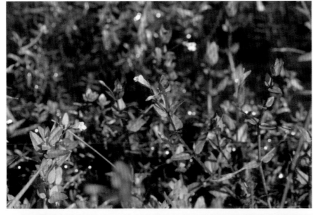

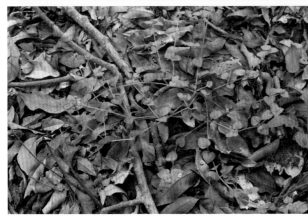

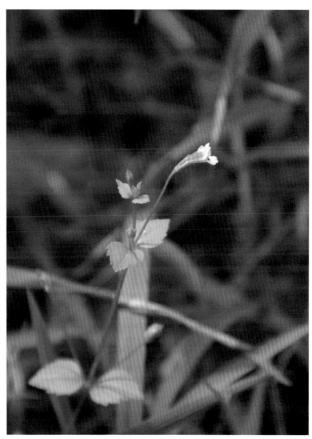

【形态特征】一年生草本，长 10~40cm。叶片三角状卵形、卵形或矩圆形，顶端圆钝或急尖，基部截形或近心形，边缘有不明显的浅圆齿。花单生于叶腋；萼片基部联合，齿 5；花冠白色或淡紫色，上唇直立，2 浅裂，下唇开展，3 裂；雄蕊 4，前面 2 枚花丝在颈部有短棒状附属物；柱头 2 裂。蒴果条状披针形，约比花萼长 2 倍，室间 2 裂。种子卵圆形，有疣状突起。花期 4~9 月，果期 6~11 月。

【生境分布】生于田边、路旁等较湿润处。全区各地分布。

【传统用药】全草入药（鸭嘴癀）。夏、秋二季采收，鲜用或切段晒干。甘、微苦，凉；清热解毒，活血消肿；用于风热咳嗽，乳蛾，泄泻，伤食，月经不调，闭经，带下病，喉痹，喉暗，肿毒，毒蛇咬伤，跌打损伤。孕妇禁服。

【附　　注】本种现隶属于母草科 Linderniaceae。

母 草

Lindernia crustacea (L.) F. Muell 　　　【凭证标本】350128LY0375

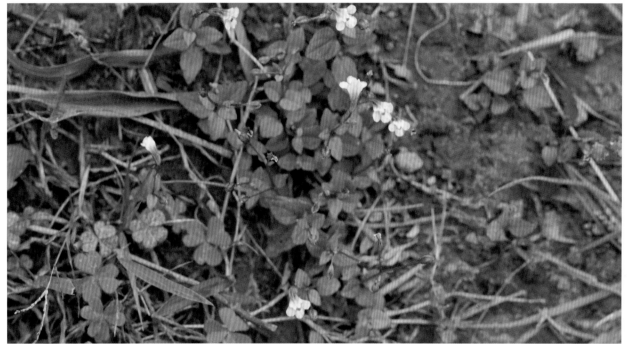

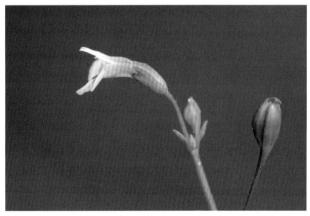
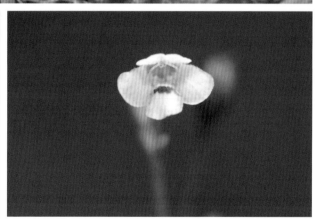

【形态特征】草本，高 10~20cm，常铺散成密丛，多分枝。叶片三角状卵形或宽卵形，顶端钝或短尖，基部宽楔形或近圆形，边缘有浅钝锯齿。花单生于叶腋或在茎枝之顶成极短的总状花序，花梗细弱；花萼坛状，5 齿，齿三角状卵形；花冠紫色，管略长于萼，上唇直立，2 浅裂，下唇 3 裂，中间裂片较大，仅稍长于上唇；雄蕊 4，二强；花柱常早落。蒴果椭圆形，与宿存萼近等长。种子近球形，浅黄褐色。花、果期全年。

【生境分布】生于田边、草地、路边等低湿处等。全区各地分布。

【传统用药】全草入药（母草）。夏、秋二季采收，鲜用或晒干。微苦、淡，凉；清热利湿，活血止痛；用于风热感冒，湿热泄痢，肾炎水肿，带下病，月经不调，痈疖肿痛，毒蛇咬伤，跌打损伤。

【附　　注】本种现隶属于母草科 Linderniaceae。

通泉草 【地方别名】五角星、野紫菜、田边草。

Mazus japonicus (Thunb.) O. Kuntze 【凭证标本】350128LY0255

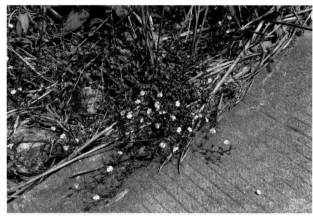

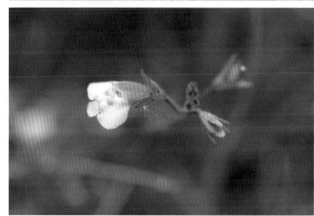

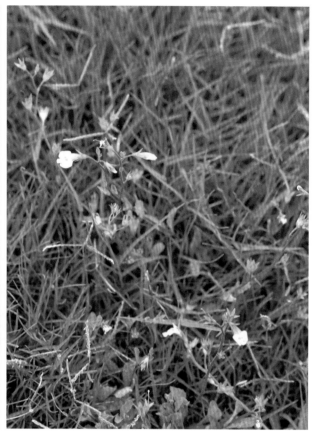

【形态特征】一年生草本，高达 30cm。基生叶少到多数，有时呈莲座状或早落，倒卵状匙形至卵状倒披针形；茎生叶对生或互生，少数，与基生叶相似或几乎等大。总状花序生于茎、枝顶端，常在近基部即生花，伸长或上部呈束状，通常 3~20 朵，花稀疏；花萼钟状，果期多少增大，萼片与萼筒近等长；花冠白色、紫色或蓝色，上唇裂片卵状三角形，下唇中裂片较小，倒卵圆形；子房无毛。蒴果球形。种子小而多数，黄色。花、果期 4~10 月。

【生境分布】生于湿润的草坡、沟边、路旁及林缘等。全区各地分布。

【传统用药】全草入药（绿兰花）。春、夏、秋三季均可采收，洗净，鲜用或晒干。苦、微甘，凉；清热解毒，利湿通淋，健脾消积；用于热毒痈肿，脓疱疮，疔疮，烧烫伤，热淋，水肿，胁痛，伤食，小儿疳积。

【附　　注】本种现隶属于通泉草科 Mazaceae，现接受拉丁名为 *Mazus pumilus* (N. L. Burman) Steenis。

独脚金

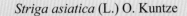【地方别名】疳积草、黄花积药草、金锁匙、串金黄。

Striga asiatica (L.) O. Kuntze 　　　【凭证标本】350128LY0257

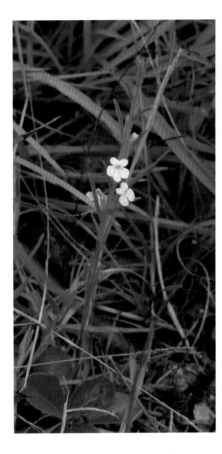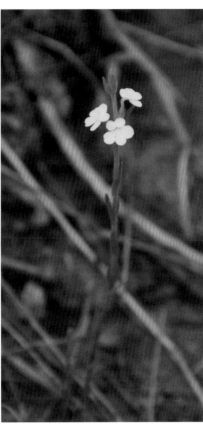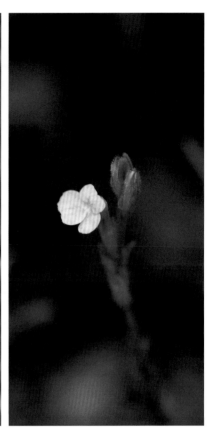

【形态特征】一年生半寄生草本，株高 10~20（~30）cm，直立，全体被刚毛。茎单生，少分枝。叶较
　　　　　　狭窄仅基部的为狭披针形，其余的为条形，长 0.5~2cm，有时鳞片状。花单朵腋生或在茎
　　　　　　顶端形成穗状花序；花萼有棱 10 条，长 4~8mm，5 裂几达中部，裂片钻形；花冠通常黄色，
　　　　　　少红色或白色，长 1~1.5cm，花冠筒顶端急剧弯曲，上唇短 2 裂。蒴果卵状，包于宿存的萼内。
　　　　　　花期秋季。

【生境分布】生于庄稼地、荒草地等，寄生于寄主的根上。分布于敖东镇、中楼乡等地。

【传统用药】全草入药（独脚柑）。夏、秋二季采收，洗净，晒干。甘、苦，凉；健脾消积，清热杀虫；
　　　　　　用于小儿伤食，疳积黄肿，雀目，夏季热，泄泻，胁痛。

【附　　注】本种现隶属于列当科 Orobanchaceae。

蚊母草 【地方别名】仙桃草、八卦仙桃草。

Veronica peregrina L. 【凭证标本】350128LY0436

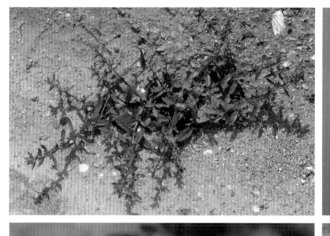
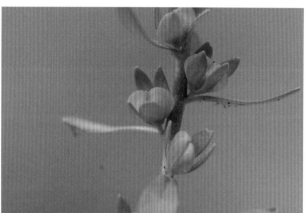
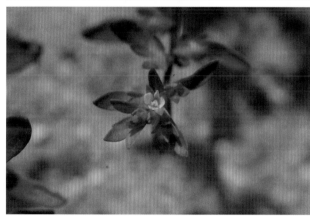
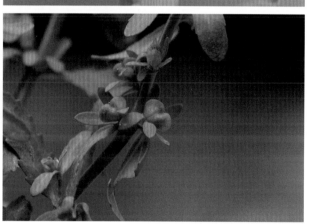

【形态特征】一年生草本，高 10~25cm。常自基部多分枝，主茎直立，侧枝披散，全体无毛或疏生柔毛。叶无柄，下部的倒披针形，上部的长矩圆形，长 1~2cm，宽 2~6mm，全缘或中上端有三角状锯齿。总状花序；苞片与叶同形而略小；花梗极短；花萼裂片长矩圆形至宽条形；花冠白色或浅蓝色；雄蕊短于花冠。蒴果倒心形，明显侧扁，长 3~4mm，宽略过之，边缘生短腺毛，宿存的花柱不超出凹口。种子矩圆形。花期 5~6 月。

【生境分布】生于路边草丛、田边、水湿地等。分布于北厝镇等地。

【传统用药】全草入药（仙桃草）。春夏间采集果未开裂的全草，剪去根，拣净杂质，晒干或用文火烘干。甘、微辛，平；化痰止咳，清热消肿，止痛；用于跌打损伤，咽喉肿痛，痈疽疮疡，咳血，吐血，衄血，便血，胃脘痛，疝气痛，痛经。

阿拉伯婆婆纳 　【地方别名】婆婆纳、波斯婆婆纳。

Veronica persica Poir. 　　　　　　　　　　【凭证标本】350128LY0256

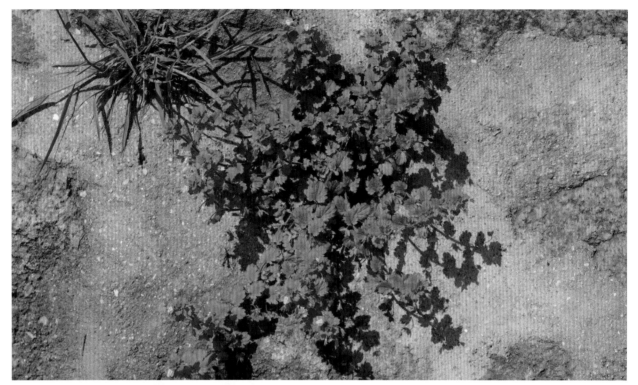

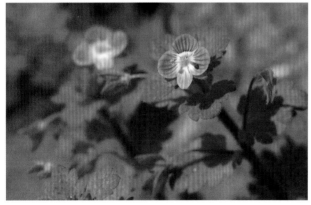
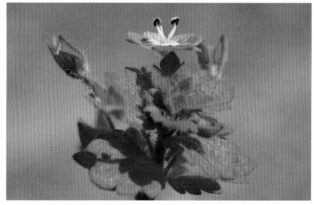

【形态特征】铺散多分枝草本，高 10~50cm。茎密生 2 列多细胞柔毛。叶 2~4 对，具短柄，卵形或圆形，
　　　　　基部浅心形，平截或浑圆，边缘具钝齿。总状花序长；苞片互生，与叶同形且几乎等大；
　　　　　花萼果期增大，裂片卵状披针形；花冠蓝色、紫色或蓝紫色，裂片卵形至圆形；雄蕊短于
　　　　　花冠。蒴果肾形，被腺毛，成熟后几乎无毛。种子背面具深的横纹。花期 3~5 月。

【生境分布】生于路边、荒野等。全区各地分布。

【传统用药】全草入药（肾子草）。夏季采收，鲜用或晒干。辛、苦、咸，平；祛风除湿，壮腰，截疟；
　　　　　用于风湿痹痛，肾虚腰痛，久疟。

【附　　注】①本种现隶属于车前科 Plantaginaceae。②中国外来入侵植物，入侵等级 3 级。

爵床科 Acanthaceae

狗肝菜 【地方别名】野青仔、小青、天青菜、六角英。

Dicliptera chinensis (L.) Juss.　　　　　　　【凭证标本】350128LY0258

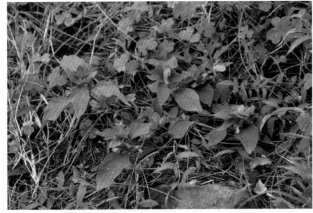

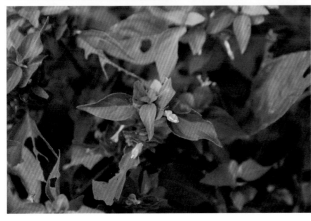

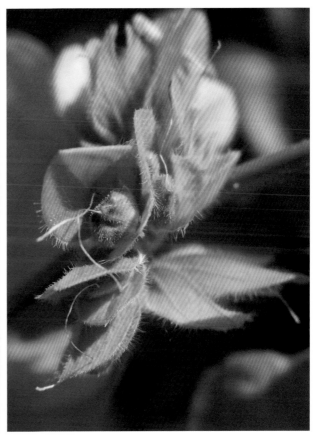

【形态特征】草本，高 30~80cm。茎外倾或上升，节常膨大成膝曲状。叶卵状椭圆形，顶端短渐尖，基部阔楔形或稍下延。花序腋生或顶生，由 3~4 个聚伞花序组成，每个聚伞花序有 1 至少数花，下面有 2 枚总苞状苞片；小苞片线状披针形；花萼裂片 5，钻形；花冠淡紫红色，外面被柔毛，二唇形，上唇阔卵状近圆形，下唇长圆形，3 浅裂；雄蕊 2，花丝被柔毛，药室 2，卵形。蒴果被柔毛，开裂时由蒴底弹起，具种子 4 粒。花、果期 8~12 月。

【生境分布】生于疏林下、溪边、路旁等。分布于中楼乡等地。

【传统用药】全草入药（狗肝菜）。甘、微苦，寒；清热，凉血，利湿，解毒；用于感冒，热病发斑，吐衄，便血，尿血，崩漏，肺热咳嗽，咽喉肿痛，肝热目赤，小儿惊风，小便淋沥，带下病，蛇串疮，痈肿疔疮，蛇犬咬伤。脾胃虚寒者慎服。

爵　床　【地方别名】麦穗癀、六角仙。

Rostellularia procumbens (L.) Nees　　【凭证标本】350128LY0376

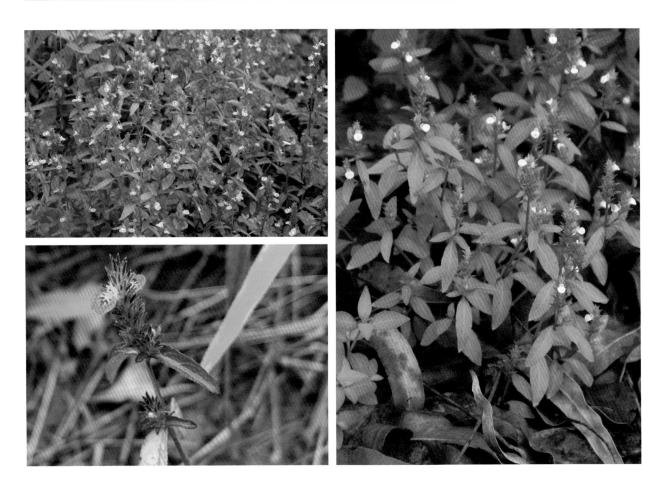

【形态特征】草本，茎基部匍匐，通常有短硬毛，高20~50cm。叶椭圆形至椭圆状长圆形，先端锐尖或钝，基部宽楔形或近圆形，两面常被短硬毛；叶柄短，被短硬毛。穗状花序顶生或生于上部叶腋；苞片1，小苞片2，均披针形，有缘毛；花萼裂片4，线形，约与苞片等长，有膜质边缘和缘毛；花冠粉红色，二唇形，下唇3浅裂；雄蕊2，药室不等高，下方1室有距。蒴果长约5mm，上部具4粒种子，下部实心似柄状。种子表面有瘤状皱纹。花、果期6~10月。

【生境分布】生于山坡、林间草丛中等。全区各地分布。

【传统用药】全草入药（爵床）。8~9月花盛期采收，割取地上部分，晒干。苦、咸、辛，寒；清热解毒，利湿消积，活血止痛；用于感冒，咳嗽，咽喉肿痛，目赤肿痛，疳积，湿热泻痢，疟疾，黄疸，浮肿，小便淋浊，筋骨疼痛，跌打损伤，痈疽疔疮，湿疹。脾胃虚寒者禁服。

【附　　注】本种现接受拉丁名为 *Justicia procumbens* L.。

列当科 Orobanchaceae

野 菰 【地方别名】广寄生、苏花、杆母花。

Aeginetia indica L.

【凭证标本】350128LY0260

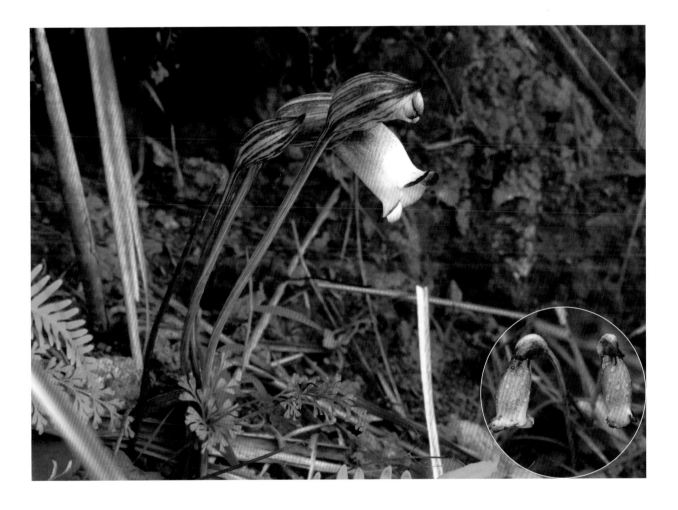

【形态特征】一年生寄生草本，高 15~50cm。茎黄褐色或紫红色。叶肉红色，卵状披针形或披针形。花常单生于茎端，稍俯垂；花梗粗壮，常直立，无毛；花萼一侧裂开至近基部，紫红色或黄白色，具紫红色条纹；花冠常与花萼同色，不明显的二唇形，顶端 5 浅裂，上唇裂片和下唇的侧裂片较短；雄蕊 4 枚，内藏，花药黄色；子房 1 室，侧膜胎座 4 个，花柱无毛，柱头膨大，肉质，淡黄色，盾状。蒴果圆锥状或长卵球形。种子多数，细小，椭圆形。花期 4~8 月，果期 8~10 月。

【生境分布】生于山坡草地、路边草丛等。分布于流水镇、平原镇等地。

【传统用药】肉质茎、花或全草入药（野菰）。春、夏二季采收，鲜用或晒干。苦，凉；有小毒；清热解毒；用于咽喉肿痛，咳嗽，小儿高热，热淋，附骨疽，毒蛇咬伤，疔疮。本品有毒，内服宜慎。

苦槛蓝科 Myoporaceae

苦槛蓝

Myoporum bontioides (Sieb. et Zucc.) A. Gray 【凭证标本】350128LY0261

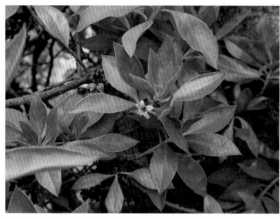
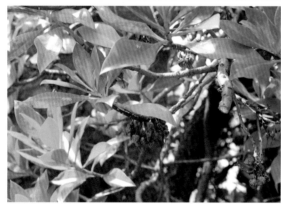
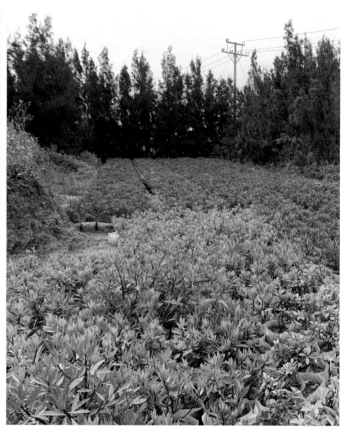

【形态特征】常绿灌木，高 1~2m。茎直立，多分枝；小枝具略突出的圆形叶痕，淡褐色。叶互生，无毛；叶片软革质，稍多汁，狭椭圆形、椭圆形至倒披针状椭圆形。聚伞花序具 2~4 朵花，或为单花，腋生，无总梗；花萼 5 深裂；花冠漏斗状钟形，略反曲，5 裂，白色，有紫色斑点，外面无毛，内面从裂片下方至筒部散生短柔毛；雄蕊着生于冠筒内面基部上方约 1cm 处。核果卵球形，先端有小尖头，熟时紫红色，多汁，无毛，干后具 5~8 条纵棱，内含 5~8 个种子。花、果期 6~10 月。

【生境分布】生于海边潮界线以上的沙滩地、路旁等。分布于敖东镇、流水镇、南海乡等地。

【传统用药】根入药（苦槛蓝）。用于肺痨。

【附　　注】本种现隶属于玄参科 Scrophulariaceae，现接受拉丁名为 *Pentacoelium bontioides* Siebold & Zuccarini。

车前科 Plantaginaceae

车 前 【地方别名】蛤蟆草、饭匙婆。

Plantago asiatica L.

【凭证标本】350128LY0262

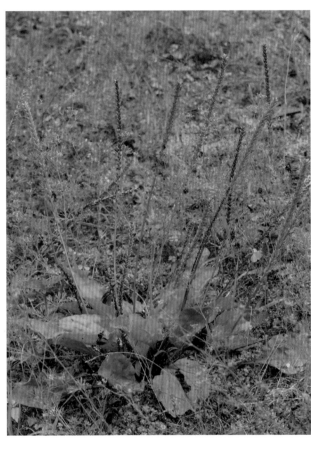

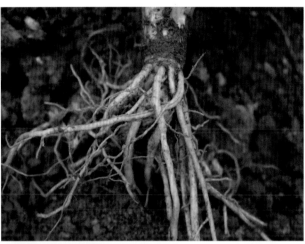

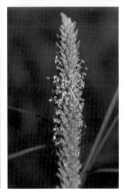

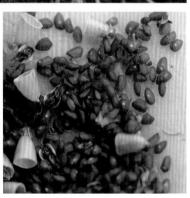

【形态特征】二年生或多年生草本。叶基生，呈莲座状，平卧、斜展或直立；叶片薄纸质或纸质，宽卵形至宽椭圆形。穗状花序细圆柱状，紧密或稀疏，下部常间断；花萼先端钝圆或钝尖；花冠白色，无毛，冠筒与萼片约等长，具明显的中脉；雄蕊着生于冠筒内面近基部，与花柱明显外伸，花药卵状椭圆形，顶端具宽三角形突起，白色，干后变淡褐色。蒴果纺锤状卵形、卵球形或圆锥状卵形。种子卵状椭圆形或椭圆形，黑褐色至黑色，背腹面微隆起。花期4~8月，果期6~9月。

【生境分布】生于草地、沟边、河岸湿地、田边、路旁、村边空旷处等。全区各地分布。

【传统用药】种子入药（车前子）。夏、秋二季种子成熟时采收果穗，晒干，搓出种子，除去杂质。甘，寒；清热利水通淋，渗湿止泻，明目，祛痰；用于热淋，水肿胀满，暑湿泄泻，目赤肿痛，痰热咳嗽。全草入药（车前草）。夏季采挖，除去泥沙，晒干。甘，寒；清热利水通淋，祛痰，凉血，解毒；用于热淋，水肿尿少，暑湿泄泻，痰热咳嗽，吐血衄血，痈肿疮毒。

忍冬科　Caprifoliaceae

忍　冬　【地方别名】金银花、双花、双宝、忍冬藤。

Lonicera japonica Thunb.　　　　　　　　　　【凭证标本】350128LY0263

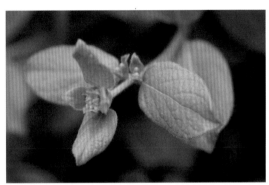
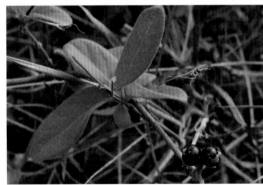
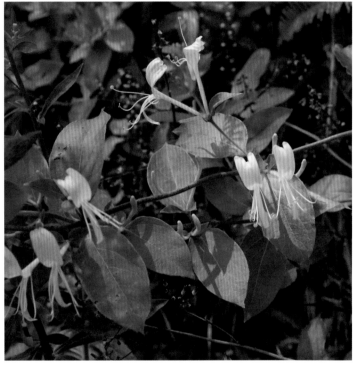

【形态特征】半常绿藤本。叶纸质，卵形至卵状披针形，稀圆卵形或倒卵形，上面深绿色，下面淡绿色。总花梗通常单生于小枝上部叶腋；苞片叶状，卵形至椭圆形；小苞片顶端圆形或截形；萼筒无毛，萼齿卵状三角形或长三角形；花冠白色，后变黄色，唇形，冠筒稍长于唇瓣，外被多少倒生的开展或半开展糙毛和长腺毛；雄蕊和花柱均高出花冠。果实圆形，熟时蓝黑色，有光泽。种子卵圆形或椭圆形，褐色，中部有一凸起的脊，两侧有浅的横沟纹。花、果期4~11月。

【生境分布】生于山坡灌丛、疏林中、乱石堆、山边路旁等。全区各地分布。

【传统用药】茎枝入药（忍冬藤）。秋、冬二季采割，晒干。甘，寒；清热解毒，疏风通络；用于温病，热毒血痢，痈肿疮疡，风湿热痹。花蕾或带初开的花入药（金银花）。夏初花开放前采收，干燥。甘，寒；清热解毒，疏散风热；用于痈肿疔疮，喉痹，丹毒，热毒血痢，风热感冒，温病。花蕾的蒸馏液入药（金银花露）。以金银花500g计，加水1000ml，浸泡1~2h，放入蒸馏锅内，同时加适量水进行蒸馏，收集初蒸馏液1600ml，再继续将初蒸馏液重蒸馏1次，收集第2次蒸馏液800ml，过滤分装，灭菌。甘，寒；清热，消暑，解毒；用于暑热烦渴，恶心呕吐，热毒疮疖，痱子。果实入药（金银花子）。秋末冬初采收，晒干。苦、涩、微甘，凉；清肠化湿；用于肠风泄泻，赤痢。形寒下痢腹痛者忌用。

接骨草 【地方别名】七叶根、水椿皮、七叶黄香。

Sambucus chinensis Lindl.

【凭证标本】350128LY0264

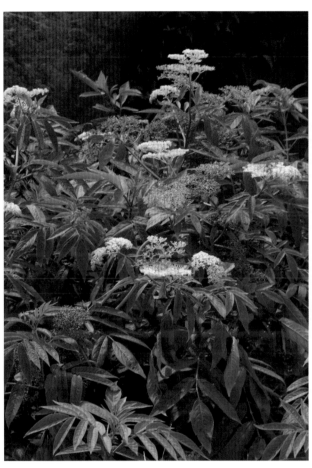

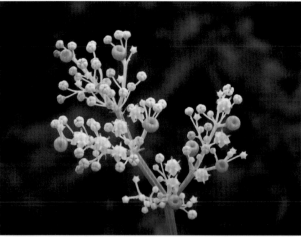

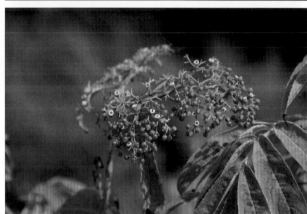

【形态特征】高大草本或半灌木，高 1~2m。羽状复叶的托叶叶状或有时退化成蓝色的腺体；小叶 2~3 对，顶生小叶卵形或倒卵形，基部楔形。复伞形花序顶生，大而疏散，总花梗基部托以叶状总苞片，分枝 3~5 出，纤细，被黄色疏柔毛；杯形不孕性花不脱落，可孕性花小；萼筒杯状，萼齿三角形；花冠白色，仅基部联合；花药黄色或紫色；子房 3 室，花柱极短或几无，柱头 3 裂。果实红色，近圆形。种子卵形，表面有小疣状突起。花期 4~5 月，果熟期 8~9 月。

【生境分布】生于山坡、林下、沟边、草丛中等。全区各地分布。

【传统用药】根入药（陆英根）。秋后采根，鲜用或切片晒干。甘、酸，平；祛风，利湿，活血，散瘀，止血；用于风湿痹痛，头风，腰痛，水肿，淋证，带下病，跌打损伤，骨折，癥积，咯血吐血，风疹瘙痒，疮肿。茎叶入药（陆英）。夏、秋二季采收，切段，鲜用或晒干。甘、微苦，平；祛风，利湿，舒筋，活血；用于风湿痹痛，腰痛，水肿，黄疸，跌打损伤，产后恶露不行，风疹瘙痒，丹毒，疮肿。果实入药（陆英果）。9~10 月采收，鲜用。蚀疣。

【附　注】本种现隶属于五福花科 Adoxaceae，现接受拉丁名为 *Sambucus javanica* Blume。

桔梗科　Campanulaceae

半边莲　【地方别名】半边菊、鸡舌草、蛇舌草、半爿花、蛇疔草。

Lobelia chinensis Lour.　　　　　　　　　　　【凭证标本】350128LY0377

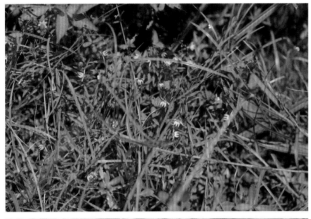

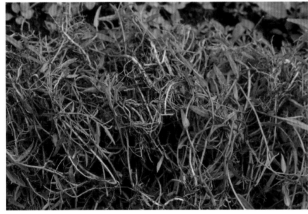

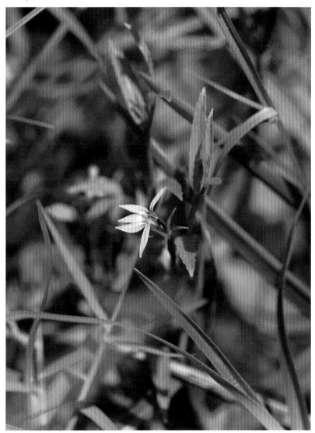

【形态特征】多年生草本。茎细弱，高 6~15cm，无毛。叶互生，无柄或近无柄，椭圆状披针形至条形。花通常 1 朵，生于分枝的上部叶腋；花萼筒倒长锥状；花冠粉红色或白色，背面裂至基部，喉部以下生白色柔毛，裂片全部平展于下方，呈一个平面，两侧裂片披针形，较长，中间 3 枚裂片椭圆状披针形，较短；雄蕊花丝中部以上联合，花丝筒无毛，未联合部分的花丝侧面生柔毛，花药管背部无毛或疏生柔毛。蒴果倒锥状。种子椭圆状，稍扁压，近肉色。花、果期 5~10 月。

【生境分布】生于水田边、沟边及潮湿草地上等。全区各地分布。

【传统用药】带根全草入药（半边莲）。栽种后可连续收获多年，夏、秋二季生长茂盛时，选晴天，带根拔起，洗净，晒干或鲜用，随采随用。甘，平；清热解毒，利水消肿；用于毒蛇咬伤，痈肿疔疮，乳蛾，湿疮，脚湿气，跌打损伤，湿热黄疸，肠痈，泄泻，水肿，臌胀及多种癥瘕积聚。虚证水肿者禁服。

蓝花参 【地方别名】金线吊葫芦、寒草、葫芦草、金线草。

Wahlenbergia marginata (Thunb.) A. DC. 【凭证标本】350128LY0265

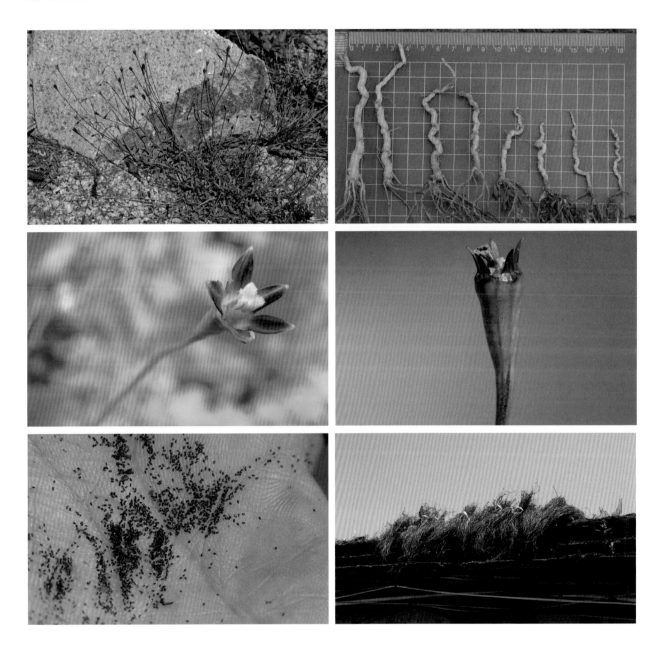

【形态特征】多年生草本，有白色乳汁。茎自基部多分枝，直立或上升。叶互生，常在茎下部密集，下部叶匙形至椭圆形，上部叶线状披针形或椭圆形。萼筒倒卵状圆锥形，裂片三角状钻形；花冠钟状，蓝色，分裂达 2/3；子房下位。蒴果倒圆锥状或倒卵状圆锥形，有 10 条不甚明显的肋。花、果期 2~10 月。

【生境分布】生于山坡路旁、路边、田边等。全区各地分布。

【传统用药】根或全草入药（兰花参）。夏、秋二季采收，洗净，鲜用或晒干。甘、微苦，平；益气健脾，止咳祛痰，止血；用于虚劳，自汗，盗汗，小儿疳积，带下病，感冒，咳嗽，衄血，疟疾，瘰疬。

菊 科 Asteraceae

藿香蓟 【地方别名】白花草、白花臭草、白有癀、藿香菊。

Ageratum conyzoides L. 【凭证标本】350128LY0266

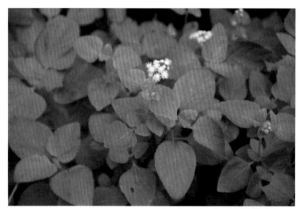

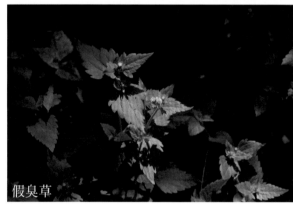

假臭草

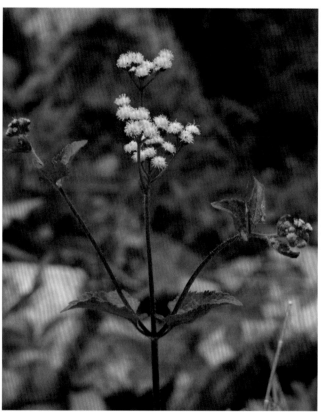

【形态特征】一年生草本，高50~100cm。叶卵形或椭圆形或长圆形，自中部叶向上向下及腋生小枝上的叶渐小或小。头状花序4~18个在茎顶排成通常紧密的伞房状花序，少有排成松散伞房花序式的；总苞钟状或半球形；总苞片2层，长圆形或披针状长圆形；花冠外面无毛或顶端有尘状微柔毛，檐部5裂，淡紫色。瘦果黑褐色，5棱，有白色稀疏细柔毛。冠毛膜片5或6个，顶端急狭或渐狭成长或短芒状。花、果期全年。

【生境分布】生于林下、林缘、草地、田边、荒地上等。全区各地分布。

【传统用药】全草入药（胜红蓟）。夏、秋二季采收，除去根部，鲜用或切段晒干。辛、微苦，凉；清热解毒，止血，止痛；用于感冒，咽喉肿痛，口舌生疮，咯血，衄血，崩漏，脘腹疼痛，风湿痹痛，跌打损伤，外伤出血，痈肿疮毒，湿疮瘙痒。

【附　　注】中国外来入侵植物，入侵等级1级。

艾 【地方别名】艾草、山艾、五月艾。

Artemisia argyi Lévl. et Van.　　　　　　　　　【凭证标本】350128LY0306

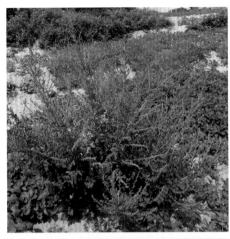

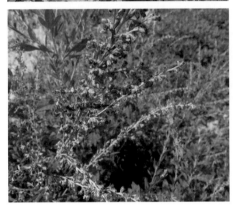

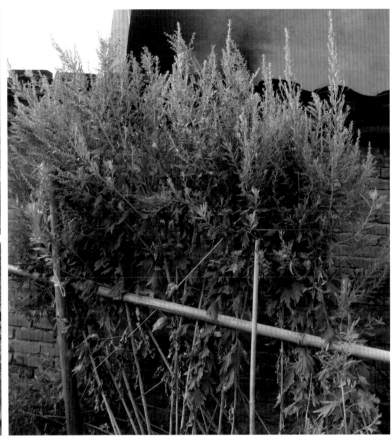

【形态特征】多年生草本或略呈半灌木状,植株有浓烈香气。叶厚纸质,羽状半裂、浅裂或3深裂或3浅裂,或不分裂,而为椭圆形、长椭圆状披针形、披针形或线状披针形,上面被灰白色短柔毛,下面密被灰白色蛛丝状密绒毛。头状花序椭圆形,每数枚至10余枚在分枝上排成小型的穗状花序或复穗状花序,并在茎上通常再组成狭窄的圆锥花序;雌花6~10朵,花冠狭管状,檐部具2裂齿;两性花8~12朵,花冠管状或高脚杯状,花柱与花冠近等长或略长于花冠,先端2叉。瘦果长卵形或长圆形。花、果期7~10月。

【生境分布】栽培。分布于白青乡等地。

【传统用药】叶入药(艾叶)。夏季花未开时采摘,除去杂质,晒干。辛、苦,温;有小毒;温经止血,散寒止痛,外用祛湿止痒;用于吐血,衄血,崩漏,月经过多,胎漏下血,少腹冷痛,经寒不调,宫冷不孕,外用于皮肤瘙痒;醋艾炭温经止血,用于虚寒性出血。果实入药(艾实)。9~10月,果实成熟后采收。苦、辛,温;益肾壮阳;用于肾虚腰酸,阳虚内寒。

茵陈蒿 【地方别名】绵茵陈、山茵陈、蚊仔艾。

Artemisia capillaris Thunb. 　　　　　　　　　　【凭证标本】350128LY0268

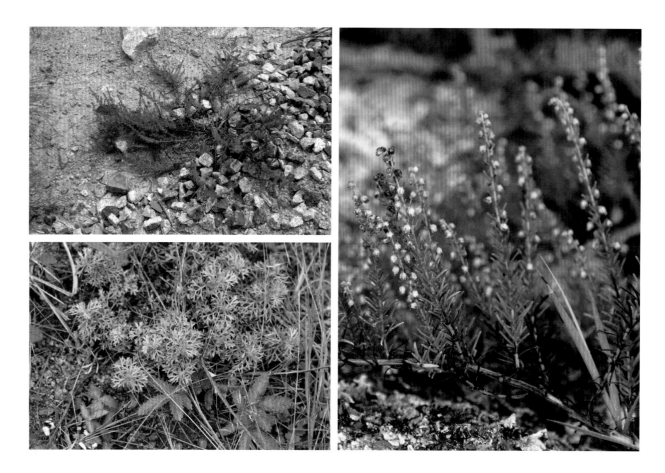

【形态特征】亚灌木状草本，植株有浓香。茎、枝初密被灰白色或灰黄色绢质柔毛，枝端有密集叶丛。基生叶常呈莲座状，基生叶、茎下部叶与营养枝叶两面均被棕黄色或灰黄色绢质柔毛；下部叶与中部叶卵圆形或卵状椭圆形，二回羽状全裂，小裂片线形或线状披针形，细直；上部叶与苞片叶羽状 5 全裂或 3 全裂。头状花序卵圆形，在分枝的上端或小枝端偏向外侧生长，排成复总状花序，在茎上端组成大型、开展圆锥花序；总苞片淡黄色，无毛；雌花 6~10；两性花 3~7。瘦果长圆形或长卵圆形。花、果期 7~10 月。

【生境分布】生于山坡路旁草丛、空旷地、海边砂地等。全区各地分布。

【传统用药】地上部分入药（茵陈）。春季幼苗高 6~10cm 时采收或秋季花蕾长成至花初开时采割，除去杂质和老茎，晒干；春季采收的习称"绵茵陈"，秋季采割的称"花茵陈"。苦、辛，微寒；清利湿热，利胆退黄；用于黄疸，湿温暑湿，湿疮瘙痒。

微糙三脉紫菀　【地方别名】野白菊、山白菊。

Aster ageratoides Turcz. var. *scaberulus* (Miq.) Ling.　【凭证标本】350128LY0269

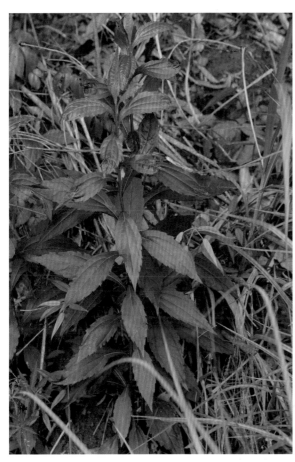 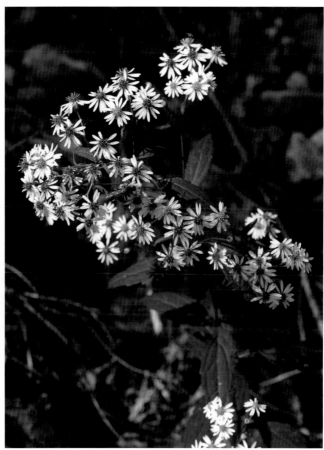

【形态特征】多年生草本。根状茎粗壮；茎直立，高40~100cm，有棱及沟，被柔毛或粗毛；上部有时屈折，有上升或开展的分枝。叶常卵圆形或卵圆披针形，6~9对浅锯齿，下部渐狭或急狭成具狭翅或无翅的短柄，质较厚，上面密被微糙毛，下面密被短柔毛，有显明的腺点，沿脉常有长柔毛；离基三出脉，网脉明显。头状花序组成伞房或圆锥伞房状；总苞倒锥状或半球状；总苞片3层；舌状花约10余个，舌片白色或带红色；管状花黄色；冠毛浅红褐色或污白色。瘦果倒卵状长圆形，灰褐色，有边肋，一面常有肋，被短粗毛。花、果期7~12月。

【生境分布】生于林缘、路旁灌丛等。全区各地分布。

【传统用药】全草或根入药（山白菊）。夏、秋二季采收，洗净，鲜用或扎把晾干。苦、辛，凉；清热解毒，祛痰镇咳，凉血止血；用于感冒，乳蛾，肺咳，胁痛，泄泻，痢疾，热淋，血热吐衄，痈肿疔毒，蛇虫咬伤。

钻叶紫菀　　【地方别名】白菊花、土柴胡。

Symphyotrichum subulatum (Michx.) G. L. Nesom　　【凭证标本】350128LY0270

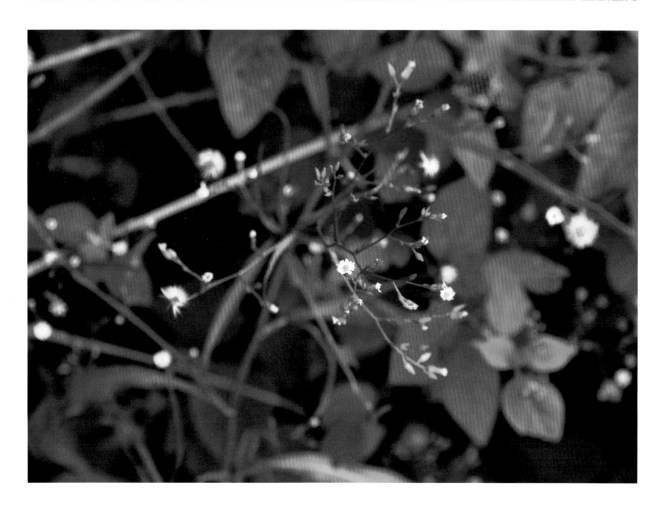

【形态特征】多一年生草本，高 16~150cm。茎直立，有时带紫色。基生叶花期枯萎；茎生叶披针形到
　　　　　　线状披针形，具细锯齿到全缘。头状花序多数呈圆锥状；总苞圆柱状；舌状小花多数，紫
　　　　　　蓝色；管状小花黄色。瘦果披针形，冠毛白色。花、果期 8~10 月。

【生境分布】生于路旁草丛、丘陵山坡等。全区各地分布。

【传统用药】全草入药（瑞连草）。秋季采收，切段，鲜用或晒干。苦、酸，凉；清热，解毒；用于痈
　　　　　　肿，湿疮。

【附　　注】中国外来入侵植物，入侵等级 1 级。

鬼针草 　【地方别名】盲肠草、粘身草、一包针。

Bidens pilosa L. 　【凭证标本】350128LY0271、350128LY0378

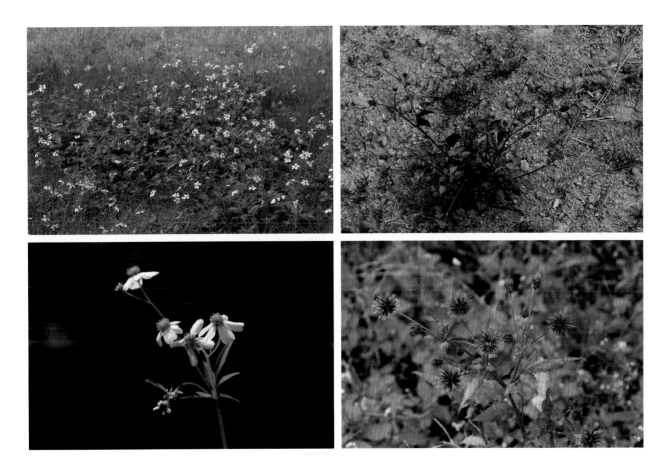

【形态特征】一年生草本。茎下部叶 3 裂或不裂，花前枯萎；中部为三出羽状复叶；上部叶 3 裂或不裂，线状披针形。头状花序直径 8~9mm，花序梗长 1~6cm；外层总苞片 7~8，线状匙形，草质，背面无毛或边缘有疏柔毛；无舌状花，盘花黄色，筒状，冠檐 5 齿裂。瘦果熟时黑色，线形，具棱，上部具稀疏瘤突及刚毛，顶端芒刺 3~4，具倒刺毛。

【生境分布】生于村旁、路边、荒地等。全区各地分布。

【传统用药】全草入药（鬼针草）。夏、秋二季开花盛期，收割地上部分，拣去杂草，鲜用或晒干。苦，微寒；清热解毒，祛风除湿，活血消肿；用于咽喉肿痛，泄泻，痢疾，黄疸，肠痈，疔疮肿毒，毒虫咬伤，风湿痹痛，跌打损伤。

【附　注】①平潭全区多见外来入侵物种白花鬼针草 *Bidens pilosa* L. var. *radiata* Sch.-Bip.，具白色舌状花，现并入本种。②中国外来入侵植物，入侵等级 1 级。

七里明 【地方别名】狗咬癀、山冬枫、臭草。

Blumea clarkei Hook. f.

【凭证标本】350128LY0272

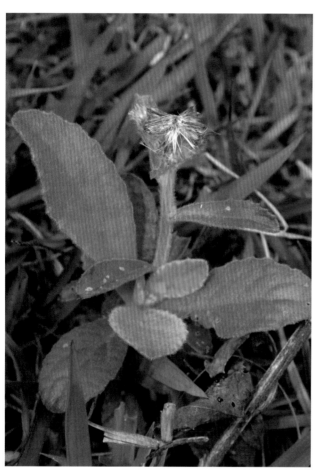

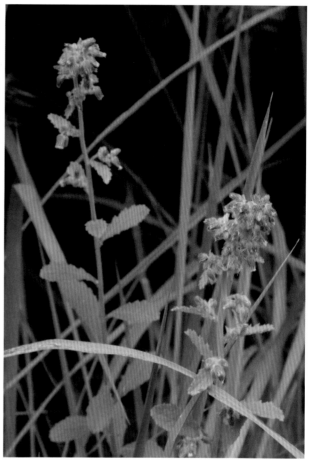

【形态特征】多年生草本。茎直立或少有攀缘状，高 0.6~1.5m。叶片长圆形或长圆状披针形，边缘有规则的疏锯齿或具细尖的牙齿。头状花序多数，通常 3~5 个簇生，排列成顶生紧密的狭圆锥花序；总苞卵状圆柱形，4 层；花托稍凸，蜂窝状，被疏柔毛；花黄色；雌花多数，花冠细管状，檐部 3~5 齿裂；两性花花冠管状，约与雌花等长，檐部 5 浅裂。瘦果圆柱形，有 10 条棱；冠毛白色，糙毛状，易脱落。花期 10 月至翌年 4 月。

【生境分布】生于路边草地等。分布于北厝镇等地。

【传统用药】全草或根入药（七里明）。夏、秋二季采收，鲜用或切段晒干。苦、微辛，凉；清热解毒；用于咽喉肿痛，胃火牙痛，湿热泄泻，瘰疬痰核，毒蛇咬伤。

东风草

Blumea megacephala (Randeria) Chang et Tseng

【凭证标本】350128LY0279

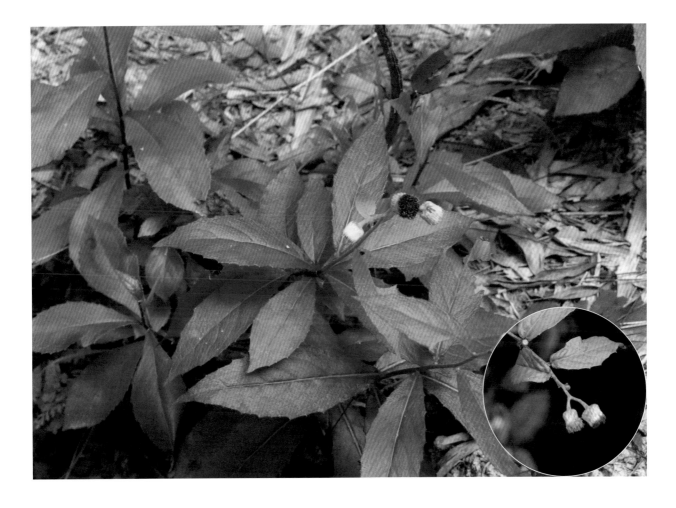

【形态特征】攀缘状草质藤本。茎圆柱形，多分枝，长 1~3m 或更长。下部叶和中部叶卵形或长椭圆形；小枝上部的叶较小，椭圆形或卵状长圆形。头状花序疏散，通常 1~7 个在腋生小枝顶端排列成总状或近伞房状花序，再排成大型具叶的圆锥花序；总苞半球形，与花盘几等长；总苞片 5~6 层，卵形，内层长于最外层的 3 倍；花黄色，雌花多数，檐部 2~4 齿裂；两性花花冠管状，被白色多细胞节毛，上部稍扩大，檐部 5 齿裂，裂片三角形，顶端钝。瘦果圆柱形，有 10 条棱；冠毛白色，糙毛状。花期 8~12 月。

【生境分布】生于林缘、灌丛、山坡、丘陵阳处等。全区各地分布。

【传统用药】全草入药（东风草）。夏、秋二季采收，鲜用或切段晒干。苦、微辛，凉；清热明目，祛风止痒，解毒消肿；用于目赤肿痛，翳膜遮睛，风疹，疥疮，皮肤瘙痒，痈肿疮疖，跌打红肿。

烟管头草 【地方别名】杓儿菜、烟袋草。

Carpesium cernuum L. 【凭证标本】350128LY0274

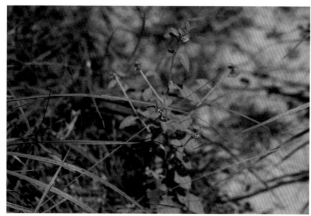

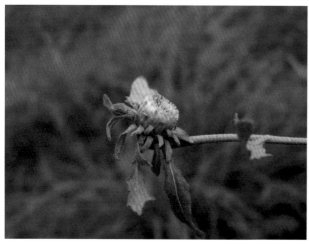

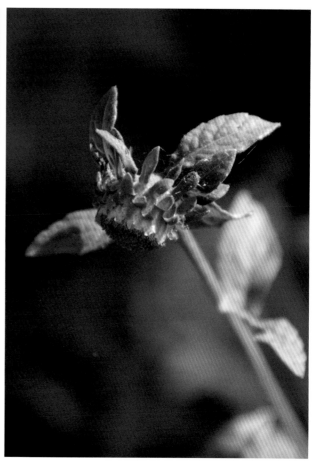

【形态特征】多年生草本。茎高 50~100cm。基生叶于开花前凋萎，稀宿存，茎下部叶较大，叶片长椭圆形或匙状长椭圆形，中部叶椭圆形至长椭圆形，近全缘。头状花序单生于茎端及枝端，开花时下垂；苞叶多枚，大小不等，其中 2~3 枚较大，椭圆状披针形；苞片 4 层，外层苞片叶状，披针形，与内层苞片等长或稍长；雌花狭筒状，中部较宽，两端稍收缩；两性花筒状，向上增宽，冠檐 5 齿裂。

【生境分布】生于路边荒地、山坡、沟边等。分布于白青乡等地。

【传统用药】全草入药（杓儿菜）。秋季初开花时采收，鲜用或切段晒干。苦、辛，寒；清热解毒，消肿止痛；用于感冒，高热惊风，咽喉肿痛，疟腮，牙痛，热淋，瘰疬，疮疡疔肿，乳痈。根入药（挖耳草根）。秋季采收，切片，晒干。苦，凉；清热解毒；用于痢疾，牙痛，乳蛾，阴挺，脱肛。

沙苦荬菜　　【地方别名】匍匐苦荬菜。

Chorisis repens (L.) DC.　　　　　　　　　【凭证标本】350128LY0380

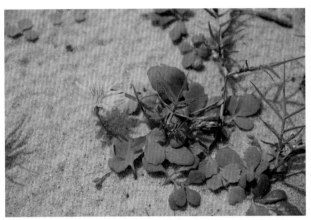
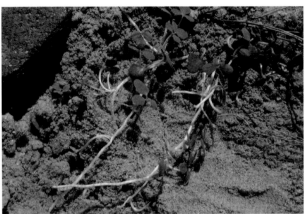

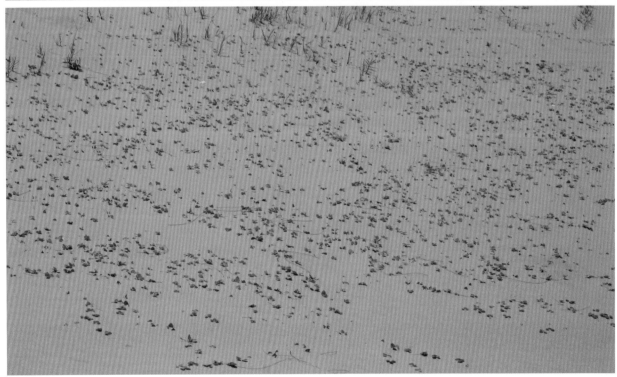

【形态特征】多年生匍匐草本。茎具多数茎节，茎节处向下生出多数不定根，向上生出具长叶柄的叶。
叶片一至二回掌状 3~5 浅裂、深裂或全裂，边缘浅波状或仅一侧有 1 大的钝齿或椭圆状大
钝齿。头状花序单生于叶腋，有长花序梗或头状花序 2~5 枚排成腋生的疏松伞房花序；总
苞片 2~3 层；舌状小花 12~60 枚，黄色。瘦果圆柱状，褐色，稍压扁，有 10 条高起的钝肋，
顶端渐窄成 2mm 的粗喙。花、果期 5~10 月。

【生境分布】生于海滩沙地。分布于澳前镇、流水镇等地。

【传统用药】全草入药（匍匐苦荬菜）。春、夏二季采收，洗净沙子，鲜用或晒干。清热解毒，活血排脓。

【附　　注】本种现接受拉丁名为 *Ixeris repens* (L.) A. Gray。

野 菊   【地方别名】野菊花、野黄菊、土菊花。

Dendranthema indicum (L.) Des Moul.   【凭证标本】350128LY0278

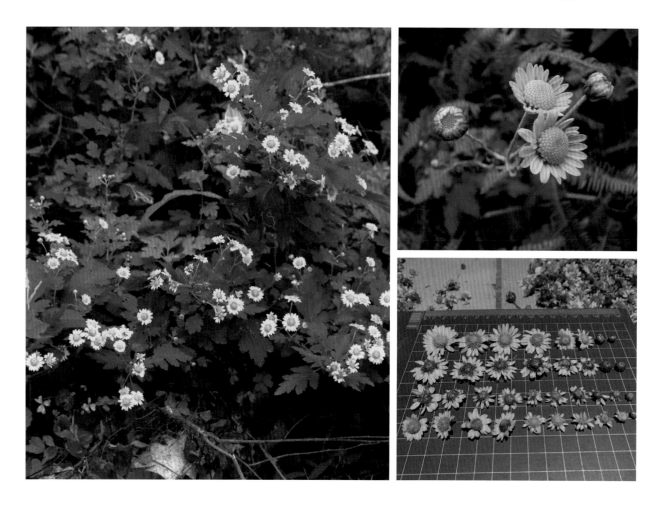

【形态特征】多年生草本，高 0.25~1m。茎直立或铺散。基生叶和下部叶花期脱落，中部茎叶卵形、长卵形或椭圆状卵形，羽状半裂、浅裂或分裂不明显而边缘有浅锯齿。头状花序多数在茎枝顶端排成疏松的伞房圆锥花序或少数在茎顶排成伞房花序；总苞片约 5 层，外层卵形或卵状三角形，中层卵形，内层长椭圆形；全部苞片边缘白色或褐色宽膜质，顶端钝或圆；舌状花黄色，顶端全缘或 2~3 齿。花期 6~11 月。

【生境分布】生于山坡草地、灌丛、滨海盐渍地、田边、路旁等。全区各地分布。

【传统用药】头状花序入药（野菊花）。秋、冬二季花初开放时采摘，晒干或蒸后晒干。苦、辛，微寒；清热解毒，泻火平肝；用于疔疮痈肿，目赤肿痛，头痛眩晕。根或全草入药（野菊）。夏秋间采收，鲜用或晒干。苦、辛，寒；用于感冒，肺咳，胁痛，眩晕，痢疾，痈肿，疔疮，目赤肿痛，湿疮。

【附   注】本种现接受拉丁名为 *Chrysanthemum indicum* L.。

蓟 【地方别名】六月雪、六月霜、鸡母刺、猪母刺。

Cirsium japonicum Fisch. ex DC. 【凭证标本】350128LY0403

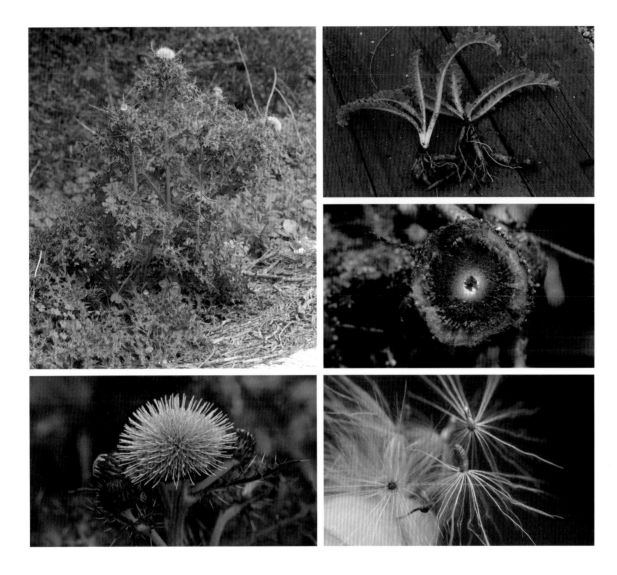

【形态特征】多年生草本。叶卵形至长椭圆形，基部向上的茎生叶渐小，羽状深裂或几全裂，基部渐窄
　　　　　　成翼柄，边缘有针刺及刺齿，侧裂片卵状披针形至三角状披针形，有小锯齿或二回状分裂。
　　　　　　头状花序直立，顶生；总苞钟状，约6层，覆瓦状排列，向内层渐长；小花红色或紫色。
　　　　　　瘦果扁，偏斜楔状倒披针状；冠毛浅褐色。花、果期4~11月。

【生境分布】生于山坡林中、林缘、灌丛、草地、荒地、田间、路旁等。全区各地分布。

【传统用药】地上部分入药（大蓟）。夏、秋二季花开时采割地上部分，除去杂质，晒干。甘、苦，凉；
　　　　　　凉血止血，散瘀解毒消痈；用于衄血，吐血，尿血，便血，崩漏，外伤出血，痈肿疮毒。
　　　　　　地上部分炮制品入药（大蓟炭）。苦、涩，凉；凉血止血；用于衄血，吐血，尿血，便血，
　　　　　　崩漏，外伤出血。根入药（大蓟根）。秋季采挖根，除去泥土、残茎，洗净，晒干。甘、
　　　　　　微苦，凉；凉血止血，行瘀消肿；用于吐血，衄血，咯血，便血，尿血，妇女崩漏，外伤
　　　　　　出血，疮疡肿痛，瘰疬，湿疹，肝炎，肾炎。

小蓬草 【地方别名】野塘蒿、野地黄菊。

Conyza canadensis (L.) Cronq.

【凭证标本】350128LY0275

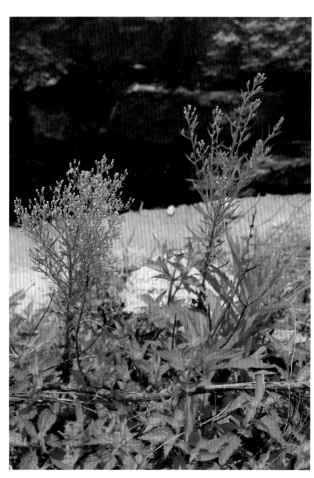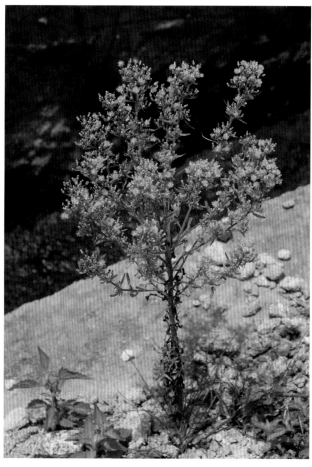

【形态特征】一年生草本，根纺锤状，具纤维状根。茎直立，高 50~100cm 或更高，圆柱状，具棱，有条纹，被疏长硬毛。叶密集，基部叶花期常枯萎，下部叶倒披针形，长 6~10cm，宽 1~1.5cm；中部叶和上部叶较小，线状披针形或线形。头状花序多数，直径 3~4mm，排成顶生多分枝的大圆锥花序；总苞近圆柱形，2~3 层，淡绿色；雌花多数，舌状，白色；两性花淡黄色，花冠管状。瘦果线状披针形，长 1.2~1.5mm，稍压扁，被贴微毛；冠毛污白色，1 层，糙毛状。花期 5~9 月。

【生境分布】生于荒地、田边、路旁等。全区各地分布。

【传统用药】全草入药（野塘蒿）。夏、秋二季采收，鲜用或切段晒干。苦，凉；清热解毒，除湿止痛，止血；用于感冒，痢疾，风湿痹痛，疮疡脓肿，外伤出血。

【附　　注】①本种现接受拉丁名为 *Erigeron canadensis* L.。②中国外来入侵植物，入侵等级 1 级。

野茼蒿 【地方别名】革命菜。

Crassocephalum crepidioides (Benth.) S. Moore 　【凭证标本】350128LY0276

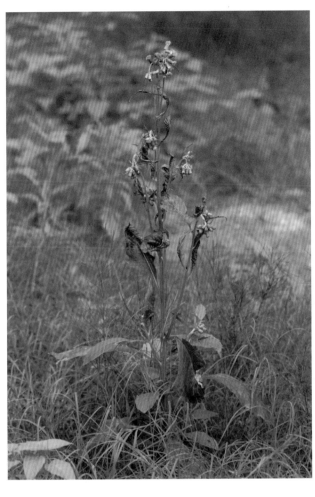

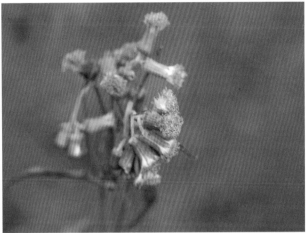

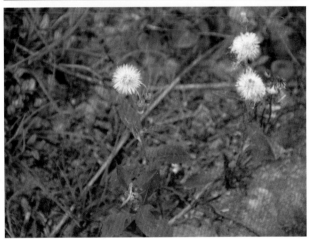

【形态特征】直立草本，高 20~120cm。茎有纵条棱，无毛。叶膜质，椭圆形或长圆状椭圆形，边缘有不规则锯齿或重锯齿。头状花序数个在茎端排成伞房状；总苞钟状，基部截形，有数枚不等长的线形小苞片；总苞片 1 层，线状披针形，具狭膜质边缘，顶端有簇状毛；小花全部管状，两性；花冠红褐色或橙红色，檐部 5 齿裂；花柱基部呈小球状，被乳头状毛。瘦果狭圆柱形，赤红色，有肋，被毛；冠毛极多数，白色，绢毛状，易脱落。花期 7~12 月。

【生境分布】生于山坡路旁、水边、灌丛中等。全区各地分布。

【传统用药】全草入药（野木耳菜）。夏季采收，鲜用或晒干。微苦、辛，平；清热解毒，调和脾胃；用于感冒，泄泻，痢疾，口疮，乳痈，伤食。

【附　　注】中国外来入侵植物，入侵等级 2 级。

台湾假还阳参

Crepidiastrum taiwanianum Nakai

【凭证标本】350128LY0277

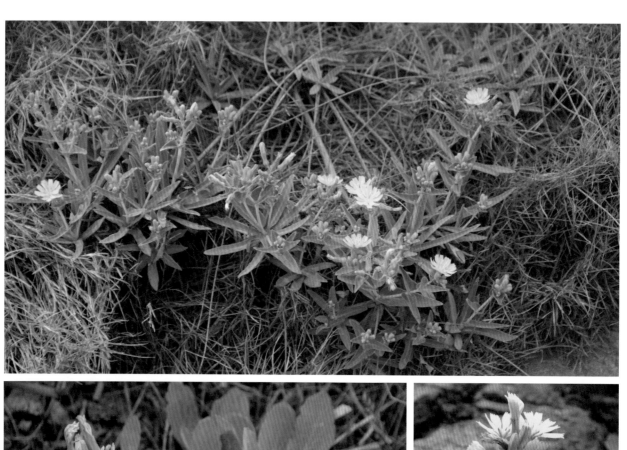

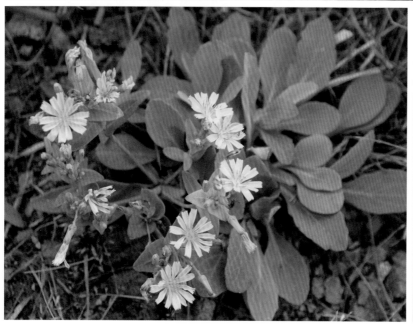

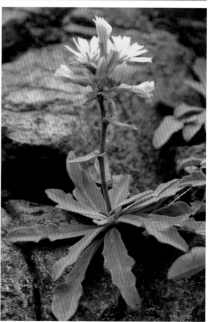

【形态特征】根粗长。根状茎有褐色长柔毛。基生叶莲座状,匙状长圆形,基部渐狭成柄,边缘有圆锯
　　　　　　齿。头状花序呈伞房花序状排列;总苞片2层;舌状花黄色。瘦果有10条纵肋;冠毛褐色。

【生境分布】生于丘陵砂质土空旷地、路旁等。分布于敖东镇、流水镇、南海乡、苏澳镇等地。

【传统用药】根入药(还阳参)。祛风除湿,清热消肿。

华东蓝刺头 【地方别名】和尚头、鬼油麻、状元花。

Echinops grijsii Hance 【凭证标本】350128LY0280

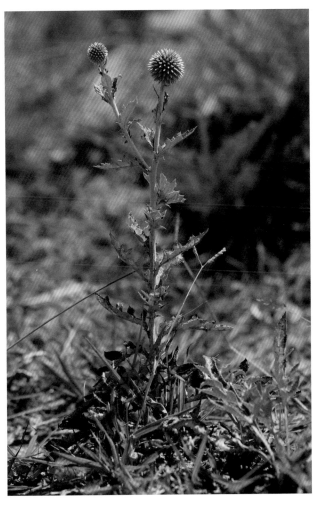

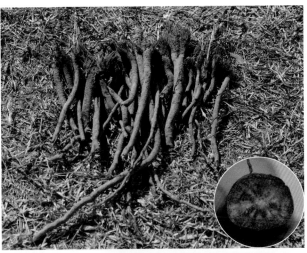

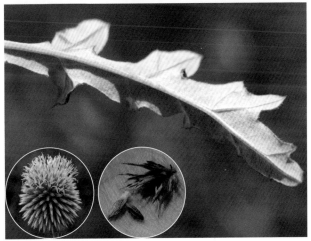

【形态特征】多年生草本。茎单生，上部有花序分枝，基部有棕褐色残存的撕裂状叶柄，茎枝灰白色，被密厚的蛛丝状绵毛。叶羽状深裂，侧裂片4~5（7）对，边缘有细密刺状缘毛；叶两面异色，上面绿色，下面灰白色，被密厚的蛛丝状绵毛。复头状花序单生于枝端或茎顶；小花蓝色或浅蓝白色，长1cm；花冠5深裂，花冠管外面有腺点。瘦果倒圆锥状，长1cm，被密厚的顺向贴伏的棕黄色长直毛。花、果期7~10月。

【生境分布】生于丘陵山坡草地等。分布于白青乡、北厝镇、苏澳镇等地。

【传统用药】根入药（禹州漏芦）。春、秋二季采挖，除去须根和泥沙，晒干。苦，寒；清热解毒，消痈，下乳，舒筋通脉；用于乳痈，痈疽发背，疮毒，乳汁不通，湿痹拘挛。

【地方用药】果序入药（和尚头）。夏、秋二季果熟时采收，晒干，适量煎汤，代茶饮。清热解暑；用于中暑。

【附　　注】中国特有种。

鳢　肠 【地方别名】墨汁草、白田乌草、节节乌、墨草。

Eclipta prostrata (L.) L.　　　　　　【凭证标本】350128LY0281

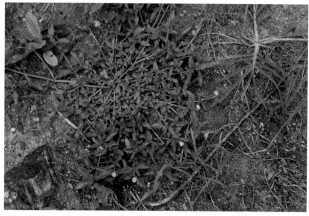

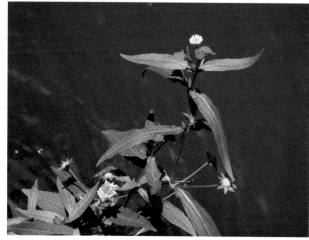

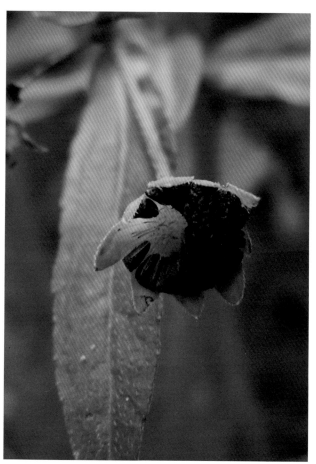

【形态特征】一年生草本。茎基部分枝，被贴生糙毛。叶长圆状披针形或披针形，边缘有细锯齿或波状，两面密被糙毛，无柄或柄极短。头状花序直径 6~8mm；总苞球状钟形；总苞片绿色，草质，5~6 枚排成 2 层，长圆形或长圆状披针形，背面及边缘被白色伏毛；外围雌花 2 层，舌状，舌片先端 2 浅裂或全缘；中央两性花多数，花冠管状，白色。瘦果暗褐色，雌花瘦果三棱形，两性花瘦果扁四棱形，边缘具白色肋，有小瘤突，无毛。花、果期几全年。

【生境分布】生于田边、路旁等。全区各地分布。

【传统用药】地上部分入药（墨旱莲）。花开时采割，晒干。甘、酸，寒；滋补肝肾，凉血止血；用于肝肾阴虚，牙齿松动，须发早白，眩晕耳鸣，腰膝酸软，阴虚血热吐血、衄血、尿血，血痢，崩漏，外伤出血。

【附　　注】中国外来入侵植物，入侵等级 4 级。

地胆草 【地方别名】牛托鼻、地枇杷、披地挂、丁伽夫。

Elephantopus scaber L. 【凭证标本】350128LY0282

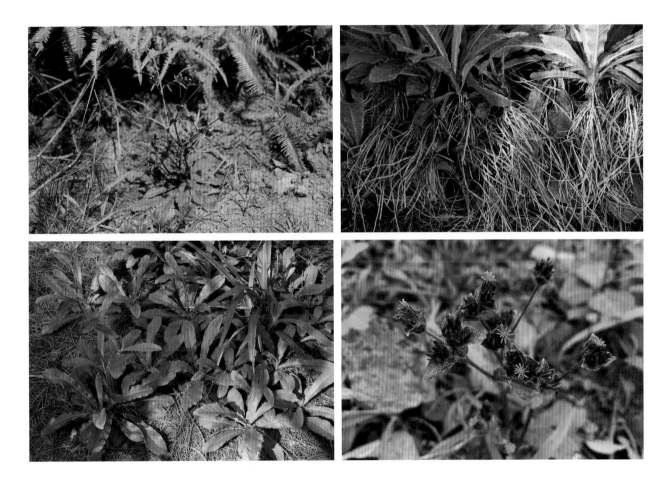

【形态特征】根状茎平卧或斜升，具多数纤维状根；茎直立，高 20~60cm。基部叶花期生存，莲座状，匙形或倒披针状匙形，边缘具圆齿状锯齿；茎生叶向上渐小。头状花序多数，在茎或枝端束生的团球状的复头状花序，基部被 3 个叶状苞片所包围；苞片绿色，宽卵形或长圆状卵形；总苞片绿色或上端紫红色，长圆状披针形，被短糙毛和腺点；花 4 个，淡紫色或粉红色。瘦果长圆状线形，顶端截形，基部缩小，具棱，被短柔毛。花期 7~11 月。

【生境分布】生于开旷山坡、路旁、林缘等。全区各地分布。

【传统用药】全草入药（苦地胆）。夏末采收，洗净，晒干。苦、辛、寒；清热，凉血，解毒，利湿；用于感冒，百日咳，乳蛾，喉痹喉喑，暴风客热，黄疸，水肿，月经不调，带下病，疮疡，湿疮，毒虫咬伤。寒证者勿用。根入药（苦地胆根）。全年均可采收，鲜用或晒干。苦，寒；清热，解毒；用于暑热，头痛，牙痛，水肿，痢疾，泄泻，乳痈，月经不调，带下病，痈肿。

一点红 　【地方别名】地下红、兔草、红背子草。

Emilia sonchifolia (L.) DC. 　　　　　　　【凭证标本】350128LY0283

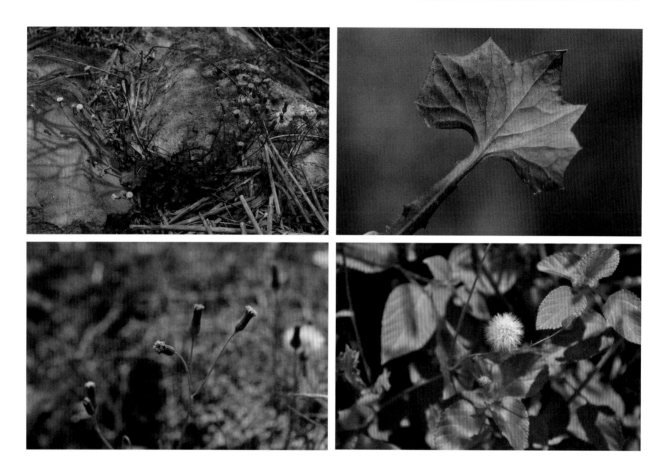

【形态特征】一年生草本。根垂直。茎直立或斜升，高 25~40cm。叶大头羽状分裂，顶生裂片大，侧生裂片通常 1 对，长圆形或长圆状披针形。头状花序在枝端排列成疏伞房状；花序梗细，无苞片；总苞圆柱形，基部无小苞片；总苞片 1 层，8~9，长圆状线形或线形，黄绿色，约与小花等长，顶端渐尖，边缘窄膜质，背面无毛；小花粉红色或紫色，管部细长，檐部渐扩大。瘦果圆柱形，具 5 棱，肋间被微毛；冠毛丰富，白色，细软。花、果期 7~10 月。

【生境分布】生于山坡荒地、田埂、路旁等。全区各地分布。

【传统用药】全草入药（羊蹄草）。全年可采收，洗净，晒干。苦，凉；清热解毒，散瘀消肿；用于咳嗽，口疮，乳痈，胁痛，痢疾，热淋，疮疖痈肿，湿疮，跌打损伤。孕妇慎用。

球 菊 【地方别名】鹅不食草。

Epaltes australis Less.

【凭证标本】350128LY0379

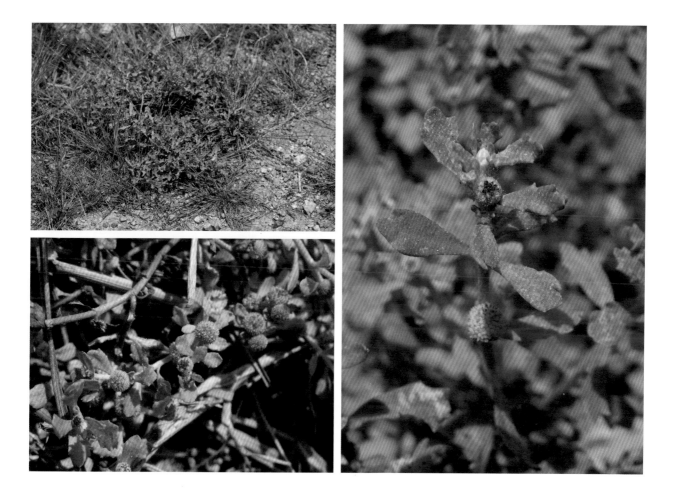

【形态特征】一年生草本。茎枝铺散或匍匐状，基部多分枝，有细沟纹。叶厚，倒卵形或倒卵状长圆形，边缘有不规则的粗锯齿。头状花序多数，扁球形，侧生，单生或双生；总苞片4层，绿色，干膜质；雌花多数，长约1mm，檐部3齿裂，有疏腺点；两性花约20朵，长约2mm，花冠圆筒形，檐部4裂，裂片三角形，顶端略钝，有腺点，雄蕊4个。瘦果近圆柱形，有10条棱，长约1mm，有疣状突起，顶端截形，基部常收缩，且被疏短柔毛；无冠毛。花期3~6月，果期9~11月。

【生境分布】生于旷野沙地、旱田中等。分布于大练乡等地。

【传统用药】全草入药（老鼠脚迹）。夏、秋二季采收，洗净，鲜用。辛，温；祛瘀止痛；用于跌打损伤，目赤肿痛。

【附　注】本种现接受中文名为鹅不食草。

白头婆 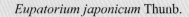【地方别名】泽兰。

Eupatorium japonicum Thunb. 【凭证标本】350128LY0285

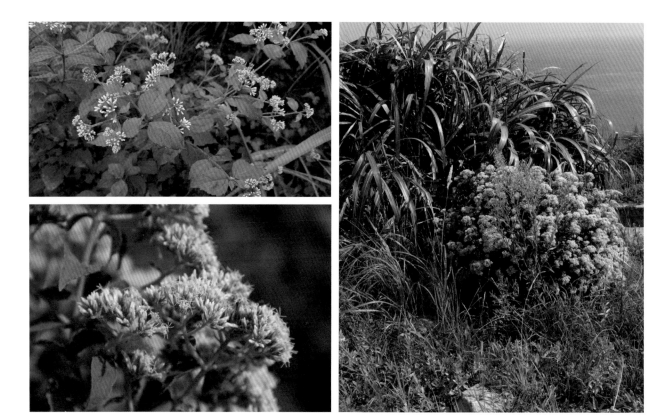

【形态特征】多年生草本，高50~200cm。叶对生，中部茎叶椭圆形或长椭圆形或卵状长椭圆形或披针形，被皱波状长或短柔毛及黄色腺点，下面沿脉及叶柄上的毛较密，边缘有粗或重粗锯齿。头状花序在茎顶或枝端排成紧密的伞房花序；总苞钟状，含5个小花；总苞片覆瓦状排列，3层，外层极短，披针形，中层及内层苞片渐长，全部苞片绿色或带紫红色，顶端钝或圆形；花白色或带红紫色或粉红色，外面有较稠密的黄色腺点。瘦果淡黑褐色，椭圆状。花、果期6~11月。

【生境分布】生于山坡草地、密疏林下、灌丛中、水湿地、河岸水旁等。分布于芦洋乡等地。

【传统用药】全草入药（白头婆）。夏、秋二季采收，洗净，鲜用或晒干。辛、苦，平；祛暑发表，化湿和中，理气活血，解毒；用于夏伤暑湿，发热头痛，胸闷腹胀，伤食，胃脘痛，感冒，咳嗽，喉痹喉暗，乳蛾，月经不调，跌打损伤，痈肿，毒蛇咬伤。

大吴风草 【地方别名】独角莲、活血莲。

Farfugium japonicum (L. f.) Kitam. 【凭证标本】350128LY0286

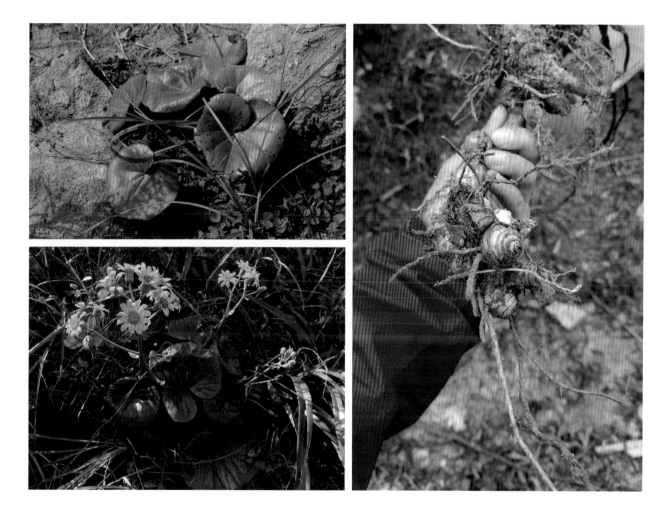

【形态特征】多年生草本。花葶高达 70cm。叶全部基生，莲座状，叶片肾形，先端圆形，全缘或有小齿至掌状浅裂，基部弯缺宽，长为叶片的 1/3，叶质厚，近革质；茎生叶 1~3，苞叶状。头状花序排成伞房状花序；总苞钟形或宽陀螺形，长 12~15mm，2 层；舌状花 8~12，黄色，舌片长圆形或匙状长圆形，先端圆形或急尖；管状花多数，冠毛白色与花冠等长。瘦果圆柱形，有纵肋，被成行的短毛。花、果期 8 月至翌年 3 月。

【生境分布】生于林下、草丛等。分布于流水镇、中楼乡等地。

【传统用药】全草入药（莲蓬草）。夏、秋二季采收，鲜用或晒干。辛、甘、微苦；清热解毒，凉血止血，消肿散结；用于感冒，咽喉肿痛，咳嗽咯血，便血，尿血，月经不调，乳痈。

【地方用药】根茎入药（独角莲）。四季采收，晒干，炖瘦肉。用于肿瘤相关现代治疗。

牛膝菊 【地方别名】辣子草、向阳花。

Galinsoga parviflora Cav.

【凭证标本】350128LY0288

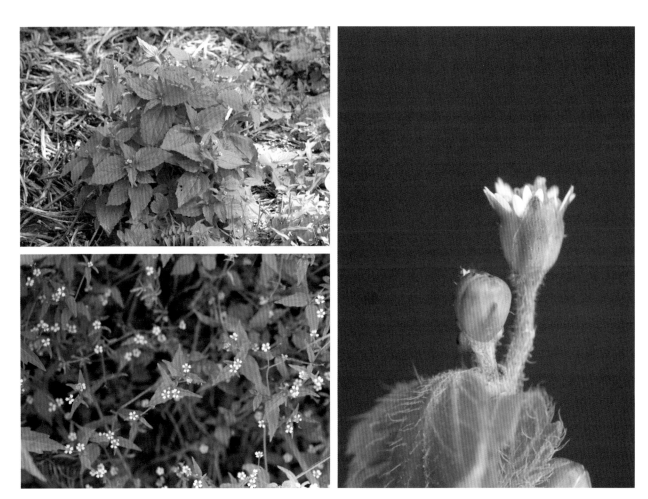

【形态特征】一年生草本，高 10~80cm。叶对生，卵形或长椭圆状卵形，被白色稀疏贴伏的短柔毛，沿脉和叶柄上的毛较密，边缘浅或钝锯齿或波状浅锯齿。头状花序半球形，有长花梗，多数在茎枝顶端排成疏松的伞房花序；总苞半球形或宽钟状，1~2 层；舌状花 4~5 个，舌片白色，顶端 3 齿裂；管状花花冠黄色，下部被稠密的白色短柔毛。瘦果 3 棱或中央的瘦果 4~5 棱，黑色或黑褐色。花、果期 7~10 月。

【生境分布】生于林下、荒野、田间、市郊路旁等。全区各地分布。

【传统用药】全草入药（辣子草）。夏、秋二季采收，洗净，鲜用或晒干。淡，平；清热解毒，止咳平喘，止血；用于乳蛾、喉痛，黄疸，咳喘，肺痨，疔疮，外伤出血。花入药（向阳花）。秋季采摘，晒干。微苦、涩，平；清肝明目；用于雀目，视力模糊。

【附　　注】中国外来入侵植物，入侵等级 2 级。

鹿角草　【地方别名】金葫芦、小叶鬼针草、香茹。

Glossogyne tenuifolia Cass.

【凭证标本】350128LY0382

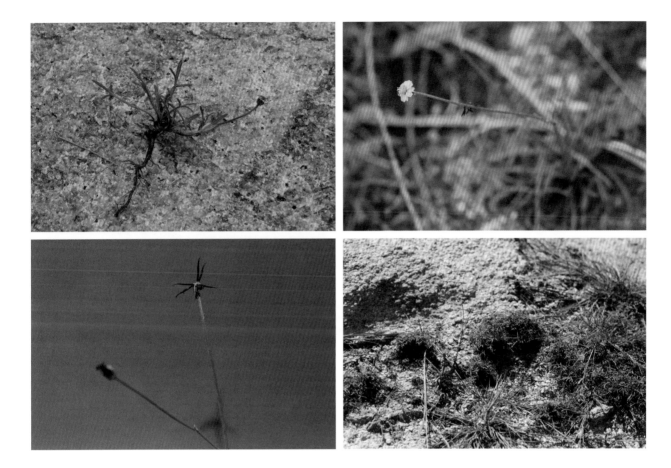

【形态特征】多年生草本，具纺锤状根。茎自基部分枝，小枝平展或斜升。基生叶密集，花后生存，羽状深裂，裂片线形；茎中部叶稀少，羽状深裂；上部叶细小，线形。头状花序单生于枝端，直径 6~8mm，有 1 枚线状长圆形苞叶；舌状花花冠黄色，舌片开展，顶端有 3 个宽齿；管状花花冠上端 4 齿裂；花药基部钝；花柱分枝具被微硬毛的长附器。瘦果黑色，无毛，扁平，线形，具多数条纹，上端有 2 个长 1.5~2mm 的被倒刺毛的芒刺。花期 6~7 月，果期 8~9 月。

【生境分布】生于海滨砂地、海边岩石缝中等。分布于平原镇等地。

【传统用药】全草入药（鹿角草）。夏、秋二季采收，鲜用或晒干。微苦、微辛，凉；清热利湿，解毒消肿，活血止血；用于痢疾，泄泻，水肿，咳嗽，哮喘，乳蛾，咳血，尿血，痈疡肿毒，蛇串疮，跌打肿痛，外伤出血。

【附　注】本种现接受拉丁名为 *Glossocardia bidens* (Retzius) Veldkamp。

鼠麴草 　【地方别名】清明草、鼠耳草、黄花白艾。

Gnaphalium affine D. Don 　　　　　　　　　【凭证标本】350128LY0437

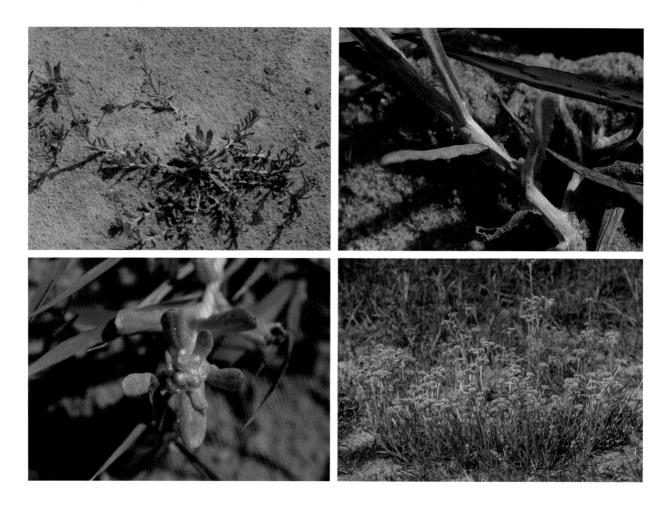

【形态特征】一年生草本。茎直立或基部发出的枝下部斜升，高10~40cm或更高，具沟纹，被白色厚棉毛。叶无柄，匙状倒披针形或倒卵状匙形，长5~7cm，宽11~14mm，基部渐狭，稍下延，两面被白色棉毛。头状花序直径2~3mm，近无柄，在枝顶密集成伞房花序；花黄色至淡黄色；总苞钟形，2~3层，金黄色或柠檬黄色，膜质，具光泽，背面基部被棉毛。瘦果倒卵形或倒卵状圆柱形，具乳头状突起；冠毛粗糙，污白色，基部联合成2束。花期1~4月，果期8~11月。

【生境分布】生于草地、路边等。全区各地分布。

【传统用药】全草入药（鼠曲草）。春季开花时采收，去净杂质，晒干；鲜品随采随用。甘、微酸，平；化痰止咳，祛风除湿，解毒；用于咳喘痰多，风湿痹痛，泄泻，水肿，带下病，痈肿疔疮，肾囊风，瘾疹，眩晕。

细叶鼠麴草 【地方别名】天背地白、叶下白、小叶鼠麴草。

Gnaphalium japonicum Thunb.　　　【凭证标本】350128LY0289

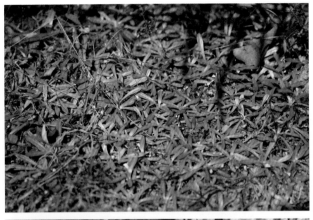
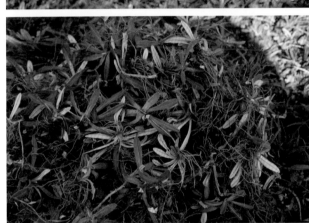
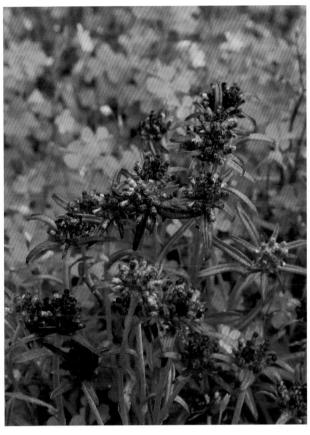

【形态特征】一年生细弱草本。茎高 8~27cm。基生叶在花期宿存，呈莲座状，线状剑形或线状倒披针形，上面绿色，下面白色，被绵毛，叶脉 1 条，在上面常凹入或几不显著，在下面明显凸起，茎叶少数，线状长圆形。头状花序少数，在枝端密集成球状；总苞近钟形，3 层，外层宽椭圆形，干膜质，带红褐色；雌花多数，花冠丝状，顶端 3 齿裂；两性花少数，花冠管状，顶部稍扩大，檐部 5 浅裂。瘦果纺锤状圆柱形，密被棒状腺体；冠毛粗糙，白色。花期 1~5 月。

【生境分布】生于草地、田边等。全区各地分布。

【传统用药】全草入药（天青地白）。春季开花后采收，晒干或鲜用。甘、淡、微寒；疏风清热，利湿，解毒；用于感冒，咳嗽，咽喉痛，目赤肿痛，热淋，白浊，带下病，疮疡疔毒，毒蛇咬伤，跌打损伤。

匙叶鼠麹草

Gnaphalium pensylvanicum Willd.

【凭证标本】350128LY0383

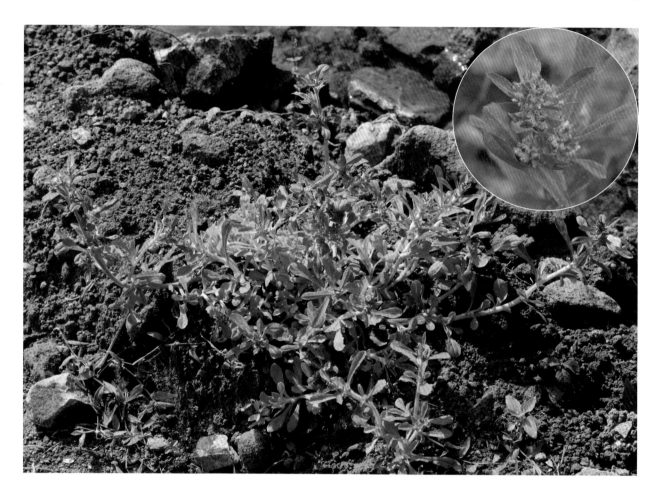

【形态特征】一年生草本。茎直立或斜升，高 30~45cm。下部叶倒披针形或匙形，中部叶倒卵状长圆形或匙状长圆形，上部叶小，与中部叶同形。头状花序多数，数个成束簇生，再排列成顶生或腋生、紧密的穗状花序；总苞卵形，2 层，污黄色，内层与外层近等长；花托干时除四周边缘外几完全凹入，无毛；雌花多数，花冠丝状，顶端 3 齿裂；两性花少数，花冠管状，向上渐扩大，檐部 5 浅裂。瘦果长圆形，有乳头状突起；冠毛绢毛状，污白色，易脱落，基部联合成环。花期 12 月至翌年 5 月。

【生境分布】生于路旁草丛、田地等。分布于流水镇等地。

【传统用药】全草入药（匙叶鼠曲草）。甘，平；清热解毒，宣肺平喘；用于感冒，风湿痹痛。

【附　　注】本种现接受名为匙叶合冠鼠麹草 *Gamochaeta pensylvanica* (Willdenow) Cabrera。

多茎鼠麴草

Gnaphalium polycaulon Pers.

【凭证标本】350128LY0384

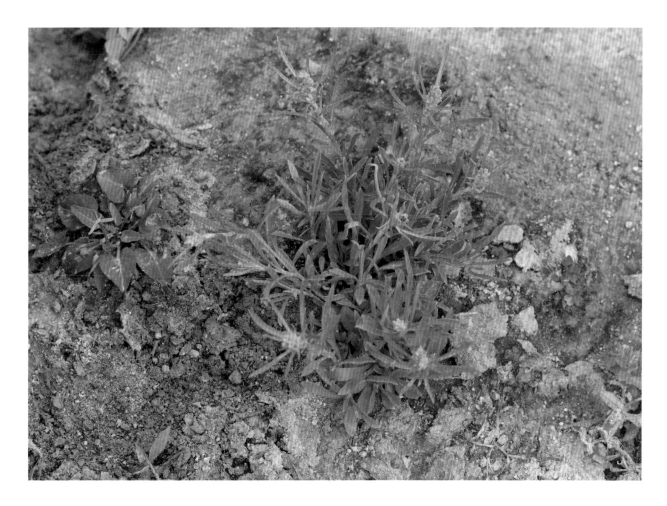

【形态特征】一年生草本。茎多分枝，下部匍匐或斜升，高 10~25cm。下部叶倒披针形，中部和上部的叶较小，倒卵状长圆形或匙状长圆形。头状花序多数，在茎枝顶端密集成穗状花序；总苞片 2 层，外层长圆状披针形，内层线形，几与外层等长；花托干时平或仅于中央稍凹入，无毛；雌花多数，花冠丝状，顶端 3 齿裂；两性花少数，花冠管状，向上渐扩大，檐部 5 浅裂，裂片顶端尖，无毛。瘦果圆柱形，具乳头状突起；冠毛绢毛状，污白色，基部分离，易脱落。花期 1~4 月。

【生境分布】生于田地、草地、湿润山地上等。分布于流水镇等地。

【传统用药】全草入药（多茎鼠曲草）。祛痰，止咳，平喘，祛风湿；用于热痢，咽喉痛，小儿食积。

白子菜 【地方别名】白背菜、鸡菜。

Gynura divaricata (L.) DC. 【凭证标本】350128LY0290

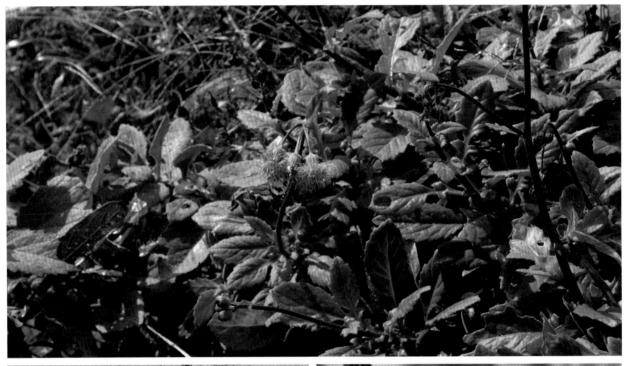

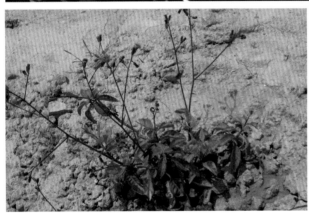 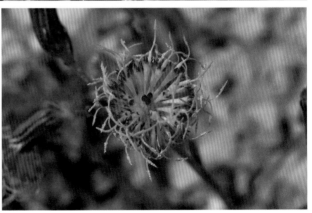

【形态特征】多年生草本，高 30~60cm。茎直立，或基部多少斜升。叶片卵形、椭圆形或倒披针形，有时提琴状裂，稀全缘，侧脉 3~5 对；上部叶渐小，羽状浅裂，略抱茎。头状花序通常（2）3~5 个在茎或枝端排成疏伞房状圆锥花序；花序梗被密短柔毛，具 1~3 线形苞片；总苞片 1 层，11~14 个，狭披针形，边缘干膜质，背面具 3 脉；小花橙黄色，有香气；花冠管下部细，上部扩大，裂片长圆状卵形。瘦果圆柱形，褐色；冠毛白色，绢毛状。花、果期 8~10 月。

【生境分布】栽培。分布于流水镇、苏澳镇等地。

【传统用药】全草入药（白背三七）。全年均可采收，鲜用或晒干。辛、淡，平；清热凉血，活血止痛，止血；用于咳嗽，疮疡，烫火伤，跌打损伤，风湿痹痛，崩漏，外伤出血。

苦荬菜 【地方别名】多头苦荬菜。

Ixeris polycephala Cass.

【凭证标本】350128LY0438

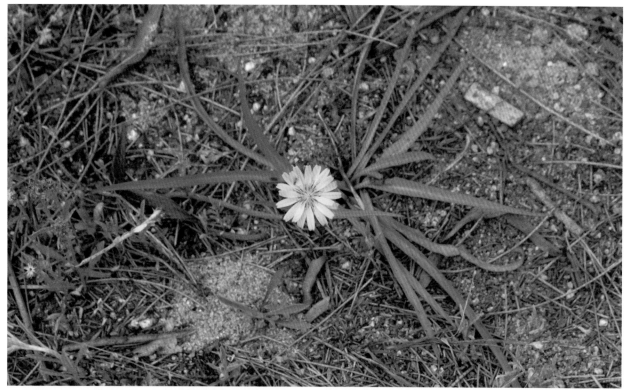

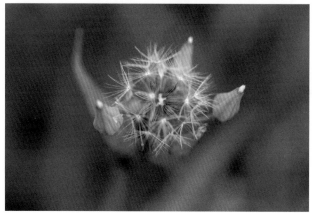
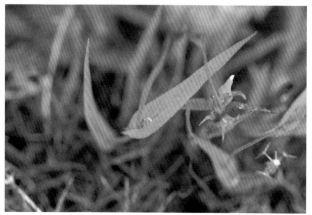

【形态特征】一年生草本。茎直立，高 10~80cm，全部茎枝无毛。叶线形、线状披针形、披针形，长
5~15cm，基部箭头状半抱茎，向上或最上部的叶渐小；两面无毛，全缘。头状花序多数，
组成枝顶伞房状花序；总苞圆柱状，总苞片 3 层；舌状小花黄色。瘦果压扁，褐色，长椭
圆形，有 10 条高起的尖翅肋；冠毛白色。花、果期 3~6 月。

【生境分布】生于路旁、草地、沙岸等。全区各地分布。

【传统用药】全草入药（多头苦荬）。夏季采收，洗净，鲜用或晒干。苦、甘、凉；清热，解毒，利湿；
用于咽痛，目赤肿痛，痢疾，疔疮肿毒。

毡毛马兰 　【地方别名】岛田鸡儿肠。

Kalimeris shimadai (Kitam.) Kitam.　　　【凭证标本】350128LY0285

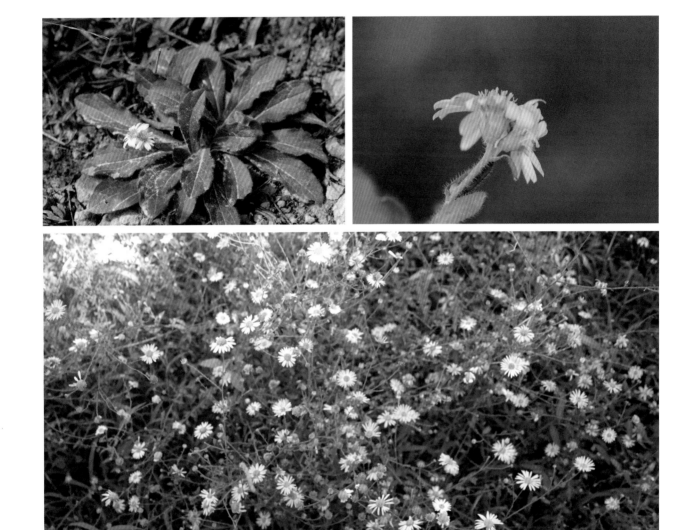

【形态特征】多年生草本。茎直立，高约70cm。下部叶在花期枯落；中部叶倒卵形、倒披针形或椭圆形，上部叶渐小，倒披针形或条形；全部叶质厚，两面被毡状密毛。头状花序单生于枝端且排成疏散的伞房状；总苞片3层，覆瓦状排列，内层倒披针状矩圆形，顶端圆形而草质，边缘膜质；舌状花1层，10余个，舌片浅紫色。瘦果倒卵圆形，极扁，灰褐色，边缘有肋，被短贴毛；冠毛膜片状，锈褐色，不脱落，近等长。花、果期5~10月。

【生境分布】生于林缘、草坡等。全区各地分布。

【传统用药】全草入药（毡毛马兰）。辛、苦、凉；清热解毒，利尿，凉血，止血；用于目赤。

【附　　注】本种现接受拉丁名为 *Aster shimadae* (Kitamura) Nemoto。

银胶菊

Parthenium hysterophorus L.

【凭证标本】350128LY0292

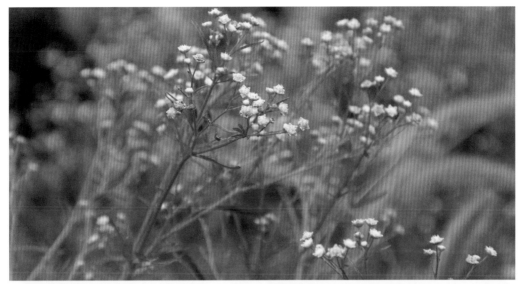

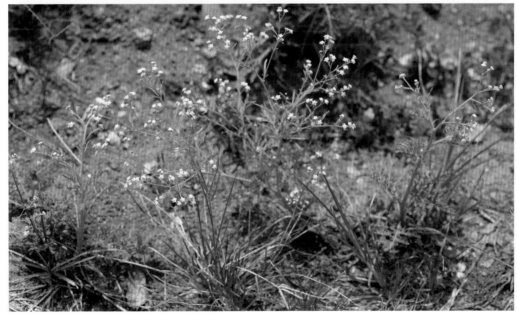

【形态特征】一年生草本。茎多分枝，被柔毛。茎下部叶和中部叶二回羽状深裂，连叶柄长 10~19cm，羽片 3~4 对；上部叶无柄，羽裂，裂片线状长圆形，有时指状 3 裂。头状花序多数，直径 3~4mm，在茎枝顶端排成伞房状；总苞宽钟形或近半球形，直径约 5mm；总苞片 2 层；舌状花 1 层，5 个，白色；管状花多数；雄蕊 4。雌花瘦果倒卵圆形；冠毛 2，鳞片状。花期 4~10 月。

【生境分布】生于路旁、坡地、沙地等。全区各地分布。

【传统用药】全草入药（银胶菊）。用于疮疡肿毒。对人、畜（牛）易引起过敏性皮炎。

【附　　注】中国外来入侵植物，入侵等级 1 级。

高大翅果菊 【地方别名】剪刀草、高莴苣。

Pterocypsela elata (Hemsl.) Shih

【凭证标本】350128LY0293

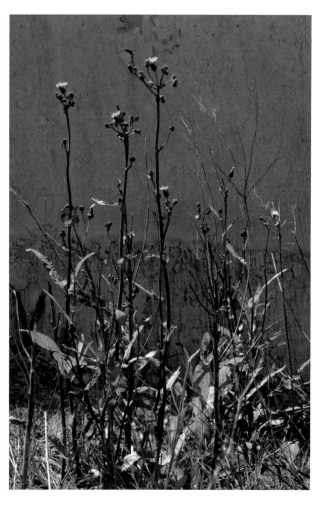

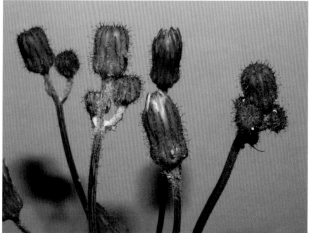

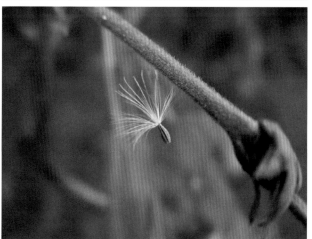

【形态特征】多年生草本。茎直立,单生,高80~200cm。中下部茎叶卵形、长椭圆形或三角形,顶裂急尖;向上的叶与中下部茎叶同形或披针形,有宽短柄或几无翼柄;全部叶两面粗糙,沿脉有稀疏或稠密的多细胞节毛,边缘有锯齿或无齿。头状花序多数,沿茎枝顶端排成狭圆锥花序或总状圆锥花序;舌状小花约20枚,黄色。瘦果椭圆形或长椭圆形,压扁,黑褐色,有棕色斑纹,边缘有宽厚翅,每面有3条高起的细脉纹,顶端急尖;冠毛纤细,白色,微锯齿状,2层。花、果期6~10月。

【生境分布】生于山坡林缘、林下、灌丛中、路边等。全区各地分布。

【传统用药】根入药（水紫菀）。辛,平;止咳化痰,祛风;用于风寒咳嗽,肺痈。

【附 注】本种现接受名为毛脉翅果菊 *Lactuca raddeana* Maxim.。

风毛菊

Saussurea japonica (Thunb.) DC.

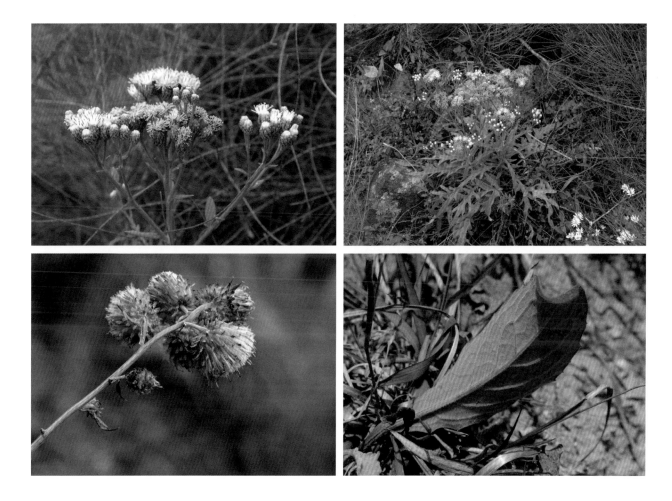

【形态特征】二年生草本，高 50~200cm。叶片椭圆形、长椭圆形或披针形，羽状深裂，全部两面同色，两面有稠密的凹陷性的淡黄色小腺点。头状花序多数，在茎枝顶端排成伞房状或伞房圆锥花序；总苞圆柱状，被白色稀疏的蛛丝状毛；总苞片 6 层，外层长卵形，顶端微扩大，紫红色；小花紫色。瘦果深褐色，圆柱形，长 4~5mm；冠毛白色，2 层，外层短，糙毛状，长 2mm，内层长，羽毛状，长 8mm。花、果期 6~11 月。

【生境分布】生于灌丛、荒坡等。分布于北厝镇等地。

【传统用药】全草入药（八楞木）。7~8 月间采收，洗净，切段，晒干或鲜用。苦、辛，平；祛风除湿，散瘀止痛；用于风湿痹痛，跌打损伤。孕妇忌用。

豨 莶 【地方别名】黄花草。

Siegesbeckia orientalis L.

【凭证标本】350128LY0297

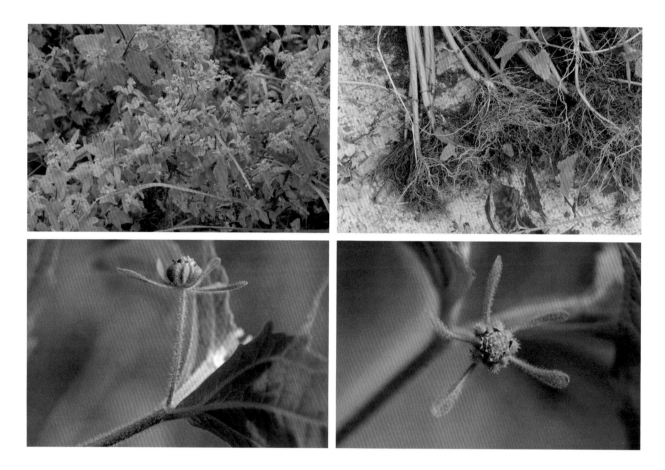

【形态特征】一年生草本，高 30~100cm。茎直立，分枝斜。中部叶三角状卵圆形或卵状披针形；上部叶渐小，卵状长圆形。头状花序多数聚生于枝端，排列成具叶的圆锥花序；总苞阔钟状；总苞片 2 层，背面被紫褐色头状具柄的腺毛，外层苞片 5~6 枚，线状匙形或匙形，开展，内层苞片卵状长圆形或卵圆形；外层托片长圆形，内弯，内层托片倒卵状长圆形；花黄色。瘦果倒卵圆形，有 4 棱，顶端有灰褐色环状突起。花期 4~9 月，果期 6~11 月。

【生境分布】生于路边、荒草地、山坡灌丛中等。分布于苏澳镇等地。

【传统用药】地上部分入药（豨莶草）。夏、秋二季花开前和花期均可采割，除去杂质，晒干。辛、苦，寒；祛风湿，利关节，解毒；用于风湿痹痛，筋骨无力，腰膝酸软，四肢麻痹，半身不遂，风疹湿疮。根入药（豨莶根）。秋、冬二季采挖，洗净，切段，鲜用。祛风，除湿，生肌；用于风湿顽痹，头风，带下病，烧烫伤。果实入药（豨莶果）。夏、秋二季采收，晒干。驱蛔虫；用于蛔虫病。

【附　　注】本种现接受拉丁名为 *Siegesbeckia orientalis* L.。

一枝黄花 【地方别名】百根草、千根癀、黄花草、黄花仔、黄花母。

Solidago decurrens Lour.　　　　　　　　　　【凭证标本】350128LY0298

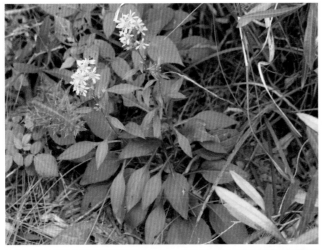
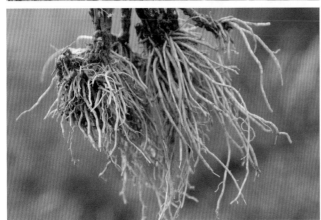
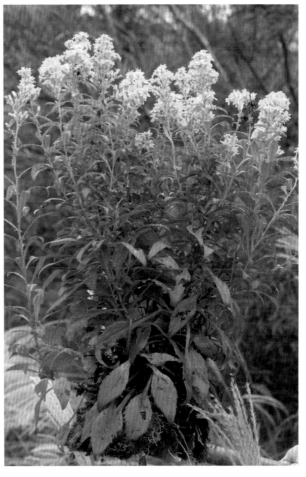

【形态特征】多年生草本，高 35~100cm。茎直立，不分枝。中部茎叶椭圆形、长椭圆形、卵形或宽披针形；下部叶与中部茎叶同形。头状花序在茎上部排列成紧密或疏松的总状花序或伞房圆锥花序，长 6~25cm，少排列成复头状花序；总苞片 4~6 层，披针形或披狭针形，顶端急尖或渐尖；舌状花黄色，舌片椭圆形。瘦果无毛，极少顶端被稀疏柔毛。花、果期 4~11 月。

【生境分布】生于向阳的林缘、林下、灌丛中、山坡草地上等。分布于流水镇、苏澳镇等地。

【传统用药】全草入药（一枝黄花）。秋季花、果期采挖，除去泥沙，晒干。辛、苦，凉；清热解毒，疏散风热；用于喉痹，乳蛾，咽喉肿痛，疮疖肿毒，风热感冒。

苦苣菜 【地方别名】兔子草。

Sonchus oleraceus L.

【凭证标本】350128LY0299

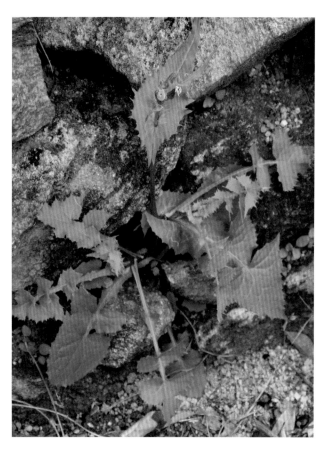

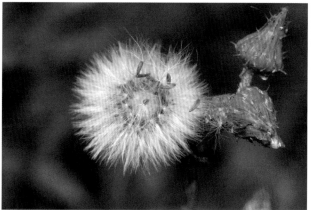

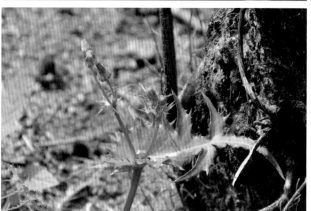

【形态特征】一、二年生草本。茎直立，高 40~150cm。基生叶羽状深裂，长椭圆形或倒披针形，或大头羽状深裂；中下部茎叶羽状深裂或大头状羽状深裂；下部茎叶或接花序分枝下方的叶与中下部茎叶同形，下部宽大，基部半抱茎。头状花序少数在茎枝顶端排列成紧密的伞房花序或总状花序或单生于茎枝顶端；总苞片 3~4 层，覆瓦状排列，向内层渐长；舌状小花多数，黄色。瘦果褐色，长椭圆形或长椭圆状倒披针形，压扁，每面各有 3 条细脉，肋间有横皱纹；冠毛白色。花、果期 5~12 月。

【生境分布】生于山坡、田间等。全区各地分布。

【传统用药】全草入药（苦菜）。冬、春、夏三季均可采收，鲜用或晒干。苦，寒；清热解毒，凉血止血；用于泄泻，痢疾，黄疸，淋证，咽喉肿痛，疮痈肿毒，乳痈，痔瘘，吐血，衄血，咯血，尿血，便血，崩漏。脾胃虚寒者忌之；不可共蜜食。

【附　　注】中国外来入侵植物，入侵等级 4 级。

肿柄菊

Tithonia diversifolia A. Gray

【凭证标本】350128LY0300

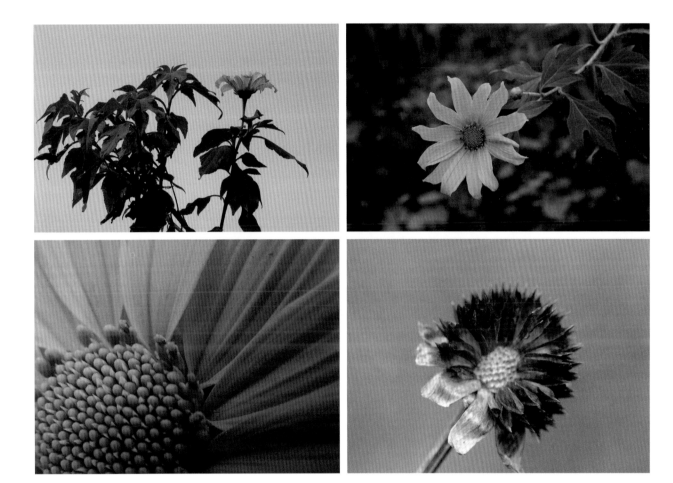

【形态特征】一年生草本，高 2~5m。茎直立，有粗壮的分枝。叶卵形或卵状三角形或近圆形，3~5 深裂，上部的叶有时不分裂，裂片卵形或披针形，边缘有细锯齿，下面被尖状短柔毛，基出 3 脉。头状花序大，顶生于假轴分枝的长花序梗上；总苞片 4 层，外层椭圆形或椭圆状披针形，基部革质，内层苞片长披针形，上部叶质或膜质，顶端钝；舌状花 1 层，黄色，舌片长卵形，顶端有不明显的 3 齿；管状花黄色。瘦果长椭圆形，扁平，被短柔毛。花、果期 9~11 月。

【生境分布】生于田边、路旁等。全区各地分布。

【传统用药】叶入药（肿柄菊叶）。春、夏二季采收，鲜用或晒干。苦，凉；清热解毒；用于胃脘痛，泄泻，疮疡肿毒。

【附　　注】中国外来入侵植物，入侵等级 1 级。

蟛蜞菊 　【地方别名】黄花龙舌草、黄花母。

Wedelia chinensis (Osbeck.) Merr. 　【凭证标本】350128LY0301

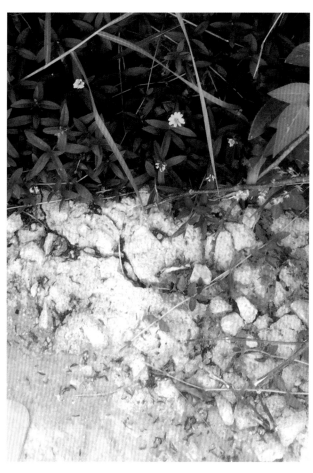

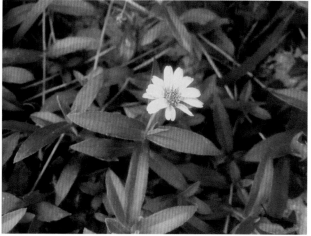

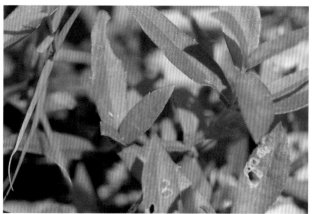

【形态特征】多年生草本。叶无柄，椭圆形、长圆形或线形，全缘或有1~3对疏粗齿，两面疏被贴生的短糙毛。头状花序少数，单生于枝顶或叶腋内；总苞2层，外层叶质，绿色，椭圆形，背面疏被贴生短糙毛，内层较小；托片折叠成线形，无毛，顶端渐尖，有时具3浅裂；舌状花1层，黄色，舌片卵状长圆形，顶端2~3深裂，管部细短，长为舌片的1/5；管状花较多，黄色，花冠近钟形，向上渐扩大，檐部5裂。瘦果倒卵形，多疣状突起，顶端稍收缩。花期3~9月。

【生境分布】生于路旁、田边、沟边、湿润草地上等。全区各地分布。

【传统用药】全草入药（蟛蜞菊）。春、夏二季采收全草，秋季挖根，鲜用或切段晒干。苦、甘、凉；清热解毒，凉血散瘀；用于感冒，喉痹喉暗，乳蛾，痄腮，白喉，百日咳，肺咳，咳嗽，肺痨咯血，鼻衄，尿血，肝热病，痢疾，痔疮，疔疮肿毒。孕妇慎服。

【附　　注】本种现接受拉丁名为 *Sphagneticola calendulacea* (L.) Pruski。

卤地菊

Wedelia prostrata (Hook. et Arn.) Hemsl.

【凭证标本】350128LY0302

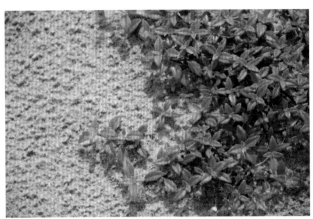
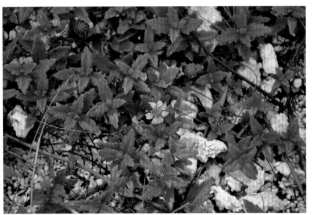

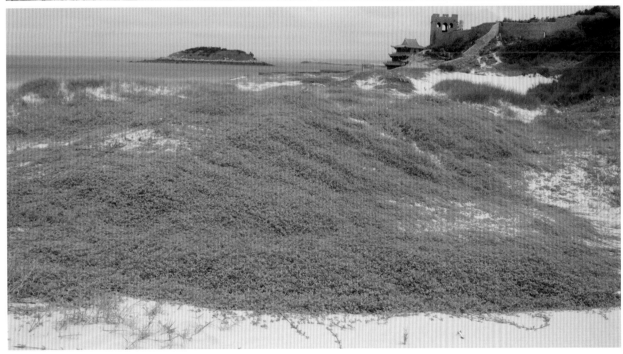

【形态特征】一年生草本。茎匍匐，分枝，基部茎节生不定根。叶无柄或短柄，叶片披针形或长圆状披针形，边缘有 1~3 对不规则的粗齿或细齿，两面密被基部为疣状的短糙毛。头状花序少数，直径约 10mm，单生于茎顶或上部叶腋内；总苞近球形，2 层；舌状花 1 层，黄色，顶端 3 浅裂；管状花黄色。瘦果倒卵状三棱形，顶端截平，但中央稍凹入，凹入处密被短毛。花期 6~10 月。

【生境分布】生于海边沙地上。分布于敖东镇、白青乡、东庠乡、流水镇等地。

【传统用药】全草入药（卤地菊）。春、夏二季采收，鲜用或切段晒干。甘、淡，凉；清热凉血，祛痰止咳；用于感冒，喉蛾，喉痹，百日咳，肺热喘咳，肺痨咯血，鼻衄，眩晕，痈疽疔疮。

【附　　注】本种现接受拉丁名为 *Melanthera prostrata* (Hemsley) W. L. Wagner & H. Robinson。

苍 耳 【地方别名】羊带来、粘粘葵。

Xanthium sibiricum Patrin ex Widder 【凭证标本】350128LY0304

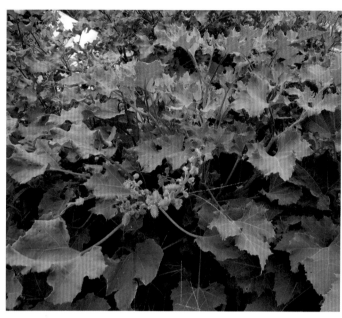 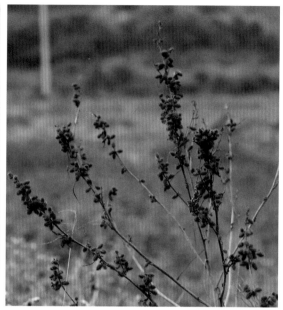

【形态特征】一年生草本。茎下部叶心形；中部叶心状卵形，3~5浅裂，基部微心形或近平截，与叶柄连接处成不相等偏楔形，有不规则波状齿，基脉3出；上部叶长三角形。雄头状花序着生于茎枝上端，球形；雄花花冠管状，上部漏斗状；雌头状花序卵形或卵状椭圆形，内层结合成囊状，背面有密而等长的刺；具瘦果的成熟总苞连同喙部长0.8~1.1cm，喙直立，锥状，顶端内弯成镰刀状，基部被棕褐色柔毛。瘦果2，倒卵圆形。花期7~8月，果期9~10月。

【生境分布】生于村旁、路边、草丛中等。全区各地分布。

【传统用药】带总苞的果实入药（苍耳子）。秋季果实成熟时采收，干燥，除去梗、叶等杂质。辛、苦，温；散风寒，通鼻窍，祛风湿；用于风寒头痛，鼻塞流涕，鼻鼽，鼻渊，风疹瘙痒，湿痹拘挛。全草入药（苍耳）。夏季割取全草，洗净，切段，晒干或鲜用。苦、辛，寒；有毒；祛风，散热，除湿，解毒；用于感冒，头风，头晕，鼻渊，目赤，目翳，风湿痹痛，拘挛麻木，风癞，疔疮，疥癣，皮肤瘙痒，痔疮，痢疾。内服不宜过量；气虚血亏者慎服。根入药（苍耳根）。秋后采挖，鲜用或切片晒干。苦，平；有毒；清热解毒，利湿；用于疔疮，痈疽，丹毒，缠喉风，肠痈，带下病，痢疾，水肿，白浊，风湿痹痛。忌猪肉、糯米、马肉、米泔。花入药（苍耳花）。夏季采收，鲜用或阴干。祛风，除湿，止痒；用于白驳风，白痢。

【附　　注】本种现接受拉丁名为 *Xanthium strumarium* L.。南海乡沙岸见分布偏基苍耳 *Xanthium inaequilaterum* DC.，现已并入本种。

黄鹌菜 【地方别名】黄花菜、野芥菜、黄花地丁。

Youngia japonica (L.) DC.   【凭证标本】350128LY0305

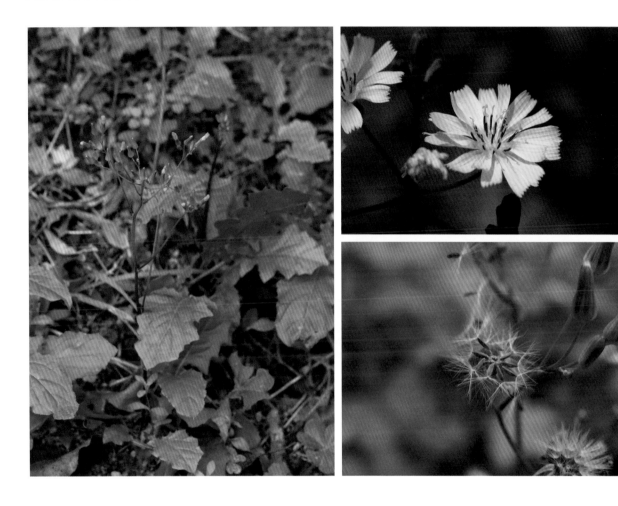

【形态特征】一年生草本，高 10~100cm。基生叶全形倒披针形、椭圆形，大头羽状深裂或全裂。头状花序含 10~20 枚舌状小花，少数或多数在茎枝顶端排成伞房花序，花序梗细；总苞圆柱状；总苞片 4 层，外层及最外层极短，宽卵形或宽形，顶端急尖，内层及最内层长，披针形，顶端急尖，边缘白色宽膜质，内面有贴伏的短糙毛，全部总苞片外面无毛；舌状小花黄色，花冠管外面有短柔毛。瘦果纺锤形，压扁，褐色或红褐色。花、果期 4~10 月。

【生境分布】生于山坡、田间、荒地上、草丛中等。全区各地分布。

【传统用药】根或全草入药（黄鹌菜）。秋季采根，春季采收全草，鲜用或切段晒干。甘、苦，凉；清热解毒，利尿消肿；用于感冒，咽痛，暴风客热，乳痈，疮疖肿毒，毒蛇咬伤，痢疾，臌胀，水肿，淋浊，尿血，带下病，风湿痹痛，跌打损伤。

眼子菜科 Potamogetonaceae

菹 草 【地方别名】虾藻。

Potamogeton crispus L.

【凭证标本】350128LY0307

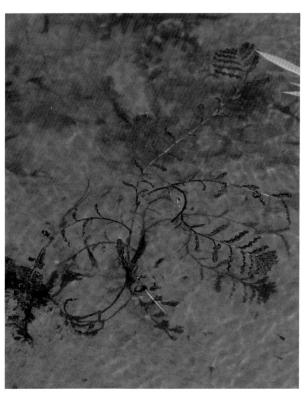 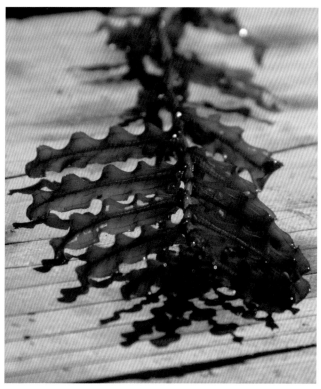

【形态特征】多年生沉水草本。叶条形，无柄，先端钝圆，基部与托叶合生；托叶薄膜质，早落；休眠
芽腋生，略似松果，革质叶左右 2 列密生，基部扩张，肥厚，坚硬，边缘具有细锯齿。穗
状花序顶生，具花 2~4 轮，初时每轮 2 朵对生，穗轴伸长后常稍不对称；花序梗棒状，较
茎细；花小，被片 4，淡绿色；雌蕊 4 枚，基部合生。果实卵形，长约 3.5mm，果喙长可
达 2mm，向后稍弯曲，背脊约 1/2 以下具齿牙。花、果期 4~7 月。

【生境分布】生于池塘、水沟等。分布于中楼乡等地。

【传统用药】全草入药（菹草）。苦，寒；清热利水，止血，消肿，驱蛔。

鸡冠眼子菜

Potamogeton cristatus Rgl. et Maack

【凭证标本】350128LY0308

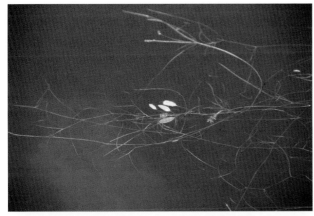
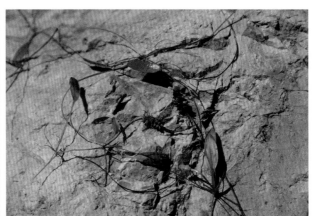
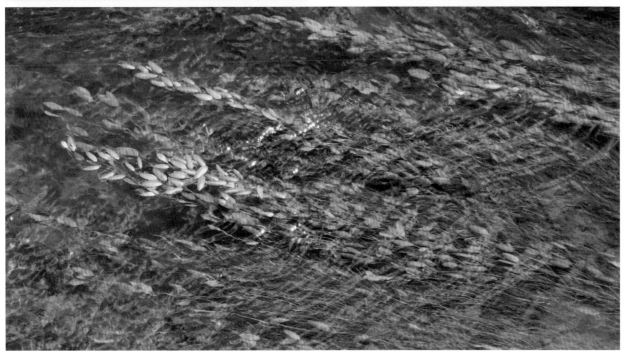

【形态特征】多年生水生草本，通常在开花前全部沉没水中。叶二型；花期前全部为沉水型叶，线形，互生，无柄；近花期或开花时出现浮水叶，通常互生，在花序梗下近对生，叶片椭圆形、矩圆形或矩圆状卵形，稀披针形，革质；托叶膜质，与叶离生。穗状花序顶生，或呈假腋生状，具花 3~5 轮，密集；花序梗稍膨大，略粗于茎；花小，被片 4；雌蕊 4 枚，离生。果实斜倒卵形，背部中脊明显呈鸡冠状。花、果期 5~9 月。

【生境分布】生于静水池塘中等。分布于中楼乡等地。

【传统用药】全草入药（眼子菜）。苦，寒；清热，利水，止血，消肿，驱蛔；用于目赤肿痛，痢疾，黄疸，淋证，水肿，带下病，血崩，痔血，小儿疳积，蛔虫病，外用于痈疖肿毒。

【附　　注】《福建植物志》记载本种中文名为小叶眼子菜。

百合科 Liliaceae

薤 头 【地方别名】山葱、蓼荞、荞头。

Allium chinense G. Don

【凭证标本】350128LY0309

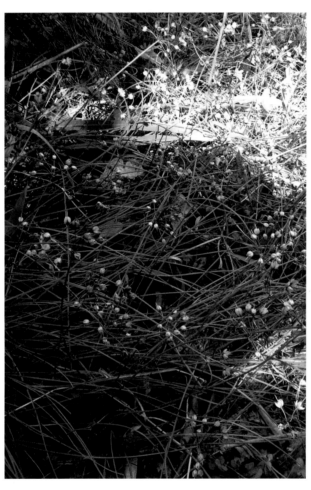

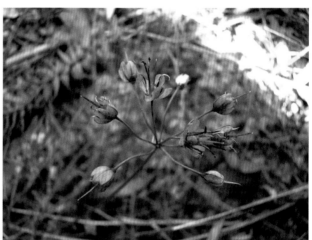

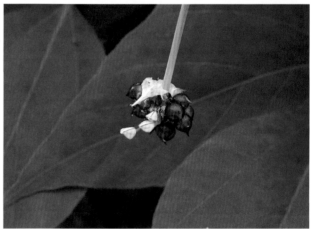

【形态特征】鳞茎数枚聚生，狭卵状；鳞茎外皮白色或略带红色。叶 2~5 枚，具 3~5 棱的圆柱状，中空，近与花葶等长。花葶侧生，圆柱状，下部被叶鞘；总苞 2 裂，比伞形花序短；伞形花序近半球状，较松散；小花梗近等长，基部具小苞片；花淡紫色至暗紫色；花被片宽椭圆形至近圆形，顶端钝圆，内轮的稍长；花丝等长，约为花被片长的 1.5 倍，仅基部合生并与花被片贴生，内轮的基部扩大，锥形；子房倒卵球状，花柱伸出花被外。花、果期 10~11 月。

【生境分布】生于草丛、路旁、林缘等。全区各地分布。

【传统用药】鳞茎入药（薤白）。夏、秋二季采挖，洗净，除去须根，蒸透或置沸水中烫透，晒干。辛、苦，温；通阳散结，行气导滞；用于胸痹心痛，脘腹痞满胀痛，泻痢后重。

【附　注】本种现隶属于石蒜科 Amaryllidaceae。

天门冬 【地方别名】山番薯仔、奶薯、万岁藤。

Asparagus cochinchinensis (Lour.) Merr. 　　【凭证标本】350128LY0310

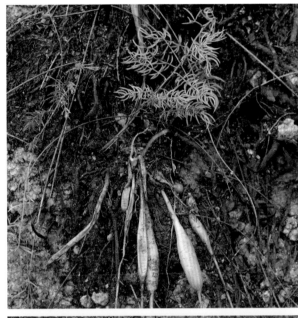

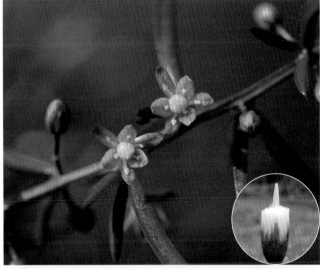

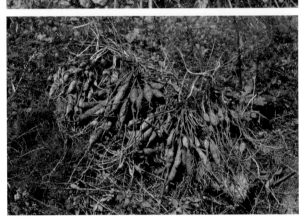

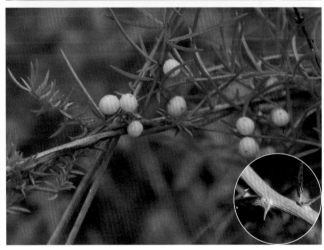

【形态特征】攀缘植物。根在中部或近末端呈纺锤状膨大。茎平滑，常弯曲或扭曲，长可达 1~2m，分枝具棱或狭翅。叶状枝通常每 3 枚成簇，扁平或由于中脉龙骨状而略呈锐三棱形，稍镰刀状；茎上的鳞片状叶基部延伸为硬刺，在分枝上的刺较短或不明显。花通常每 2 朵腋生，淡绿色；花梗关节一般位于中部，有时位置有变化；雄花花丝不贴生于花被片上；雌花大小和雄花相似。浆果熟时红色。花期 5~6 月，果期 8~10 月。

【生境分布】生于山坡、路旁、荒地上、防护林中等。全区各地分布。

【传统用药】块根入药（天冬）。秋、冬二季采挖，洗净，除去茎基和须根，置沸水中煮或蒸至透心，趁热除去外皮，洗净，干燥。甘、苦，寒；养阴润燥，清肺生津；用于肺燥干咳，顿咳痰黏，腰膝酸痛，骨蒸潮热，内热消渴，热病津伤，咽干口渴，肠燥便秘。

【附　　注】①本种现隶属于天门冬科 Asparagaceae。②区内分布于防护林下沙地者，常形成小面积较大量的分布，因沙质疏松，地下块根数量多且易于采挖。

山 菅 【地方别名】山交剪、老鼠砒。

Dianella ensifolia (L.) DC.

【凭证标本】350128LY0311

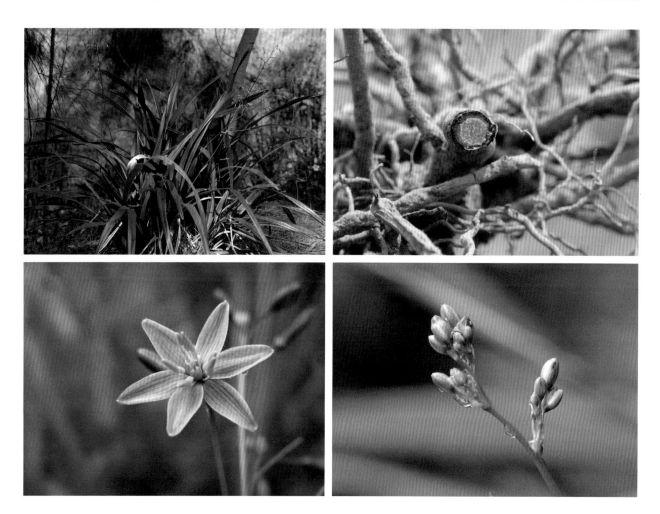

【形态特征】植株高可达 1~2m。根状茎圆柱状，横走。叶狭条状披针形，长 30~80cm，宽 1~2.5cm，基部稍收狭成鞘状，套叠或抱茎。圆锥花序顶生；花被片条状披针形，长 6~7mm，绿白色、淡黄色至青紫色，5 脉；花药条形，花丝上部膨大。浆果近球形，深蓝色。花、果期 3~8 月。

【生境分布】生于林下、山坡灌丛、草丛中等。全区各地分布。

【传统用药】根茎或全草入药（山猫儿）。全年均可采收，洗净，鲜用。辛，温；有毒；拔毒消肿，散瘀止痛；用于瘰疬，痈疽疮癣，跌打损伤。

【附　　注】本种现隶属于阿福花科 Asphodelaceae，现接受拉丁名为 *Dianella ensifolia* (L.) Redouté。

野百合 【地方别名】高本倒生油麻、四金铃。

Lilium brownii F. E. Brown ex Miellez 【凭证标本】350128LY0312

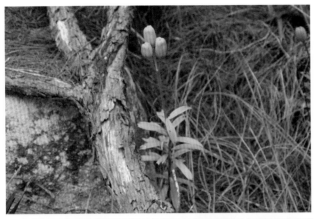

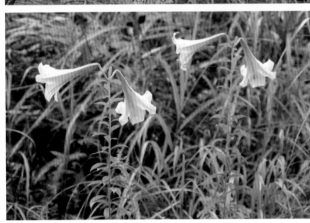

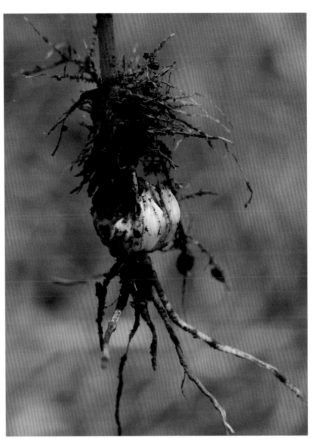

【形态特征】鳞茎球形，鳞片披针形，白色。茎高 0.7~2m。叶散生，通常自下向上渐小，披针形、窄披针形至条形。花单生或几朵排成近伞形；苞片披针形；花喇叭形，有香气，乳白色，外面稍带紫色，无斑点，向外张开或先端外弯而不卷；外轮花被片先端尖，内轮花被片蜜腺两边具小乳头状突起；雄蕊向上弯，花药长椭圆形；子房圆柱形，柱头 3 裂。蒴果矩圆形，有棱，具多数种子。花期 5~6 月，果期 9~10 月。

【生境分布】生于山坡、灌木林下等。分布于流水镇等地。

【传统用药】鳞茎入药（百合）。9~10 月茎叶枯萎后采挖，去掉茎杆、须根，鳞茎洗净，鳞片分开，于开水中烫 5~10min，当鳞片边缘变软，背面有微裂时，迅速捞起，放清水冲洗去黏液，薄摊晒干或炕干。甘、苦，微寒；养阴润肺，清心安神；用于阴虚久咳，痰中带血，热病后期，余热未清，或情志不遂所致的虚烦惊悸、不寐多梦、精神恍惚，湿疮。风寒咳嗽及中寒便溏者禁服。花入药（百合花）。6~7 月采摘，阴干或晒干。甘、苦，微寒；清热润肺，宁心安神；用于咳嗽痰少或黏，眩晕，心烦，夜寐不安，天疱疮，湿疮。味酸者，敛肺，有风邪者禁用。种子入药（百合子）。夏、秋二季采收，晒干。甘、微苦，凉；清热止血；用于肠风下血。

绵枣儿

Scilla scilloides (Lindl.) Druce

【凭证标本】350128LY0314

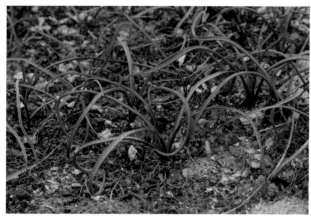

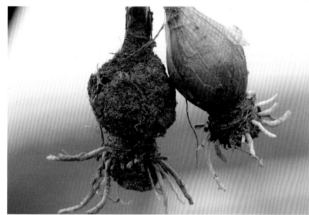

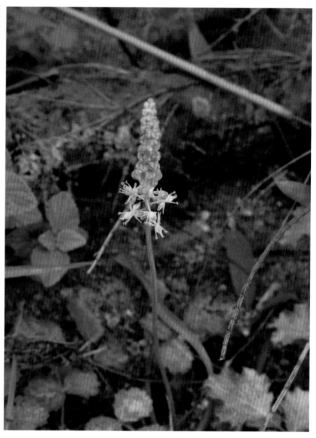

【形态特征】鳞茎卵形或近球形，鳞茎皮黑褐色。基生叶通常 2~5 枚，狭带状。花葶通常比叶长；总状花序具多数花；花紫红色、粉红色至白色；花梗基部有 1~2 枚较小的、狭披针形苞片；花被片近椭圆形，基部稍合生而呈盘状，先端钝而且增厚；雄蕊生于花被片基部，稍短于花被片；子房基部有短柄，表面多少有小乳突。果实近倒卵形。种子 1~3 颗，黑色，矩圆状狭倒卵形。花、果期 7~11 月。

【生境分布】生于山坡、草地、路旁等。全区各地分布。

【传统用药】鳞茎或全草入药（绵枣儿）。6~7 月采收，洗净，鲜用或晒干。苦、甘，寒；有小毒；活血止痛，解毒消肿，强心利尿；用于跌打损伤，筋骨疼痛，疮痈肿痛，乳痈，水肿。孕妇禁服。

【附　　注】本种现隶属于天门冬科 Asparagaceae，现接受拉丁名为 *Barnardia japonica* (Thunberg) Schultes & J. H. Schultes。

菝 葜 【地方别名】补力补血、竹壳莲、山姜母。

Smilax china L. 【凭证标本】350128LY0315

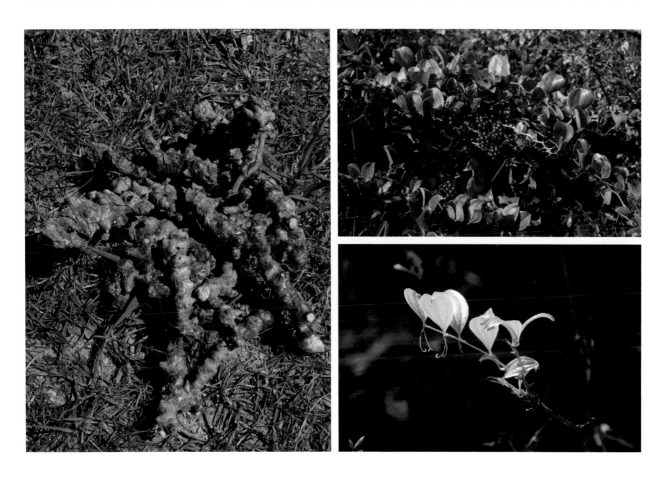

【形态特征】攀缘灌木，疏生刺。叶薄革质或坚纸质，圆形、卵形或其他形状，下面通常淡绿色；具卷须，脱落点位于靠近卷须处。伞形花序生于叶尚幼嫩的小枝上，具十几朵或更多的花，常呈球形；花序托稍膨大，近球形，较少稍延长，具小苞片；花绿黄色，内花被片稍狭；雄花中花药比花丝稍宽，常弯曲；雌花与雄花大小相似，有6枚退化雄蕊。浆果熟时红色，有粉霜。花期2~5月，果期9~11月。

【生境分布】生于灌丛中、路旁、山坡上等。全区各地分布。

【传统用药】根茎入药（菝葜）。秋末至次年春采挖，除去须根，洗净，晒干，或趁鲜切片，干燥。甘、微苦、涩，平；利湿去浊，祛风除痹，解毒散瘀；用于小便淋浊，带下量多，风湿痹痛，疔疮痈肿。叶入药（菝葜叶）。夏、秋二季采收，鲜用或晒干。甘，平；祛风，利湿，解毒；用于风肿，疮疖，肿毒，臁疮，烧烫伤，蜈蚣咬伤。

【地方用药】根茎入药（补力补血）。四季采收，晒干。①炖瘦肉。止带；用于带下病。②补肾，固精，固涩；用于遗精，阳痿。

【附 注】本种现隶属于菝葜科 Smilacaceae。

石蒜科 Amaryllidaceae

葱 莲 【地方别名】惊风草、玉帘、葱兰。

Zephyranthes candida (Lindl.) Herb. 【凭证标本】350128LY0404

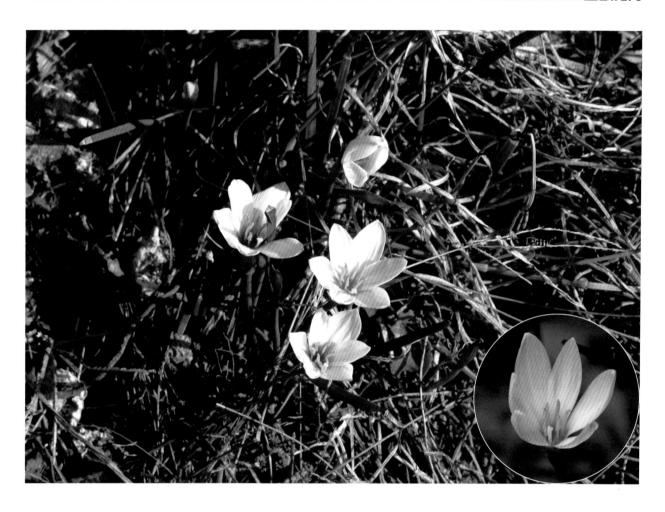

【形态特征】多年生草本。鳞茎卵形。叶狭线形，肥厚，亮绿色。花茎中空；花单生于花茎顶端，下有带褐红色的佛焰苞状总苞，总苞片顶端2裂；花白色，外面常带淡红色；几无花被管，花被片6，顶端钝或具短尖头，近喉部常有很小的鳞片；雄蕊6，长约为花被的1/2；花柱细长，柱头不明显3裂。蒴果近球形，直径约1.2cm，3瓣开裂。种子黑色，扁平。花期秋季。

【生境分布】栽培。分布于潭城镇、中楼乡等地。

【传统用药】全草入药（肝风草）。全年均可采收，洗净，多为鲜用。甘，平；平肝息风；用于小儿惊风，癫痫，破伤风。有催吐作用，不宜多用，以防中毒。

【附　　注】中国外来入侵植物，入侵等级4级。

薯蓣科　Dioscoreaceae

福州薯蓣　【地方别名】绵萆薢、山萆薢、山薯蓣、白犬骨刺。

Dioscorea futschauensis Uline ex R. Kunth　【凭证标本】350128LY0316

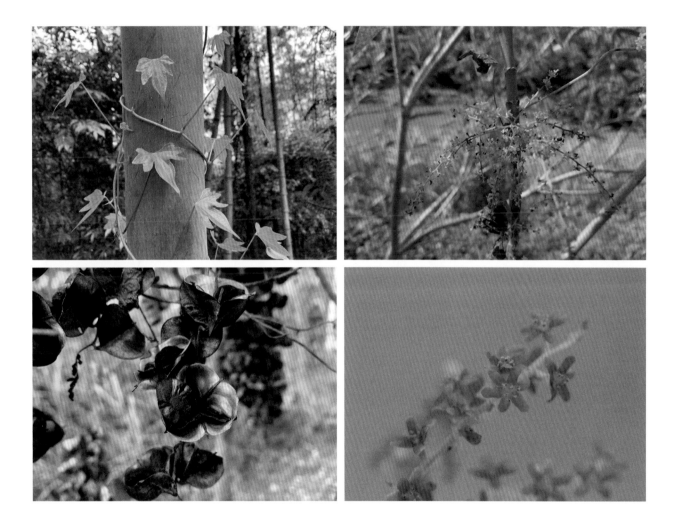

【形态特征】缠绕草质藤本。单叶互生，微革质，茎基部叶为掌状裂叶，7裂，大小不等，基部深心形，两面沿叶脉疏生白色刺毛。花单性，雌雄异株；雄花序总状，通常分枝呈圆锥花序，单生或2~3个簇生于叶腋，雄花花被片基部联合，顶端6裂，雄蕊6枚，有时仅3枚发育，着生于花被管基部；雌花序与雄花序相似，雌花花被6裂，退化雄蕊花药不完全或仅存有花丝。蒴果三棱形，每棱翅状。种子扁圆形，成熟时四周有薄膜状翅。花、果期6~10月。

【生境分布】生于山坡灌丛、路旁等。分布于白青乡等地。

【传统用药】根茎入药（绵萆薢）。秋、冬二季采挖，除去须根，洗净，切片，晒干。苦，平；利湿去浊，祛风除痹；用于膏淋，白浊，带下病，风湿痹痛，关节不利，腰膝疼痛。

鸢尾科 Iridaceae

射 干 【地方别名】蝴蝶花。

Belamcanda chinensis (L.) DC.

【凭证标本】350128LY0388

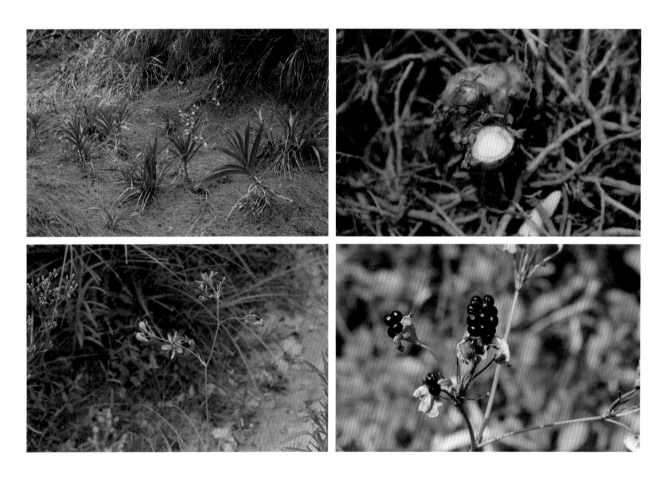

【形态特征】多年生草本。须根多数，带黄色。根状茎不规则块状，斜伸，黄色或黄褐色；具地上茎，高 1~1.5m，实心。叶互生，剑形，无中脉，嵌迭状 2 列。花序顶生，叉状分枝；花橙红色，散生紫褐色斑点；雄蕊 3，长 1.8~2cm。蒴果倒卵圆形或长椭圆形，顶端常残存有凋萎的花被；成熟时室背开裂，果瓣外翻，中央有直立果轴。种子圆球形，黑紫色，有光泽。花期 6~8 月，果期 7~9 月。

【生境分布】生于林缘、山坡草地、海岸石隙中等。全区各地分布。

【传统用药】根茎入药（射干）。春初刚发芽或秋末茎叶枯萎时采挖，除去须根和泥沙，干燥。苦，寒；清热解毒，消痰，利咽；用于热毒痰火郁结，咽喉肿痛，痰涎壅盛，咳嗽气喘。

【地方用药】根茎入药（射干）。夏、秋二季采收，切薄片鲜用。用时射干片与地瓜片两片贴合，蒸熟，弃射干片，食地瓜片（6~7 片）。消肿；用于流注。

【附　注】本种现接受拉丁名为 *Belamcanda chinensis* (L.) Redouté。

田葱科　Philydraceae

田　葱　【地方别名】水芦荟、水葱、白根子草。

Philydrum lanuginosum Banks et Sol. ex Gaertn.　【凭证标本】350128LY0318

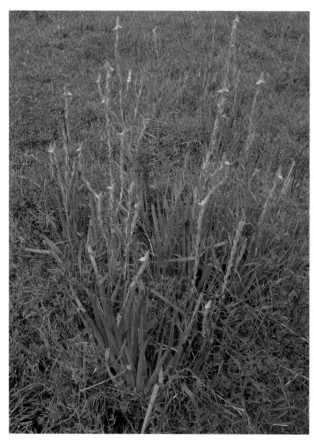

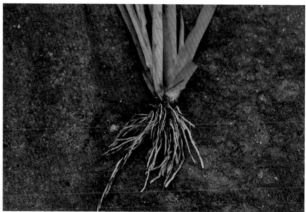

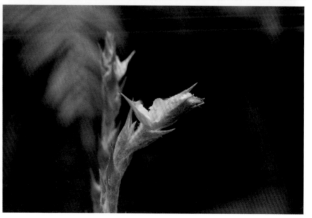

【形态特征】多年生草本。叶剑形，顶端渐狭，具7~9脉。总花轴高可达1m，细长圆柱状；穗状花序单一，有时分枝；苞片卵形，顶端具尾状渐尖，背面有绵毛；花两性，黄色，无梗；花被薄，外轮2片大，近卵形，内轮2片较小，匙形，顶端锐尖；雄蕊无毛，花药近球形，2室，药室旋卷，花丝扁平；子房密被长毛，柱头头状，具长乳突。蒴果三角状长圆形，密被白色绵毛。种子多数，种皮上有螺旋状条纹。花期6~7月，果期9~10月。

【生境分布】生于池塘、水田中等。分布于白青乡、中楼乡等地。

【传统用药】全草入药（田葱）。夏、秋二季采收，鲜用或晒干。微咸，平；清热化湿，解毒；用于水肿，热痹，疮疡肿毒，疥癣，脚气病。

灯心草科 Juncaceae

笄石菖 【地方别名】江南灯心草。

Juncus prismatocarpus R. Br.

【凭证标本】350128LY0405

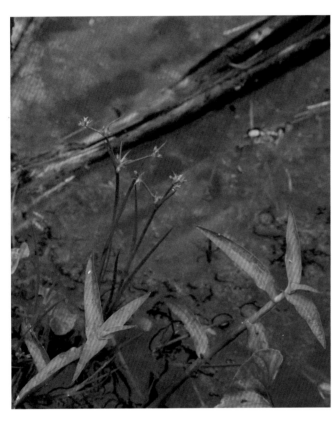
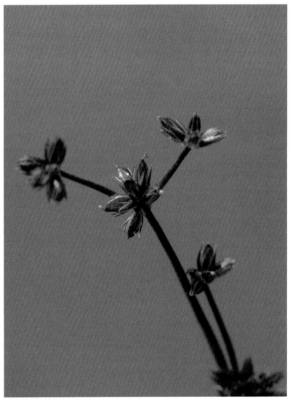

【形态特征】多年生草本，高 17~65cm。叶基生和茎生，短于花序；基生叶少；茎生叶 2~4 枚；叶片线形通常扁平，顶端渐尖。花序由 5~20（~30）个头状花序组成，排列成顶生复聚伞花序，常分枝；头状花序半球形至近圆球形，有 4~20 朵花；花被片线状披针形至狭披针形，顶端尖锐，背面有纵脉，边缘狭膜质；雄蕊通常 3 枚，花药线形；花柱甚短，柱头 3 分叉。蒴果三棱状圆锥形，顶端具短尖头，1 室，褐色。种子长卵形，表面具纵条纹及细微横纹。花期 3~6 月，果期 7~8 月。

【生境分布】生于田地、池塘边、路旁沟边、疏林草地、山坡湿地等。全区各地分布。

【传统用药】茎髓或全草入药（钩钱草）。全年可采收全草；秋季割取茎部，晒干，或将茎皮纵向剖开，去皮取髓，晒干。甘、淡，寒；清热利尿；用于淋证，小便不利。

鸭跖草科 Commelinaceae

饭包草 【地方别名】大号日头舅、千日晒、竹叶菜。

Commelina bengalensis L.

【凭证标本】350128LY0319

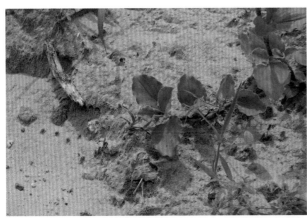

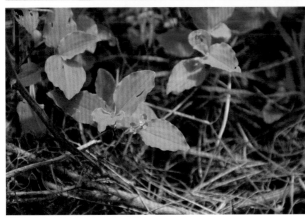

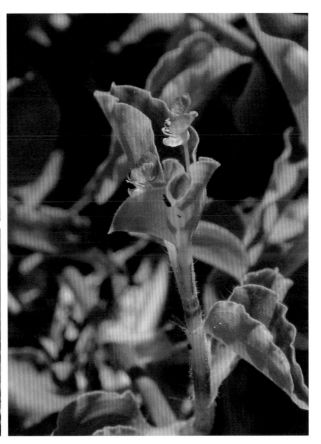

【形态特征】多年生披散草本。叶片卵形，顶端钝或急尖，近无毛；叶鞘口沿有疏而长的睫毛。总苞片漏斗状，与叶对生，常数个集于枝顶，下部边缘合生被疏毛，顶端短急尖或钝，柄极短；花序下面1枝具细长梗，具1~3朵不孕的花，伸出佛焰苞，上面1枝有花数朵，结实，不伸出佛焰苞；萼片膜质，披针形；花瓣蓝色，内面2枚具长爪。蒴果椭圆状。种子有不规则网纹，黑色。花期夏、秋二季。

【生境分布】生于路边、田边湿地等。全区各地分布。

【传统用药】全草入药（马耳草）。夏、秋二季采收，洗净，鲜用或晒干。苦，寒；清热解毒，利水消肿；用于热病，烦渴，咽喉肿痛，热痢，热淋，痔疮，疔疮痈肿，蛇虫咬伤。

【附　　注】本种现接受拉丁名为 *Commelina benghalensis* L.。

鸭跖草 【地方别名】兰花草、竹叶菜、竹仔菜。

Commelina communis L.   【凭证标本】350128LY0320

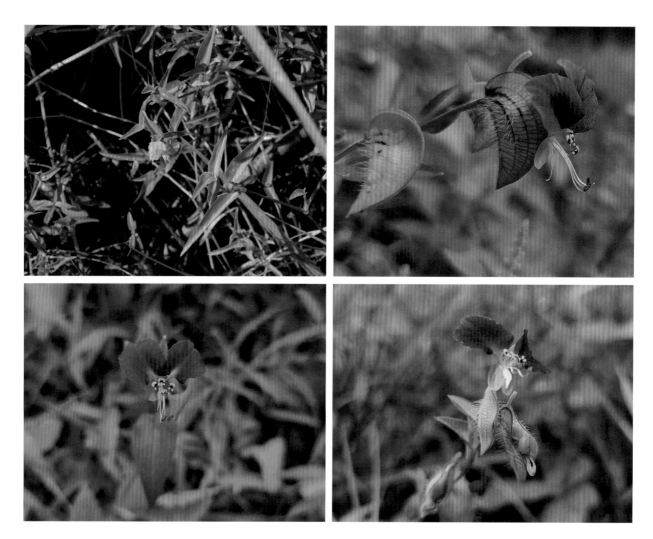

【形态特征】一年生披散草本。茎匍匐生根，多分枝。叶披针形至卵状披针形。总苞片佛焰苞状，与叶对生；聚伞花序，下面1枝仅有花1朵，不孕；上面1枝具花3~4朵，具短梗，几乎不伸出佛焰苞；萼片膜质，长约5mm，内面2枚常靠近或合生；花瓣深蓝色，内面2枚具爪。蒴果椭圆形，有种子4颗。种子棕黄色，一端平截、腹面平，有不规则窝孔。

【生境分布】生于路边、田边湿地等。全区各地分布。

【传统用药】地上部分入药（鸭跖草）。夏、秋二季采收，晒干。甘、淡，寒；清热泻火，解毒，利水消肿；用于感冒，热病烦渴，咽喉肿痛，水肿尿少，热淋，痈肿疔毒。

裸花水竹叶　【地方别名】小号鸡舌癀。

Murdannia nudiflora (L.) Brenan　　【凭证标本】350128LY0406

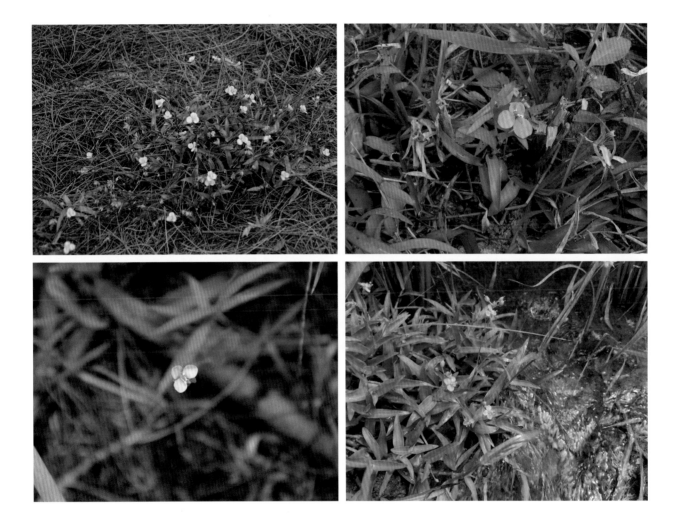

【形态特征】多年生草本。叶茎生，有时有 1~2 枚条形基生叶，叶片禾叶状或披针形，顶端钝或渐尖，两面无毛或疏生刚毛。聚伞花序有数朵密集排列的花；苞片早落；花梗细而挺直；萼片草质，卵状椭圆形，浅舟状；花瓣紫色；能育雄蕊 2 枚，不育雄蕊 2~4 枚，花丝下部有须毛。蒴果卵圆状三棱形。种子黄棕色，有深窝孔，或同时有浅窝孔和以胚盖为中心呈辐射状排列的白色瘤突。花、果期（6）8~9（10）月。

【生境分布】生于草丛中、防护林下等。全区各地分布。

【传统用药】全草入药（红毛草）。夏、秋二季采收，洗净，鲜用或晒干。甘、淡，凉；清肺热，凉血解毒；用于肺热咳嗽，咳血，吐血，咽喉肿痛，目赤肿痛，疮痈肿毒。

黄眼草科 Xyridaceae

硬叶葱草

Xyris complanata R. Br.

【凭证标本】350128LY0317

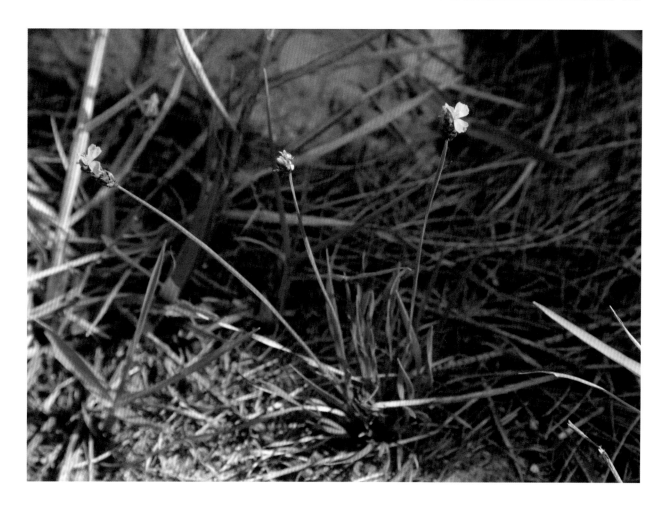

【形态特征】多年生草本，具粗壮须根。叶厚而坚挺，线形，长（5~）10~25（~40）cm，宽 1~3.5mm。花葶直立，长 10~40（~60）cm，宽 1.2~2.5mm，扁圆形，边缘有 2 条革质粗糙的棱，常向左扭曲；头状花序长圆状卵形至圆柱形，长 8~20mm，宽 5~8mm；花瓣黄色，长 5~6mm；雄蕊 3 枚。蒴果卵形。花期 8~9 月，果期 9~10 月。

【生境分布】生于荒废水田中。分布于流水镇等地。

【传统用药】全草入药（硬叶葱草）。外用于癣疥。

谷精草科 Eriocaulaceae

谷精草 【地方别名】山皮酸、镰刀草、戴星草。

Eriocaulon buergerianum Koern.

【凭证标本】350128LY0322

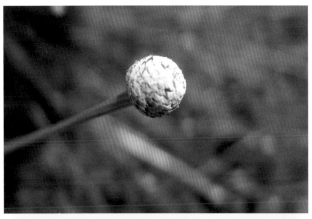

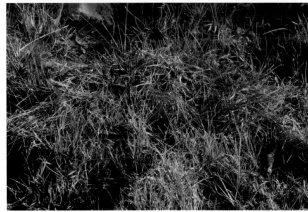

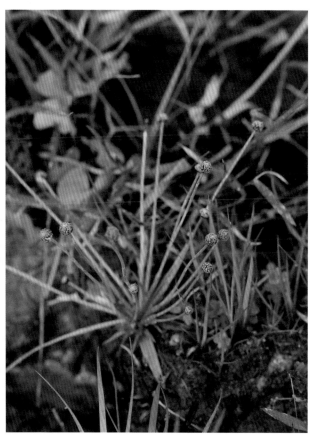

【形态特征】草本。叶线形，丛生。花葶多数，扭转，具 4~5 棱；花序熟时近球形，禾秆色；总苞片倒卵形至近圆形，禾秆色；总（花）托常有密柔毛；苞片倒卵形至长倒卵形；雄花：花萼佛焰苞状，外侧 3 浅裂，背面及顶端多少有毛，花冠裂片 3，近锥形，雄蕊 6 枚，花药黑色；雌花：花萼合生，外侧开裂，顶端 3 浅裂，花瓣 3 枚，离生，扁棒形，顶端各具 1 黑色腺体及若干白短毛，果成熟时毛易落，子房 3 室，花柱分枝 3，短于花柱。种子矩圆状，表面具横格及"T"字形突起。花、果期 7~12 月。

【生境分布】生于水边湿润处等。分布于白青乡等地。

【传统用药】带花茎的头状花序入药（谷精草）。秋季采收，将花序连同花茎拔出，晒干。辛、甘，平；疏散风热，明目退翳；用于风热目赤，肿痛羞明，眼生翳膜，风热头痛。

禾本科　Poaceae

芦　竹　【地方别名】芦竹根、芦根。

Arundo donax L.　　　　　　　　　【凭证标本】350128LY0323

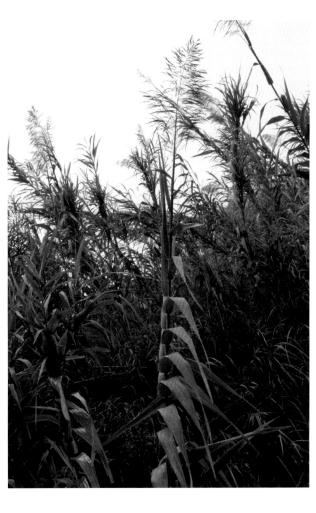

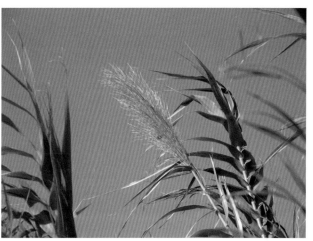

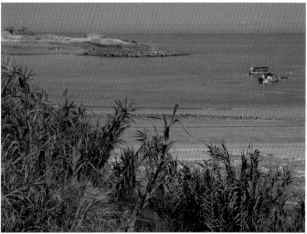

【形态特征】多年生草本，具发达根状茎。秆粗大直立，高 3~6m。叶鞘长于节间；叶片扁平，长
　　　　　30~50cm，基部白色，抱茎。圆锥花序极大型，长 30~90cm，分枝稠密，斜升。颖果细小，
　　　　　黑色。花、果期 9~12 月。

【生境分布】生于路边、沙岸等。全区各地分布。

【传统用药】根茎入药（芦竹根）。夏季拔取全株，砍取根茎，洗净，剔除初根，切片或整条晒干。苦、
　　　　　甘，寒；清热泻火，生津除烦，利尿；用于热病烦渴，虚劳骨蒸，吐血，热淋，小便不利，
　　　　　风火牙痛。嫩苗入药（芦竹笋）。春季采收，洗净，鲜用。苦，寒；清热泻火；用于肺热
　　　　　咯血，骨蒸潮热，眩晕，热淋，牙痛。

雀 麦

Bromus japonicus Thunb. ex Murr.

【凭证标本】350128LY0331

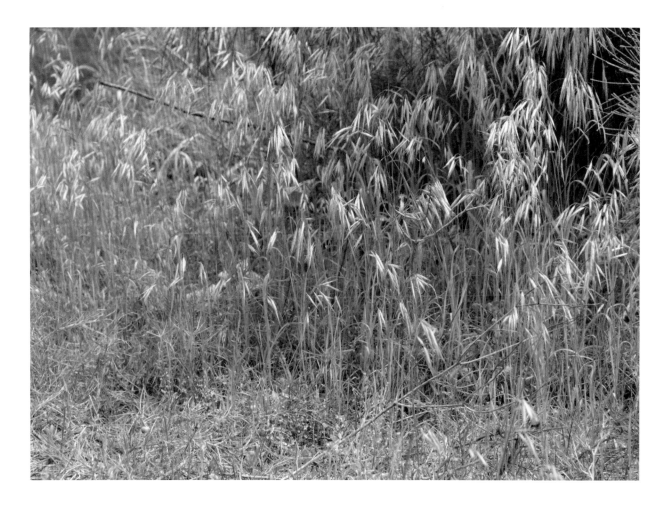

【形态特征】一年生草本。秆直立，高 40~90cm。叶鞘闭合，被柔毛；叶舌先端近圆形，叶片两面生柔毛。圆锥花序疏展，具 2~8 分枝，向下弯垂；分枝细，长 5~10cm，上部着生 1~4 枚小穗；小穗黄绿色，密生 7~11 小花；颖近等长，脊粗糙，边缘膜质，小穗轴短棒状；花药长 1mm。颖果长 7~8mm。花、果期 5~7 月。

【生境分布】生于路旁、草丛中等。全区各地分布。

【传统用药】全草入药（雀麦）。4~6 月采收，晒干。甘，平；止汗，催产；用于汗出不止，难产。种子入药（雀麦米）。甘，平；润肠，益肝和脾。

龙爪茅

Dactyloctenium aegyptium (L.) Beauv.

【凭证标本】350128LY0325

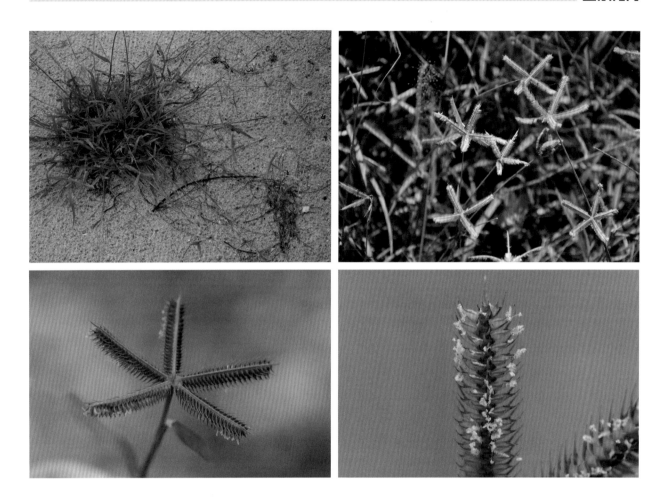

【形态特征】一年生草本。秆直立，高 15~60cm，或基部横卧，节处生根且分枝。叶鞘松散，边缘被柔毛，叶舌膜质，顶端具纤毛；叶扁平，先端尖或渐尖，两面被疣基毛。穗状花序 2~7 个指状排列于秆顶；小穗具 3 小花；第一颖沿脊具短硬纤毛，第二颖先端具短芒；外稃脊被短硬毛，内稃与第一外稃近等长，先端 2 裂，背部具 2 脊，背缘有翼，翼缘具细纤毛；鳞被2，具 5 脉。囊果球形。花、果期 5~10 月。

【生境分布】生于山坡、草地、海岸沙地等。全区各地分布。

【传统用药】全草入药（龙爪茅）。补虚益气。

牛筋草 【地方别名】千金草、鸭脚草。

Eleusine indica (L.) Gaertn.　　　　　【凭证标本】350128LY0439

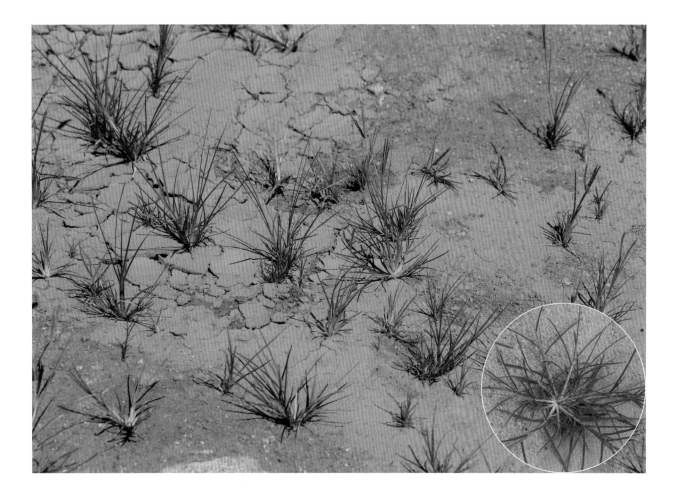

【形态特征】一年生草本。根系极发达。秆丛生，基部倾斜，高 10~90cm。叶鞘两侧压扁而具脊，松弛；叶片平展，线形，长 10~15cm，宽 3~5mm。穗状花序 2~7 个指状着生于秆顶，少单生；小穗长 4~7mm，宽 2~3mm，含 3~6 小花。囊果卵形，具明显的波状皱纹。花、果期 6~10 月。

【生境分布】生于荒地、路旁、草丛等。全区各地分布。

【传统用药】根或全草入药（牛筋草）。8~9 月采挖，去或不去茎叶，洗净，鲜用或晒干。甘、淡，凉；清热利湿，凉血解毒；用于伤暑发热，小儿惊风，暑温，流行性脑脊髓膜炎，黄疸，淋证，小便不利，痢疾，便血，疮疡肿痛，跌打损伤。

白 茅 【地方别名】茅根、白茅根、禾蓉根。

Imperata cylindrica (L.) Beauv. 【凭证标本】350128LY0327

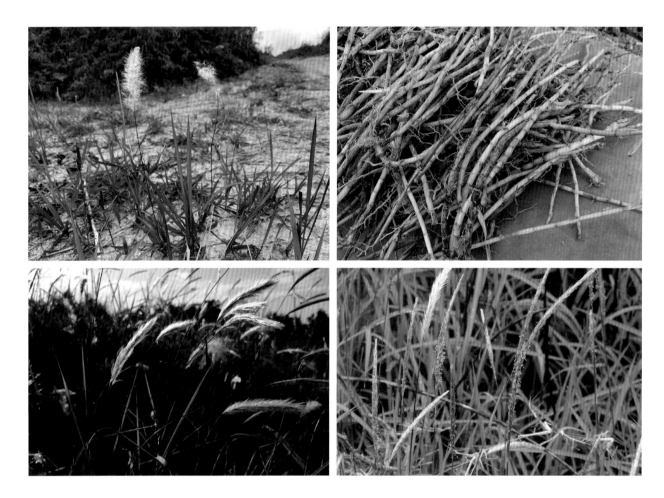

【形态特征】多年生草本。根状茎粗壮，长；秆直立，高 30~80cm，具 1~3 节。叶鞘聚集于秆基，老后破碎成纤维状；叶舌膜质；秆生叶片宽约 1cm，窄线形，通常内卷，顶端渐尖，呈刺状，下部渐窄，或具柄，质硬，被有白粉，基部上面具柔毛。圆锥花序稠密，长 10~20cm；小穗长 4.5~5（~6）mm，基盘的丝状柔毛长为小穗的 3 倍以上；雄蕊 2 枚，花药长 3~4mm；花柱细长，基部多少联合，柱头 2，紫黑色，羽状。颖果椭圆形，长约 1mm。花、果期 4~6 月。

【生境分布】生于草地、海岸沙地等。全区各地分布。

【传统用药】根茎入药（白茅根）。春、秋二季采挖，洗净，晒干，除去须根和膜质叶鞘，捆成小把。甘，寒；凉血止血，清热利尿；用于血热吐血，衄血，尿血，热病烦渴，湿热黄疸，水肿尿少，热淋。花序入药（白茅针）。4~5 月采摘未开放的花序，鲜用或晒干。甘，平；止血，解毒；用于衄血，尿血，便血，外伤出血，疮痈肿毒。花穗入药（白茅花）。4~5 月花盛开前采收，摘下带茎的花穗，晒干。甘，温；止血，定痛；用于吐血，衄血，刀伤。叶入药（茅草叶）。全年可采。辛、微苦，平；祛风除湿；用于风湿痹痛，风疹。

淡竹叶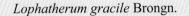

【地方别名】竹叶麦冬、淡竹草、竹叶粘、竹下卵。

Lophatherum gracile Brongn.

【凭证标本】350128LY0328

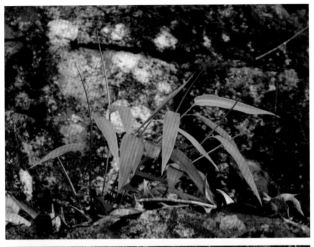

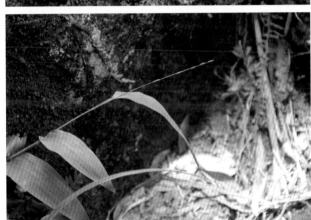

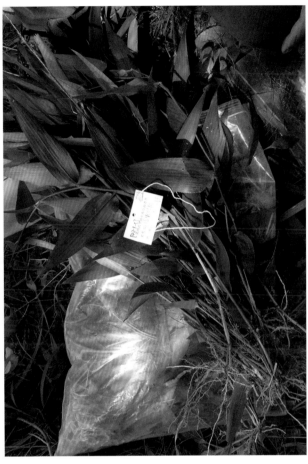

【形态特征】多年生草本。须根中部膨大成纺锤形小块根。秆直立，疏丛生，高 40~80cm。叶鞘平滑或外侧边缘具纤毛；叶舌质硬，褐色，背有糙毛；叶片披针形，有时被柔毛或疣基小刺毛，基部收窄成柄状。圆锥花序多分枝，斜升或开展；小穗线状披针形，具极短柄；颖顶端钝，具 5 脉，边缘膜质；雄蕊 2 枚。颖果长椭圆形。花、果期 6~10 月。

【生境分布】生于山坡、道旁荫蔽处、林下等。全区各地分布。

【传统用药】茎叶入药（淡竹叶）。夏季未抽花穗前采割，晒干。甘、淡，寒；清热泻火，除烦止渴，利水通淋；用于热病烦渴，小便短赤涩痛，口舌生疮。根茎及块根入药（碎骨子）。夏、秋二季采收，晒干。甘，寒；清热利尿；用于发热，口渴，心烦，小便不利。孕妇慎服。

铺地黍 【地方别名】马铃降、硬骨草、风台草。

Panicum repens L. 【凭证标本】350128LY0329

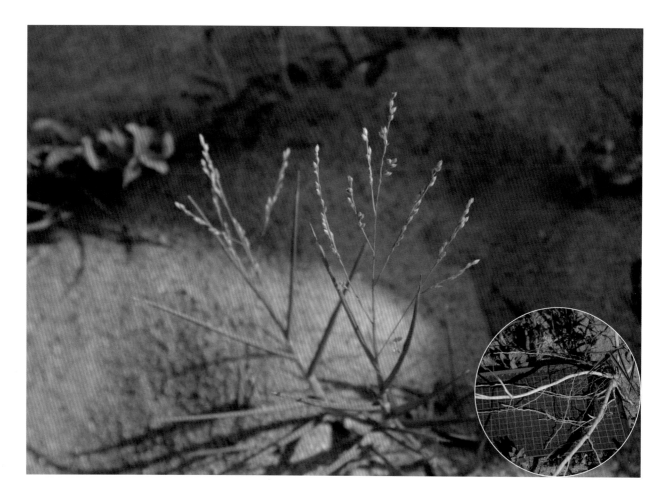

【形态特征】多年生草本。根状茎粗壮发达；秆直立，坚挺，高 50~100cm。叶鞘光滑，边缘被纤毛；叶舌顶端被睫毛；叶片质硬，线形，宽 2.5~5mm，干时常内卷，呈锥形。圆锥花序开展，分枝斜上，粗糙，具棱槽；第一颖薄膜质，长约为小穗的 1/4；第二颖约与小穗近等长；第一小花雄性，其外稃与第二颖等长；雄蕊 3；第二小花结实，长圆形，平滑、光亮，顶端尖；鳞被纸质，脉不清晰。花、果期 6~11 月。

【生境分布】生于沙滩上等。分布于敖东镇、澳前镇、白青乡、北厝镇、东庠乡、流水镇、南海乡等地。

【传统用药】全草入药（铺地黍）。夏、秋二季采收，鲜用或晒干。甘、微苦，平；清热平肝，通淋利湿；用于眩晕，淋浊，带下病。根茎及根入药（铺地黍根）。全年均可采收，除去泥土，洗净，晒干或鲜用。甘、微苦，平；清热平肝，利湿解毒，活血祛瘀；用于眩晕，鼻衄，湿热带下，淋证，白浊，鼻渊，痄腮，黄疸，毒蛇咬伤，跌打损伤。

【附　　注】中国外来入侵植物，入侵等级 2 级。

棒头草

Polypogon fugax Nees ex Steud.

【凭证标本】350128LY0332

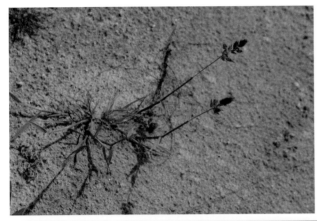
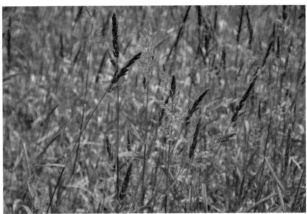

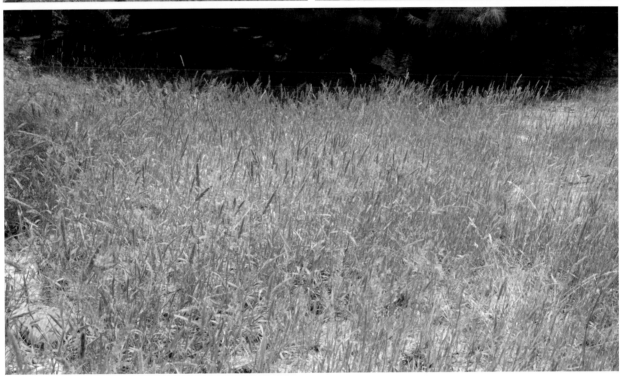

【形态特征】一年生草本。秆丛生，基部膝曲，高 10~75cm。叶鞘光滑无毛，短于或下部者长于节间；叶舌膜质，长圆形，长 3~8mm，常 2 裂或顶端具不整齐的裂齿；叶片扁平，微粗糙或下面光滑。圆锥花序穗状，长圆形或卵形，较疏松，具缺刻或有间断，分枝长可达 4cm；小穗长约 2.5mm（包括基盘），灰绿色或部分带紫色；颖长圆形，先端 2 浅裂，芒从裂口处伸出，细直，微粗糙，短于或稍长于小穗；雄蕊 3。颖果椭圆形，一面扁平。花、果期 4~9 月。

【生境分布】生于山坡、田边、沙岸等。分布于芦洋乡等地。

【传统用药】全草入药（棒头草）。用于痹症。

粱 【地方别名】狗尾草、黄粟、小米。

Setaria italica (L.) Beauv.　　　　　【凭证标本】350128LY0333

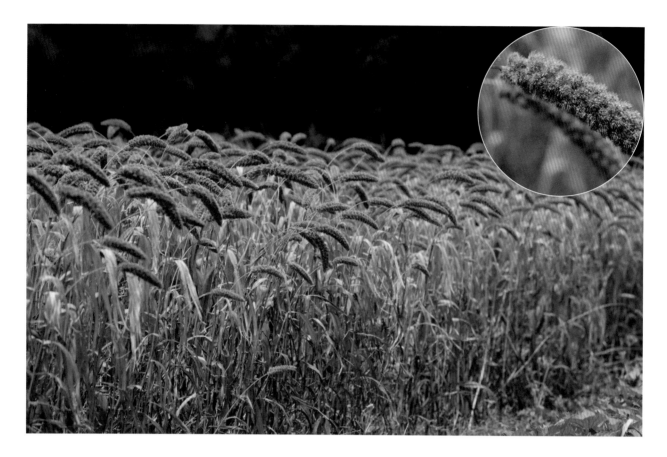

【形态特征】一年生草本。秆高 0.1~1m 或更高。叶片长披针形或线状披针形，先端尖，基部钝圆。圆锥花序呈圆柱状或近纺锤状，通常下垂，基部多少有间断，主轴密生柔毛，刚毛显著长于或稍长于小穗，黄色、褐色或紫色；小穗椭圆形或近圆球形，黄色、橘红色或紫色；第一颖长为小穗的 1/3~1/2，具 3 脉；第二颖稍短于或长为小穗的 3/4，先端钝，具 5~9 脉；鳞被先端不平，呈微波状；花柱基部分离。花、果期夏、秋二季。

【生境分布】栽培。分布于白青乡等地。

【传统用药】种仁入药（粟米）。秋季果实成熟后采收，打下种子，去净杂质，晒干。苦，寒；和中，益肾，除热，解毒；用于脾胃虚热，反胃呕吐，腹满食少，消肿，泻痢，烫火伤；陈粟米：除烦，止痢，利小便。与杏仁同食，令人吐泻。种子入药（秫米）。果实成熟时采收，去净杂质，晒干。甘，微寒；祛风除湿，和胃安神，解毒敛疮；用于疟疾，筋骨挛急，泄泻痢疾，夜寐不安，肿毒，漆疮，冻疮，犬咬伤。小儿不宜多食。颖果入药（粟芽）。将颖果入水中浸透，捞出置筐内，上盖稻草，每日洒水 4~5 次，保持湿润，至芽长 2~3mm，取出，晒干。苦，微温；健脾，消食；用于食积，不思饮食。种仁淘洗后的泔水入药（粟米泔汁）。清热止泻，止渴，杀虫敛疮；用于霍乱，泻痢，消渴，疮疥。种皮入药（粟糠）。苦，凉；用于痔漏脱肛。

老鼠芳 【地方别名】腊刺、鬣刺。

Spinifex littoreus (Burm. f.) Merr. 【凭证标本】350128LY0335

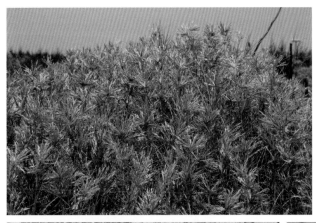
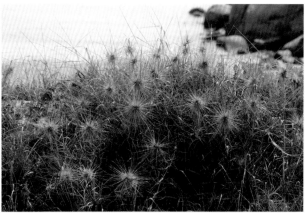

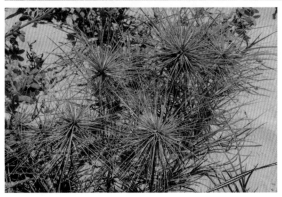
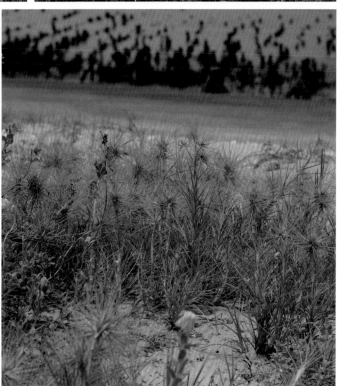

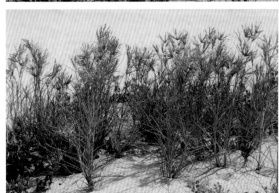

【形态特征】多年生小灌木状草本。须根长而坚韧。秆粗壮、坚实，表面被白蜡质，下部平卧，向上直立部分高30~100cm。叶鞘宽阔，边缘具缘毛，常互相覆盖；叶片线形，质坚而厚，下部对折，上部卷合如针状，常呈弓状弯曲，边缘粗糙，无毛。雄穗轴长4~9cm，生数枚雄小穗，先端延伸于顶生小穗之上而呈针状；雄小穗颖草质，广披针形；雌穗轴针状，粗糙，基部单生1雌小穗；雌小穗颖草质。花、果期夏、秋二季。

【生境分布】生于海边沙滩等。分布于敖东镇、流水镇等地。

【传统用药】叶入药（老鼠芳）。用于刀枪出血。

天南星科 Araceae

菖 蒲 【地方别名】水菖蒲、溪菖蒲、野枇杷。

Acorus calamus L.　　　　　　　　　【凭证标本】350128LY0407

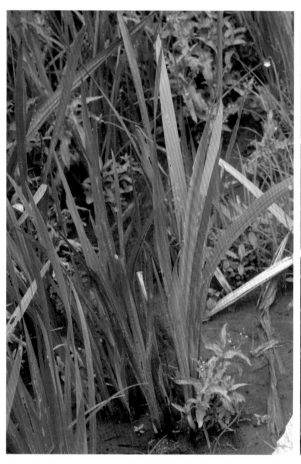
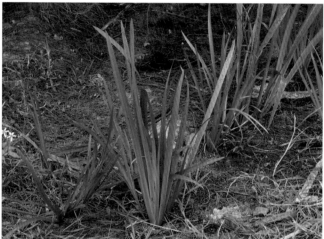
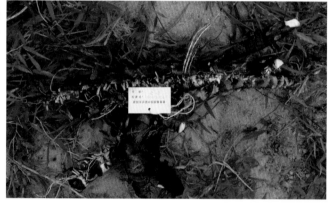

【形态特征】多年生草本。根状茎横走，稍扁，分枝，外皮黄褐色，芳香。叶基生，叶片剑状线形，基部宽、对褶，中部以上渐狭，草质，绿色，光亮；中肋在两面均明显隆起。花序柄三棱形，叶状佛焰苞剑状线形；肉穗花序斜向上或近直立，狭锥状圆柱形；花黄绿色；子房长圆柱形。浆果长圆形，红色。花期（2~）6~9月。

【生境分布】生于荒地水边等。分布于中楼乡等地。

【传统用药】根茎入药（水菖蒲）。全年均可采收，但以8~9月采挖者良，挖取根茎后，洗去泥沙，去除须根，晒干。辛、苦，温；化痰开窍，除湿健胃，杀虫止痒；用于痰厥，中风，癫痫，惊悸健忘，耳鸣耳聋，食积腹痛，痢疾泄泻，风湿痹痛，湿疮，疥疮。阴虚阳亢，汗多、精滑者慎服。

【附　　注】本种现隶属于菖蒲科 Acoraceae。

浮萍科　Lemnaceae

浮　萍　【地方别名】青萍、田萍。

Lemna minor L.　　　　　　　　　　【凭证标本】350128LY0336

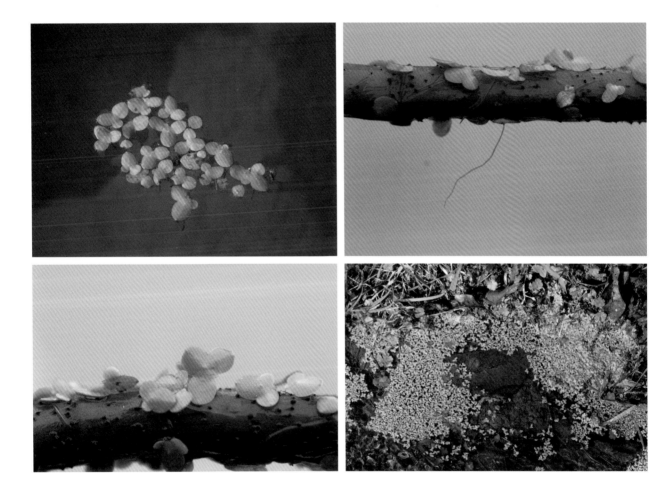

【形态特征】飘浮植物。叶状体对称，上面绿色，下面浅黄色或绿白色或常为紫色，近圆形、倒卵形或倒卵状椭圆形，全缘，长 1.5~5mm，宽 2~3mm，上面稍凸起或沿中线隆起，脉 3，不明显，背面垂生丝状根 1 条；根白色，长 3~4cm，根冠钝头，根鞘无翅；叶状体下面一侧具囊，新叶状体于囊内形成浮出，以极短的细柄与母体相连，随后脱落。雌花具弯生胚珠 1 枚。果实无翅，近陀螺状。种子具凸出的胚乳并具 12~15 条纵肋。

【生境分布】生于静水、池塘中等。全区各地分布。

【传统用药】全草入药（浮萍）。夏季采收，捞出，除去杂质，晒干。辛，寒；宣散风热，透疹，利尿；用于麻疹不透，风疹瘙痒，水肿尿少。

【附　　注】本种现隶属于天南星科 Araceae。

香蒲科 Typhaceae

水 烛 【地方别名】水蜡烛、鬼蜡烛、芦油烛。

Typha angustifolia L.　　　　【凭证标本】350128LY0337

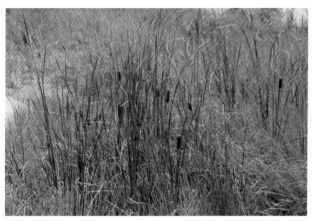
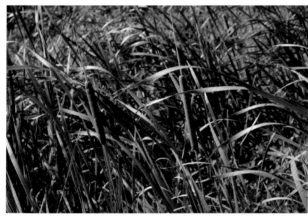
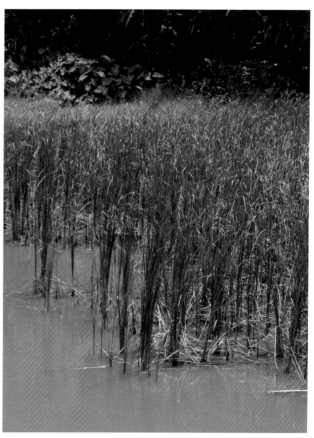

【形态特征】多年生，水生或沼生草本。叶片条形，上部扁平，中部以下腹面微凹，背面向下逐渐隆起成凸形；叶鞘抱茎。雄花序轴具褐色扁柔毛，叶状苞片 1~3 枚，花后脱落；雌花序基部具1 枚叶状苞片，通常比叶片宽，花后脱落；雄花由 3 枚雄蕊合生；雌花柱头窄条形或披针形，子房纺锤形，具褐色斑点，子房柄纤细；不孕雌花子房倒圆锥形，不育柱头短尖。小坚果长椭圆形。种子深褐色。花、果期 6~9 月。

【生境分布】生于田边湿地、池塘边等。分布于北厝镇等地。

【传统用药】花粉入药（蒲黄）。夏季采收蒲棒上部的黄色雄花序，晒干后碾轧，筛取花粉。甘，平；止血，化瘀，通淋；用于吐血，衄血，咯血，崩漏，外伤出血，闭经痛经，胸腹刺痛，跌扑肿痛，血淋。孕妇慎用。

莎草科 Cyperaceae

球柱草
Bulbostylis barbata (Rottb.) Kunth

【凭证标本】350128LY0440

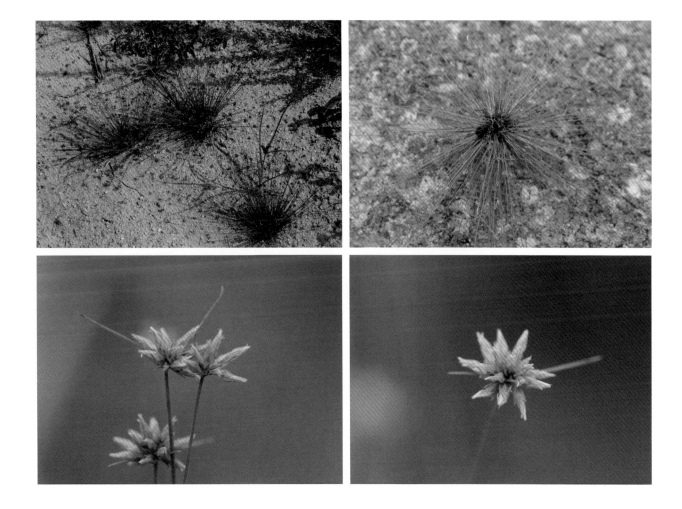

【形态特征】一年生草本，高 6~25cm。叶纸质，极细，线形，叶鞘薄膜质。苞片 2~3 枚，极细，线形，边缘外卷，背面疏被微柔毛；长侧枝聚伞花序头状，具密聚的无柄小穗 3 至数个；小穗披针形或卵状披针形，基部钝或几圆形，顶端急尖，具 7~13 朵花；雄蕊 1，稀 2 个，花药长圆形，顶端急尖。小坚果倒卵形，三棱形，白色或淡黄色，表面细胞呈方形网纹，顶端截形或微凹，具盘状的花柱基。花、果期 4~10 月。

【生境分布】生于海边沙地、田边湿地等。全区各地分布。

【传统用药】全草入药（牛毛草）。夏、秋二季采收，洗净，晒干。苦，寒；凉血止血；用于呕血，咯血，衄血，尿血，便血。

【附　　注】本种现接受拉丁名为 *Bulbostylis barbata* (Rottb.) C. B. Clarke。

香附子 　【地方别名】双芽草、结籽草、羊大便。

Cyperus rotundus L.　　　　　　　　　　【凭证标本】350128LY0339

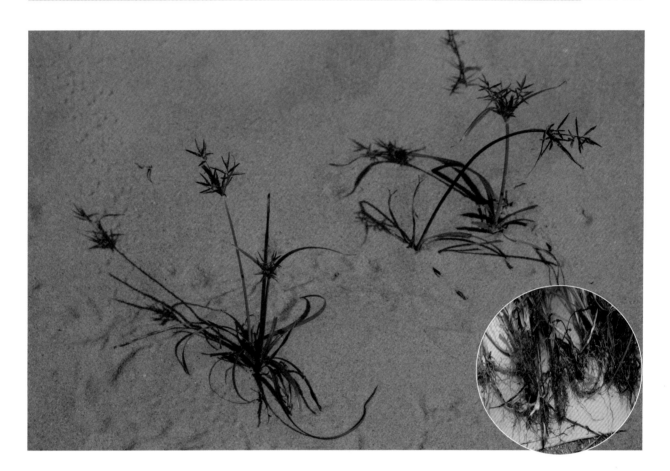

【形态特征】匍匐根状茎长，具椭圆形块茎，高 15~95cm。叶较多，平张；鞘棕色，常裂成纤维状。叶状苞片 2~5 枚；长侧枝聚伞花序简单或复出，具 2~10 个辐射枝；穗状花序轮廓为陀螺形，稍疏松，具 3~10 个小穗；小穗斜展开，具 8~28 朵花；小穗轴具较宽的、白色透明的翅；鳞片稍密地覆瓦状排列，膜质，卵形或长圆状卵形；雄蕊 3，花药长，线形，暗血红色，药隔突出于花药顶端；花柱长，柱头 3，细长，伸出鳞片外。小坚果长圆状倒卵形，三棱形，具细点。花、果期 5~11 月。

【生境分布】生于路边草丛、海边沙地等。全区各地分布。

【传统用药】根茎入药（香附）。秋季采挖，燎去毛须，置沸水中略煮或蒸透后晒干，或燎后直接晒干。辛、微苦、微甘，平；疏肝解郁，理气宽中，调经止痛；用于肝郁气滞，胸胁胀痛，疝气痛，乳房胀痛，脾胃气滞，脘腹痞闷，胀满疼痛，月经不调，闭经痛经。茎叶入药（莎草）。春、夏二季采收，洗净，鲜用或晒干。苦、辛，凉；行气开郁，祛风止痒，宽胸利痰；用于胸闷不舒，风疹瘙痒，疮痈肿毒。

【地方用药】根茎入药（香附）。秋季采挖，烘至半焦，捣碎粉状，调成糊状。用于胃脘痛，外用于冻疮。

【附　　注】中国外来入侵植物，入侵等级 4 级。

短叶水蜈蚣

【地方别名】金钮草、三角草、一粒珠。

Kyllinga brevifolia Rottb.

【凭证标本】350128LY0340

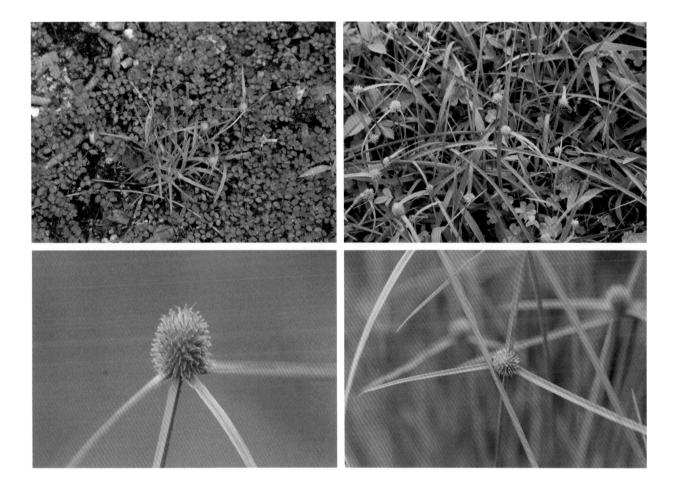

【形态特征】多年生草本。根状茎长而匍匐；秆成列地散生，基部不膨大。叶柔弱，短于或稍长于秆，宽 2~4mm，平张，上部边缘和下面中肋上具细刺。穗状花序单个，极少 2 或 3 个，球形或卵球形，具极多数密生的小穗；小穗长圆状披针形或披针形，压扁，具 1 朵花；鳞片背面的龙骨状突起绿色，具刺，顶端延伸成外弯的短尖；雄蕊 3~1 个，花药线形；花柱细长，柱头 2，长不及花柱的 1/2。小坚果倒卵状长圆形，扁双凸状，表面具密的细点。花、果期 5~9 月。

【生境分布】生于路旁、田边、山坡荒地、海边沙滩等。全区各地分布。

【传统用药】全草入药（水蜈蚣）。5~9 月采收，洗净，鲜用或晒干。辛、微苦、甘，平；疏风解表，清热利湿，活血解毒；用于感冒，肺咳，百日咳，疟疾，黄疸，痢疾，膏淋，疮疡肿毒，皮肤瘙痒，毒蛇咬伤，风湿痹痛，跌打损伤。

红鳞扁莎

Pycreus sanguinolentus (Vahl) Nees

【凭证标本】350128LY0341

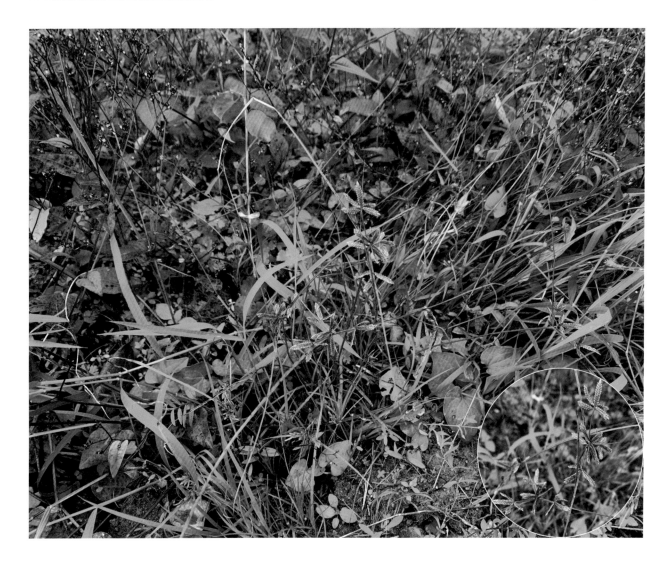

【形态特征】一年生草本，具须根。秆密丛生，扁三棱状，下部叶稍多。叶常短于秆，边缘具细刺，鞘稍短，淡绿色，最下部叶鞘稍带棕色。叶状苞片 3~4，长于花序；长侧枝聚伞花序简单，辐射枝上端具 4~10 多个小穗密集成短穗状花序；雄蕊 3，花药线形；柱头 2，细长。小坚果宽倒卵形或长圆状倒卵形，双凸状，成熟时黑色。花、果期 7~12 月。

【生境分布】生于田边、路边水湿处等。分布于中楼乡等地。

【传统用药】根或全草入药（红鳞扁莎草）。清热解毒，除湿退黄；用于胁痛。

姜 科 Zingiberaceae

艳山姜 【地方别名】良姜、粿叶。

Alpinia zerumbet (Pers.) Burtt. et Smith

【凭证标本】350128LY0342

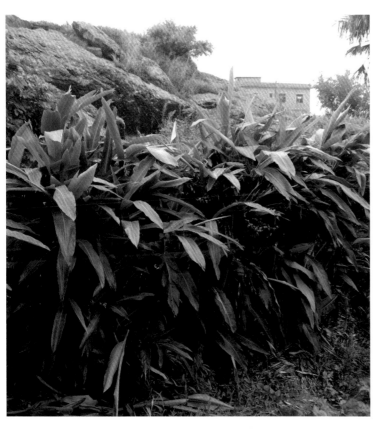

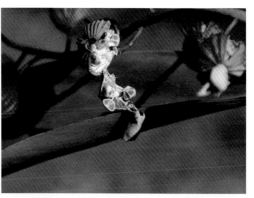

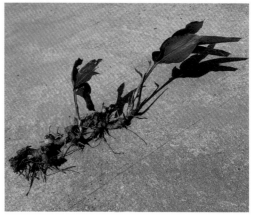

【形态特征】株高 2~3m。叶片披针形，顶端渐尖，基部渐狭，边缘具短柔毛，两面均无毛。圆锥花序呈总状花序式，在每一分枝上有花 1~2（3）朵；小苞片椭圆形，白色；小花梗极短；花萼近钟形，白色；花冠管较花萼为短，乳白色，顶端粉红色；侧生退化雄蕊钻形；唇瓣匙状宽卵形，顶端皱波状。蒴果卵圆形，直径约 2cm，被稀疏的粗毛，具显露的条纹，顶端常冠以宿存萼，熟时朱红色。种子有棱角。花期 4~6 月，果期 7~10 月。

【生境分布】生于路旁、屋边草丛等。全区各地分布。

【传统用药】根茎和果实入药（艳山姜）。根茎全年均可采收，鲜用或切片晒干；果实将熟时采收，烘干。辛、涩，温；温中燥湿，行气止痛，截疟；用于心腹冷痛，胸腹胀满，伤食，呕吐泄泻，疟疾。

美人蕉科 Cannaceae

美人蕉 【地方别名】连蕉。

Canna indica L.

【凭证标本】350128LY0343

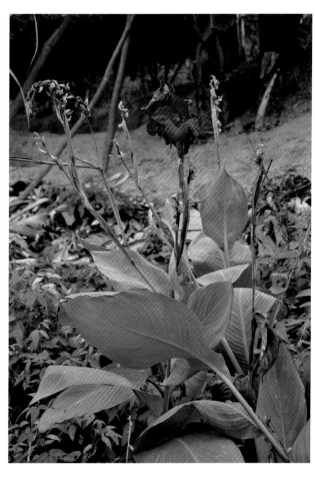

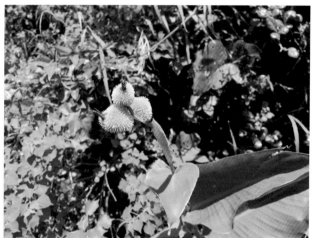

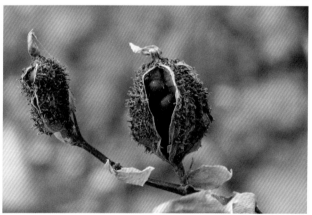

【形态特征】植株全部绿色，高可达 1.5m。叶片卵状长圆形。总状花序疏花；花红色，单生；苞片卵形，绿色，长约 1.2cm；萼片 3，披针形，长约 1cm，绿色而有时染红色；花冠裂片披针形，绿色或红色；外轮退化雄蕊 3~2 枚，鲜红色；唇瓣披针形，长 3cm，弯曲；发育雄蕊长 2.5cm，花药室长 6mm；花柱扁平，长 3cm，一半和发育雄蕊的花丝联合。蒴果绿色，长卵形，有软刺，长 1.2~1.8cm。花、果期几全年。

【生境分布】栽培。全区各地分布。

【传统用药】根或茎入药（美人蕉根）。全年可采挖，除去茎叶，洗净，切片，晒干或鲜用。甘、微苦、涩，凉；清热解毒，调经，利水；用于月经不调，带下病，黄疸，痢疾，疮疡肿毒。花入药（美人蕉花）。花开时采收，阴干。甘、淡，凉；凉血止血；用于吐血，衄血，外伤出血。

黄花美人蕉 【地方别名】黄花连蕉。

Canna indica L. var. *flava* Roxb. 【凭证标本】350128LY0344

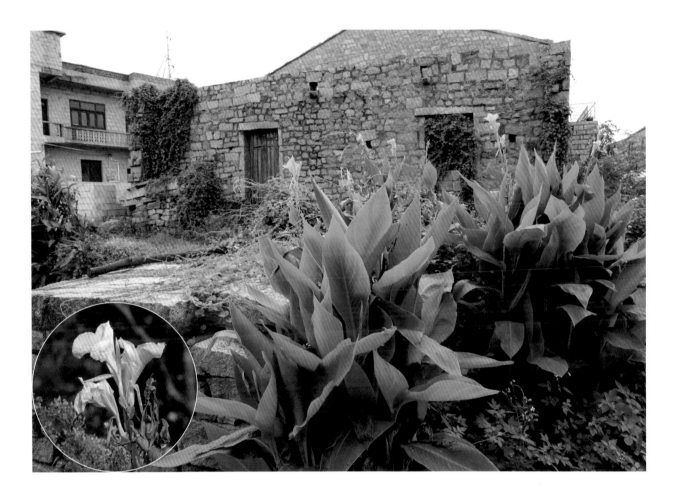

【形态特征】植株高可达 1.5m。叶片卵状长圆形。总状花序疏花；花黄色，单生；苞片卵形，绿色，长约 1.2cm；萼片 3，披针形，长约 1cm，绿色而有时染红；花冠裂片披针形；外轮退化雄蕊 3~2 枚，黄色；唇瓣披针形，长 3cm，弯曲；发育雄蕊长 2.5cm，花药室长 6mm；花柱扁平，长 3cm，一半和发育雄蕊的花丝联合。蒴果绿色，长卵形，有软刺，长 1.2~1.8cm。花、果期几全年。

【生境分布】栽培。全区各地分布。

【传统用药】根入药（黄花美人蕉）。止痛消肿，止痢；用于跌打损伤，痢疾。

兰 科 Orchidaceae

铁皮石斛 【地方别名】黑节草。

Dendrobium officinale Kimura et Migo 　　　【凭证标本】350128LY0345

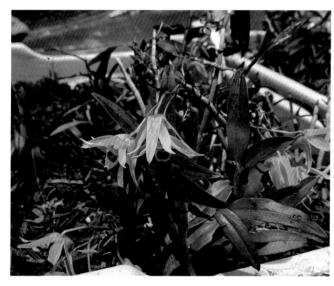

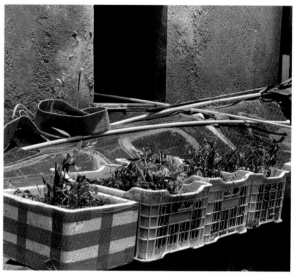

【形态特征】茎直立，圆柱形，具多节。叶2列，纸质，长圆状披针形；叶鞘常具紫斑，老时其上缘与茎松离而张开，并且与节留下1个环状铁青的间隙。总状花序常从落了叶的老茎上部发出，具2~3朵花；萼片和花瓣黄绿色，近相似，长圆状披针形，先端锐尖，具5条脉，侧萼片基部较宽阔，萼囊圆锥形，末端圆形；唇瓣白色，基部具1个绿色或黄色的胼胝体，卵状披针形，比萼片稍短，中部以下两侧具紫红色条纹，边缘多少波状。花期3~6月。

【生境分布】栽培。分布于苏澳镇等地。

【传统用药】茎入药（铁皮石斛）。11月至翌年3月采收，除去杂质，剪去部分须根，边加热边扭成螺旋形或弹簧状，烘干，或切成段，干燥或低温烘干，前者习称"铁皮枫斗"（耳环石斛），后者习称"铁皮石斛"。甘，微寒；益胃生津，滋阴清热；用于热病津伤，口干烦渴，胃阴不足，食少干呕，病后虚热不退，阴虚火旺，骨蒸劳热，目暗不明，筋骨痿软。

【附　　注】苏澳镇有人工种植，开花良好。本种在海岛生境下能否进行较大规模种植及药材质量如何，有待进一步考察。

贻贝科　　Mytilidae

厚壳贻贝　【地方别名】蝴蝶干、东海夫人、海红。

Mytilus coruscus Gould

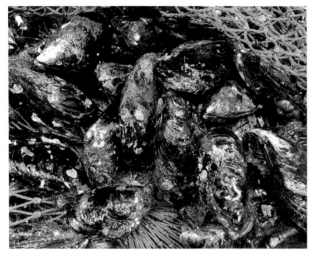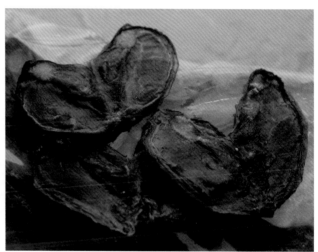

【形态特征】贝壳楔形，一般长116~160mm，约为高的2倍、宽的3倍。壳质厚，壳顶尖细，足丝孔狭缝状，位于近壳顶处。背缘与腹缘构成近45°角向后上方延伸。壳面由壳顶沿腹缘形成1条隆起，将壳面分为上、下两部分，两壳闭合时腹面形成一菱形平面。生长线极明显，但不规则，无放射肋。壳皮厚，棕黑色，壳边缘内卷曲成镶边状的红褐色狭缘。壳内面灰白色或灰蓝色，具珍珠样光泽。

【生境分布】生于低潮线以下的浅海岩隙间。养殖品挂绳于海中。分布于白青乡等地。

【传统用药】肉入药（淡菜）。全年均可采，捕得后，剥取其肉，晒干。甘、咸，温；补肝肾，益精血，消瘿瘤；用于虚劳羸瘦，眩晕，盗汗，阳痿，腰痛，吐血，崩漏，带下病，瘿瘤。

【附　　注】白青乡一带的厚壳贻贝，个大肉厚，当地居民在开壳取肉后，将其剖开成两片，洗净后晒干。因形似蝴蝶，而名"蝴蝶干"。

鳖蠊科　Corydiidae

地　鳖　【地方别名】蜇虫、土鳖、簸箕虫。

Eupolyphaga sinensis Walker

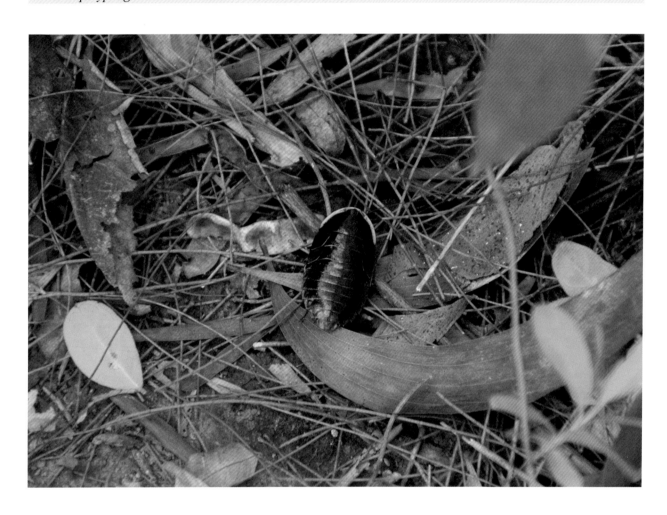

【形态特征】雌雄异型。雄性体型较大,扁平;前翅和后翅发育完全;体淡黄色;头部栗色,唇部淡黄色;前胸背板暗褐色,前缘具淡色宽边;前翅呈半透明的淡黄色,具灰褐色云斑状斑纹;复眼间距明显狭于单眼间距。雌性体较宽扁,卵圆形,完全无翅;体色呈栗褐色;复眼间距约等宽于单眼间距。体头顶不露出前胸背板。触角丝状,短于体长。复眼发达呈肾形环绕于触角基部,单眼2枚。腹部9节,腹末有尾须及腹刺各1对。

【生境分布】于丘陵山地石间活动。分布于北厝镇等地。

【传统用药】<u>虫体入药(地鳖虫)</u>。野生者在夏、秋二季捕捉,人工饲养者可随时捕捉;捕到后用沸水烫死,晒干或烘干。咸,寒;有小毒;破血逐瘀,续筋接骨;用于血瘀闭经,癥瘕积块,跌打瘀肿,筋伤骨折,木舌重舌。

石龙子科　Scincidae

中国石龙子　【地方别名】四脚蛇、山龙子。

Eumeces chinensis (Gray)

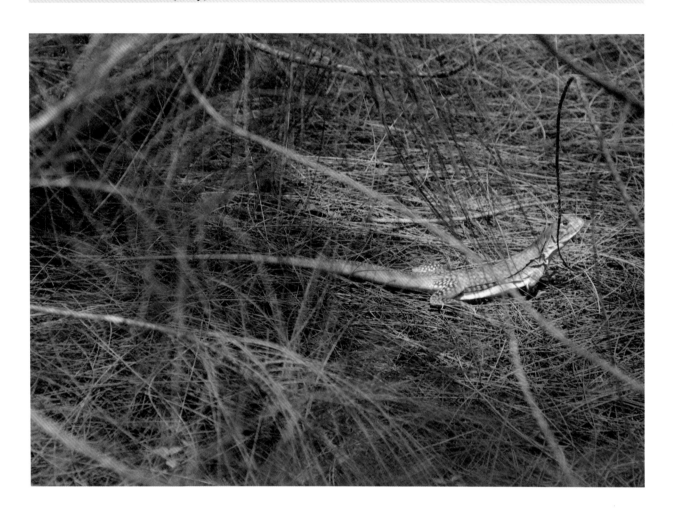

【形态特征】全长约21cm，体较粗壮，周身被有覆瓦状排列的细鳞。具上鼻鳞，无后鼻鳞。典型成虫
　　　　　具5条浅色的纵纹，背中部1条在头部不分叉，侧纵纹由断续斑点缀连而成，背面和腹面
　　　　　散布浅色斑点，颈侧及体侧红棕色。四肢发达，具5指、趾，有钩爪；尾细长，末端尖锐，
　　　　　约为头体长的1.5倍。

【生境分布】于相思林、木麻黄林处活动。全区各地分布。

【传统用药】虫体入药（石龙子）。夏秋间捕捉，处死，除内脏，置通风处干燥。咸，寒；有毒；利水
　　　　　通淋，破结散瘀，解毒；用于癃闭，石淋，小便不利，恶疮，臁疮，瘰疬。孕妇禁服。

雀 科　Passeridae

麻 雀　【地方别名】家雀、麻禾雀。

Passer montanus (L.)

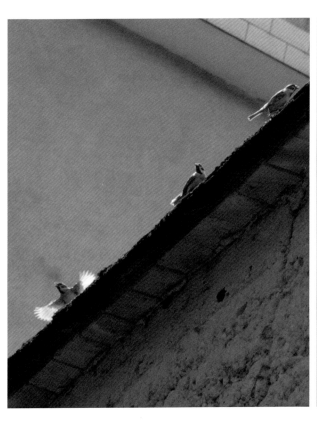 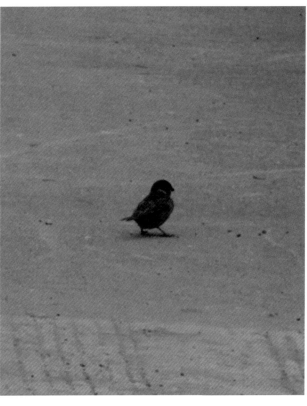

【形态特征】一般体长 14cm 左右，雌雄形、色相近，顶冠及颈背褐色。成鸟上体近褐色，颏黑而下体
皮黄灰色，颈背具完整的灰白色领环。成鸟在脸颊后部耳羽附近有显著的黑色斑，幼鸟此
黑色斑不明显。虹膜深褐色。喙黑色。脚粉褐色。

【生境分布】一般在房舍及其周围地区，尤喜在房檐、屋顶、以及房前屋后的小树和灌丛上，有时也到
邻近的农田地上活动和觅食。全区各地分布。

【传统用药】肉或全体入药（雀）。四季均可捕捉，捕杀后，除去羽毛及内脏，取肉鲜用或烘干。甘，
温；补肾壮阳，益精补涩；用于肾虚阳痿，早泄，遗精，腰膝酸软，疝气，尿频，崩漏，
带下病，百日咳，痈毒疮疖。

鸠鸽科　　Columbidae

家 鸽　【地方别名】鹁鸽、飞奴。

Columba livia domestica L.

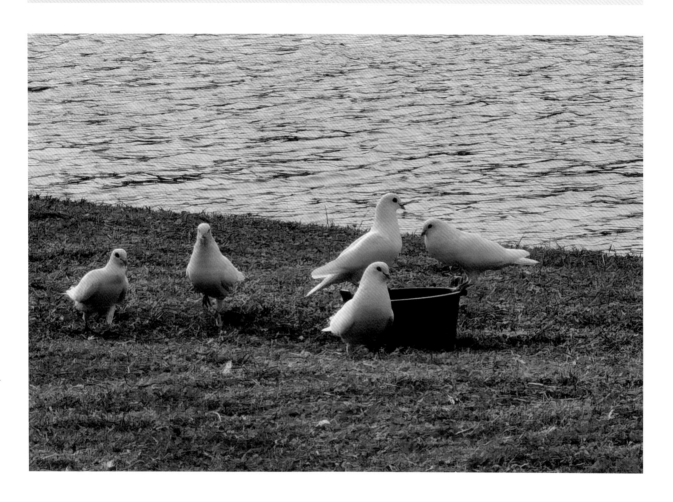

【形态特征】体呈纺锤形。嘴短，基部被以蜡膜。眼有眼睑和瞬膜，外耳孔由羽毛遮盖，视觉、听觉灵敏。翼长、大，羽毛颜色以青灰色较普遍，也有纯白色、茶褐色和黑白交杂等。足短，外有角质鳞片，足有 4 趾，3 前 1 后。

【生境分布】饲养。全区各地分布。

【传统用药】肉入药（鸽）。全年均可捕捉，除去羽毛及内脏，取肉鲜用。咸，平；滋肾益气，祛风解毒，调经止痛；用于虚羸，妇女血虚闭经，消渴，久疟，麻疹，肠风下血，恶疮，疥癣。

雉 科 Phasianidae

家 鸡 【地方别名】烛夜。

Gallus gallus domesticus Brisson

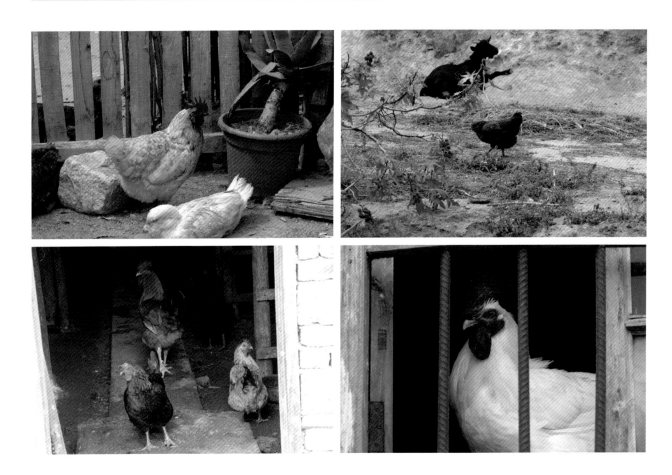

【形态特征】走禽。体结实，喙短，呈圆锥形，上嘴稍弯曲。鼻孔裂状，被鳞状瓣。眼有瞬膜。头上有肉冠，喉部两侧有肉垂，常呈褐红色；肉冠、肉垂以雄者为高大。翼短圆，羽色雌雄不同，雄者具长而鲜丽的尾羽，雌者尾羽甚短。足强健，具锐爪，跗、跖及趾均被鳞板；趾4，前3后1，后趾短小，位略高；雄者跗趾部后方有距。

【生境分布】饲养。全区各地均可见。

【传统用药】沙囊内壁入药（鸡内金）。全年均可取，杀鸡后，取出沙囊，剥下内壁，洗净，干燥。甘、平；健胃消食，涩精止遗，通淋化石；用于食积不消，呕吐泻痢，小儿疳积，遗尿，遗精，石淋涩痛，胆胀胁痛。嗉囊入药（鸡嗉）。宰鸡时取下嗉囊，洗净，鲜用或烘干。调气，解毒；用于噎膈，小便不禁，发背肿毒。

鸭 科　Anatidae

家 鸭　【地方别名】家凫。

Anas platyrhynchos domestica (L.)

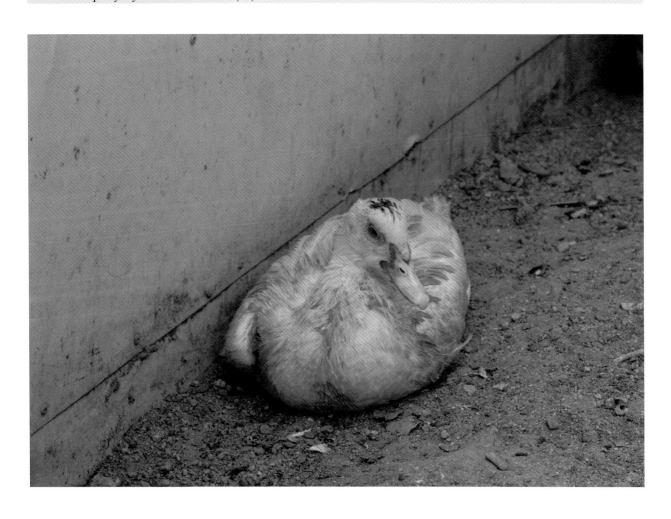

【形态特征】走禽。体椭圆，平行地面。喙扁，长；颈长。翅小，覆翼羽大。腹面如舟底。尾短，公鸭
　　　　　尾有卷羽4枚。羽毛甚密，色有全白、栗壳、黑褐等不同。公鸭颈部多黑色而有金绿色光
　　　　　泽，且叫声嘶哑。脚矮，腿位于身体后方，前3趾间具蹼，后1趾略小。

【生境分布】饲养。全区各地均可见。

【传统用药】肉入药（白鸭肉）。四季均可宰杀，秋、冬二季更适宜，除去羽毛及内脏，取肉鲜用。甘、
　　　　　咸，平；补益气阴，利水消肿；用于虚劳骨蒸，咳嗽，水肿。沙囊角质内壁入药（鸭肫衣）。
　　　　　宰鸭去内脏时，摘下沙囊，剖开，剥取内壁，晒干或烘干。甘，平；消食，化积；用于食
　　　　　积，嗳腐吞酸，噎膈翻胃，诸骨哽喉。

家　鹅

Anser cygnoides domestica (Brisson)

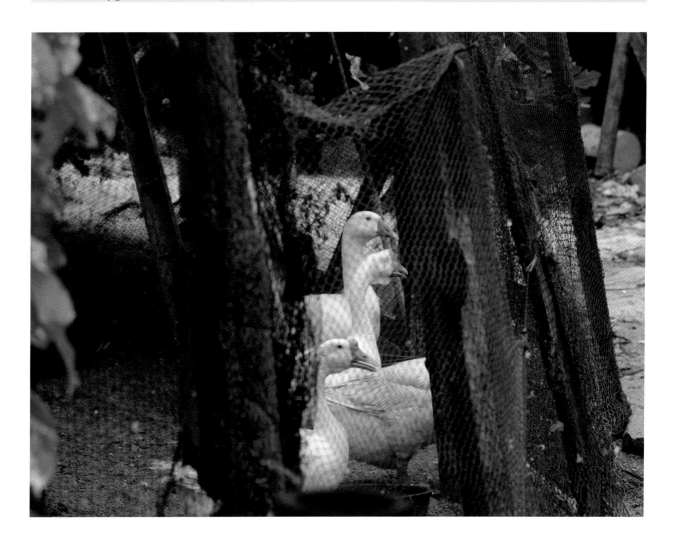

【形态特征】家禽。体长 60~80cm，羽毛白色或灰色。嘴扁而阔，前额有肉瘤，雄者膨大，黄色或黑褐色。颈长。体躯宽壮，龙骨长，胸部丰满。腿高尾短，脚趾间有蹼，黄色或黑褐色。体躯站立时昂然挺立。

【生境分布】饲养。全区各地均可见。

【传统用药】沙囊内壁入药（鹅内金）。宰鹅时取出沙囊即肫，剖开后剥下内壁，洗净，晒干或烘干。健脾消食，涩精止遗，消癥化石；用于伤食，泻痢，疳积，遗精遗尿，石淋，胆石，癥瘕，闭经。血入药（鹅血）。宰鹅时留取血液，鲜用。咸，平；解毒，散血，消坚；用于噎膈反胃，药物中毒。

犬 科 Canidae

家 犬 【地方别名】土狗、大黄狗。

Canis familiaris L.

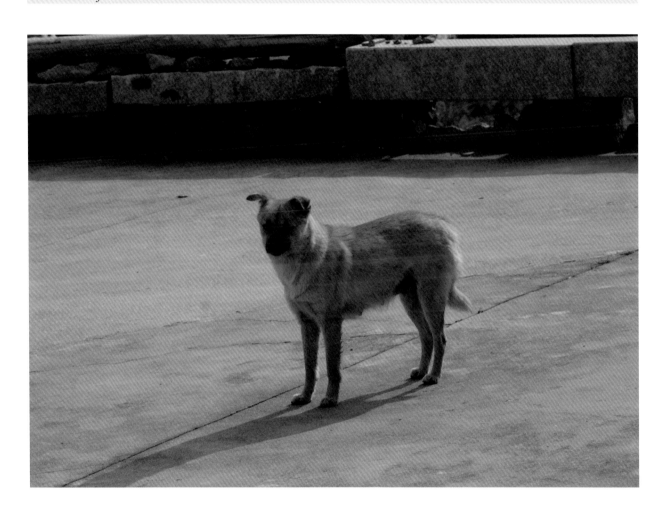

【形态特征】身体匀称而紧凑；中等大小，身长与肩高比约成 1：1，后腿平直。棕毛为主，毛质粗。嘴尖、短，额平；耳位高，耳小且直立或半直立。四肢矫健，前肢 5 趾，后肢 4 趾；具爪，但爪不能伸缩。站立时后腿踝关节弯曲不明显。尾巴向上翘起，或呈环形或镰刀形。

【生境分布】饲养。全区各地均可见。

【传统用药】肉入药（狗肉）。取健康狗宰杀后，剥皮，取肉，水漂洗后，鲜用。咸、酸，温；补脾暖胃，温肾壮阳，填精；用于脘腹胀满，水肿，腰痛膝软，阳痿，寒疟。

猪　科　Suidae

猪

Sus scrofa domestica Brisson

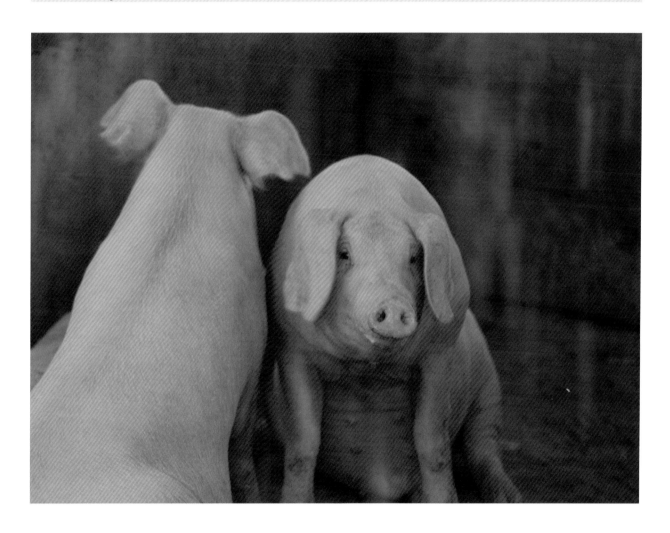

【形态特征】身体肥壮，四肢短小。头颈相连，耳大，鼻长、直，口大、口吻较长。腰背窄。具黑、白、酱红或黑白花等色。

【生境分布】饲养。全区各地均可见。

【传统用药】胆汁入药（猪胆粉）。取猪胆汁，滤过，干燥，粉碎。苦，寒；清热润燥，止咳平喘，解毒；用于顿咳，哮喘，热病燥渴，目赤，喉痹，黄疸，泄泻，痢疾，便秘，疮痈肿毒。肾入药（猪肾）。宰杀后，剖腹，取出肾脏，洗净，鲜用，或冷藏。咸，平；补肾益气，利水；用于肾虚耳聋，遗精盗汗，腰痛，产后虚羸，水肿。不可久食。肝脏入药（猪肝）。宰杀后，剖腹取肝，鲜用或冷藏。甘、苦，温；养肝明目，补气健脾；用于肝虚目昏，雀目，眼疾，脾胃虚弱，小儿疳积，脚气病，水肿，久病脱肛，带下病。

牛 科　Bovidae

山 羊　【地方别名】黑羊、夏羊。

Capra hircus L.

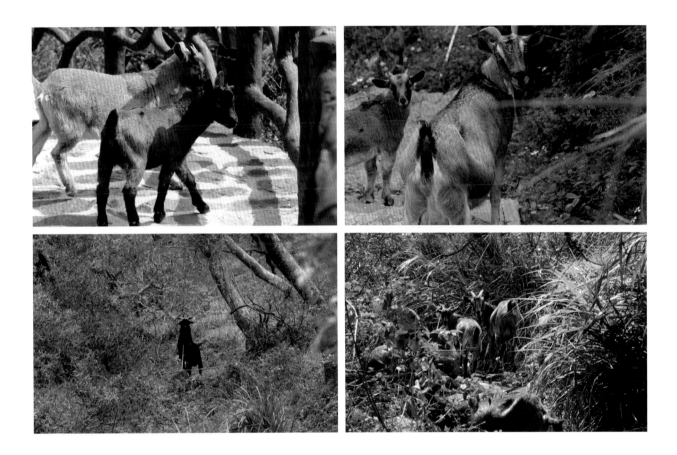

【形态特征】体长 1~1.2m，体重 10~35kg。头长，颈短，耳大，吻狭长。雌雄额部均有 1 对角，雄性者角大；角基部略呈三角形，尖端略向后弯，角质中空，表面有环纹或前面呈瘤状。雄者颔下有总状长须。四肢细，尾短，不甚下垂。全体被粗直短毛，毛色有白、黑、灰和黑白杂色等。

【生境分布】饲养于丘陵山上。全区各地均可见。

【传统用药】肉入药（羊肉）。宰杀后，去除皮毛，洗净，鲜用或冷藏。甘，热；温中健脾，补肾壮阳，益气养血；用于脾胃虚寒，食少反胃，泻痢，肾阳不足，气血亏虚，虚劳羸瘦，腰膝酸软，阳痿，寒疝，产后虚羸少气，缺乳。乳汁入药（羊乳）。取乳羊的乳汁，消毒后鲜用。甘，微温；补虚，润燥，和胃，解毒；用于虚劳羸瘦，消渴，心痛，反胃呕逆，口疮，漆疮，蜘蛛咬伤。血入药（羊血）。宰羊时取血，将鲜血置于平底器皿内晒干，切成小块，或将血灌入羊肠中，用细绳扎成 3~4cm 长的小节，晒干。咸，平；补血，止血，散瘀，解毒；用于妇女血虚中风，月经不调，崩漏，产后血晕，吐血，衄血，便血，痔血，尿血，筋骨疼痛，跌打损伤。

牛

Bos taurus domesticus Gmelin

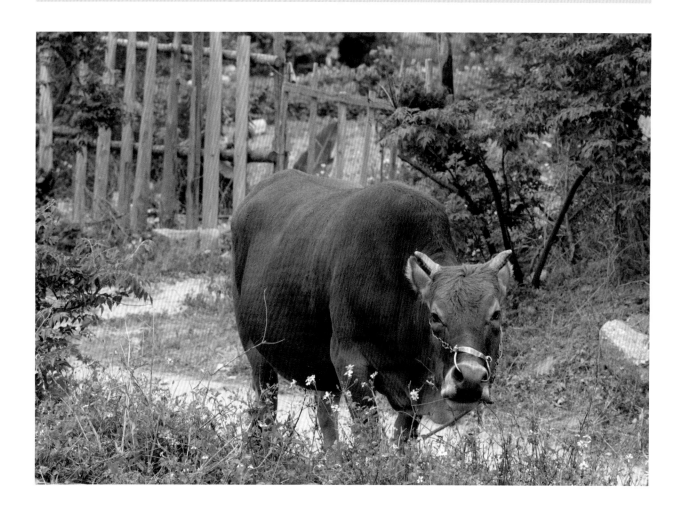

【形态特征】体长 1.5~2.5m，体重 200~350kg，体格强壮，头大、额广、鼻阔、口大、眼大。上唇上部有 2 个大鼻孔，其间皮肤硬而光滑、无毛，称为鼻镜；头上耳后有角 1 对，左右分开；角弯曲，无分支，中空，内有骨质角髓。四肢匀称，四趾均有蹄甲，后方两趾不着地。尾较长，尾端具丛毛。毛色大部分为黄色，也有黑色、杂色、红棕色、白色等。

【生境分布】饲养。全区各地均可见。

【传统用药】胆结石入药（牛黄）。全年均可收集，杀牛时取出肝脏，检查胆囊、胆管等处，如发现有结石，即滤去胆汁，取出胆结石，除去外部薄膜，阴干。甘，凉；清心，豁痰，开窍，凉肝，息风，解毒；用于热病神昏，中风痰迷，惊痫抽搐，癫痫发狂，咽喉肿痛，口舌生疮，痈肿疔疮。胃里面的草结块入药（牛羊草结）。宰杀时检查胃部，如有草结块，取出晾干。淡，微温；降逆止呕；用于噎膈反胃，呕吐。

参考文献

［1］中国科学院中国植物志编委会.中国植物志［M］.北京：科学出版社，1961-2002.

［2］中国科学院植物研究所.iPlant.cn 植物智——中国植物物种信息系统［DB/OL］.(2019-12-10)［2021-07-29］.http：//www.iplant.cn.

［3］刘冰，刘夙，冯真豪.多识植物百科·多识被子植物系统［EB/OL］.(2021-06-24)［2021-07-29］.http：//duocet.ibiodiversity.net/.2020.

［4］福建省科学技术委员会《福建植物志》编写组.福建植物志：1-6 卷［M］.福州：福建科学技术出版社，1982.

［5］国家药典编委会.中华人民共和国药典：一部［M］.2020 年版.北京：中国医药科技出版社，2020.

［6］国家中医药管理局《中华本草》编委会.中华本草［M］.上海：上海科学技术出版社，1999.

［7］南京中医药大学.中药大辞典［M］2 版.上海：上海科学技术出版社，2006.

［8］中国药材公司.中国中药资源志要［M］.北京：科学出版社，1994.

［9］福建省中医药研究院.福建药物志：第 1、2 卷［M］修订本.福州：福建科学技术出版社，1994.

［10］徐海根.外来物种入侵·生物安全·遗传资源［M］.北京：科学出版社，2004.

［11］中国科学院植物研究所.中国外来入侵物种信息系统［DB/OL］.(2019-12-10)［2021-07-29］.http://www.iplant.cn/ias/.

附 录 平潭综合实验区大宗药材彩色图录

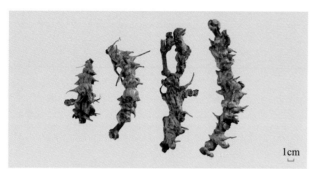

菝葜 Smilacis Chinae Rhizoma

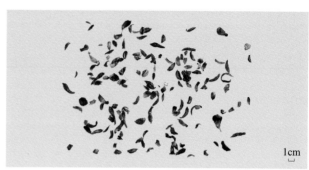

百合 Lilii Bulbus

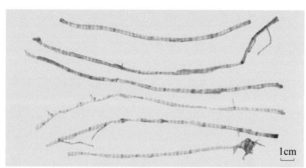

白茅根 Imperatae Rhizoma

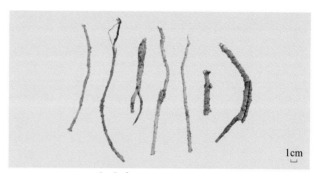

北沙参 Glehniae Radix

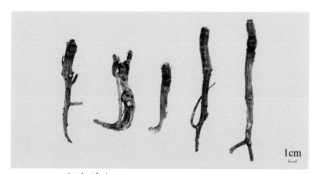

滨海前胡 Peucedani Japonici Radix

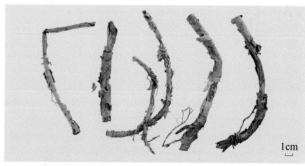

穿破石 Cudraniae Cochinchinensis Radix

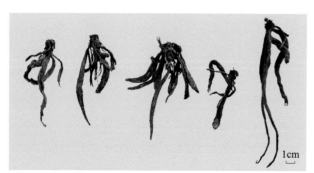

大蓟根 Cirsii Japonici Radix

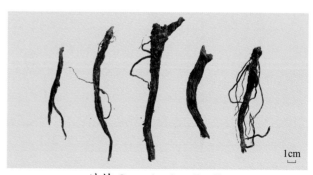

地榆 Sanguisorbae Radix

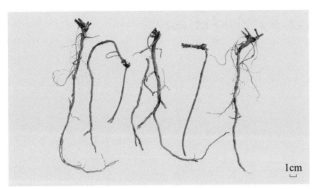

夜关门 Lespedezae Cuneatae Radix

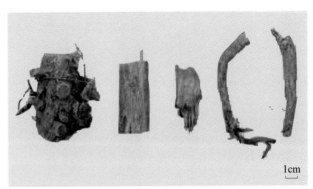

九里香根 Murrayae Radix

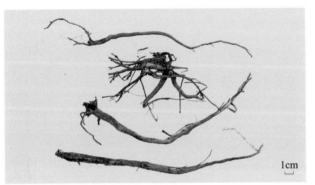

千斤拔 Flemingiae Radix

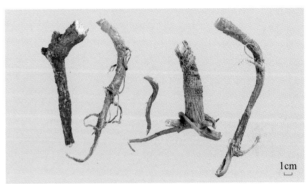

商陆 Phytolaccae Radix

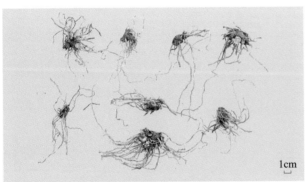

射干 Belamcandae Rhizoma

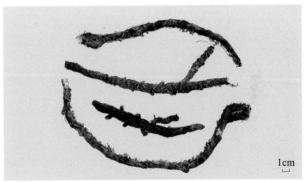

水菖蒲 Acori Calami Rhizoma

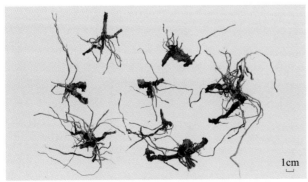

山猫儿 Dianellae Rhizoma

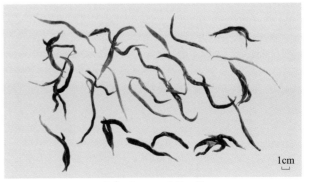

天冬 Asparagi Radix

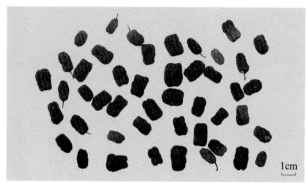

大枣 Jujubae Fructus

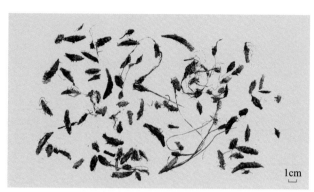

香附 Cyperi Rhizoma

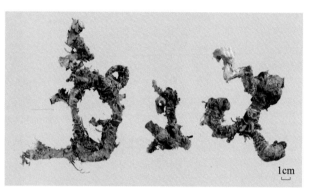

艳山姜 Alpiniae Zerumberis Rhizoma

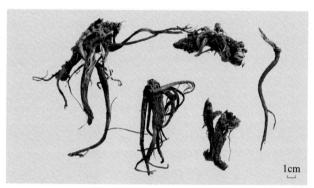

羊蹄 Rumicis Japonici Radix

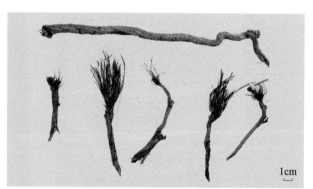

禹州漏芦 Echinopsis Radix

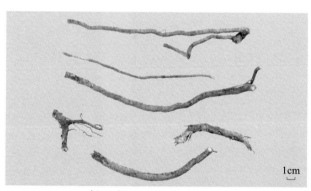

栀子根 Gardeniae Radix

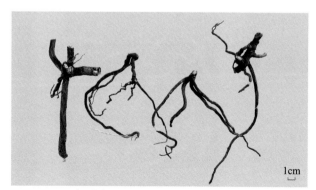

朱砂根 Ardisiae Crenatae Radix

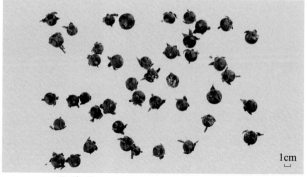

苞蔷薇果 Rosae Bracteatae Fructus

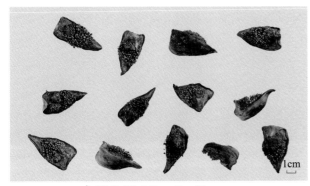

木馒头 Fici Pumilae Fructus

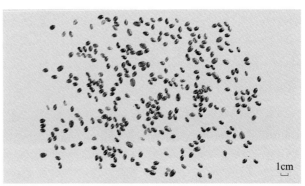

蓖麻子 Ricini Semen

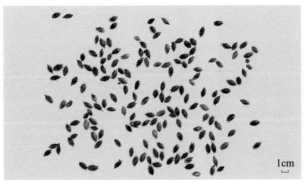

苍耳子 Xanthii Fructus

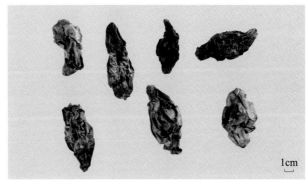

瓜蒌 Trichosanthis Fructus

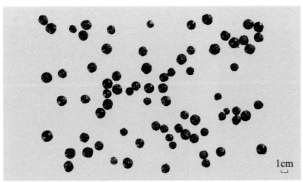

苦楝子 Meliae Fructus

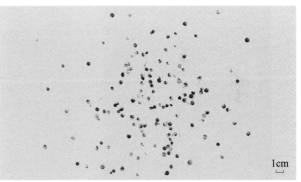

蔓荆子 Viticis Fructus

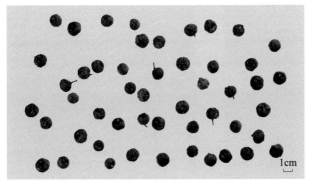

野山楂 Crataegi Cuneatae Fructus

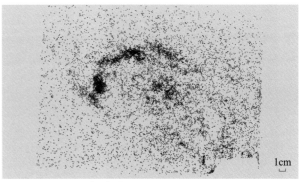

青葙子 Celosiae Semen

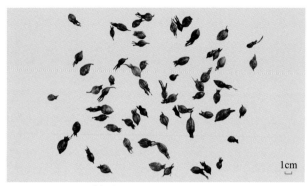

栀子 Gardeniae Fructus

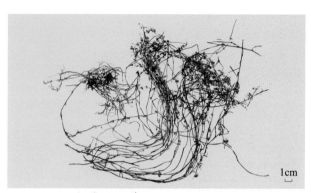

白花蛇舌草 Hedyotidis Herba

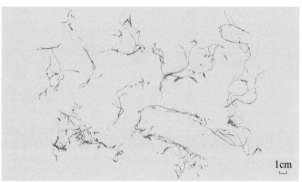

半边莲 Lobeliae Chinensis Herba

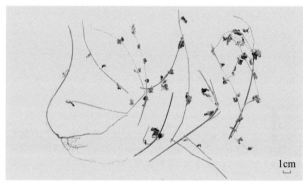

北风草 Leucasis Mollissimae Herba

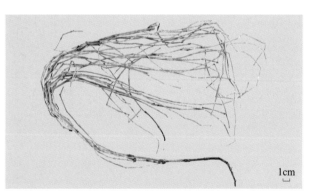

驳骨草 Equiseti Debilis Herba

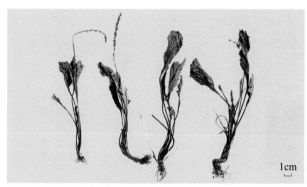

车前草 Plantaginis Herba

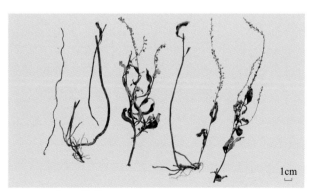

大田基黄 Lysimachiae Fortunei Herba

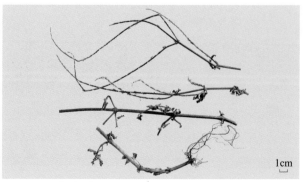

土牛膝 Achyranthis Asperae Herba

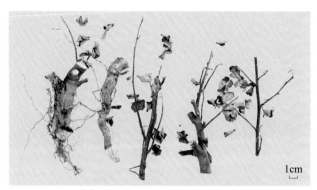
地桃花 Urenae Lobatae Herba

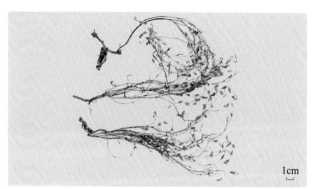
丁癸草 Zorniae Gibbosae Herba

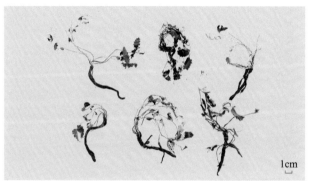
翻白草 Potentillae Discoloris Herba

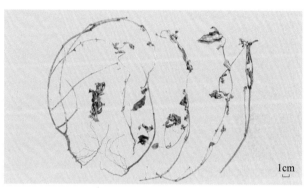
飞扬草 Euphorbiae Hirtae Herba

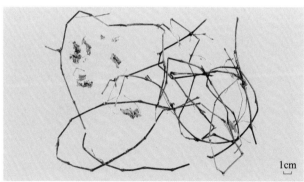
杠板归 Polygoni Perfoliati Herba

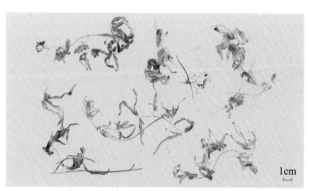
海金沙草 Lygodii Japonici Herba

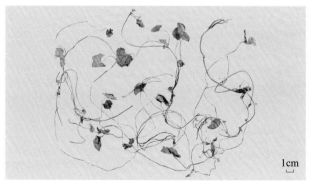
积雪草 Centellae Herba

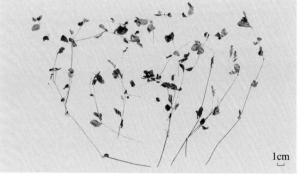
爵床 Rostellulariae Porcumbentis Herba

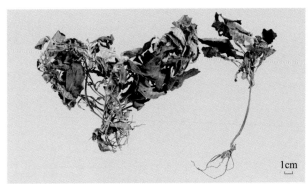

筋骨草 Ajugae Herba

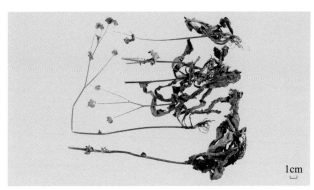

苦地胆 Elephantopi Scaberis Herba

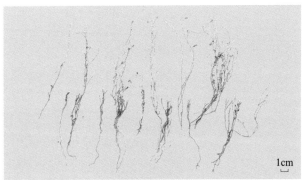

兰花参 Wahlenbergiae Marginatae Herba

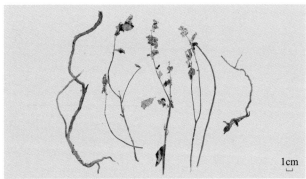

兰香草 Caryopteridis Incanae Herba

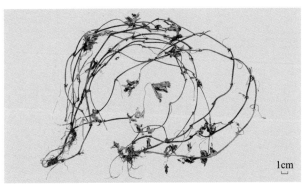

老鹳草 Erodii Herba Geranii Herba

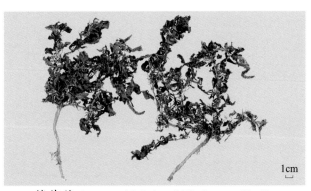

簕苋菜 Amaranthi Spinosi Herba seu Radix

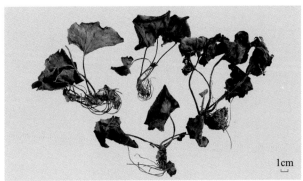

莲蓬草 Farfugii Herba

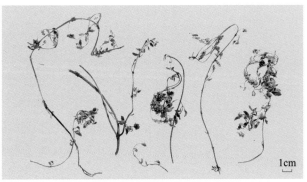

卤地菊 Wedeliae Prostratae Herba

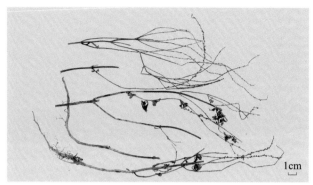

马鞭草 Verbenae Herba

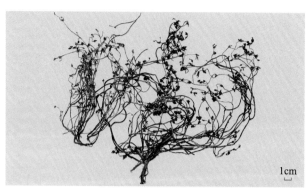

马齿苋 Portulacae Herba

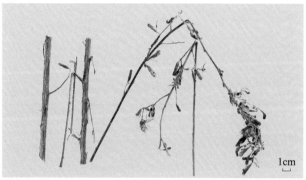

毛草龙 Ludwigiae Octovalvis Herba

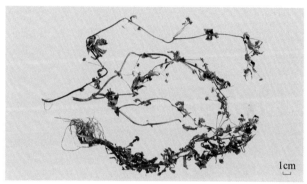

墨旱莲 Ecliptae Herba

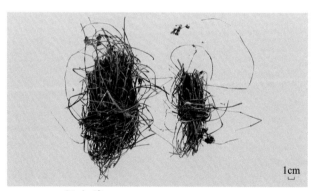

糯米藤 Gonostegiae Hirtae Herba

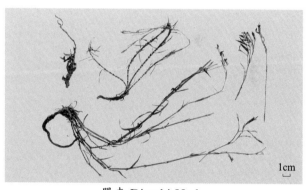

瞿麦 Dianthi Herba

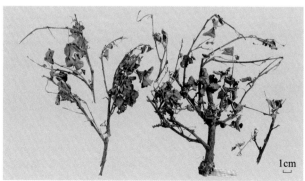

梵天花 Urenae Procumbentis Herba

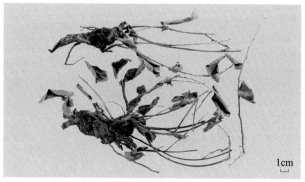

山芝麻 Helicteris Angustifoliae Herba

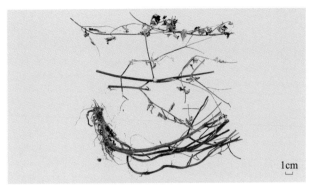

石荠苧 Moslae Scabrae Herba

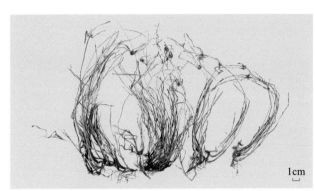

水蜈蚣 Kyllingae Brevifoliae Herba

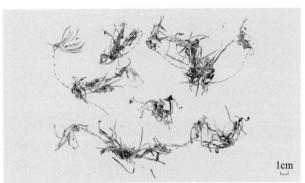

天青地白 Gnaphalii Japonici Herba

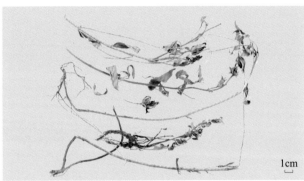

天香炉 Osbeckiae Chinensis Herba

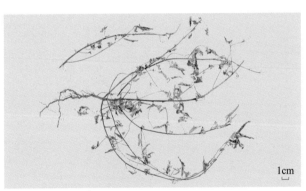

铁苋 Acalyphae Australis Herba

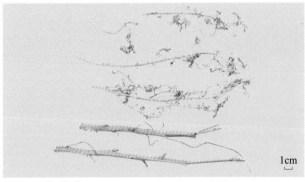

土荆芥 Chenopodii Ambrosioidis Herba

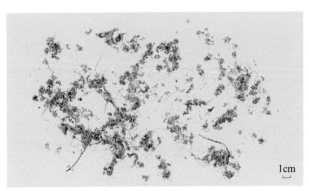

菟丝 Cuscutae Herba

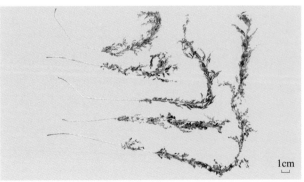

乌韭 Stenolomatis Herba

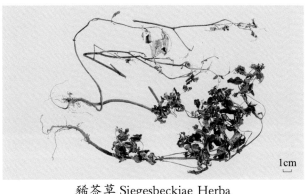

豨莶草 Siegesbeckiae Herba

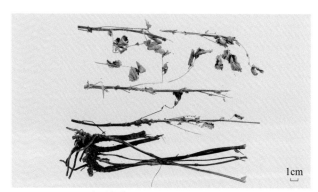

仙鹤草 Agrimoniae Herba

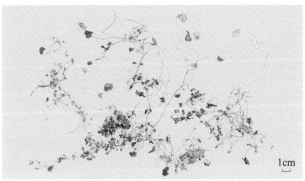

小金钱草 Dichondrae Herba

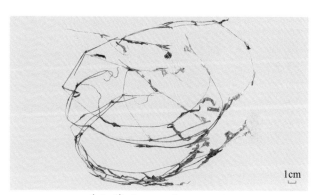

鸭跖草 Commelinae Herba

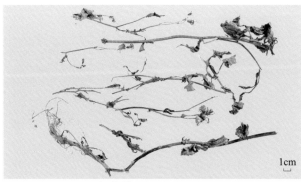

羊蹄草 Emiliae Herba

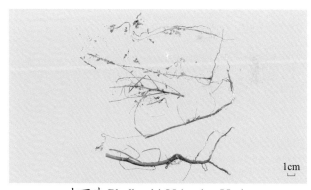

叶下珠 Phyllanthi Urinariae Herba

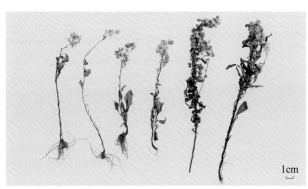

一枝黄花 Solidaginis Herba

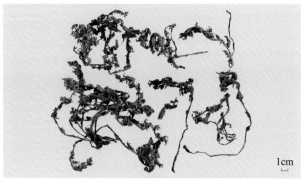

大蓟 Cirsii Japonici Herba

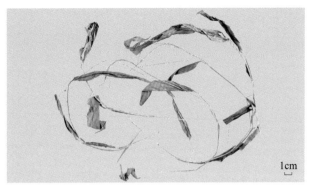

淡竹叶 Lophatheri Herba

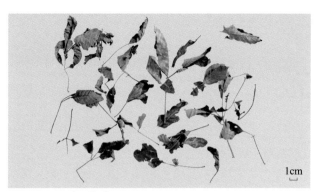

牡荆叶 Viticis Negundo Folium

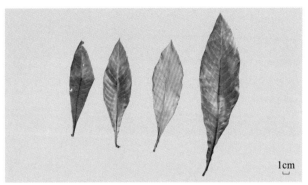

枇杷叶 Eriobotryae Folium

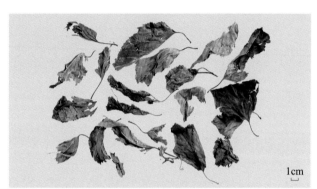

桑叶 Mori Folium

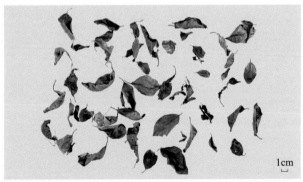

水胡满 Clerodendri Inermis Caulis et Folium

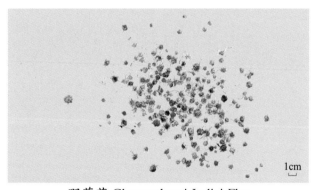

野菊花 Chrysanthemi Indici Flos

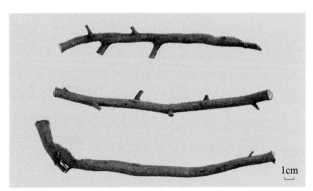

薜荔 Fici Pumilae Caulis

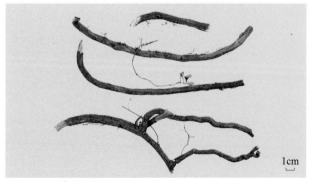

穿根藤 Psychotriae Serpentis Caulis

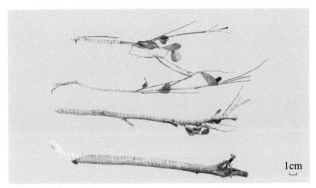

九里香 Murrayae Folium et Cacumen

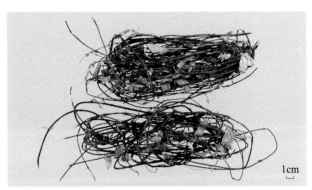

络石藤 Trachelospermi Caulis et Folium

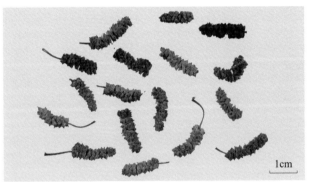

桑椹 Mori Fructus

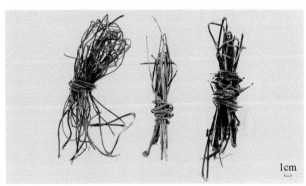

忍冬藤 Lonicerae Japonicae Caulis

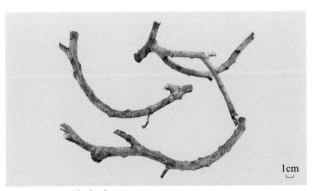

入地金牛 Zanthoxyli Armati Caulis

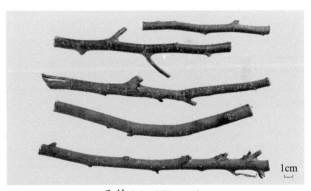

桑枝 Mori Ramulus

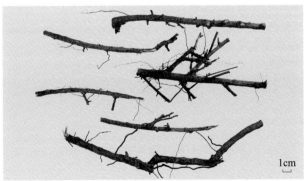

铁包金木 Berchemiae Lineatae Ramulus

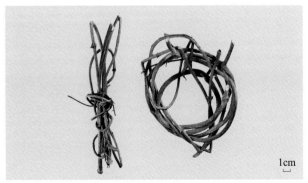

羊角藤 Morindae Obovatae Caulis

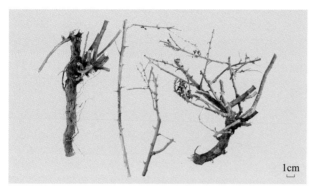

地骨皮 Lycii Cortex

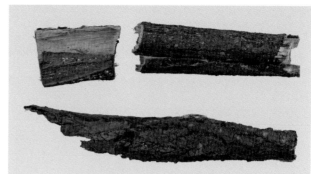

苦楝皮 Meliae Cortex

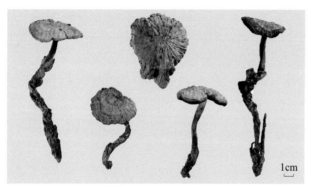

黑芝 Amauroderma

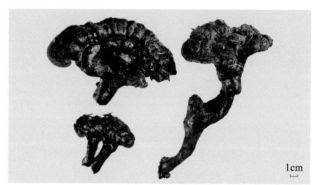

灵芝 Ganoderma

平潭综合实验区中药资源普查概况

　　2018 年 7 月，据《国务院关于扶持和促进中医药事业发展的若干意见》"开展全国中药资源普查，加强中药资源监测和信息网络建设"的文件精神、《国家中医药管理局办公室关于落实 2017 年全国中药资源普查工作任务的通知》（国中医药办科技函〔2017〕152 号）及《福建省中药资源普查工作会议纪要》、《关于成立福建省第四次全国中药资源普查工作（第二批）领导小组的通知》（闽中药普领导〔2017〕1 号）的通知要求，第四次全国中药资源普查暨福建省中药资源普查第二批工作任务启动，福建中医药大学与 14 个区市分管部门共同商讨普查工作事宜。平潭综合实验区管理委员会成立"平潭综合实验区中药资源普查领导小组""平潭综合实验区中药资源普查领导小组办公室"。本次平潭综合实验区中药资源普查以福建中医药大学为依托单位，由药学院教师担任技术负责人与普查队队长，平潭综合实验区卫生和计划生育局、平潭综合实验区中医院为当地联系单位，并作为了解当地中医药情况、地形地貌、植被特点之协助单位。由此正式成立平潭综合实验区中药资源普查队（名单见附件）。

　　2018 年 7 月初，于国家中药资源普查数据库上制订"平潭综合实验区中药资源普查县级实施方案（试行）"。包括普查目的、任务、目标等的制订，样地调查野外实施方案的选择，及县级重点调查品种目录的制订与生成。实施方案于 2018 年 7 月 15 日前完成，提交福建省中药资源普查专家组论证。2018 年 7 月 16 日，由福建省中药资源普查办公室、福建中医药大学普查协调办公室邀请省级专家对县级方案样地调查野外实施方案进行论证。省级专家特别对样地调查野外调查方案进行论证，保证不同代表区域类型中样地分布具代表性与典型性。县级方案由专家组一致通过。2018 年 7 月至 2019 年 12 月普查期间，严格按照县级实施方案进行。

　　本次中药资源普查工作任务分为外业调查（包括样线与一般物种调查、样地与重点品种调查、栽培中药资源调查、传统知识与市场调查等）、内业整理与实物提交、数据库填报与核查等三大任务。以下分点进行说明。

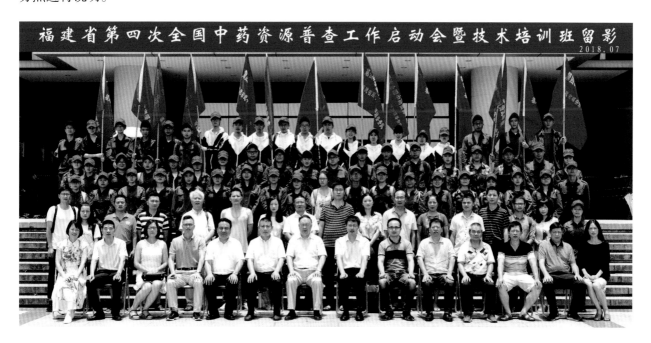

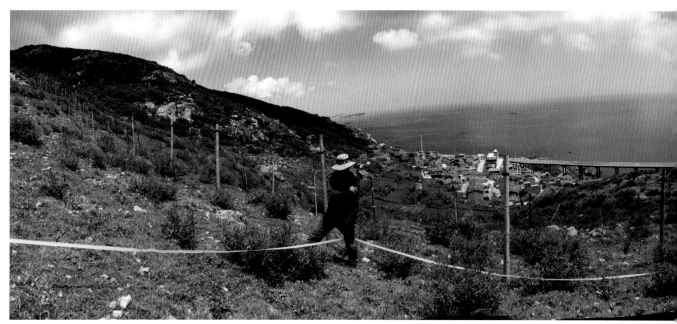

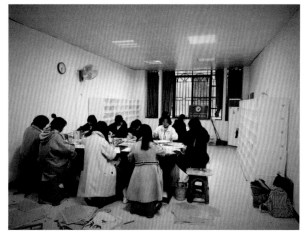 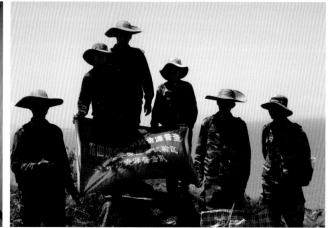

一、外业调查

1. 样线调查与一般中药资源物种调查

平潭综合实验区具特殊的海岛植被,生境单一,海岛人工防护林植被与海岸植被为植被类型主体。样线调查选择主要以样地外区域为主,以保证一般调查物种的多样性与丰富度;同时保证每个乡镇、不同季节均有样线到达或经过。物种调查过程中,记录地理位置信息,拍摄生境、伴生物种、物种整体形态与局部特征等照片,同时进行标本、重点品种药材与种质的收集,并于当天进行采集记录电子化。

至成书时,平潭综合实验区共调查到中药资源物种共 768 种。其中藻类植物 5 科 5 种,菌类植物 9 科 12 种,苔藓植物 3 科 4 种,蕨类植物 19 科 32 种,裸子植物 5 科 7 种,被子植物 113 科 670 种,动物 36 科 38 种。

2. 样地调查与重点中药品种调查

根据平潭综合实验区植被情况,全区 2 个代表区域(草丛、针叶林)范围内,数据库自动生成 41

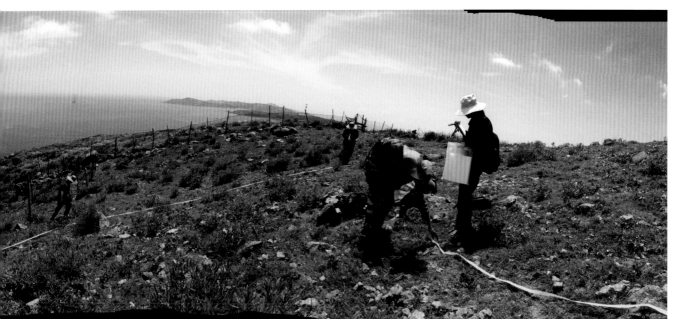

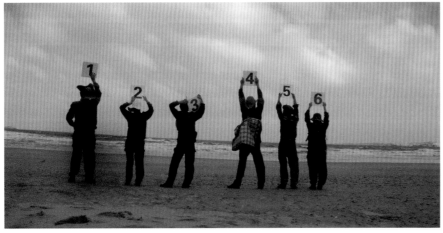

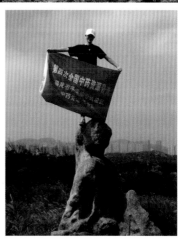

个样地，其中草丛样地 12 个、针叶林样地 29 个。普查期间按国家要求完成 36 个样地 180 个样方套 1080 个样方的调查，完成率 100%。以上 36 个样地包括：系统中生成的样地 29 个，及另选代表区域内植被较好地块、新建的 7 个适宜调查样地。不适宜进行样地调查的系统中样地包括：样地 30 因地势问题无法到达；样地 1、3、4、6、10、25、31、35、38 等共 9 个样地主要为居民住地、海岸或高速公路等无法开展调查；样地 18、33 位于小海岛上，未到达；共有 12 个样地作不适宜调查处理。

　　调查过程中，按普查规范记录填写每个样方中重点中药品种生境、数量、重量等信息。重点品种依据验收规范中重点品种目录；按药用植物习性填写不同样方内数量，样方 1 内填写乔木类药用植物数量，样方 2 内填写灌木类（含藤本）药用植物数量，样地 3、4、5、6 分别填写草本类药用植物数量；样方内重点品种选取至少 3 个样地以上，收集药用部位，干燥加工，称量。

　　实验区陆域面积 372km²，代表区域 63.44km²，仅占 1/6。代表区域小，主要分布于海坛岛东南部、西南部与北部。样地完全集中于区域内，相邻样地几乎相连。因经济建设或海岸环境导致不适宜开展调查的样地数量较多。在样地调查过程中，植被多样性非常之低，这也是海岛植被的特点之一。

　　本次普查中，实验区内共考察得国家级重点调查中药资源物种 70 种，省级特色中药资源物种 23 种，约占普查全部中药资源数量的 10%。重点调查资源在区域内的分布广泛度具有差异性，广布性品种 28 个，狭域分布品种 13 个，其中人参、铁皮石斛、降香为栽培物种，单一地点分布；珊瑚菜为国家二级保护野生植物，目前仅见于长江澳、猫头墘沙滩。

3. 栽培中药资源调查

平潭综合实验区内于流水镇、苏澳镇有 2 小片栽培中药区域。流水镇大埯村种植有筋骨草 10 亩、栀子 5 亩、苦槛蓝 2 亩，筋骨草主要供给中国中医科学院实验用。苏澳镇斗魁村种植曼陀罗 80 亩、豨莶 3 亩、甜叶菊 1 亩，此种植区为中药诊所个人所有，用于日常问诊治病之用。

4. 传统知识与市场调查

普查期间，特别是本书成书过程中，在平潭综合实验区中医药学会的组织下，开展 4 次平潭当地名老中医、草药医、草药摊主座谈会，收集民间验方 36 条，列入本书各论中"地方用药"条。

二、内业整理与实物提交

1. 腊叶标本制作与鉴定

根据植物习性不同采集符合要求的植物标本。标本主要基本要求包括：标本均需具花、具果或具花果；木本植物采集典型枝条；草本植物采集带根全草；蕨类植物采集具孢子叶植株；具二型叶植物采集齐二型叶；单性花植物采集齐两性花；寄生植物采集带寄主植株；特殊标本如肉质标本，需进行水烫以快速杀死细胞。标本采集当日即进行压制，过程历时至少 1 个月时间。压制干燥后标本经缝制、复核、盖馆章与区章、粘贴采集签与定名签、扫描、零下 80℃ 超低温冷冻杀虫等一系列过程。共采集制作腊叶标本近 2000 份，全部标本经专家组复核鉴定。

2. 药材及种质资源的采集与整理

根据药用部位进行药材样品收集。部分药材采挖时即进行清除杂质、去除非药用部分等初加工，如桔梗挖出根后，剥去栓皮。所有药材在采收地经清洗、去杂、晒干或阴干等初加工；部分特殊药材收集后，当天即进行特殊加工，如天冬沸水煮烫，去皮；栀子煮烫约 5min，后捞出晾干，再晒干；商陆切块再晒干等。干燥后药材按普查验收规范要求，经称量、装袋、复核、制作药材样品卡、拍照等一系列过程。共采收药材样品近 200 批 100 种。

综合考虑贮藏条件，平潭综合实验区种质资源收集主要为种子收集。于不同植物果熟期进行种子收集。采收果实，清除果肉，收集种子。并于 17℃ 左右恒温条件下进行自然干燥约 2 周，后收集至纸皮袋，存至种子贮存柜，保持恒湿 10% 以内。共采集种子样品 58 种。

三、数据库填报与核查

普查数据库填报内容包括：野生药用植物调查数据（含代表区域调查表、样地调查表、样方套调查表、品种调查表、数量调查表、重量调查表等内容）、栽培药用植物调查数据、种质资源调查、中药材市场调查、中药资源传统知识调查、腊叶标本与药材标本等内容，至成书时，共录入并上传平潭综合实验区中药资源普查结果数据 3810 条, 其中代表区域、样地调查表、样方调查表数据 232 条, 品种调查表数据 1889 条, 数量调查表数据 1085 条, 重量调查表数据 29 条, 栽培药用植物资源数据 9 条, 种质资源调查数据 58 条, 中药材市场调查数据 15 条, 中药资源传统知识调查数据 36 条, 腊叶标本数据 441 条, 药材标本数据 113 条。数据经 "全国中药资源普查核查系统" 核查, 平潭综合实验区第四次中药资源普查数据最后核查评分为 96.2161, 等级为 "优"。

2019 年 12 月 27 日, 平潭综合实验区中药资源普查通过省级验收。

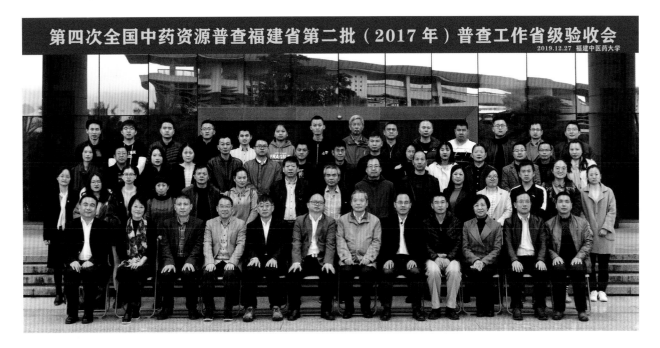

附: 平潭综合实验区中药资源普查队成员

序号	姓名	单位	职务 / 职称	人员类别
01	刘小芬	福建中医药大学	副教授	队长
02	徐 伟	福建中医药大学	教授	队长
03	王远望	福建中医药大学	执业中药师	副队长
04	赖 冰	福建中医药大学	学生	副队长
05	蔡文涛	福建中医药大学	学生	队员
06	宋秀碧	福建中医药大学	学生	队员
07	朱汉杰	福建中医药大学	学生	队员
08	陈凯迪	平潭综合实验区中医院	医师	队员
09	鲍红娟	厦门医学院	副教授	队员
10	郑淑婷	福建中医药大学	学生	队员
11	吴晗禹	福建中医药大学	学生	队员

续表

序号	姓名	单位	职务 / 职称	人员类别
12	马永兴	福建中医药大学	学生	队员
13	陈 鑫	福建中医药大学	学生	队员
14	吴婷芬	福建中医药大学	学生	队员
15	王紫莹	福建中医药大学	学生	队员
16	颜林群	福建中医药大学	学生	队员
17	陈宏刚	福建中医药大学	学生	队员
18	陈 磊	福建中医药大学	学生	队员
19	陈耀鹏	福建中医药大学	学生	队员
20	吴杰武	福建中医药大学	学生	队员
21	吴少媛	福建中医药大学	学生	队员
22	史斌琦	福建中医药大学	学生	队员
23	邓 月	福建中医药大学	学生	队员
24	白 丹	福建中医药大学	学生	队员
25	叶思莹	福建中医药大学	学生	队员
26	钟舒婷	福建中医药大学	学生	队员
27	邹凤兰	福建中医药大学	学生	队员
28	卢一丝	福建中医药大学	学生	队员
29	郭佳琦	福建中医药大学	学生	队员
30	古朝凤	福建中医药大学	学生	队员
31	陈晓璇	福建中医药大学	学生	队员
32	罗 沙	福建中医药大学	学生	队员
33	黄艾莹	福建中医药大学	学生	队员
34	苏欣怡	福建中医药大学	学生	队员
35	张帆帆	福建中医药大学	学生	队员

索 引

中文名笔画索引

拉丁名索引

D